D1719293

Jutta König

Was die PDL wissen muss

Das etwas andere Qualitätshandbuch
in der Altenpflege

6., aktualisierte Auflage

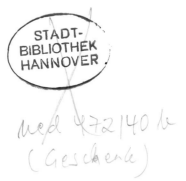
schlütersche

Jutta König ist Altenpflegerin, Pflegedienst- und Heimleitung, Wirtschaftsdiplom-Betriebswirtin Gesundheit (VWA), Sachverständige bei verschiedenen Sozialgerichten im Bundesgebiet sowie beim Landessozialgericht in Mainz, Unternehmensberaterin, Dozentin in den Bereichen SGB V, SGB XI, Haftungs- und Betreuungsrecht.

Jeder Erfolg, den man erzielt,
schafft uns einen neuen Feind.
Man muss mittelmäßig sein,
wenn man beliebt sein will.

OSCAR WILDE

Bibliografische Information der Deutschen Nationalbibliothek
Die Deutsche Nationalbibliothek verzeichnet diese Publikation in der Deutschen Nationalbibliografie; detaillierte bibliografische Daten sind im Internet über http://dnb.ddb.de abrufbar.

ISBN 978-3-89993-346-8 (Print)
ISBN 978-3-8426-8618-2 (PDF)
ISBN 978-3-8426-8619-9 (EPUB)

© 2016 Schlütersche Verlagsgesellschaft mbH & Co. KG,
        Hans-Böckler-Allee 7, 30173 Hannover

Reihengestaltung: Groothuis, Lohfert, Consorten | Hamburg
Titelbild: gzorgz – fotolia.de
Satz: PER Medien+Marketing GmbH, Braunschweig
Druck und Bindung: PHOENIX PRINT GmbH, Würzburg

INHALT

VORWORT

Dieses Handbuch richtet sich insbesondere an alle Leitungskräfte in der ambulanten und stationären Altenpflege. Aber auch für jeden anderen in der Pflege Tätigen ist es ein hilfreiches Instrument, um sich in dem schwierigen und sehr umfassenden Thema der »Qualitätssicherung« zurechtzufinden.

Das Pflege- und Qualitätshandbuch hilft den Leitungs- und Pflegekräften, sich sicherer mit den Anforderungen auseinander zu setzen, die sich aus den QPR (Qualitätsprüfungs-Richtlinien) der Transparenzvereinbarungen und dem dazugehörigen Erhebungsbogen zur Prüfung der Qualität nach § 114 SGB XI in der stationären und ambulanten Pflege ergeben.

Dieses in den vergangenen Auflagen bereits erfolgreiche Buch achtet auf Praxisnähe und Praktikabilität. So wird beim Lesen und Blättern schnell klar, dass dieses Werk nicht nur ein Handbuch, sondern ein unverzichtbares Nachschlagewerk darstellt. Mehr noch: Es ist Nachschlagewerk, Konzept, Standard und Rezept in einem.

Wer »Handbuch« hört, denkt oft automatisch an Zertifizierungshandbücher, die Ordner füllen und letztlich doch kaum in der Praxis angewendet werden. Das ist hier anders: Mit seiner klaren Struktur bringt dieses »etwas andere Handbuch« Transparenz in die diversen Anforderungen und Vorgaben der Gesetzgeber und Kostenträger. Es dient der Selbstevaluation des Pflegebereichs und hilft einer Leitungskraft bei der Umsetzung. Mit praktischen Beispielen, Checklisten, Nachweisen, Standards, Konzeptionen etc. wird der umfassende Komplex »Qualität in der Pflege« beschrieben und erläutert.

Der Erhebungsbogen zur Prüfung der Qualität nach § 114 SGB XI, als Nachfolger des MDK-Konzepts zur Qualitätsprüfung, bietet bereits eine Menge Informationen und Hilfen zur Selbstevaluation. Hier knüpft dieses Buch an und zeigt auf, wie die Fragen zu verstehen sind, was sie bedeuten und wie in Prüfsituationen damit umgegangen werden soll. Zudem hilft es Ihnen, sich auf die Benotung innerhalb der Transparenzoffensive vorzubereiten.

Wer sich allein auf den Weg machen muss, den Prüfkatalog des MDK in Eigenregie zu bearbeiten, wird Mühe haben und viel Zeit investieren müssen. Dabei ist nicht zu verachten, dass neben der Erfüllung der Anforderungen des MDK, der Heimaufsicht und der gemeinsamen Grundsätze und Maßstäbe zur Qualitätssicherung, das Kerngeschäft und der Alltag einer jeden Leitungskraft ungeachtet weiterläuft.

Dieses Pflege- und Qualitätshandbuch macht dagegen komplexe Strukturen transparent und hilft, den gesetzlichen Anforderungen gerecht zu werden. Denn: Eine Frage aus dem MDK-Prüfbogen bedeutet noch lange nicht, dass man auch eine Antwort parat hat oder weiß, welche Antwort erwartet wird!

Ganz gleich, ob Sie sich als Führungskraft mit dem Konstrukt »Qualitätssicherung« erst seit kurzem befassen, oder ob Sie gerade dabei sind, ein eigenes Konzept zur Qualitätsentwicklung in Ihrer Einrichtung zu etablieren – alles, was Sie als PDL in punkto Qualität wissen müssen, wird in diesem Pflege- und Qualitätshandbuch erörtert.

Qualitätshandbücher gibt es zu Dutzenden. Mittlerweile hat nahezu jeder Berufsverband eines herausgebracht. Doch viele sind überteuert, wenige praxisnah, andere nicht klar strukturiert und völlig überfrachtet. Aus diesem Grund habe ich mit diesem Exemplar die Pflege und Qualität soweit vernetzt, dass Ihre Fragen in punkto Qualität mit diesem Buch beantwortet werden.

Wiesbaden, im Oktober 2015 Jutta König

TEIL 1

GESETZE UND VERORDNUNGEN

1   ÜBERSICHT

Jede Pflegeeinrichtung, ambulant wie stationär, hat eine Vielzahl an Gesetzen, Verordnungen und Bestimmungen einzuhalten. Diese nahezu 100 Bestimmungen sind hier alphabetisch geordnet:

A + S	Arbeitsschutz und Sicherheitstechnik/Produkt- und Betriebssicherheit
ArbStättV	Arbeitsstättenverordnung
ArbZG	Arbeitszeitgesetz
ArzneimittelG	Arzneimittelgesetz
ASiG	Gesetz über Betriebsärzte, Sicherheitsingenieure und andere Fachkräfte für Arbeitssicherheit
ASR	Arbeitsstättenrichtlinie
ASR 13/1.2	Arbeitsstättenrichtlinie Feuerlöscheinrichtungen
ASR 37/1	Arbeitsstättenrichtlinie Toilettenräume
ASR 39/1	Arbeitsstättenrichtlinie Mittel und Einrichtungen zur Ersten Hilfe
ASR 5	Arbeitsstättenrichtlinie Lüftung
ASR 7/1	Arbeitsstättenrichtlinie Sichtverbindung nach außen
BDSG	Bundesdatenschutzgesetz
BetrSichV	Verordnung über Sicherheit und Gesundheitsschutz bei der Bereitstellung von Arbeitsmitteln und deren Benutzung bei der Arbeit, über Sicherheit beim Betrieb überwachungsbedürftiger Anlagen und über die Organisation des betrieblichen Arbeitsschutzes
BGB	Bürgerliches Gesetzbuch, hier insbesondere: Betreuungsrecht
BGR	Berufsgenossenschaftliche Regel
BGR 133	Regeln für die Ausrüstung von Arbeitsstätten mit Feuerlöschern, früher: ZH 1/201
BGR 181	Merkblatt für Fußböden in Arbeitsräumen und Arbeitsbereichen mit Rutschgefahr, früher: ZH 1/571
BGVR	Berufsgenossenschaftliche Vorschriften und Richtlinien
BGV A2	Sammlung der Unfallverhütungsvorschriften
BGR 195	Einsatz von Schutzhandschuhen
BGR 206	Desinfektion im Gesundheitsdienst
BGV A7	»Betriebsärzte«, früher: UVV VBG 123
BGV A8	»Sicherheits- und Gesundheitsschutzkennzeichnung am Arbeitsplatz«, früher: UVV VBG 125
BGV C8	Berufsgenossenschaftliche Vorschrift für Sicherheit und Gesundheit bei der Arbeit, früher: UVV VBG 103

BGV D5	»Chlorung von Wasser«, früher: UVV VBG 65
BioStoffV	Biostoffverordnung
BRi	Begutachtungs-Richtlinien zur Feststellung von Pflegebedürftigkeit
BTMV	Betäubungsmittelverordnung
DIN 14095	Feuerwehrpläne für bauliche Anlagen
DIN 14096	Brandschutzordnung
DIN 18012	Haus-Anschlusseinrichtungen in Gebäuden, Raum- und Flächenbedarf, Planungsgrundlagen
DIN 18024-1	DIN-Vorschrift Barrierefreies Bauen – Teil 1: Straßen, Plätze, Wege, öffentliche Verkehrs- und Grünanlagen sowie Spielplätze
DIN 18024-2	DIN-Vorschrift Barrierefreies Bauen – Teil 2: Öffentlich zugängliche Gebäude- und Arbeitsstätten, Planungsgrundlagen
DIN 18025	Barrierefreie Wohnungen, Wohnungen für Rollstuhlbenutzer, Planungsgrundlagen, Ausgabe 1992–12
DIN 1946	Raumlufttechnische Anlagen in Krankenhäusern (VDI Lüftungsregeln)
DIN 1988	Technische Regeln für Trinkwasser-Installationen (TRWI)
DIN 4066	Hinweisschilder für den Brandschutz
DIN 4108	Wärmeschutz im Wohnungsbau
DIN 4109	Schallschutz im Wohnungsbau
DIN 4844	Sicherheitskennzeichen, Begriffe, Grundsätze und Sicherheitszeichen
DIN 58946	Sterilisation
DIN 58953-7:2003-10	Sterilisation – Sterilgutversorgung – Teil 7: Anwendungstechnik von Sterilisationspapier, Vliesstoffen, Papierbeuteln und heiß- und selbstsiegelfähigen Klarsichtbeuteln und -schläuchen
DIN 58953-8:2003-10	Sterilisation – Sterilgutversorgung – Teil 8: Logistik von sterilen Medizinprodukten
DIN VDE 0833	Gefahrmeldeanlagen für Brand, Einbruch und Überfall; allgemeine Festlegungen
DIN VDE-108	Anforderungen an bauliche Anlagen, Sicherheitsbeleuchtung
DVGW W 551	Richtlinien des Deutschen Vereins des Gas- und Wasserfaches e. V.
EingliederungshilfeV	Eingliederungshilfeverordnung
EnEV 2009	Verordnung zur Änderung der Energieeinsparverordnung vom 29. April 2009
FeuVO	Feuerungsverordnung
GaVO	Garagenverordnung/Gebäude
GefStoffV	Verordnung zum Schutz vor gefährlichen Stoffen; Gefahrstoffverordnung
GewO	Gewerbeordnung bei GmbH etc.

GG	Grundgesetz
HausPrüfVO	Verordnung über die Prüfung haustechnischer Anlagen und Einrichtungen
Heimgesetzliche Vorschriften	Das Heimgesetz ist Länderrecht, jedes Bundesland hat eigene Vorschriften
IfSG	Infektionsschutzgesetz vom 25.07.2000 (BGBl. I S. 1045), löste das Bundesseuchengesetz ab
KrPflA-PrV	Krankenpflegeprüfverordnung
KrW-/AbfG	Gesetz zur Förderung der Kreislaufwirtschaft und Sicherung der umweltverträglichen Beseitigung von Abfällen
LMBG	Lebensmittel- und Bedarfsgegenständegesetz
LMHV	Lebensmittelhygieneverordnung
MedGV	Medizingeräteverordnung
MPBetreibV	Medizinprodukte-Betreiberverordnung
MPG	Medizinproduktegesetz
MPSV	Medizinprodukte-Sicherheitsplanverordnung
MuSchG	Mutterschutzgesetz
PBV	Pflegebuchführungsverordnung
PflEG	Pflegeleistungsergänzungsgesetz
PNG	Pflege-Neuausrichtungs-Gesetz
ProdHaftG	Produkthaftungsgesetz
QPR	Qualitätsprüfungs-Richtlinien
Rahmenvertrag	für das jeweilige Bundesland gemäß § 75 Abs. 1 SGB XI
Richtlinie RKI	Richtlinie für Krankenhaushygiene und Infektionsprävention, Herausgeber: Robert Koch Institut (Bundesgesundheitsblatt Sonderheft 5/94ff.)
SGB V	Sozialgesetzbuch/Krankenversicherung
SGB VII	Unfallversicherungsgesetz
SGB XI	Pflegeversicherungsgesetz
SGB XII	Sozialgesetzbuch 12, ehemals BSHG
StGB	Strafgesetzbuch
TierKBG	Tierkörperbeseitigungsgesetz vom 02.09.1975 (BGBl. I S. 2313)
TRA	Technische Regeln für Aufzüge
TRA 200	Personenaufzüge, Lastenaufzüge, Güteraufzüge
TRGI	Technische Regeln für Gasinstallationen
TRGS	Technische Regeln für Gefahrstoffe
TRGS 514	Technische Regeln für giftige Stoffe (Lagern sehr giftiger und giftiger Stoffe in Verpackungen und Behältern)
TRGS 515	Technische Regeln für brandfördernde Stoffe (Lagern brandfördernder Stoffe in Verpackungen und Behältern)

TRGS 900	Technische Regeln für Gefahrstoffe (Grenzwerte in der Luft am Arbeitsplatz – Luftgrenzwerte) Trinkwassererwärmungs- und Leitungsanlagen; technische Maßnahmen zur Verminderung des Legionellenwachstums
TrinkwV	Trinkwasserverordnung
UBA-Liste	Umweltbundesamt: Aufbereitung und Desinfektion von Beckenwasser nur mit Mitteln und Verfahren, die gelistet sind
WBVG	Wohn- und Betreuungsvertragsgesetz

2 ARZNEIMITTELGESETZ (ARZNEIMITTELG)

Viele Mitarbeiter stationärer und ambulanter Pflegeeinrichtungen sind sich der Tragweite dieses Gesetzes und des Umgangs in der Praxis nicht immer bewusst. Dies reicht von Selbstmedikation über Therapie, Abgabeverordnung bis hin zum Verblistern (Auseinzeln) von Medikamenten.

2.1 Verblistern

Die Leitungen von Einrichtungen sind gezwungenermaßen immer auf der Suche nach Kosteneinsparung. Eine Möglichkeit stellt hier das Verblistern dar. Dabei werden Medikamente nicht mehr wie gewohnt durch die Pflegekräfte gestellt, sondern durch die Apotheke gerichtet. Das Verblistern (engl.: to blister) meint das Auseinzeln von Arzneimitteln aus einer Verpackung. Unter einem Blister versteht man eine verschlossene, in aller Regel verschweißte Verpackung. In dieser sind die Tabletten für eine Woche eingeschweißt, unterteilt in die Tage und die Tagesabschnitte (morgens, mittags, abends, nachts). Allerdings lassen sich nicht alle Medikamente verblistern. So fallen alle flüssigen Mittel genauso aus der Verblisterung heraus wie Brausetabletten oder Betäubungsmittel.

Der Blister sollte folgende Daten enthalten:
- Namen des Verbrauchers
- Auflistung der enthaltenen Medikamente und deren Beschreibung
- Art, Farbe, Form, Bestand und Reichweite, Dosierung pro Tag
- Beschreibung der Medikamente (muss auch bei Re-Importen mit dem Inhalt des Blisters übereinstimmen)
- Gültigkeit des Blisters
- Angaben zur stellenden Apotheke
- Handzeichen der stellenden Fachkraft der Apotheke (kann auch auf dem Lieferschein stehen)
- Handzeichen des Mitarbeiters der Pflegeeinrichtung, der den Blister kontrolliert hat (kann auch in der Dokumentation vermerkt werden

Es bleiben Fragen: Welchen Nutzen bringt es, Medikamente durch die Apotheke richten zu lassen? Welcher Kooperationspartner ist der Richtige? Wie akzeptieren die Mitarbeiter dieses Vorgehen und wie funktionieren die Bestellung und Lieferung?

Das Richten von Medikamenten kostet eine Einrichtung viel Zeit und Geld. In einer 50 Plätze fassenden Einrichtung muss man schon mal eine volle Stelle pro Jahr rechnen, allein für das Richten der Medikamente. Rechnet man nur 10 Minuten pro Tag und Bewohner, so sind es bei 50 Bewohnern schon 500 Minuten (das heißt über acht Stunden) pro Tag oder 250 Stunden pro Monat. Das ist mehr als eine Vollzeitstelle nur allein für das Richten der Medikamente! Es stellt sich die Frage, ob man diese Zeit nicht anders verwenden könnte.

Vorweg sei noch betont, dass es keine gesetzliche Grundlage gibt, die das Verblistern einschränkt oder gar verbietet. Auch wenn immer noch einige Heimaufsichtsmitarbeiter oder MDK-Mitarbeiter nicht begeistert sind vom Blistern. Natürlich gibt es auch unter den Apothekern selbst sogenannte »Bedenkenträger«. Dies alles mag ganz unterschiedliche Gründe haben, Fakt bleibt aber, rechtlich gibt es keine Einwände, sofern das Arzneimittelgesetz eingehalten wird, der Kunde/Patient damit einverstanden ist, seine Medikamente in der Apotheke verwahrt zu wissen und die Apotheke diese Leistung der Pflegeeinrichtung nicht kostenfrei zur Verfügung stellt. Die Apotheke muss ein Entgelt erheben. Pro Blister verlangen die Apotheken im Schnitt zwischen 0,50 und 2,00 Euro. Da die Heime gute Abnehmer sind, spenden Apotheken dafür am Ende eines Jahres was für die Bewohner.

Die Landesapothekerkammer Baden-Württemberg schreibt dazu auf ihrer Homepage: Als »Verblistern« wird die patientenindividuelle Arzneimittelzusammenstellung zu Tages-, Wochen- oder Monatsportionen bezeichnet, wobei feste, orale Arzneimittel aus der Originalverpackung des zugelassenen Fertigarzneimittels entnommen, kombiniert, portioniert und abgepackt werden, z.B. in einem PE-Endlosschlauchbeutel oder in Durchdrückblister.

Herstellungserlaubnis
Verblistern ist als Arzneimittelherstellung einzustufen. Grundsätzlich ist daher eine Herstellungserlaubnis nach § 13 Abs. 1 Satz 1 AMG notwendig. Eine Ausnahme gilt allerdings für das Verblistern durch Apotheken im Rahmen des üblichen Apothekenbetriebs i.S.d. § 13 Abs. 2 Nr. 1 AMG. Hierzu zählt auch die Versorgung von Bewohnern von Alten- und Pflegeheimen, soweit ein genehmigter Heimversorgungsvertrag nach § 12a Apothekengesetz (ApoG) vorliegt. In diesem Fall wird das Verblistern als apothekenübliche Tätigkeit angesehen und bedarf keiner gesonderten Herstellungserlaubnis.

Vergütung
Nach § 19 Nr. 6 der Berufsordnung darf das Verblistern nicht kostenlos erfolgen. Kostenloses Verblistern wäre unseres Erachtens zudem entweder als eine unzulässige Zuwendung nach § 7 Abs. 1 Nr. 3 Heilmittelwerbegesetz oder als ein Unterlaufen der Arzneimittelpreisverordnung anzusehen, das zu wettbewerbsrechtlichen Abmahnungen und Unterlassungsklagen führen könnte. In welcher Höhe die Verblisterung zu vergüten ist, ist gesetzlich nicht geregelt. Viele Heime fordern die kostenlose Verblis-

terung als apothekerliche Dienstleistung. Es muss deshalb eine entsprechende Vergütungsabrede mit dem Heim geschlossen werden.«[1]

Zudem sollte ein Artikel aus CAREkonkret vom 8. Februar 2008 hellhörig werden lassen. Dort war unter der Überschrift »Fehler bei 53 Prozent der Bewohner« von einer Studie des Instituts für Gesundheitsökonomie und Klinische Epidemiologie zu lesen, bei der eine erschreckend hohe Fehlerquote beim Richten der Medikamente im Heim festgestellt wurde. Bei einer Untersuchungsdauer von nur acht Wochen und insgesamt fast 49 000 Arzneimitteln wurden bei insgesamt 53 % der 196 überprüften Bewohner falsch gerichtete Medikamente gefunden. Diese Zahl ist erschreckend und die Diskussion, ob eine solche Studie repräsentativ sei, ist angesichts dieser Zahlen entbehrlich. Die Fehlerquote verteilte sich unter anderem wie folgt:

- Ca. 22 % der Fehler entstehen durch fehlende Medikamente. D. h., der Arzt hat etwas verordnet und es wurde nicht nachgerichtet.
- Ca. 10 % der Fehler sind Folge von überzähligen Medikamenten. D. h., der Arzt hat die Anordnung verändert und das Medikament nicht aus der Wochendosette entfernt.
- Ca. 8 % der Fehler entstehen durch falsches Einsortieren in der Dosette. D. h., die Frühmedikation lag am Mittag oder Abend und umgekehrt.
- Bei unter 1 % war tatsächlich ein falsches Medikament einsortiert. D. h., hier waren für den Bewohner nicht angeordnete Medikamente gerichtet.

Auch rechtlich ist das Verblistern schon unter verschiedenen Gesichtspunkten betrachtet und von Richtern verschiedener Gerichte als zulässig erachtet worden. So unter anderem vom Verwaltungsgericht Osnabrück in einem Urteil vom 9. März 2005: »§ 13 Abs. 1 u. 2 AMG, § 12 a Apo: Das Herstellen von Blistern unter Verwendung von Fertigarzneimitteln ist ein Herstellen von Arzneimitteln im rechtlichen Sinne, das grundsätzlich ohne die erforderliche Erlaubnis verboten ist (§ 96 Nr. 4 i. V. m. § 13 Abs. 1 Satz 1 AMG), doch bedarf ein Apotheker keiner Genehmigung (§ 13 Abs. 2 Nr. 1 AMG), wenn seine Tätigkeit sich im Rahmen des üblichen Apothekenbetriebes hält, wie dies im vorliegenden Fall gegeben ist.«

Im genannten Streitfall ging es um die Frage, ob ein Apotheker in seinen Geschäftsräumen mittels eines Verblisterungsautomaten (sog. Baxter-Automat) Bewohner eines Pflegeheimes mit individuell verpackten Arzneimitteln versorgen darf. Die Bezirksregierung Weser-Ems hatte per Bescheid die Unterlassung dieser Vorgehensweise erlassen. Das Gericht sah hier aber keinen Verstoß gegen ein Gesetz und die Unterlassung wurde aufgehoben.

---

[1] www. lak-bw.de/recht/heimversorgung/patientenindividuelles-verblistern-von-arzneimitteln.html Stand 14.12.
2012

Ähnlich sah es das Oberverwaltungsgericht in Lüneburg. Die Richter stellten auch hier klar, dass die Verblisterung möglich ist. Die klagende Apotheke, Sanicare, ist eine Versandapotheke und will nach diesem Urteil (Auszüge veröffentlicht in CAREkonkret am 3.6.2006) weiter expandieren und ihre Dienstleistung nicht nur im Heimatort anbieten.

Neuere Gerichtsurteile gibt es nicht, denn das Thema Blister ist seit einigen Jahren gerichtlich nicht mehr bestritten.

Das Bestellwesen ist in Deutschland etwas umständlich, aber aufgrund der bestehenden gesetzlichen Regelungen nicht anders zu handhaben. In Deutschland muss dem Verbraucher, anders als in unseren Nachbarländern, wie z.B. den Niederlanden, das Mittel beim Arzt rezeptiert werden. Der Arzt darf das Rezept dann nicht direkt an die Apotheke weiterleiten, sondern muss dies über den Umweg des Verbrauchers tun. Wenn die Apotheke verblistert, wird sie dem Verbraucher die Info geben, wenn ein Medikament aufgebraucht ist. Der Verbraucher bestellt das Rezept beim behandelnden Arzt, dieser stellt das Rezept aus und der Verbraucher reicht das Rezept an die Apotheke weiter. Das ist zwar umständliche und unnötige Bürokratie, aber derzeit nicht anders geregelt.

Jede Leitung weiß, dass die Medikamentenverwaltung nicht nur Geld kostet, sondern dass dieser Bereich immer wieder mit Fehlern behaftet ist. Übrigens nicht nur im Pflegeheim. Einer Veröffentlichung in CAREkonkret vom 2. September 2005 war zu entnehmen, dass schätzungsweise 58 000 Menschen pro Jahr durch Verwechslung von Medikamenten oder Fehlmedikation zu Schaden kommen – das sind statistisch gesehen 159 Menschen pro Tag. Die Dunkelziffer und die nicht bemerkten Fehler dürften um ein Vielfaches höher liegen.

Man kann das Risiko auch im Pflegebereich nicht vollkommen vermeiden, ein Restrisiko bleibt immer. Gemäß Apothekengesetz § 12 und den verschiedenen heimrechtlichen Vorschriften ist es erforderlich und durchaus sinnvoll, dass die Institution mit der Apotheke kooperiert.

Aber Pflegeeinrichtungen sind nicht verpflichtet, mit jeder Apotheke, die einzelne Heimbewohner versorgt, einen Vertrag gemäß § 12 a Abs. 3 Apothekengesetz abzuschließen. Wenn das Heim eine Lieferapotheke hat, genügt das. Die Bewohner schließen sich entweder hier an oder sie werden weiter von ihrer eigenen Apotheke beliefert (auf eigene Kosten und Verwaltung). Den Heimbewohnern bleibt es unbenommen, sich selbst mit Medikamenten bei einer Apotheke ihrer Wahl zu versorgen, ohne dass die Apotheke einen Versorgungsvertrag mit dem Heim abgeschlossen haben muss. Heime haben das Recht, mit einer oder mehreren Apotheken Verträge gemäß § 12 a Apothekengesetz abzuschließen. Der Bewohner muss grundsätzlich zustimmen, das kann die Einrichtung per Formvordruck gestalten, das empfiehlt auch der Rechtsanwalt Hans Böhme.

Auftrag

Hiermit erteile ich der Pflegeeinrichtung _____ den Auftrag

Für mich/meinen Betreuten: _____
(Name des Bewohners)

folgende Leistungen hinsichtlich der Versorgung mit den von der Ärztin/vom Arzt verordneten Medikamente im Rahmen der Regelleistungen des Heimes (d.h. ohne weitere Berechnung) zu übernehmen.

Leistung	Datum: _____	Datum: _____	Datum: _____	Datum: _____
Beschaffung der Medikamente				
Aufbewahrung der Medikamente				
Richten der Medikamente				

(gewünschte Leistung auswählen und in die obere Spalte jeweils Datum und in die unteren Spalten die Unterschrift des Bewohners oder Betreuers oder Bevollmächtigten eintragen)

Die Medikamente sollen weiter im Haus verbleiben, ich möchte kein Richten und Verwahren durch die Apotheke, weil _____

_____

_____

_____

_____

Datum und Unterschrift

Dieser Auftrag gilt bis auf Widerruf, ohne Einhaltung von Fristen

Abb. 1: Vordruck für den Auftrag zur Verblisterung.

Anforderungsprofil an eine Apotheke (Auswahl)

- Zeitnah: d. h. Lieferung binnen weniger Stunden, max. ein Arbeitstag.
- Zuverlässigkeit: Eine zugesagte Lieferung muss auch zum genannten Termin vor Ort sein.
- Preisstabilität: Die Lieferung muss zum genannten Preis erfolgen und zwar auf eine vereinbarte Zeitdauer.
- Flexibilität: Wenn nicht immer alles rund läuft, muss man improvisieren. Man muss jede Handlung an die jeweilige Situation anpassen.
- Service: Jeder Dienstleister muss heutzutage zeigen, was er kann. Es wird nicht mehr nur das Geforderte erwartete, sondern das gewisse Extra. Das kann eine Schulung durch die Apotheke sein, das können bestimmte Preisnachlässe für Apothekenprodukte an die Verbraucher sein.

2.2   Aufbewahrung von Arzneimitteln und Verbandsstoffen

In den meisten ambulanten Diensten und stationären Pflegeeinrichtungen ist die Überprüfung der Medikamentenschranke schon im Alltag integriert. Dennoch kommt es immer wieder zu typischen Fehlern. Tropfen und Salben sind nicht mit Anbruchdatum versehen, obwohl sie nach Anbruch nur noch begrenzt haltbar sind. Dunkel zu lagernde Arzneimittel stehen im Hellen oder beim Kunden auf der Fensterbank. Kühl zu lagernde Mittel stehen bei Raumtemperatur (im Sommer oft 25 Grad und mehr) oder liegen im Auto des ambulanten Dienstes. Es genügt folglich nicht, nur die Verfallsdaten, die Sauberkeit des Schrankes und die Hygiene der einzelnen Medikamente und Verbandsstoffe zu überprüfen. Es müssen alle Randbedingungen mit überprüft werden.

Das Gleiche gilt für Verbandsstoffe, hier insbesondere die steril verpackten. Auch hier genügt es nicht, allein das Verfallsdatum zu beachten, es geht um weitere Randbedingungen. Dass z. B. Hydrokolloid-Verbände oder ähnliche Wundauflagen nicht mit der Schere zurechtgeschnitten werden, dass ES-Kompressen nicht in aufgerissener und offener Packung Tage und Wochen herumstehen und Verunreinigungen aus der Luft sammeln.

In der Transparenzvereinbarung widmet sich Frage 26 explizit dem Thema der Aufbewahrung: »Ist der Umgang mit Medikamenten sachgerecht? (MDK 10.5)

Der Umgang mit Medikamenten ist sach- und fachgerecht, wenn:
a. die gerichteten Medikamente mit den Angaben in der Pflegedokumentation übereinstimmen,
b. diese bewohnerbezogen beschriftet aufbewahrt werden,

c. ggf. eine notwendige Kühlschranklagerung (2–8°) erfolgt

d. diese als Betäubungsmittel verschlossen und gesondert aufbewahrt werden,

e. bei einer begrenzten Gebrauchsdauer nach dem Öffnen der Verpackung das Anbruch- und Verfallsdatums ausgewiesen wird,

f. Medikamente in Blisterpackungen mit eindeutigen Bewohnerangaben (insbesondere Name, Vorname, Geburtsdatum) sowie mit Angaben zu den Medikamenten (Name, Farbe, Form, Stärke) ausgezeichnet werden.

g. bei Verblisterung die Medikamente direkt aus der Blisterpackung gereicht werden

h. bei Verblisterung eine kurzfristige Umsetzung der Medikamentenumstellung gewährleistet wird.

Die Kriterien f–h sind nur bei Verblisterung relevant«.

Hinweis für ambulante Dienste

Auch wenn die ambulanten Dienste diese Frage (s. o.) nicht im Prüfkatalog finden, so müssen auch sie die Verantwortung für Arzneimittel tragen, die in ihre Obhut gegeben wurden. Das ergibt sich aus dem Arzneimittelgesetz.

2.3   Therapie sowie Abgabe von Arzneimitteln

Die Diagnostik und Therapie liegt im Hoheitsgebiet des Mediziners, das ist allseits bekannt. Dennoch meinen viele Pflegekräfte immer noch, sie könnten mit Arzneimitteln freimütig hantieren. Sie reiben Diclophenac-haltige Salben wie z. B. Voltaren auf schmerzende Gelenke; sie verabreichen Mittel gegen Kopfschmerzen oder Stuhlverhalt. Nicht, dass die Pflegekräfte die Mittel vermeintlich ohne Berechtigung verteilen. Oft gibt es eine Bedarfsanordnung, in der ein Mittel bei Schmerzen oder ein Präparat bei Verstopfung angegeben ist. Allerdings ist diese Form der Bedarfsmedikation in der Indikation nicht korrekt (siehe auch Kapitel 17.4.8). Oder ein Kunde hat sich eine kleine Hautverletzung zugezogen und Mitarbeiter versorgen diese Hautläsion mit Betaisodona oder Multilind oder Bepanthensalbe Wo ist die Grenze zu ziehen? Was ist den Pflegekräften erlaubt oder untersagt? Die Lösung findet sich im Arzneimittelgesetz. Gemäß AMG 1976 § 2 (zuletzt geändert am 22.12.2011) gilt folgender Begriff für ein Arzneimittel:

»(1) Arzneimittel sind Stoffe oder Zubereitungen aus Stoffen,

1. die zur Anwendung im oder am menschlichen oder tierischen Körper bestimmt sind und als Mittel mit Eigenschaften zur Heilung oder Linderung oder zur Verhütung menschlicher oder tierischer Krankheiten oder krankhafter Beschwerden bestimmt sind oder

2. die im oder am menschlichen oder tierischen Körper angewendet oder einem Menschen oder einem Tier verabreicht werden können, um entweder
   a) die physiologischen Funktionen durch eine pharmakologische, immunologische oder metabolische Wirkung wiederherzustellen, zu korrigieren oder zu beeinflussen oder
   b) eine medizinische Diagnose zu erstellen.

(2) Als Arzneimittel gelten
1. Gegenstände, die ein Arzneimittel nach Absatz 1 enthalten oder auf die ein Arzneimittel nach Absatz 1 aufgebracht ist und die dazu bestimmt sind, dauernd oder vorübergehend mit dem menschlichen oder tierischen Körper in Berührung gebracht zu werden,

(3) Arzneimittel sind nicht
1. Lebensmittel im Sinne des § 2 Abs. 2 des Lebensmittel- und Futtermittelgesetzbuches,
2. kosmetische Mittel im Sinne des § 2 Abs. 5 des Lebensmittel- und Futtermittelgesetzbuches,
3. Tabakerzeugnisse im Sinne des § 3 des Vorläufigen Tabakgesetzes …«

Gerade Absatz 1, Punkt 1 zeigt, dass auch Placebos darunter fallen können, denn sie beeinflussen den Körper und den seelischen Zustand gleichermaßen und haben Einfluss auf Beschwerden.

Fragen Sie Ihren Arzt oder Apotheker

Der behandelnde Arzt entscheidet über die Verordnung der Arzneimittel, kein anderer. Wenn es sich um nicht rezeptpflichtige Arzneimittel handelt, so ist der Apotheker zu fragen. Selbst in der Werbung frei verkäuflicher Mittel heißt es schließlich: »Fragen Sie Ihren Arzt oder Apotheker« und nicht die Pflegekraft.

Pflegekräfte sind weder zur Therapie noch zur Empfehlung solcher Mittel berechtigt, auch wenn sie sich grundsätzlich dazu in der Lage sehen.

Aber man muss hier auch beachten, dass jeder sich selbst therapieren darf. Das bedeutet, jeder Pflegebedürftige kann sich selbst die Voltarensalbe für sein schmerzendes Knie verordnen oder ein Mittel gegen Obstipation einnehmen.

2.4 Weitergabe von Arzneimitteln

Auch die gängige Praxis in vielen Pflegeeinrichtungen, ambulant wie stationär, die Medikamente verstorbener Kunden an andere weiterzugeben, ist derzeit (2012) noch nicht statthaft. Die geplanten Änderungen im Zuge der Pflegeversicherungsreform 2007 und 2009 traten nie in Kraft. Die Weitergabe von Arzneimitteln und die Rückgabe an Apotheken oder an den behandelnden Arzt sind klar geregelt.

Gemäß § 43 AMG gilt die Apothekenpflicht für das In-Verkehr-Bringen von Arzneimitteln:
»(1) Arzneimittel im Sinne des § 2 Abs. 1 oder Abs. 2 Nr. 1, die nicht … für den Verkehr außerhalb der Apotheken freigegeben sind, dürfen … nur in Apotheken und ohne behördliche Erlaubnis nicht im Wege des Versandes in den Verkehr gebracht werden; das Nähere regelt das Apothekengesetz. Außerhalb der Apotheken darf … mit dem nach Satz 1 den Apotheken vorbehaltenen Arzneimitteln kein Handel getrieben werden.
(2) Die nach Absatz 1 Satz 1 den Apotheken vorbehaltenen Arzneimittel dürfen von juristischen Personen, nicht rechtsfähigen Vereinen und Gesellschaften des bürgerlichen Rechts und des Handelsrechts an ihre Mitglieder nicht abgegeben werden, es sei denn, dass es sich bei den Mitgliedern um Apotheken handelt.
(3) Auf Verschreibung dürfen Arzneimittel im Sinne des § 2 Abs. 1 oder Abs. 2 Nr. 1 nur von Apotheken abgegeben werden.«

Wie in einem Artikel von Stationäre Pflege aktuell (Heft 12/13 2004, Seite 8) zu lesen war, wurde ein Arzt zu einer Geldbuße von 2.689,91 Euro verurteilt, weil er in einer Pflegeeinrichtung Medikamente zurücknahm und diese an einen anderen Patienten verschenkte.

Also bleibt weiterhin nichts anderes übrig, als alles zu verwerfen, wenn ein Kunde verstirbt und seine Medikamente noch vorhanden und einsetzbar waren. Bis dato ist es gemäß Arzneimittelgesetz nur den Apotheken oder im Ausnahmefall auch den Ärzten mit ihren Musterpackungen erlaubt, Arzneimittel abzugeben. Alle Arzneimittel eines Verstorbenen müssen also verworfen oder anderweitig entsorgt werden. Keinesfalls dürfen diese Arzneimittel weiter in den Verkehr gebracht werden, also an andere Kunden abgegeben, auch wenn das volkswirtschaftlich wenig sinnvoll erscheint.

Andersherum bedeutet es auch, dass die Medikamente im Besitz des Patienten verbleiben, bis er stirbt. Einige Heimaufsichtsmitarbeiter sind noch immer der Meinung, die Medikamente müssen im Heim aus dem Schrank genommen werden, wenn das Mittel abgesetzt wurde. Das ist Unsinn. Das Mittel bleibt, auch wenn es bereits abgesetzt wurde, im Besitz des Bewohners. Es ist sein Eigentum, bis er verstirbt. Zudem kann ein heute abgesetztes Präparat nächste Woche wieder angesetzt werden.

3   BUNDESDATENSCHUTZGESETZ (BDSG)

Zum Datenschutz gibt es diverse Meinungen und Vorgehensweisen bezüglich der Auslegung. Während von Pflegeeinrichtungen immer noch großzügig Informationen und schützenswerte Daten ohne Rücksicht auf den Datenschutz an die Pflege- und Krankenkassen weitergeleitet werden, z.B. zur Genehmigung von Verordnungen im ambulanten Sektor oder zur Ermittlung der Pflegestufe 1m stationären, so werden andere Daten mit dem Vermerk auf den Datenschutz zurückgehalten oder gar nicht erst ermittelt. Darunter fallen zum Beispiel biografische Daten. Offensichtlich legt jeder den Datenschutz etwas anders aus. Die Formalien sind oft nicht bekannt oder werden nicht im erforderlichen Maße gewürdigt.

3.1   Allgemeine Aussagen aus dem BDSG

BDSG § 27 Anwendungsbereich:

»(1) Die Vorschriften dieses Abschnittes finden Anwendung, soweit personenbezogene Daten unter Einsatz von Datenverarbeitungsanlagen verarbeitet, genutzt oder dafür erhoben werden oder die Daten in oder aus nicht automatisierten Dateien verarbeitet, genutzt oder dafür erhoben werden.«

Das bedeutet, dass das Bundesdatenschutzgesetz natürlich auch in allen Pflegeeinrichtungen Anwendung findet, denn dort werden Daten nicht automatisiert (z.B. übliche handschriftliche Pflegedokumentation) oder mit Datenverarbeitungsanlagen (z.B. Abrechnung über PC) erhoben, verarbeitet und genutzt.

§ 28 BDSG:
»(1) Das Erheben, Speichern, Verändern oder Übermitteln personenbezogener Daten oder ihre Nutzung als Mittel für die Erfüllung eigener Geschäftszwecke ist zulässig
1. wenn es der Zweckbestimmung eines Vertragsverhältnisses oder vertragsähnlichen Vertrauensverhältnisses mit dem Betroffenen dient,
2. soweit es zur Wahrung berechtigter Interessen der verantwortlichen Stelle erforderlich ist und kein Grund zu der Annahme besteht, dass das schutzwürdige Interesse des Betroffenen an dem Ausschluss der Verarbeitung oder Nutzung überwiegt oder
3. wenn die Daten allgemein zugänglich sind oder die verantwortliche Stelle sie veröffentlichen dürfte, es sei denn, dass das schutzwürdige Interesse des Betroffenen an dem Ausschluss der Verarbeitung oder Nutzung gegenüber dem berechtigten Interesse der verantwortlichen Stelle offensichtlich überwiegt.«

3.2   Einsichtsrecht der Kassen

Die Pflegekassen fordern Unterlagen zur Einstufung, die Krankenkassen Dokumentationen zur Genehmigung von Verordnungen im ambulanten Dienst und zur Bearbeitung von Stürzen im Heim an. Die Kassen argumentieren oft genug genau mit diesem § 28 Abs. 1 BDSG. Sie geben gegenüber den Pflegeeinrichtungen an, die Daten seien zur Vertragserfüllung oder Bestandteil des vertragsähnlichen Verhältnisses erforderlich.

Kassen haben kein Einsichtsrecht

Welche Argumente eine Kasse auch anbringt, man sollte hierzu wissen, dass die Kassen kein Einsichtsrecht in die Pflegedokumentation haben! Dies ist bereits mehrfach richterlich bestätigt worden.

Krankenkassen haben kein Recht auf die Einsicht in die Pflegedokumentation. So zumindest entschied das Bundessozialgericht in seinem Urteil Az: B 3 KR 64/010 R, das am 16. Januar 2004 in CAREkonkret in Auszügen veröffentlicht wurde.

Davor entschied das Bundessozialgericht bereits in einem Urteil vom 28.05.2003 (Az: B 3 KR 10/02 R), dass die Krankenkassen kein eigenständiges Recht auf Akteneinsicht haben. In einem Prozess der KKH gegen ein Pflegeheim wies das Amtsgericht Wernigerode mit Urteil vom 20.2.2008, Az. 10 C 693/07 die Klage ab. Beim LG Magdeburg wurde Berufung eingelegt: »Die Klägerin hat weder nach § 116 SGB X noch in entsprechender Anwendung des 294a SGB V einen Anspruch gegen die Beklagte auf Einsicht in die Pflegedokumentation.«

Ein weiteres Urteil, veröffentlicht am 6. Januar 2010 auf der Homepage des Vincentz-Verlages, stärkt den Kassen allerdings unter bestimmten Umständen den Rücken: »Ein Pflegeheim darf nicht generell der Kasse eines Bewohners die Einsicht in dessen persönliche Krankenakte verweigern. Das entschied das Amtsgericht München in einem Urteil. Die Richter urteilten, dass der Anspruch auf Einsicht in die Krankenakte auf die Krankenkasse übertragen werden könne. Der Betreuer eines zu Schaden gekommenen dementen Bewohners habe das Heim von der Schweigepflicht entbunden. Urteil vom 24. Februar 2009 (Az.: 282 C 26259/08).«

In einer Entscheidung des Bundesgerichtshof vom 23.03.2010 wurde klargestellt, dass einem Heimbewohner grundsätzlich ein eigenes Einsichtsrecht in die über ihn geführte Pflegedokumentation entsprechend dem Einsichtsrecht des Patienten in die Krankenunterlagen zusteht, und zwar als Nebenanspruch aus dem Heimvertrag und aufgrund seines informationellen Selbstbestimmungsrechts. Der BGH stellt dabei aber auch klar, dass im Rahmen von Schadenersatzansprüche auch Krankenkasse und Pflegekasse das Recht auf Einsicht haben, sofern der Patient zustimmt.

Der Entscheidung des Bundesgerichtshofs lag der Fall einer Heimbewohnerin zu Grunde, die im Pflegeheim einen Dekubitus erlitten hatte. Allerdings hatte das Gericht Zweifel bzgl. der Urteilsfähigkeit der Versicherten, die im weiteren Verfahren geprüft werden müssen. Notfalls müsste ein Betreuer die Einwilligung ausstellen. Das Gericht wies die Klage mit diesem Hinweis zurück an das zuständige Landgericht.

Einsichtsrecht verlangen

Wenn ein Mensch zu Schaden kommt, kann der Geschädigte oder sein gesetzlicher Vertreter den Kassen das Einsichtsrecht verschaffen.

Das LG Mönchengladbach urteilte am 31. Oktober 2007, AZ 2 S 34/07): Das Akteneinsichtsrecht des Pflegeheimbewohners ist höchstpersönlich. Damit ist die Abtretung oder ein Übergang des Rechts ausgeschlossen. Das Urteil wird auf www.ratgeber-arzthaftung.de so kommentiert:

»1. Da es höchstpersönlich ist, kann es nicht gemäß § 399 BGB abgetreten werden und kann genauso wenig auf die Krankenkasse übergehen. Dieses höchstpersönliche Recht des Pflegeheimbewohners ist nach dessen Tod erloschen (§ 399 BGB Ausschluss der Abtretung bei Inhaltsänderung oder Vereinbarung). Eine Forderung kann nicht abgetreten werden, wenn die Leistung an einen anderen als den ursprünglichen Gläubiger nicht ohne Veränderung ihres Inhalts erfolgen kann oder wenn die Abtretung durch Vereinbarung mit dem Schuldner ausgeschlossen ist. Das LG verweist hierzu auf das Urteil des BGH vom 23.11.1982, VI ZR 222/79.
2. Zugleich läge aber auch im Falle des Übergangs auf die Krankenkasse eine Inhaltsänderung des höchstpersönlichen Rechts vor. Denn die Krankenkasse verlangt ja Einsicht ausdrücklich, um die Durchsetzung eines Schadensersatzanspruchs vorzubereiten. Dies ist offensichtlich etwas anderes als das der personalen Würde entspringende vertragliche Recht des Gepflegten gegenüber seinem Vertragspartner. Dieses kann die Klägerin nicht geltend machen.
3. Begründung, warum ein Einsichtsrecht der Krankenkasse auch nicht gemäß § 116 Abs. 1 S. 1 SGB X, §§ 412, 401 BGB gegeben ist: Ein Einsichtsrecht kann die KRANKENKASSE auch nicht als Neugläubigerin im Sinne der §§ 412, 401 BGB erlangt haben, weil gemäß § 116 Abs. 1 S. 1 SGB X ein Schadensersatzanspruch des Gepflegten auf sie übergegangen ist.
4. Nach Auffassung des LG lässt sich ein Einsichtnahmerecht zur Vorbereitung eines Schadensersatzanspruchs nur unter den Voraussetzungen des § 810 BGB rechtfertigen. Diese Regelung gilt sowohl für den Patienten/Pflegeheimbewohner als auch die Kran-

kenkasse: § 810 BGB – Einsicht in Urkunden – Wer ein rechtliches Interesse daran hat, eine in fremdem Besitz befindliche Urkunde einzusehen, kann von dem Besitzer die Gestattung der Einsicht verlangen, wenn die Urkunde in seinem Interesse errichtet oder in der Urkunde ein zwischen ihm und einem anderen bestehendes Rechtsverhältnis beurkundet ist oder wenn die Urkunde Verhandlungen über ein Rechtsgeschäft enthält, die zwischen ihm und einem anderen oder zwischen einem von beiden und einem gemeinschaftlichen Vermittler gepflogen worden sind.«

Diese widerrechtlichen Einblicke in schützenswerte Daten sind auch immer wieder Bestandteil von Ermahnungen der Datenschutzbeauftragten des Bundes und der Länder.

Einige Auszüge aus Veröffentlichungen
»Das Verhalten der Krankenkassen ist und bleibt rechtswidrig«, so die Überschrift eines Artikels in CAREkonkret[2]. Dort kritisierte die Rechtsanwältin Wibke Eichhorn in Absprache mit dem Bundesdatenschutzbeauftragten die gängige Praxis der Kassen. Die Kassen verlangen oftmals Einsicht in Sozialdaten, z. B. Blutzuckerprotokolle, Wunddokumentationen und Medikamentenpläne. Dieses Recht haben Kassen nach § 35 Abs. 2 SGB I eindeutig nicht. Gemäß § 276 SGB V ist lediglich der MDK berechtigt, im Rahmen von Bewilligungen Einblick zu nehmen. Die Rechtsanwältin fordert jedoch in ihrem Artikel alle Pflegedienste dazu auf, keine Akten zu schicken – der MDK könne zur Akteneinsicht zum Versicherten kommen. Und sie hat zweifelsfrei recht. Würden alle sich weigern, Akten in Kopie zu schicken, hätten es die Kassen in ihrer Verschiebe- und Ablehnungstaktik nicht mehr so leicht.

Ein weiterer Hinweis aus »Recht und Praxis, Das Krankenhaus«[3]: Einige Kassen lassen Versicherte eine Erklärung unterschreiben, mit der sie Ärzte, Pflegedienste und Altenheime von der Schweigepflicht entbinden. Das ist nach Auffassung der Rechtsabteilung nicht statthaft: »Es besteht weder ein eigener Anspruch auf Einsichtnahme aus den sozialrechtlichen Vorschriften, noch kann der Anspruch aus einem per Gesetz übergegangenen »Nebenrecht des Behandlungsvertrages« des Versicherten nach § 116 SGB X i.V.m. §§ 412, 401 BGB hergeleitet werden. Ebenso kann die Abtretung des Einsichtsrechts durch den Versicherten bzw. dessen Hinterbliebenen nicht rechtswirksam sein. Schließlich begründet auch das »Einverständnis« des Versicherten bzw. dessen Hinterbliebenen nicht den von der Krankenkasse behaupteten Anspruch.

Interview in der Zeitschrift »Häusliche Pflege«[4] zum Thema »Datenschutz in der Pflege«: »In seinem jüngsten Tätigkeitsbericht bemängelt der Bundesbeauftragte für

[2] Heft 38 vom 23.9.2011
[3] Heft 08/2008
[4] Heft 07/2005, Seite 48

den Datenschutz, Peter Schaar, die Verletzung von Persönlichkeitsrechten Pflegebedürftiger durch Kranken- und Pflegekassen«.

Eine Nachricht in der Zeitschrift »Häusliche Pflege«[5]: »Wie in Schleswig-Holstein bekannt wurde, setzt die AOK Mitarbeiter als Pflegeberater ein, die während Hausbesuchen bei ambulant gepflegten Versicherten Einsicht in die Pflegedokumentation nehmen. Dies widerspricht einer aktuellen Stellungnahme des Bundesbeauftragten für Datenschutz zufolge den Datenschutzbestimmungen und ist somit rechtswidrig. »Eine Einsichtnahme in die Pflegedokumentation bzw. der Wunsch nach Übermittlung derselben ist nach Aussagen des Bundesbeauftragten selbst dann rechtswidrig, wenn der Versicherte eine Einverständniserklärung abgegeben hat.«

Weiter heißt es in dieser Darstellung: »Für die Weitergabe der Pflegedokumentation an die Pflegekasse selbst bzw. für eine über den dargestellten Umfang hinausgehende Einsichtnahme durch Mitarbeiter der Pflegekasse bestehe weder eine rechtliche Grundlage noch ein Bedarf.«

Der Bayerische Landesbeauftragte für den Datenschutz schrieb in einem Brief vom 18. Mai 2000 mit der Bezeichnung DSB/4 – 170 – 93: »Zunächst möchte ich folgende Grundaussagen zum Datenschutz bei Heimprüfungen voranstellen: Jede an einer Heimprüfung beteiligte Stelle hat immer vorab zu prüfen, ob und inwieweit die Erhebung bzw. Übermittlung personenbezogener Daten zur Durchführung der Prüfung erforderlich ist und ob nicht vielmehr nicht personenbezogene oder anonymisierte Daten zur Koordination bzw. Zusammenarbeit bei Heimprüfungen ausreichen (zur Anonymisierung vgl. § 3 Abs. 7 BDSG). Soweit Vertreter der Heimaufsicht, Verbände der Pflegekassen bzw. in deren Auftrag eine »federführende Pflegekasse« sowie der MDK im Rahmen gemeinsamer Heimbegehungen bzw. Besprechungen personenbezogene Daten der Bewohner erheben und ggf. untereinander austauschen, sind die gesetzlichen Datenerhebungs- und -übermittlungsregelungen zu beachten. Die Erforderlichkeit personenbezogener Datenerhebung und -übermittlung kann insbesondere abhängig sein von einem Prüfungsanlass, vom Prüfungszweck und von daraus ggf. in Betracht zu ziehenden Konsequenzen.

Auch die Zuständigkeit für die Überprüfung wechselt, ebenso wie die Herausgabepflicht von Daten. So zumindest schreibt Herr Amstädter, seines Zeichens Ministerialrat im Land Bayern, am 18. Mai 2000 in einem offenen Brief an den Rechtsanwalt Werner Schell: »Dabei ist zu beachten, dass die Einrichtung zwar datenschutzbewusst und -gerecht mit personenbezogenen Daten der Heimbewohner umzugehen hat, der Datenschutz aber nicht als Schutzschild gegen angemessene und sinnvolle Heimkontrollen vorgeschoben werden darf. Die Übermittlungsbefugnis der Einrichtung hängt

---

[5]   08/2004, veröffentlicht auf der Homepage des Vincentz-Verlages 08/2004

von der Trägerschaft ab: Bei Einrichtungen in kirchlicher Trägerschaft ist kirchliches Datenschutzrecht zu beachten. Bei Einrichtungen in freigemeinnütziger oder privater Trägerschaft gilt das Bundesdatenschutzgesetz (BDSG). Auf Einrichtungen in öffentlicher Trägerschaft sind grundsätzlich die jeweiligen Landesdatenschutzgesetze anwendbar, die aber ihrerseits auf das materielle Datenschutzrecht des BDSG verweisen, soweit öffentliche Stellen als Unternehmen (mit eigener Rechtspersönlichkeit) am Wettbewerb teilnehmen.

Das BDSG erlaubt die Datenübermittlung, soweit sie zur Wahrung öffentlicher Interessen erforderlich ist und kein Grund zur Annahme besteht, dass der Betroffene ein schutzwürdiges Interesse am Ausschluss der Übermittlung hat (§ 28 Abs. 2 Nr. 1 BDSG).«

3.3   Datenweitergabe durch den Arzt

Die Ärzte stehen oft vor dem gleichen Problem wie die Pflegekräfte: Wem darf der Arzt welche Auskünfte erteilen? Es gibt drei einschlägige Urteile hinsichtlich der Herausgabe von Daten an den Patienten:

1. OLG Köln, Urteil vom 12. November 1981: »Der Arzt ist verpflichtet, Fotokopien sämtlicher objektiver Krankenunterlagen zu fertigen und diese mit der schriftlichen Bestätigung der Vollständigkeit und Richtigkeit gegen Erstattung der Fotokopierkosten zu übersenden.«
2. BGH-Urteil vom 23. November 1982 (VI ZR 222/79): »Der Patient hat gegenüber Arzt und Krankenhaus grundsätzlich auch außerhalb eines Rechtsstreits Anspruch auf Einsicht in die ihn betreffenden Krankenunterlagen.«
3. OLG Düsseldorf, Urteil vom 28. Juli 1983 – 8 U 22/83 und AG Bochum, Urteil vom 20. März 1985 – 43 C 489/84: »Der Arzt/Krankenhaus ist verpflichtet, Namen und ladungsfähige Anschriften der verantwortlichen Ärzte und die tatsächlichen Dienstzeiten mitzuteilen.«

Im Deutschen Ärzteblatt wurde folgender Text veröffentlicht: »Das Vertrauensverhältnis Arzt-Patient ist durch die ärztliche Schweigepflicht geschützt. Eine Befugnis zur Offenbarung von Patientendaten gegenüber Dritten bedarf – neben dem Fall der ausdrücklichen Schweigepflichtentbindung durch den Patienten – einer (spezial-)gesetzlichen Übermittlungsermächtigung bzw. -verpflichtung.«[6]

Diese Aussage wird gestützt durch die Rechtsgrundlage im § 100 SGB X: »Auskunftspflicht des Arztes oder Angehörigen eines anderen Heilberufs

---

[6]   Dtsch Arztebl 1999; 96(23): [11]

(1) Der Arzt oder Angehörige eines anderen Heilberufs ist verpflichtet, dem Leistungsträger im Einzelfall auf Verlangen Auskunft zu erteilen, soweit es für die Durchführung von dessen Aufgaben nach diesem Gesetzbuch erforderlich und

1. es gesetzlich zugelassen ist oder
2. der Betroffene im Einzelfall eingewilligt hat.

Die Einwilligung bedarf der Schriftform, soweit nicht wegen besonderer Umstände eine andere Form angemessen ist. Die Sätze 1 und 2 gelten entsprechend für Krankenhäuser sowie für Vorsorge- oder Rehabilitationseinrichtungen.

(2) Auskünfte auf Fragen, deren Beantwortung dem Arzt, dem Angehörigen eines anderen Heilberufs oder ihnen nahe stehenden Personen (§ 383 Abs. 1 Nr. 1 bis 3 der Zivilprozessordnung) die Gefahr zuziehen würde, wegen einer Straftat oder einer Ordnungswidrigkeit verfolgt zu werden, können verweigert werden.«

Keine freiwilligen Informationen

Angesichts der Gesetzeslage stellt sich die Frage, warum Einrichtungen in der Pflege schon seit Jahr und Tag alle Informationen herausgeben, ungefiltert, ohne Zustimmung des Kunden, ordentlich kopiert und auch noch kostenlos!

Tabelle 1: Auskunftspflicht/-berechtigung

Anfragende Stelle	Voraussetzung für die Auskunftspflicht/-berechtigung	Vergütung
Krankenkassen	Gesetzliche Erlaubnis oder schriftliche Einwilligung des Patienten	EBM-GNRN 71 f.
MDK	Begutachtungs- oder Prüfauftrag durch die Pflege- oder Krankenkasse	EBM-GNRN 72 Feststellung der Pflegebedürftigkeit 15 Euro
Sozialämter	Erforderlichkeit der Auskunft zur Aufgabenerfüllung und schriftliche Einwilligung des Patienten	EBM-GNRN 72
Rentenversicherungsträger	Erforderlichkeit der Auskunft zur Aufgabenerfüllung und schriftliche Einwilligung des Patienten	ZSEG (Anlage zu § 5)
Arbeitsämter	Erforderlichkeit der Auskunft zur Aufgabenerfüllung und schriftliche Einwilligung des Patienten	ZSEG (Anlage zu § 5)
Gesundheitsämter	Erforderlichkeit der Auskunft zur Aufgabenerfüllung und schriftliche Einwilligung des Patienten Ergänzung: Meldepflicht von Krankheiten i. S. d. § 6 Erfüllung der Meldepflicht: Infektionsgesetz	ZSEG (Anlage zu § 5) Aufwandsersatz

Anfragende Stelle	Voraussetzung für die Auskunftspflicht/-berechtigung	Vergütung
Unfallversicherungsträger	Gesetzliche Pflicht nach §§ 201 u. 203 SGB VII Vertrag Ärzte/Unfallversicherungsträger im Anhang des Vertrages (Einwilligung des Patienten nicht erforderlich)	Vereinbartes Gebührenverzeichnis
Versorgungsämter	Gesetzliche Pflicht und schriftliche Einwilligung des Patienten	ZSEG (Anlage zu § 5)
Gerichte	Schriftliche Einwilligung des Patienten	ZSEG (Anlage zu § 5)
Patienten/Rechtsanwälte	Auskunftsrecht nach Art. 2 GG, schriftliche Einwilligung des Patienten	Nur Kostenerstattung
Patienten	Anfrage an behandelnden Arzt, Auskunft zu Behandlungskosten nach § 305 Abs. 2 SGB V	1 Euro
Arbeitgeber	Schriftliche Einwilligung des Patienten	GOÄ GNRN 70
Reha-Einrichtungen	Rechtsgrundlage § 73 I b 3 SGB V	GOÄ GNRN 70
Private Versicherungsgesellschaften und Private Krankenversicherungen	Schriftliche Einwilligung des Patienten	GOÄ GNRN 70
Pflege- und Altenheime	Keine Verpflichtung des Arztes zur Dokumentation	§ 10 M-BOA
Leichenschau	Verpflichtung nach § 11 Abs. 2 Bestattungsgesetz des jeweiligen Bundeslandes	GOÄ GNR 100 16

3.4   Einsichtsrecht der Betroffenen

Der Patient hat das Einsichtsrecht in seine Akten. Im Heim kann der Heimbewohner die Einsicht in seine Unterlagen ebenso verlangen wie im Krankenhaus. In der ambulanten Pflege liegt die Dokumentation sowieso beim Kunden vor Ort und er kann ungehindert darin lesen. Auch der Versicherte hat ein Recht auf Einsicht in die Unterlagen, die über ihn bei der Kasse vorliegen. Gemäß § 25 Abs. 1 SGB X (Sozialverwaltungsverfahren) gibt es ein Recht auf Akteneinsicht durch Beteiligte:

»(1) Die Behörde hat den Beteiligten Einsicht in die das Verfahren betreffenden Akten zu gestatten, soweit deren Kenntnis zur Geltendmachung oder Verteidigung ihrer rechtlichen Interessen erforderlich ist. Satz 1 gilt bis zum Abschluss des Verwaltungsverfahrens nicht für Entwürfe zu Entscheidungen sowie die Arbeiten zu ihrer unmittelbaren Vorbereitung.

(2) Soweit die Akten Angaben über gesundheitliche Verhältnisse eines Beteiligten enthalten, kann die Behörde stattdessen den Inhalt der Akten dem Beteiligten durch einen Arzt vermitteln lassen. Sie soll den Inhalt der Akten durch einen Arzt vermitteln lassen, soweit zu befürchten ist, dass die Akteneinsicht dem Beteiligten einen unverhältnismäßigen Nachteil, insbesondere an der Gesundheit, zufügen würde.

(4) Die Akteneinsicht erfolgt bei der Behörde, die die Akten führt.

(5) Soweit die Akteneinsicht zu gestatten ist, können die Beteiligten Auszüge oder Abschriften selbst fertigen oder sich Ablichtungen durch die Behörde erteilen lassen. Die Behörde kann Ersatz ihrer Aufwendungen in angemessenem Umfang verlangen.«

Hinweis

Auch dieser Auszug aus dem Gesetz zeigt, dass die Herausgabe von Daten an bestimmte Bedingungen geknüpft ist und auch keinesfalls kostenlos geschehen muss.

3.5   Aufbewahrungspflichten

Die Zeiten der Aufbewahrungspflicht von Unterlagen sind nicht einheitlich geregelt. So finden in den stationären und ambulanten Pflegeeinrichtungen unterschiedliche Vorschriften Anwendung (Tabelle 2):

Tabelle 2: Aufbewahrungspflichten

Arten	Aufbewahrungsfrist	Grundlage
Steuerangelegenheiten und dazugehörige Unterlagen	10 Jahre	§ 357 HGB (Handelsgesetzbuch)
Rechnungen	10 Jahre	§ 147 AO (Abgabeordnung)
Geschäftsbriefe	6 Jahre	§ 147 AO (Abgabeordnung)
Dokumentationsunterlagen	5 Jahre	§ 13 HeimG (Heimgesetz)
Pflegedokumentation als Nachweis gegenüber Ansprüchen	30 Jahre (dreißigjährige Verjährungsfrist für rechtskräftig festgestellte Ansprüche)	§§ 197/199 BGB (Bürgerliches Gesetzbuch)
Personalunterlagen	3 Jahre (regelmäßige Verjährungsfrist)	§ 195 BGB (Bürgerliches Gesetzbuch)

In aller Regel genügt sicher die 10-Jahresfrist. Sollte aber ein Kunde nach einem körperlichen Schaden verstorben oder die Todesursache unklar sein, empfiehlt es sich, die 30-jährige Aufbewahrungsfrist einzuhalten.

4 INFEKTIONSSCHUTZGESETZ (IFSG)

Jede Einrichtung ist dem Gesetz zur Verhütung und Bekämpfung von Infektions-krankheiten beim Menschen (Infektionsschutzgesetz – IfSG) unterworfen und muss entsprechend handeln. Die wichtigsten Paragrafen habe ich im Folgenden dargestellt.

4.1 § 4 Aufgaben des Robert Koch-Instituts (RKI)

Immer, wenn es um Hygiene geht, wird das RKI genannt. Das gilt für die Heimauf-sicht genauso wie für den MDK in der neuen Anleitung zur Prüfung der Qualität nach den §§ 112 und 114 SGB XI, auch wenn es dort im Wesentlichen nur um das Thema MRSA geht.

Das IfSG regelt im § 4, welche Aufgaben im Sinne des Gesetzes vom RKI zu überneh-men sind. Die Empfehlungen des RKI sind daher für die Altenhilfeeinrichtungen von enormer Bedeutung und haben immer mehr den Charakter der Verbindlichkeit. Der § 4 IfSG im Originaltext:

»(1) Das Robert Koch-Institut hat im Rahmen dieses Gesetzes die Aufgabe, Konzep-tionen zur Vorbeugung übertragbarer Krankheiten sowie zur frühzeitigen Erkennung und Verhinderung der Weiterverbreitung von Infektionen zu entwickeln. Dies schließt die Entwicklung und Durchführung epidemiologischer und laborgestützter Analysen sowie Forschung zu Ursache, Diagnostik und Prävention übertragbarer Krankheiten ein. Auf dem Gebiet der Zoonosen und mikrobiell bedingten Lebensmittelvergiftun-gen ist das Bundesinstitut für gesundheitlichen Verbraucherschutz und Veterinärme-dizin zu beteiligen. Auf Ersuchen einer obersten Landesgesundheitsbehörde berät das Robert Koch-Institut die zuständigen Stellen bei Maßnahmen zur Vorbeugung, Erken-nung und Verhinderung der Weiterverbreitung von schwerwiegenden übertragbaren Krankheiten und die obersten Landesgesundheitsbehörden bei Länder übergreifenden Maßnahmen. Es arbeitet mit den jeweils zuständigen Bundesbehörden, den zustän-digen Länderbehörden, den nationalen Referenzzentren, weiteren wissenschaftlichen Einrichtungen und Fachgesellschaften sowie ausländischen und internationalen Or-ganisationen und Behörden zusammen und nimmt die Koordinierungsaufgaben im Rahmen des Europäischen Netzes für die epidemiologische Überwachung und die Kontrolle übertragbarer Krankheiten wahr.

(2) Das Robert Koch-Institut

1. erstellt im Benehmen mit den jeweils zuständigen Bundesbehörden für Fachkreise als Maßnahme des vorbeugenden Gesundheitsschutzes Richtlinien, Empfehlungen, Merkblätter und sonstige Informationen zur Vorbeugung, Erkennung und Verhinde-rung der Weiterverbreitung übertragbarer Krankheiten,

2. hat entsprechend den jeweiligen epidemiologischen Erfordernissen

    a) Kriterien (Falldefinitionen) für die Übermittlung eines Erkrankungs- oder Todesfalls und eines Nachweises von Krankheitserregern zu erstellen,

    b) die nach § 23 Abs. 1 zu erfassenden nosokomialen Infektionen und Krankheitserreger mit speziellen Resistenzen und Multiresistenzen festzulegen, in einer Liste im Bundesgesundheitsblatt zu veröffentlichen und fortzuschreiben,

3. fasst die nach diesem Gesetz übermittelten Meldungen zusammen, um sie infektionsepidemiologisch auszuwerten,

4. stellt die Zusammenfassungen und die Ergebnisse der infektionsepidemiologischen Auswertungen den jeweils zuständigen Bundesbehörden, dem Sanitätsamt der Bundeswehr, den obersten Landesgesundheitsbehörden, den Gesundheitsämtern, den Landesärztekammern, den Spitzenverbänden der gesetzlichen Krankenkassen, der Kassenärztlichen Bundesvereinigung, der Berufsgenossenschaftlichen Zentrale für Sicherheit und Gesundheit (BGZ) und der Deutschen Krankenhausgesellschaft zur Verfügung und veröffentlicht diese periodisch.«

4.2 § 6 Meldepflichtige Krankheiten

»(1) Namentlich ist zu melden:

1. der Krankheitsverdacht, die Erkrankung sowie der Tod an

    a) Botulismus

    b) Cholera

    c) Diphtherie

    d) humaner spongiformer Enzephalopathie, außer familiär-hereditärer Formen

    e) akuter Virushepatitis

    f) enteropathischem hämolytisch-urämischem Syndrom (HUS)

    g) virusbedingtem hämorrhagischen Fieber

    h) Masern

    i) Meningokokken-Meningitis oder -Sepsis

    j) Milzbrand

    k) Poliomyelitis (als Verdacht gilt jede akute schlaffe Lähmung, außer wenn traumatisch bedingt)

    l) Pest

    m) Tollwut

    n) Typhus abdominalis/Paratyphus

sowie die Erkrankung und der Tod an einer behandlungsbedürftigen Tuberkulose, wenn ein bakteriologischer Nachweis nicht vorliegt,

2. der Verdacht auf und die Erkrankung an einer mikrobiell bedingten Lebensmittelvergiftung oder an einer akuten infektiösen Gastroenteritis, wenn

    a) eine Person betroffen ist, die eine Tätigkeit im Sinne des § 42 Abs. 1(*) ausübt,

b) zwei oder mehr gleichartige Erkrankungen auftreten, bei denen ein epidemischer Zusammenhang wahrscheinlich ist oder vermutet wird,

3. der Verdacht einer über das übliche Ausmaß einer Impfreaktion hinausgehenden gesundheitlichen Schädigung,

4. die Verletzung eines Menschen durch ein tollwutkrankes, -verdächtiges oder -ansteckungsverdächtiges Tier sowie die Berührung eines solchen Tieres oder Tierkörpers,

5. soweit nicht nach den Nummern 1 bis 4 meldepflichtig, das Auftreten

a) einer bedrohlichen Krankheit oder

b) von zwei oder mehr gleichartigen Erkrankungen, bei denen ein epidemischer Zusammenhang wahrscheinlich ist oder vermutet wird, wenn dies auf eine schwerwiegende Gefahr für die Allgemeinheit hinweist und Krankheitserreger als Ursache in Betracht kommen, die nicht in § 7 genannt sind.

(*) gemäß § 42 Abs. 1 gehören zu diesen Personen alle die beim Herstellen, Behandeln oder Inverkehrbringen von Lebensmittel tätig sind oder wenn sie dabei mit diesen in Berührung kommen, oder wenn sie in Küchen von Gaststätten und sonstigen Einrichtungen mit oder zur Gemeinschaftsverpflegung tätig sind.«

4.3   § 7 Meldepflichtige Nachweise von Krankheitserregern

Unstrittig ist, wer im Fall der Fälle eine Meldung an das Gesundheitsamt zu tätigen hat. Im § 7 heißt es unter Satz Nr. 7 zur Frage, wer zuständig ist: »die Leiter von Pflegeeinrichtungen, Justizvollzugsanstalten, Heimen, Lagern oder ähnlichen Einrichtungen«. Das ist somit nicht die Pflegedienstleitung, sondern die Hausleitung.

Bevor ich im übernächsten Absatz (§ 43) darauf eingehe, welche weiteren Verpflichtungen die Einrichtung hat, muss noch geklärt werden, dass der Bewohner ebenfalls zum Nachweis verpflichtet ist. Im § 36 ist zu lesen, dass jeder, der in ein Heim aufgenommen werden soll, eine Bescheinigung vorlegen muss. Diese muss erklären, dass »keine Anhaltspunkte für das Vorliegen einer ansteckungsfähigen Lungentuberkulose« vorliegen.

4.4   § 36 Einhaltung der Infektionshygiene

»(4) Personen, die in ein Altenheim, Altenwohnheim, Pflegeheim oder eine gleichartige Einrichtung im Sinne des § 1 Abs. 1 bis 5 des Heimgesetzes oder in eine Gemeinschaftsunterkunft für Obdachlose, Flüchtlinge, Asylbewerber oder in eine Erstaufnahmeeinrichtung des Bundes für Spätaussiedler aufgenommen werden sollen, haben vor oder unverzüglich nach ihrer Aufnahme der Leitung der Einrichtung ein ärztliches Zeugnis darüber vorzulegen, dass bei ihnen keine Anhaltspunkte für das Vorliegen einer ansteckungsfähigen Lungentuberkulose vorhanden sind.«

4.5 § 43 Belehrung, Bescheinigung des Gesundheitsamtes

Dieser Paragraf ist einer der wichtigsten für die Pflege. Hier wird geregelt, welche Mitarbeiter von wem zu schulen und zu belehren sind. Die Regelungen zur Belehrung gelten ausdrücklich nicht für den privaten häuslichen Bereich, sondern gemäß § 42 Abs. 1 nur für Personen, die mit Lebensmitteln in Kontakt kommen:

»a) beim Herstellen, Behandeln oder Inverkehrbringen der in Absatz 2 genannten Lebensmittel, wenn sie dabei mit diesen in Berührung kommen, oder

b) in Küchen von Gaststätten und sonstigen Einrichtungen mit oder zur Gemeinschaftsverpflegung.

Satz 1 gilt entsprechend für Personen, die mit Bedarfsgegenständen, die für die dort genannten Tätigkeiten verwendet werden, so in Berührung kommen, dass eine Übertragung von Krankheitserregern auf die Lebensmittel im Sinne des Absatzes 2 zu befürchten ist. Die Sätze 1 und 2 gelten nicht für den privaten hauswirtschaftlichen Bereich.«

Belehrungspflicht für alle

Absatz b in § 43 Abs. 1 IfSG macht deutlich: Die Belehrungspflicht gilt für alle, die unter das Heimgesetz fallen. Sie gilt in diesen Einrichtungen für alle Mitarbeiter der Pflege und Küche, evtl. auch hauswirtschaftliche Mitarbeiter, falls diese mit der Essensvergabe zu tun haben.

Diese Mitarbeiter müssen bei der Einstellung eine Bescheinigung vom Gesundheitsamt oder einem vom Gesundheitsamt zugelassenen Arzt vorweisen, die nicht älter als drei Monate ist. Diese Bescheinigung muss belegen, dass die Mitarbeiter frei sind von ansteckenden Krankheiten. Wer einen neuen Mitarbeiter einstellt, sollte von diesem auf dessen Kosten eine solche Bescheinigung verlangen, i. d. R. machen das auch die Hausärzte, zumindest aber jedes Gesundheitsamt.

Nach der Einstellung muss jeder dieser Mitarbeiter wenigstens alle zwei Jahre zum IfSG belehrt werden. Diese Belehrungen kann jeder leisten, es bedarf hier keiner speziell ausgebildeten Person. Belehrt werden muss über die Infektionskrankheiten, Beschäftigungsverbote und Meldewesen. Diese Belehrungen sind zu dokumentieren und auf Verlangen der zuständigen Behörde zugänglich zu machen. Diese Belehrung ist ein rein formaler Akt und sollte dennoch nicht versäumt werden. Die Mitarbeiter sollten die Belehrung unterschreiben, so dass die Einrichtung abgesichert ist, wenn ein Mitarbeiter zuwiderhandelt.

4.5.1　Beispiel einer Belehrung

Belehrung gemäß § 43 IfSG (Infektionsschutzgesetz)

Der Mitarbeiter wurde am: _____

über die Bestimmungen gemäß § 43 IfSG wie folgt belehrt:

Der Mitarbeiter wurde über die sofort meldepflichtige Infektionskrankheiten (siehe Anlage 1) belehrt.

Des Weiteren ist der Mitarbeiter unverzüglich zur Meldung an die Hausleitung oder deren Vertretung verpflichtet, sollten folgende Unregelmäßigkeiten im Hause auftauchen:

- Auftreten einer bedrohlichen Krankheit oder
- Auftreten von zwei oder mehr gleichartigen Erkrankungen, bei denen ein Zusammenhang wahrscheinlich ist oder vermutet wird
- Besonderes Augenmerk gilt daher Durchfallerkrankungen und Erbrechen oder auch Pilzerkrankungen, die zeitgleich bei mehreren Bewohnern auftreten.
- In diesem Zusammenhang wird der Mitarbeiter auch belehrt, die im Haus gültigen Hygienestandards zu beachten und einzuhalten. Hierzu gehören insbesondere:
  - Händedesinfektion
  - Hautdesinfektion
  - Flächendesinfektion
  - Persönliche Hygiene der Mitarbeiter

Musterstadt, den _____

_____
Unterschrift belehrter MitarbeiterUnterschrift unterweisende Person

Anlage 1 zur Belehrung nach IfSG:Meldepflichtige Erkrankungen oder Todesfälle

1. der Krankheitsverdacht, die Erkrankung sowie der Tod an

a) Botulismus	h) Masern
b) Cholera	i) Meningokokken-Meningitis oder -Sepsis
c) Diphtherie	
d) humaner spongiformer Enzephalopathie, außer familiär-hereditärer Formen	j) Milzbrand
	k) Poliomyelitis (als Verdacht gilt jede akute schlaffe Lähmung, außer wenn traumatisch bedingt)
e) akuter Virushepatitis	
f) enteropathischem hämolytisch-urämischem Syndrom (HUS)	
	l) Pest
g) virusbedingtem hämorrhagischen Fieber	m) Tollwut
	n) Typhus abdominalis/Paratyphus

Diese kurze Belehrung macht deutlich, dass es nicht viel Aufwand ist. Wenn aber eine solche Belehrung fehlt, kann das Ärger bedeuten. So heißt es in § 43:

»(1) Personen dürfen gewerbsmäßig die in § 42 Abs. 1 bezeichneten Tätigkeiten erstmalig nur dann ausüben und mit diesen Tätigkeiten erstmalig nur dann beschäftigt werden, wenn durch eine nicht mehr als drei Monate alte Bescheinigung des Gesundheitsamtes oder eines vom Gesundheitsamt beauftragten Arztes nachgewiesen ist, dass sie

1. über die in § 42 Abs. 1 genannten Tätigkeitsverbote und über die Verpflichtungen nach den Absätzen 2, 4 und 5 in mündlicher und schriftlicher Form vom Gesundheitsamt oder von einem durch das Gesundheitsamt beauftragten Arzt belehrt wurden und

2. nach der Belehrung im Sinne der Nummer 1 schriftlich erklärt haben, dass ihnen keine Tatsachen für ein Tätigkeitsverbot bei ihnen bekannt sind. Liegen Anhaltspunkte vor, dass bei einer Person Hinderungsgründe nach § 42 Abs. 1 bestehen, so darf die Bescheinigung erst ausgestellt werden, wenn durch ein ärztliches Zeugnis nachgewiesen ist, dass Hinderungsgründe nicht oder nicht mehr bestehen.

(2) Treten bei Personen nach Aufnahme ihrer Tätigkeit Hinderungsgründe nach § 42 Abs. 1 auf, sind sie verpflichtet, dies ihrem Arbeitgeber oder Dienstherrn unverzüglich mitzuteilen.

(3) Werden dem Arbeitgeber oder Dienstherrn Anhaltspunkte oder Tatsachen bekannt, die ein Tätigkeitsverbot nach § 42 Abs. 1 begründen, so hat dieser unverzüglich die zur Verhinderung der Weiterverbreitung der Krankheitserreger erforderlichen Maßnahmen einzuleiten.

(4) Der Arbeitgeber hat Personen, die eine der in § 42 Abs. 1 Satz 1 oder 2 genannten Tätigkeiten ausüben, nach Aufnahme ihrer Tätigkeit und im Weiteren alle zwei Jahre über die in § 42 Abs. 1 genannten Tätigkeitsverbote und über die Verpflichtung nach Absatz 2 zu belehren. Die Teilnahme an der Belehrung ist zu dokumentieren. Die Sätze 1 und 2 finden für Dienstherren entsprechende Anwendung.

(5) Die Bescheinigung nach Absatz 1 und die letzte Dokumentation der Belehrung nach Absatz 4 sind beim Arbeitgeber aufzubewahren. Der Arbeitgeber hat die Nachweise nach Satz 1 und, sofern er eine in § 42 Abs. 1 bezeichnete Tätigkeit selbst ausübt, die ihn betreffende Bescheinigung nach Absatz 1 Satz 1 an der Betriebsstätte verfügbar zu halten und der zuständigen Behörde und ihren Beauftragten auf Verlangen vorzulegen. Bei Tätigkeiten an wechselnden Standorten genügt die Vorlage einer beglaubigten Abschrift oder einer beglaubigten Kopie.

(6) Im Falle der Geschäftsunfähigkeit oder der beschränkten Geschäftsfähigkeit treffen die Verpflichtungen nach Absatz 1 Satz 1 Nr. 2 und Absatz 2 denjenigen, dem die Sorge für die Person zusteht. Die gleiche Verpflichtung trifft auch den Betreuer, soweit die Sorge für die Person zu seinem Aufgabenkreis gehört. Die den Arbeitgeber oder Dienstherrn betreffenden Verpflichtungen nach dieser Vorschrift gelten entsprechend für Personen, die die in § 42 Abs. 1 genannten Tätigkeiten selbstständig ausüben.«

4.6   Hygienehandbuch

Ein Hygienehandbuch ist durchaus keine Verpflichtung, nur weil Heimaufsicht oder der MDK dies gegebenenfalls fordern. Allerdings hat es Vorteile, sich auch im Bereich Hygiene, ähnlich wie in Pflege und Betreuung, Gedanken über die Strukturen, Prozesse und Verbindungen zu machen. Aus diesem Grund finde auch ich ein solches Handbuch durchaus sinnvoll, zumindest für größere Einrichtungen (ab ca. 100 Kunden).

Inhalt eines Hygienehandbuchs

- Vorwort mit Einleitung und Allgemeinem zu Hygiene und Handbuch
- Hygienemanagement (Verantwortliche, Organisation, Organigramm etc.)
- Basishygiene
- Hygieneanforderungen an Gebäude, Räume, Ausstattung, Materialien
- Händehygiene, Hautdesinfektion
- Mitarbeiterbekleidung
- Behandlung von Fußböden und anderen Flächen sowie Gegenständen
- Instrumentenaufbereitung/Sterilisation
- Wäschehygiene und Bekleidung
- Umgang mit Lebensmitteln
- Abfallbeseitigung
- Tierhaltung im Haus
- Hygiene bei speziellen medizinischen und pflegerischen Behandlungsmaßnahmen
- Schädlingsprophylaxe
- Durchfallerkrankungen (z. B. Norwalk Like)
- Läusebefall
- Scabies
- Sondermaßnahmen bei Auftreten bestimmter Infektionserkrankungen wie MRSA, Clostridien etc.
- Trinkwasser/Legionellenprophylaxe
- Mitarbeiter
- Belehrung von Personal im Pflege-, Küchen- und Lebensmittelbereich
- Vorschriften für die persönliche Hygiene der Mitarbeiter
- Arbeitsmedizinische Vorsorgeuntersuchungen
- Umgang mit Verstorbenen
- Vorgehen bei meldepflichtigen Erkrankungen
- Anforderungen nach der Biostoffverordnung
- Gefährdungsbeurteilung

5 HEIMGESETZ (HEIMG)

5.1 Heimgesetz ade

Es gibt nicht mehr nur ein Heimgesetz. Nahezu jedes Bundesland hat mittlerweile eigene Regeln kreiert. Diese einzelnen Regeln münden oft in einen eigenen Prüfkatalog wie beispielsweise in Baden-Württemberg, Bayern oder Berlin. Die Prüfkataloge der Heimaufsichten decken sich dann zu 90 % mit denen des MDK. Das bedeutet, man hat nicht nur zwei Prüfinstanzen im Haus – sie fragen auch noch fast dasselbe. Dem Bürokratiewahn wird kein Einhalt geboten, obwohl der Gesetzgeber immer wieder auf Entbürokratisierung hinweist, so auch im Pflege-Neuausrichtungs-Gesetz (siehe auch Kapitel 12).

Die Begriffe »Heimaufsicht« oder »Heimaufsichtsbehörde« müssen wir alle künftig aus unserem Vokabular streichen und ersetzen durch »die für die »heimrechtlichen Vorschriften zuständigen Aufsichtsbehörden«.
Was bundeseinheitlich bleiben soll, sind die vertragsrechtlichen Grundlagen. Diese werden wiederum in einem eigenen Gesetz definiert, dem Wohn- und Betreuungsvertragsgesetz – WBVG, gültig seit dem 1. Oktober 2009. Die Heimverträge weiterhin bundesweit einheitlich zu gestalten, ist dem Gesetzgeber wohl wichtig gewesen.

Das Wohn- und Betreuungsvertragsgesetz

Das WBVG regelt also einzig und allein die Heimvertragsgestaltung zwischen Träger und Bewohner und hat die folgenden Paragrafen und Überschriften:

§ 1 Anwendungsbereich
§ 2 Ausnahmen vom Anwendungsbereich
§ 3 Informationspflichten vor Vertragsschluss
§ 4 Vertragsschluss und Vertragsdauer
§ 5 Wechsel der Vertragsparteien
§ 6 Schriftform und Vertragsinhalt
§ 7 Leistungspflichten
§ 8 Vertragsanpassung bei Änderung des Pflege- oder Betreuungsbedarfs
§ 9 Entgelterhöhung bei Änderung der Berechnungsgrundlage
§ 10 Nichtleistung oder Schlechtleistung
§ 11 Kündigung durch den Verbraucher
§ 12 Kündigung durch den Unternehmer
§ 13 Nachweis von Leistungsersatz und Übernahme von Umzugskosten
§ 14 Sicherheitsleistungen
§ 15 Besondere Bestimmungen bei Bezug von Sozialleistungen
§ 16 Unwirksamkeit abweichender Vereinbarungen
§ 17 Übergangsvorschrift

5.2 Definitionen von Einrichtungen

Nicht alle Einrichtungen fallen automatisch unter das Heimgesetz. So heißt es in § 2 HeimG 2009:

»(1) Dieses Gesetz gilt für Heime. Heime im Sinne dieses Gesetzes sind Einrichtungen, die dem Zweck dienen, ältere Menschen oder pflegebedürftige oder behinderte Volljährige aufzunehmen, ihnen Wohnraum zu überlassen sowie Betreuung und Verpflegung zur Verfügung zu stellen oder vorzuhalten, und die in ihrem Bestand von Wechsel und Zahl der Bewohnerinnen und Bewohner unabhängig sind und entgeltlich betrieben werden.

(2) Die Tatsache, dass ein Vermieter von Wohnraum durch Verträge mit Dritten oder auf andere Weise sicherstellt, dass den Mietern Betreuung und Verpflegung angeboten werden, begründet allein nicht die Anwendung dieses Gesetzes. Dies gilt auch dann, wenn die Mieter vertraglich verpflichtet sind, allgemeine Betreuungsleistungen wie Notrufdienste oder Vermittlung von Dienst- und Pflegeleistungen von bestimmten Anbietern anzunehmen und das Entgelt hierfür im Verhältnis zur Miete von untergeordneter Bedeutung ist. Dieses Gesetz ist anzuwenden, wenn die Mieter vertraglich verpflichtet sind, Verpflegung und weitergehende Betreuungsleistungen von bestimmten Anbietern anzunehmen.

(3) Auf Heime oder Teile von Heimen im Sinne des Absatzes 1, die der vorübergehenden Aufnahme Volljähriger dienen (Kurzzeitheime), sowie auf stationäre Hospize finden die §§ 6, 7, 10 und 14 Abs. 2 Nr. 3 und 4, Abs. 3, 4 und 7 keine Anwendung. Nehmen die Heime nach Satz 1 in der Regel mindestens sechs Personen auf, findet § 10 mit der Maßgabe Anwendung, dass ein Heimfürsprecher zu bestellen ist.

(4) Als vorübergehend im Sinne dieses Gesetzes ist ein Zeitraum von bis zu drei Monaten anzusehen.

(5) Dieses Gesetz gilt auch für Einrichtungen der Tages- und der Nachtpflege mit Ausnahme der §§ 10 und 14 Abs. 2 Nr. 3 und 4, Abs. 3, 4 und 7. Nimmt die Einrichtung in der Regel mindestens sechs Personen auf, findet § 10 mit der Maßgabe Anwendung, dass ein Heimfürsprecher zu bestellen ist.

(6) Dieses Gesetz gilt nicht für Tageseinrichtungen und Krankenhäuser im Sinne des § 2 Nr. 1 des Krankenhausfinanzierungsgesetzes. In Einrichtungen zur Rehabilitation gilt dieses Gesetz für die Teile, die die Voraussetzungen des Absatzes 1 erfüllen. Dieses Gesetz gilt nicht für Internate der Berufsbildungs- und Berufsförderungswerke.«

Fakt ist also, eine Wohngruppe kann unter bestimmten Umständen unter das Heimgesetz fallen, eine Einrichtung für Betreutes Wohnen eher nicht. Man muss sich zudem die Definitionen von Einrichtungen anschauen:

- Kurzzeitpflegeeinrichtungen
  - Ältere Menschen, die wegen Krankheit oder Behinderung pflegebedürftig sind, erhalten vorübergehend (bis zu drei Monate) Unterkunft, Verpflegung, Betreuung.

- Altenwohnheime
  - Hier haben die Mieter ein Appartement mit eigenem Haushalt, lediglich bei Bedarf wird die Versorgung von ausgebildeten Helfern vorgenommen.
- Altenheim
  - Diese Wohnform stellt ein Leben in der Gemeinschaft dar, ohne einen eigenen Haushalt oder Haushaltsführung.
- Alten-/-Pflegeheim
  - Hier leben vorübergehend (gemäß § 1 HeimG bis zu drei Monaten) oder dauerhaft pflegebedürftige Menschen.
- Betreutes Wohnen
  - Die Betreuungspauschale darf 20 % der Miete inkl. Nebenkosten nicht überschreiten.
  - Die Ausstattung darf nicht wie im Heim sein.
  - Die sozialen Angebote dürfen nicht für einen Heimbetrieb sprechen.
  - Es darf keine Garantie für eine vollständige Versorgung geben.

Das zeigt, dass zumindest nicht jedes betreute Wohnen unter das Heimgesetz fallen kann. Es kommt im Wesentlichen darauf an, welche Inklusivleistungen angeboten werden und wie die sächliche, also strukturelle Ausstattung ausfällt.

Alles aus einer Hand? Das muss ein Heim sein

»1. Der Umstand, dass die Betreiber einer Senioren-WG die Vermieter und ambulanten Pflegeleistungen umfassend »aus einer Hand« anbieten und diese von sämtlichen Bewohnern in Anspruch genommen werden, spricht für die Anwendung des Heimgesetzes.
2. Das vertraglich eingeräumte Recht, das den Bewohnern die Möglichkeit einräumt, auch andere Pflegedienste in Anspruch zu nehmen, ändert an der Qualifizierung der Einrichtung als Heim nichts, wenn eine solche Wahlfreiheit für den einzelnen Bewohner tatsächlich nicht gegeben ist.
3. Vereinbarungen der Mitglieder einer Wohngemeinschaft, die ein einheitliches Entscheiden der Gemeinschaft über den Wechsel eines Pflegedienstes beinhalten, schränken die Wahlfreiheit der Bewohner ein und zwingen ihn bei Unzufriedenheit zum Auszug.«[7]

Etikettenschwindel Betreutes Wohnen?

»Steht die entgeltliche Gewährung bzw. die Vorhaltung von Unterkunft, Verpflegung und Betreuung in einem ganzheitlichen Zusammenhang, da die einzelnen Unterbringungsleistungen dem Zweck einer möglichst umfassenden Versorgung der Bewohner dienen, handelt es sich bei der Einrichtung um ein Heim. Auf die juristischen Konstruktionen, die für die Erbringung der einzelnen Leistungen gewählt werden, kommt es

---

[7]   Altenheim 07/2009: Verwaltungsgericht Stade, Beschluss vom 06.04.2009, 4 B 1758/08

nicht entscheidend an, wenn die tatsächlichen Verhältnisse auf eine umfassende Versorgung schließen lassen.«[8]

Im Münchner Merkur online war am 23.1.2012 zu lesen, dass eine ältere Dame fünf Tage tot in ihrer Wohnung in einer betreuten Wohnanlage lag, ehe sie von einer Freundin gefunden wurde.

Solche Situationen kennt man im Allgemeinen nur aus Privatwohnungen, in denen ältere Menschen seit langem zurückgezogen und ohne Kontakte leben. Aber wie kann dies in einer betreuten Wohnanlage geschehen, in der eine Betreuungspauschale gezahlt wird? Wofür ist diese Pauschale und was nennt man in solchem Fall betreut?

Betreutes Wohnen – Ein Heim?

Die Definition von »Betreutem Wohnen« ist nicht einheitlich. Daher wurden das ein oder andere Mal auch schon Gerichte bemüht. Eine Definition liefert die Internetseite www.neues-betreutes-wohnen.de im Jahr 2012: »Betreutes Wohnen ist ein Leistungsprofil für ältere Menschen, die in einer barrierefreien Wohnung und Wohnanlage leben, das Grundleistungen/allgemeine Betreuungsleistungen und Wahlleistungen/weitergehende Betreuungsleistungen umfasst. Es unterstützt eine selbstständige und selbstbestimmte Haushalts- und Lebensführung und die Einbindung in soziale Strukturen der Hausgemeinschaft und des Wohnumfeldes.«

Diese Definition findet sich in maßgeblichen Publikationen, z. B. des Kuratoriums Deutsche Altenhilfe und auch in der maßgeblichen DIN-Norm für das Betreute Wohnen, DIN 77800 sowie den Qualitätsanforderungen an Anbieter der Wohnform »Betreutes Wohnen für ältere Menschen«.

Hinweis

Einrichtungen des betreuten Wohnens sind häufiger Heime, als sich die Träger bewusst machen. Es kommt weder darauf an, ob die Mieter die angebotenen Betreuungsleistungen tatsächlich in Anspruch nehmen, noch ist erheblich, ob der Einrichtungsträger die Dienste selbst oder durch Dritte erbringt. Dies ergibt sich aus einem Urteil des VG Düsseldorf vom 2. Dezember 1997 (3 K 10785/96).

Viele Betreiber betreuter Wohnanlagen wollen nicht mit dem Heimgesetz in Berührung kommen. Denn wer dem Heimgesetz unterliegt, muss automatisch alle Anforderungen erfüllen. Von Strukturen (sanitäre Anlagen, Zimmergröße, Gemeinschafts-

---

[8] Bayerisches VerwG Bayreuth, Urteil vom 1. Juli 1999, Az: B 6 K 59.289

räume etc.) über Prozesse (Aufbewahrung, Pflegedokumentation etc.) bis hin zu den Ausführungsbestimmungen:

- Heimpersonalverordnung (Personelle Anforderungen an den Träger eines Heimes)
- Heimmindestbauverordnung (Bauliche Mindestanforderungen)
- Heimmitwirkungsverordnung (Mitwirkung der Bewohner im Heim)
- Heimsicherungsverordnung (Rechte und Pflichten für Träger für Entgegennahme von Leistungen)

Diese Anforderungen für jedes betreute Wohnen zu erfüllen, ist also weder im Sinne des Betreibers noch ist es in jedem Falle zu Gunsten der Betreuten. Denn man stelle sich vor, man hat eine kleine Wohngemeinschaft geschaffen und müsste all die genannten Kriterien erfüllen. Wer hätte davon einen Nutzen? Und bezahlen müsste es der Mieter, ohne Aussicht auf den Nutzen.

5.3 Heimmindestbauverordnung (Bauliche Mindestanforderungen)

Die Heimmindestbauverordnung stammt aus dem Jahr 1978, mit Novellierungen von 1983 und 2003, ist aber unvermindert gültig. Ergänzt oder modifiziert wird diese Anforderung durch die jeweiligen heimgesetzlichen Bestimmungen der einzelnen Bundesländer. Alles Nachfolgende gilt also nicht, wenn es in Ihrem Bundesland bereits eigene Regelungen hierzu gibt:

- § 2: Alle Plätze mit direktem Zugang zum Flur
- § 3: Flur ohne Treppen (bzw. mit Rampe), Treppen mit festem Handlauf
- § 4: Mindestens ein Aufzug, falls Geschosse nicht ebenerdig erreichbar
- § 5: Rutschfeste Verkehrsflächen
- § 6: Lichtschalter, Anschluss Leselampe, Nachtbeleuchtung
- § 7: Rufanlage in allen Räumen von Pflegebedürftigen
- § 8: Fernsprecher, mithörfrei
- § 9: Zugänge und Türbreite
- §10: Sanitäre Anlagen (Sichtschutz, Einstieg, geeignete Anzahl)
- §11: Erforderliche Größe und Anzahl der Wirtschaftsräume
- §12: Heizanlage den Bedürfnissen angepasst
- §13: Ebenerdiger und beleuchteter Eingang

Altenheime
- §14: EZ 12 qm, DZ 18 qm, Mehrbett + 6 qm nur in Ausnahmefällen
- §15: Abstellraum, Leichenraum
- §16 Gemeinschaftsräume >20qm + 1 qm pro Bewohner
- §17: Mindestens 1 Therapieraum, inkl. §16

- § 18: Sanitäre Anlagen: >18 Bew. 1 Toilette und Waschbecken; pro 20 Bew. 1 Badewanne/Dusche; Wanne an Längs- und Stirnseite freistehend

Wohnheime
- § 19: EZ 12 qm, DZ 18 qm, Kochgelegenheit + WC
- § 20: Gemeinschaftsräume >20 qm + 0,75 qm pro Bewohner
- § 21: Wasch-Trockenraum

Altenheime
- § 23: EZ 12 qm, DZ 18 qm, Dreibett 24 qm, Vierbett 30 qm, mehr als Vierbett ist nicht erlaubt
- § 24: wie § 15
- § 25: wie § 20
- § 26: wie § 17
- § 27: Sanitäre Anlagen: bis 4 Bew. 1 Waschbecken; bis 8 Bew. 1 Toilette; pro 20 Bew. 1 Badewanne/Dusche; bei Bettlägerigen auf dem gleichen Geschoss

Mischeinrichtungen
- § 28: Jeweils gültig sind die o. g. §§
- § 29: Bei behinderten Volljährigen kann abgewichen werden

Allgemein
- § 30: Fristen zum Angleich
- § 31: Befreiung

Unzeitgemäße Heimmindestbauverordnung

Die Heimmindestbauverordnung passt keinesfalls in die heutige Zeit und wer ein neues Heim baut, baut es auch nicht für heute, sondern für die nächsten 30 bis x Jahre. Nehmen wir die Forderung nach einem Fernsprecher, der für die Bewohner frei zugänglich ist und dennoch geschützt. Was soll der heutige Heimbewohner mit einem Münzfernsprecher? Moderne Heime haben in jedem Zimmer einen Telefonanschluss. Nicht selten haben Senioren auch ein eigenes Handy. Wieso sollte man da noch das Geld für einen Münzfernsprecher ausgeben, mit dem niemand telefoniert? Dennoch muss man sich an das halten, was heute gültig ist.

Dass die Heimmindestbauverordnung überholt ist, wissen alle. Daher haben einige Bundesländer bereits reagiert und eigene Mindestangaben für den Bau definiert. Informieren Sie sich in Ihrem Bundesland über die jeweiligen Bedingungen.

5.4   Heimpersonalverordnung

Die Heimpersonalverordnung ist nicht ganz so alt wie die Heimmindestbauverordnung, aber immerhin auch schon aus dem Jahr 1993. Sie legt dar, welche Anforderungen an das Haus gestellt werden in Bezug auf die Leitung und die Mitarbeiter:

- § 1 Träger darf nur geeignete MA beschäftigen
- § 2 Heimleitung muss persönlich und fachlich geeignet sein, Werdegang muss Gewähr bieten, mindestens 2 Jahre Erfahrung
- § 4 Abs. 1: Mitarbeiter persönlich und fachlich geeignet
- § 4 Abs. 2: PDL mit staatlichem Abschluss und 2 Jahren Erfahrung
- §§ 5+6 Betreuung von Bewohnern nur unter Beteiligung von Fachkräften, bis 20 nicht pflegebedürftige Bewohner, 1 Fachkraft, bis 4 pflegebedürftige Bewohner, 1 Fachkraft, sonst soll jede zweite weitere Beschäftigte Fachkraft sein
- § 6 KPH, APH u. ä. sind keine Fachkräfte
- § 8 Träger muss Gelegenheit zur tätigkeitsbezogenen Fortbildung geben

5.5   Heimmitwirkungsverordnung

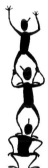

Wir Heimbewohner haben Rechte.

Die Heimmitwirkungsverordnung wurde zuletzt 2002 überarbeitet und verabschiedet. Sie bringt verschiedene Regelungen für die stationäre Altenhilfe mit sich. Hier einige Auszüge:

§ 4 Abs. 2 regelt die Größe des Heimbeirates und nun auch die Teilnahme externer Personen. Demnach ist der Beirat, wie gewohnt, nach Hausgröße gestaffelt:

- Bis 50 Bewohner drei Mitglieder, davon maximal ein externes Mitglied.
- 51 bis 150 Bewohner fünf Mitglieder, davon maximal zwei externe Mitglieder.
- 151 bis 250 Bewohner sieben Mitglieder, davon maximal drei externe Mitglieder.
- 251 und mehr Bewohner neun Mitglieder, davon maximal vier externe Mitglieder.

Nach § 3 Abs. 2, dem sogenannten passiven Wahlrecht, können in den Beirat Heimbewohner und externe Personen gewählt werden, wie z. B. Vertrauenspersonen, Mitglieder von Seniorenvertretungen, von zuständigen Behörden (Heimaufsicht) vorgeschlagene Personen.

Darüber hinaus kann der Heimbeirat zur Wahrnehmung seiner Aufgaben und Rechte fach- und sachkundige Personen hinzuziehen (§ 17 Abs. 5).

Durch einen Anspruch auf Schulung gemäß § 2 Abs. 2 soll der Heimbeirat in die Lage versetzt werden, die erforderlichen Kenntnisse zu erhalten und seine Aufgaben besser wahrzunehmen.

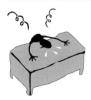

Die Hausleitung freut sich.

Die Kosten für die anfallende Schulung hat das Heim zu tragen. Damit ist die Verpflichtung des Heimes noch nicht zu Ende.

Alles, was benötigt wird.

Die Einrichtung muss auch geeignete Kommunikationsmittel zur Verfügung stellen, um es dem Heimbeirat zu ermöglichen, allen Bewohnern schriftliche Mitteilungen zukommen zu lassen und – last but not least – auch Ersatz für die Auslagen für einen externen Experten tragen. Dass der Heimbeirat dabei die Grundsätze der Sparsamkeit beachten soll, tröstet da nur wenig.

Die Pflichten für den Heimbeirat wurden ebenfalls angepasst. So muss er beispielsweise mindestens einmal pro Amtsjahr eine Bewohnerversammlung einberufen. In dieser Versammlung muss er den Mitbewohnern gegenüber Rechenschaft ablegen.

Zudem regelt die Heimmitwirkungsverordnung, dass der Heimbeirat/Fürsprecher bei folgenden Themen mitwirken soll:
- Maßnahmen zur Unfallverhütung
- Änderung der Kostensätze
- Planung und Durchführung von Freizeitgestaltung
- Betreuung, Pflege, Versorgung
- Erweiterung, Einschränkung des Betriebes
- Zusammenschluss von Einrichtungen
- Änderung von Art und Zweck des Betriebes
- Umfassende bauliche Veränderungen

- Kurse für Bewohner
- Einladung von Besuchergruppen
- Heimbücherei
- Aufstellung und Veränderung der Heimordnung
- Veränderung der Heimverträge
- Bestellen des Wahlausschusses
- Hilfe bei der Eingewöhnung für neue Bewohner

5.6   Bestimmungen aus dem Heimgesetz

Wie bereits in Kapitel 5.1 beschrieben, sind Teile des Heimgesetzes im Zuge der Föderalismusreform auf die Bundesländer übergegangen. Aber das Heimgesetz gibt es noch, allerdings in deutlich abgespeckter Form, mit folgenden Paragrafen und Regelungen:

§ 1 Anwendungsbereich

§ 2 Zweck des Gesetzes

§ 3 Leistungen des Heims, Rechtsverordnungen

§ 4 Beratung

§ 5 Heimvertrag

§ 6 Anpassungspflicht

§ 7 Erhöhung des Entgelts

§ 8 Vertragsdauer

§ 9 Abweichende Vereinbarungen

§ 10 Mitwirkung der Bewohnerinnen und Bewohner

§ 11 Anforderungen an den Betrieb eines Heims

§ 12 Anzeige

§ 13 Aufzeichnungs- und Aufbewahrungspflicht

§ 14 Leistungen an Träger und Beschäftigte

§ 15 Überwachung

§ 16 Beratung bei Mängeln

§ 17 Anordnungen

§ 18 Beschäftigungsverbot, kommissarische Heimleitung

§ 19 Untersagung

§ 20 Zusammenarbeit, Arbeitsgemeinschaften

§ 21 Ordnungswidrigkeiten

§ 22 Berichte

§ 23 Zuständigkeit und Durchführung des Gesetzes

§ 24 Anwendbarkeit der Gewerbeordnung

§ 25 Fortgeltung von Rechtsverordnungen

§ 25a Erprobungsregelungen

§ 26 Übergangsvorschriften

5.6.1   Ziele des Gesetzes

- Würde, Interessen und Bedürfnisse von Bewohnern vor Beeinträchtigung schützen
- Selbstständigkeit, Selbstbestimmung und Selbstverantwortung der Bewohner wahren und fördern
- Pflichten des Träger des Heimes gegenüber den Bewohnern zu sichern
- Mitwirkung der Bewohner sichern
- Qualität des Wohnens und der Betreuung sichern, nach allgemein anerkanntem Stand der fachlichen Erkenntnisse
- Beratung in Heimangelegenheiten
- Zusammenarbeit mit den Trägern den Pflegekassen, dem MDK sowie den Trägern der Sozialhilfe fördern.

5.6.2   § 10 Mitwirkung

 Wer hat hier das Sagen?

Siehe hierzu auch die neue Mitwirkungsverordnung:

»§ 10 Abs. 1
Bewohner wirken über den Heimbeirat oder Heimfürsprecher in den Bereichen Freizeitgestaltung, Unterkunft, Verpflegung, Betreuung, Aufenthaltsbedingung und Heimordnung mit. Die Mitwirkung bezieht sich im Wesentlichen auf die Qualität und die Vergütung dieser Bereiche. Der Heimbeirat kann sich zur Wahrnehmung dieser umfangreichen Aufgabe der Hilfe einer dritten, fachkundigen Person oder auch mehrerer Personen bedienen.

§ 10 Abs. 2
Die Heimaufsichtsbehörde fördert die Unterrichtung der Heimbeiräte und Bewohner über die Wahl der Beiräte, die Befugnisse sowie weitere Möglichkeiten der Mitwirkung.

§ 10 Abs. 3
Der Heimbeirat soll mindestens einmal im Jahr die im Heim lebenden Bewohner zu einer Versammlung einladen. Zu diesen Versammlungen kann jeder Bewohner eine weitere Bezugsperson hinzu bitten.

§ 10 Abs. 4

Wenn kein Heimbeirat gebildet werden kann, z. B. weil eine freie und geheime Wahl durch die Bewohnerklientel nicht möglich erscheint, so ist ein Heimfürsprecher zu benennen. Diese Person wird im Einvernehmen mit der Hausleitung von der zuständigen Heimaufsichtsbehörde bestellt. Die Vorschläge können aus den Bewohnerreihen kommen oder aus den Reihen der Bezugspersonen. So sieht es das Gesetz zwar vor, Fakt ist jedoch, wenn eine Heimbeiratswahl nicht durchgeführt werden kann, so wird auch kaum ein Vorschlag für einen Heimfürsprecher aus den Reihen der Bewohner kommen. So ist es meist an der Hausleitung, eine geeignete Person zu finden, die ehrenamtlich und damit auch unentgeltlich die Funktion des Heimfürsprechers übernimmt.

§ 10 Abs. 5

Das Bundesministerium für Familie, Senioren, Frauen und Jugend erlässt im Einvernehmen mit dem Bundesministerium für Arbeit und Sozialordnung und dem Bundesministerium für Gesundheit durch Rechtsverordnung mit Zustimmung des Bundesrates Regelungen über die Wahl des Heimbeirates und die Bestellung des Heimfürsprechers sowie über Art, Umfang und Form der Mitwirkung.«

Dieser Bandwurmsatz à la Thomas Mann wurde bereits umgesetzt, denn die Heimmitwirkungsverordnung wurde Mitte Juni 2002 verabschiedet.

5.6.3 § 11 Anforderung an den Betrieb eines Heimes

»Ein Heim darf nur dann betrieben werden, wenn:
- der Träger und die Leitung für die Würde und Interessen der Bewohner eintreten;
- die Selbstbestimmung, Selbstverwaltung und Selbstständigkeit der Bewohner geachtet und gefördert sowie die Aktivierung gewährleistet werden;
- eine angemessene Qualität erbracht und die Pflege und Behandlungspflege nach allgemeinem Kenntnisstand erbracht werden;
- die Eingliederung behinderter Menschen gefördert wird;
- den Bewohnern eine angemessene Lebensgestaltung ermöglicht wird;
- die Hauswirtschaft und das Wohnen einer angemessenen Qualität entsprechen;
- Pflegeplanungen für alle pflegebedürftigen Bewohner vorhanden und umgesetzt sind;
- für Bewohner in Behinderteneinrichtungen Förder- und Hilfepläne erstellt und umgesetzt sind;
- der Infektionsschutz greift und die Anforderungen der Hygiene beachtet werden;
- die Medikamente bewohnerbezogen und ordnungsgemäß aufbewahrt werden;
- die Mitarbeiter in der Pflege im Umgang mit Arzneimitteln mindestens einmal jährlich geschult werden.«

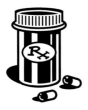

Medikamente sicher aufbewahren
und Mitarbeiter schulen!

»§ 11 Abs. 2
Des Weiteren muss der Träger einer Einrichtung dafür Sorge tragen, dass:
- der Betrieb wirtschaftlich zuverlässig geführt wird;
- die personelle Besetzung in Anzahl und Eignung ausreichend ist;
- nur angemessene Entgelte verlangt werden, die einem Qualitätsmanagement entsprechen.«

5.6.4   § 12 Anzeige

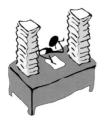

Viel Papier vor einer Eröffnung.

»Abs. 1
Hat ein Betreiber die Absicht, eine Einrichtung zu eröffnen, so muss er dies spätestens drei Monate vor Inbetriebnahme an die Heimaufsichtsbehörde melden. In diese Anzeige gehören mindestens folgende Angaben:
- Voraussichtlicher Zeitpunkt der Inbetriebnahme
- Name und Anschrift des Trägers und des Heimes
- Vorgesehene Anzahl der Mitarbeiter
- Name, Ausbildung, Qualifikation der Heimleitung und bei Pflegeheimen auch die Daten der Pflegedienstleitung
- Konzeption des Heimes und allgemeine Leistungsbeschreibung
- Der Versorgungsvertrag nach § 72 SGB XI
- Vereinbarungen mit dem Sozialhilfeträger nach § 93 Abs. 2 BSHG
- Mögliche Einzelvereinbarungen nach § 39 a SGB V
- Unterlagen zur Finanzierung der Investitionskosten
- Musterheimvertrag
- Satzung des Trägers oder Gesellschaftsvertrag
- Heim- bzw. Hausordnung

Abs. 2

Die Heimaufsichtsbehörde kann neben den in Absatz 1 genannten Unterlagen weitere verlangen, sofern sie zweckgerichtet der Aufgabenerfüllung dienen.

Abs. 3

Die zuständige Behörde ist über Änderungen – die in Absatz 1 aufgezählt sind – unverzüglich zu unterrichten.

Abs. 4

Änderungen im Heimbetrieb, z.B. Aufgabe oder Einschränkungen des Betriebes, sind unverzüglich zu melden.«

5.6.5 § 13 Aufzeichnungs- und Aufbewahrungspflicht

§ 13 war früher § 8 und wurde grundlegend geändert.

»Abs. 1

- Wer ein Heim führt, muss alle Aufzeichnungen über den Betrieb nach der ordnungsgemäßen Buch- und Aktenführung tun. Es muss ersichtlich sein:
- Die wirtschaftliche und finanzielle Lage der Einrichtung.
- Die Nutzungsart, die Lage, Platzanzahl, Raumgröße und Belegung.
- Namen, Vornamen, Anschriften, Geburtsdaten, Ausbildungen und regelmäßige Arbeitszeiten aller Beschäftigten.
- Namen, Vornamen, Geburtsdaten, Geschlecht, Betreuungsbedarf aller im Heim lebenden Bewohner.
- Erhalt, Aufbewahrung und Verabreichung von Arzneimitteln, einschließlich der pharmazeutischen Überprüfung der Arzneimittelvorräte und Unterweisung der Mitarbeiter (siehe auch § 11).
- Pflegepläne und Pflegeverlauf aller Bewohner.
- Förder- und Hilfepläne für Einrichtungen der Behindertenhilfe.
- Maßnahmen zur Qualitätsentwicklung und Qualitätssicherung.
- Freiheitsentziehende und freiheitsbeschränkende Maßnahmen, einschließlich der Anordnung.
- Verwaltete Gelder und/oder Wertsachen.

Betreibt ein Träger mehr als nur ein Heim, so muss er für jede seiner Einrichtungen dieser Pflicht gesondert nachkommen.

Abs. 2

Alle Aufzeichnungen, Belege und Unterlagen, die den Betrieb betreffen, sind mindestens fünf Jahre aufzubewahren. Die Aufbewahrung muss dem Datenschutz entsprechen, d.h. dass nur Befugte darauf Zugriff haben.«

5.6.6   § 14 Leistungen an Träger und Beschäftigte

Hier gibt es nur geringfügige Änderungen, wie z. B. dass der Begriff »Bewohner« durch die Begriffe »Bewohner und Bewohnerinnen« ersetzt wurde. Abs. 4 erläutert, dass die vom Bewohner zu leistende Sicherheit (Kaution) auf drei gleiche Monatsanteile aufgeteilt werden darf. Zudem muss der Träger diese Geldsumme – gesondert zu seinem Vermögen – auf einer Sparkasse oder Bank deponieren. Dabei ist zu beachten, dass der marktübliche Zinssatz erwartet werden darf.

Danke, aber ich darf nichts annehmen.

Abs. 5 ist im Prinzip geblieben. Die Mitarbeiter und die Leitung einer Einrichtung dürfen sich nicht an Bewohnereigentum bereichern. Sie dürfen außerhalb der vereinbarten Vergütung keine Gelder oder geldwerte Leistungen vom Bewohner annehmen. Sogenannte geringwertige Aufmerksamkeiten sind gestattet. Was das jedoch bedeutet oder wann das »geringwertig« überschritten ist, wurde hier nicht definiert.

5.6.7   § 15 Überwachung

Was tun die wohl in der Nacht?

»Abs. 1
Heime werden regelmäßig wiederkehrend oder anlassbezogen überprüft. Die Prüfungen können jederzeit unangemeldet und auch in der Nacht erfolgen. Nächtliche Überprüfungen sind allerdings nur dann zulässig, wenn das Überwachungsziel zu anderen Zeiten nicht erreicht werden kann, z. B. Besetzung und anfallende Tätigkeiten im Nachtdienst.

Abs. 2
Die von der zuständigen Behörde beauftragten Personen sind ermächtigt, das Grundstück, das Gebäude und alle Räume des Betriebes zu betreten, dort Prüfungen und Besichtigungen vorzunehmen, Einsicht in Aufzeichnungen zu nehmen, sich mit Bewohnern, Mitgliedern des Heimbeirates und Beschäftigten zu unterhalten. Für solche Prüfungen steht es der Aufsichtsbehörde frei, weitere fachkundige Personen hinzuzuziehen.

Abs. 3

Normalerweise kann ein Bewohner den Zutritt zu seinen Räumen verwehren. Besteht jedoch dringende Gefahr für die öffentliche Sicherheit und Ordnung, so wird dieses Grundrecht (Unverletzlichkeit der Wohnung/Hausrecht) außer Kraft gesetzt.«

 Alle Jahre wieder.

Abs. 4

Die zuständige Behörde nimmt grundsätzlich jedes Jahr mindestens eine Überprüfung vor. Sollte der Medizinische Dienst der Krankenversicherung zwischenzeitlich geprüft haben, so kann die Prüfung durch die Heimaufsicht für diesen Zeitraum entfallen. Die Aufgaben einer Heimaufsichtsbehörde kann man im Wesentlichen zusammenfassen mit Überprüfung und Beachtung der nachfolgenden Kriterien:

- Überwachung der Einhaltung der pflegerischen, gesundheitlichen und sozialen Betreuung der Heimbewohner
- Beachtung der Bewohnerrechte
- Ausstattung, ordnungsgemäßer Zustand und Gestaltung der Räumlichkeiten
- Tagesablauf- und Arbeitsablaufgestaltung
- Qualitative und quantitative Personalbesetzung
- Verpflegung der Heimbewohner
- Innere Struktur der Einrichtung
- Einhaltung der Mitwirkungsrechte der Heimbewohner
- Allgemeine hygienische Verhältnisse«

Zur Umsetzung des Heimgesetzes hat die Heimaufsichtsbehörde einige Befugnisse, die sich ergeben:

aus § 15 HeimG:

- Betreten des Grundstücks
- Betreten der Wohnung der Bewohner
- Besichtigung der Betriebsräume
- Einsicht in Betriebsunterlagen
- Kontaktaufnahme zu Bewohnern, Beirat und Mitarbeitern
- Inaugenscheinnahme Pflegebedürftiger
- Hinzuziehen sachkundiger Externer

gemäß § 17 HeimG:

- Sicherung der Pflichten gegenüber den Bewohnern
- Angemessene Entgelte im Vergleich zur Leistung
- Behebung festgestellter Mängel
- Vermeidung von Gefahren

gemäß § 18 HeimG:
- Beschäftigungsverbot bei fehlender Eignung der Leitungspersonen
- Einsatz einer kommissarischen Leitung auf Kosten des Trägers für maximal ein Jahr

Die Untersagung eines Heimbetriebes ist gemäß § 19 HeimG statthaft, Voraussetzung:
- Keine oder unvollständige Anzeigepflichten durch den Betreiber
- Anordnungen der Heimaufsicht nicht fristgerecht befolgt
- Personen trotz Beschäftigungsverbot weiter beschäftigt
- Triftige Verstöße gg. § 14 (z. B. Pflegeplanung, Freiheitsentzug)

Eine Untersagung des Betriebes muss erfolgen, wenn folgende Tatbestände vorliegen:
- Anforderungen gemäß § 11 werden nicht erfüllt (z. B. die Würde und Interessen der Bewohner werden missachtet, die Selbstbestimmung, Selbstverwaltung und Selbstständigkeit der Bewohner wird nicht geachtet, keine angemessene Qualität erbracht, Infektionsschutz nicht eingehalten etc.)
- Anordnungen der Heimaufsicht wurde nicht Folge geleistet

Hierzu gab es ein Urteil vom Bundesverfassungsgericht vom 28. Januar 2005 (Az: 1 BvR 136/05), das besagt, dass der § 19 HeimG nicht sofort wirksam ist, wenn:
- keine ausreichenden Gründe bestehen, denn abstrakte Gefahren reichen nicht aus, ebenso wenig vorangegangene Delikte des Betreibers
- es an belegbaren, nachvollziehbaren Tatsachen fehlt
- keine schweren Nachteile drohen
- keine dringenden Gründe zum gemeinen Wohl gegeben sind

Trotz eindeutig geltender Rechte und Rechtsprechungen gibt es in manchen Aufsichtsbehörden ganz fleißige Mitarbeiter. Ihr jüngstes Opfer war im November 2009 eine Einrichtung in Much. Dort wurde das Heim geschlossen, weil Medikamente falsch gestellt und Bedarfsmedikationen nicht vorrätig waren. Wäre dies tatsächlich ausreichend, um ein Heim zu schließen, müssten wir alle Sorge haben, ob wir in unmittelbarer Nähe noch einen Heimplatz finden. Entsprechend logisch war dann auch die Wiedereröffnung der Einrichtung nur 14 Tage später. Offensichtlich hatte sich der Mitarbeiter der Heimaufsicht doch geirrt oder handelte übereilt.

5.7 Gesetz zur Regelung von Verträgen über Wohnraum mit Pflege- oder Betreuungsleistungen (Wohn- und Betreuungsvertragsgesetz – WBVG)

Wohl dem, der juristisch gut beraten ist.

Die Änderungen und Anpassungen des Heimvertrages sind weitreichend für beide Vertragspartner. Das Heim hat wesentlich stärker zu informieren und die Rechte des Bewohners zu benennen. Der Heimbewohner sollte den Vertrag vorher einem Juristen vorlegen oder einer anderen geeigneten Person, denn das Mammutwerk »Heimvertrag« ist für den Verbraucher so nicht mehr schlüssig nachvollziehbar.

So heißt es beispielsweise in § 3 Informationspflichten vor Vertragsschluss: »Der Unternehmer hat den Verbraucher rechtzeitig vor Abgabe von dessen Vertragserklärung in Textform und in leicht verständlicher Sprache über sein allgemeines Leistungsangebot und über den wesentlichen Inhalt seiner für den Verbraucher in Betracht kommenden Leistungen zu informieren.

Zur Information des Unternehmers über sein allgemeines Leistungsangebot gehört die Darstellung der Ausstattung ggf. auch die Nutzungsbedingungen, aber auch die Ergebnisse der Qualitätsprüfungen, soweit sie nach § 115 Absatz 1a Satz 1 des Elften Buches Sozialgesetzbuch oder nach landesrechtlichen Vorschriften zu veröffentlichen sind.

Neben dem Entgelt muss auch über die Voraussetzungen für mögliche Leistungs- und Entgeltveränderungen aufgeklärt werden.

§ 4 Vertragsschluss und Vertragsdauer
Der Heimvertrag wird grundsätzlich auf unbestimmte Zeit geschlossen. Die Vereinbarung einer Befristung ist dennoch zulässig, wenn die Befristung den Interessen des Verbrauchers nicht widerspricht.«

Interessant ist aber der Absatz 2 in diesem Paragrafen: »War der Verbraucher bei Abschluss des Vertrags geschäftsunfähig, so hängt die Wirksamkeit des Vertrags von der Genehmigung eines Bevollmächtigten oder Betreuers ab. § 108 Absatz 2 des Bürgerlichen Gesetzbuchs ist entsprechend anzuwenden. In Ansehung einer bereits bewirkten Leistung und deren Gegenleistung gilt der Vertrag als wirksam geschlossen.«

Mit dem Tod des Verbrauchers endet das Vertragsverhältnis zwischen ihm und dem Unternehmer. Allerdings kann auch nach dem Tod des Bewohners ein Entgelt erhoben werden, wenn es vertragliche Bestimmungen hinsichtlich der Behandlung des in den Räumen oder in Verwahrung des Unternehmers befindlichen Nachlasses gibt. Allerdings gilt dies längstens für zwei Wochen nach dem Sterbetag.

§ 5 Wechsel der Vertragsparteien

»Mit Personen, die mit dem Verbraucher einen auf Dauer angelegten gemeinsamen Haushalt führen und nicht Vertragspartner des Unternehmers hinsichtlich der Überlassung des Wohnraums sind, wird das Vertragsverhältnis beim Tod des Verbrauchers hinsichtlich der Überlassung des Wohnraums gegen Zahlung der darauf entfallenden Entgeltbestandteile bis zum Ablauf des dritten Kalendermonats nach dem Sterbetag des Verbrauchers fortgesetzt. Erklären Personen, mit denen das Vertragsverhältnis fortgesetzt wurde, innerhalb von vier Wochen nach dem Sterbetag des Verbrauchers dem Unternehmer, dass sie das Vertragsverhältnis nicht fortsetzen wollen, gilt die Fortsetzung des Vertragsverhältnisses als nicht erfolgt. Ist das Vertragsverhältnis mit mehreren Personen fortgesetzt worden, so kann jeder die Erklärung für sich abgeben.«

§ 6 Schriftform und Vertragsinhalt

»Heimverträge sind generell schriftlich abzuschließen, Verträge in elektronischer Form sind ausgeschlossen. Die Einrichtung muss dem Bewohner eine Ausfertigung des Vertrags aushändigen.«

Der Vertrag muss mindestens
»1. die Leistungen des Unternehmers nach Art, Inhalt und Umfang einzeln beschreiben,
2. die für diese Leistungen jeweils zu zahlenden Entgelte, getrennt nach Überlassung des Wohnraums, Pflege- oder Betreuungsleistungen, gegebenenfalls Verpflegung als Teil der Betreuungsleistungen sowie den einzelnen weiteren Leistungen, die nach § 82 Absatz 3 und 4 des Elften Buches Sozialgesetzbuch gesondert berechenbaren Investitionskosten und das Gesamtentgelt angeben,
3. die Informationen des Unternehmers nach § 3 als Vertragsgrundlage benennen und mögliche Abweichungen von den vorvertraglichen Informationen gesondert kenntlich machen.«

§ 7 Leistungspflichten

Anders als in normalen Mietverhältnissen ist das Heim verpflichtet, dem Bewohner den Wohnraum in einem »zum vertragsgemäßen Gebrauch geeigneten Zustand zu überlassen und während der vereinbarten Vertragsdauer in diesem Zustand zu erhalten«. Das kann bedeuten, dass der Bewohner verlangen kann, dass der nicht mehr wohnliche Bodenbelag ausgewechselt wird oder dass die Wände neu zu tapezieren sind etc.

Des Weiteren hat das Heim die Pflicht, die vertraglich vereinbarten Pflege- oder Betreuungsleistungen nach dem allgemein anerkannten Stand fachlicher Erkenntnisse zu erbringen. Das führt in der Praxis das ein oder andere Mal zu heftigen Diskussionen. Denn es gibt Mitarbeiter in Aufsichtsbehörden, die die Expertenstandards nicht sehr sorgfältig gelesen haben.

Der Bewohner hat das vereinbarte Entgelt zu zahlen, »soweit dieses insgesamt und nach seinen Bestandteilen im Verhältnis zu den Leistungen angemessen ist.«

Der Unternehmer hat das Entgelt sowie die Entgeltbestandteile für die Verbraucher nach einheitlichen Grundsätzen zu bemessen. »Eine Differenzierung ist zulässig, soweit eine öffentliche Förderung von betriebsnotwendigen Investitionsaufwendungen nur für einen Teil der Einrichtung erfolgt ist. Sie ist auch insofern zulässig, als Vergütungsvereinbarungen nach dem Zehnten Kapitel des Zwölften Buches Sozialgesetzbuch über Investitionsbeträge oder gesondert berechenbare Investitionskosten getroffen worden sind.« Diese Passage könnte einigen Altenheimbetreibern noch Schwierigkeiten bereiten. Viele Betreiber bekommen ihre Investitionskosten nicht gefördert. Dies hat zur Folge, dass häufig die Pacht oder die Zinsen für das Heim über den gezahlten Investitionskosten liegen. Beispielsweise benötigt ein Heim einen Investitionskostensatz von 18 Euro pro Tag, die Vertragspartner genehmigen aber nur 15,70 Euro. Wie kommt der Heimbetreiber nun an das fehlende Geld?

Viele Träger erheben einfach zu den Investitionskosten noch weitere Zuschläge für Einzelzimmer, Balkon, Komfort etc. Die Idee des Zuschlages funktioniert seit vielen Jahren und ist nur bei Selbstzahlern möglich. Der Sozialhilfeempfänger lebt im Zweifel im gleichen Zimmer wie der Selbstzahler, das Sozialamt muss aber weniger bezahlen. Gerecht ist das noch nie gewesen. Aber gerecht ist auch nicht, dass die Sozialhilfeträger, die die Investitionskostenpreise verhandeln, kein Interesse an den tatsächlichen Kosten eines Heimes haben.

Wer treibt die Zweiklassengesellschaft voran?

Wenn die Schere zwischen den tatsächlichen Investitionskosten und den bezahlten immer weiter auseinanderklafft, müssen die Heimbetreiber ihre Lücken anderweitig stopfen. Wenn irgendwann einmal die Zuschüsse als nicht rechtens abgeschafft werden müssen, werden die Träger auch hieraus ihre Konsequenz ziehen. Vielleicht haben wir in fünf bis zehn Jahren dann Heimplätze für Selbstzahler und Heimplätze für Sozialhilfeempfänger. Schuld daran sind dann nicht die Heimträger (hier insbesondere die

Privaten), sondern die Ungleichbehandlung der Einrichtungsträger durch die Landesämter.

Wie kann es sein, dass Einrichtungen auch heute noch Fördergelder zum Bau eines Heimes erhalten? Diese Fördergelder ermöglichen es den geförderten Einrichtungen, großzügig zu bauen und dennoch unter dem Preis des Mitbewerbers zu vermieten. Der Mitbewerber baut weniger großzügig und bekommt sein investiertes Geld nicht über die Heimentgelte refinanziert. Er muss die Unterdeckung also an anderer Stelle wieder ausgleichen, eben bis dato bei den Selbstzahlern über irgendwelche Zuschüsse. Und am liebsten nimmt die nicht geförderte Einrichtung dann logischerweise auch nur Selbstzahler. Die geförderte Einrichtung nimmt diesen Zuschlag möglicherweise nicht und steht in der Bevölkerung da wie die Gönner der Armen. Teilweise werben diese Einrichtungen in Gesprächen auch damit, dass sie zum einen günstiger sind und zum anderen keinerlei Zuschläge verlangen. Die Förderung geschieht auf Kosten der Steuerzahler! In geförderte Einrichtungen dürften nach meinem Dafürhalten somit eigentlich nur Sozialhilfeempfänger einziehen. Und die geförderten Einrichtungen müssten Anforderungen erfüllen, was sie mindestens bieten müssen bzw. maximal bieten dürfen. Ich kenne Einrichtungen, die mundgeblasenes Glas in der Tür zum Aufenthaltsraum haben oder Marmor und Naturstein im Foyer oder besondere Holzarbeiten an Boden oder Türen der Wohnflure etc. – alles mit Fördergeldern, also auf Kosten der Steuerzahler.

In § 7 unter Absatz 5 wird die Abwesenheitsklausel neu beschrieben: »Soweit der Verbraucher länger als drei Tage abwesend ist, muss sich der Unternehmer den Wert der dadurch ersparten Aufwendungen auf seinen Entgeltanspruch anrechnen lassen. Im Vertrag kann eine Pauschalierung des Anrechnungsbetrags vereinbart werden. In Verträgen mit Verbrauchern, die Leistungen nach dem Elften Buch Sozialgesetzbuch in Anspruch nehmen, ergibt sich die Höhe des Anrechnungsbetrags aus den in § 87a Absatz 1 Satz 7 des Elften Buches Sozialgesetzbuch genannten Vereinbarungen.

§ 8 Vertragsanpassung bei Änderung des Pflege- oder Betreuungsbedarfs

Bei diesem Paragrafen ist Vorsicht geboten. Bisher war es so, dass Bewohner eines Heimes in der Pflegestufe blieben, die von der Pflegekasse bestätigt wurde. Verbesserte sich der Pflegezustand, musste die Einrichtung den Bewohner darauf hinweisen, dass er heruntergestuft werden konnte. War der Bewohner Selbstzahler, konnte er sich über das eingesparte Entgelt freuen. Bei Sozialhilfeempfängern änderte sich trotz niedriger Pflegestufe meist nichts. Bei einer Erhöhung des Pflegebedarfs kann die Einrichtung bereits seit einigen Jahren den Bewohner zur Antragstellung auffordern und, wenn der Bewohner den Antrag nicht stellt, auch das höhere Heimentgelt verlangen. Dies regelt § 87 Absatz 2 SGB XI (siehe auch Kap. 7.4).

Das neue WBVG regelt aber die Zahlung bei Veränderung des Pflegebedarfs:
»(1) Ändert sich der Pflege- oder Betreuungsbedarf des Verbrauchers, muss der Unternehmer eine entsprechende Anpassung der Leistungen anbieten. Der Verbraucher kann das Angebot auch teilweise annehmen. Die Leistungspflicht des Unternehmers und das vom Verbraucher zu zahlende angemessene Entgelt erhöhen oder verringern sich in dem Umfang, in dem der Verbraucher das Angebot angenommen hat.« Das kann bedeuten, dass der Bewohner künftig die nicht in Anspruch genommene Leistung in eine niedrigere Entgeltzahlung ummünzt.

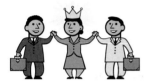

Der Kunde ist König

Andererseits definiert Absatz 2, dass das Heim in Verträgen mit Bewohnern, die Leistungen nach SGB XI in Anspruch nehmen, berechtigt ist, bei einer Änderung des Pflege- oder Betreuungsbedarfs den Vertrag nach Maßgabe des Absatzes 1 Satz 3 durch einseitige Erklärung anzupassen. Das bedeutet wiederum, dass das Heim das Entgelt erhöhen kann, wenn der Bewohner mehr Leistungen entgegennimmt als die Pflegestufe hergibt.

In Absatz 3 wird verdeutlicht, dass der Heimbetreiber das Angebot zur Anpassung des Vertrags dem Bewohner transparent darzulegen hat, durch Gegenüberstellung der bisherigen und der angebotenen Leistungen sowie der dafür jeweils zu entrichtenden Entgelte. Das Heim muss dies schriftlich begründen.

§ 9 Entgelterhöhung bei Änderung der Berechnungsgrundlage
»(1) Der Unternehmer kann eine Erhöhung des Entgelts verlangen, wenn sich die bisherige Berechnungsgrundlage verändert. Dies kann bei geänderten Versorgungsverträgen oder Vergütungsvereinbarungen der Fall sein.«

§ 10 Nichtleistung oder Schlechtleistung

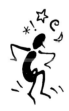

Mir reicht es!

Interessant ist dieser Paragraf allemal: Hier wird verdeutlicht, dass der Bewohner schriftlich auf sein Beschwerderecht hinzuweisen ist. Nicht nur auf das Beschwerderecht allgemein, sondern es sind ihm auch die Stellen zu nennen, bei denen er sich beschweren kann, z. B. Träger der Einrichtung, Heimaufsicht, Pflegekasse als Beratungs- und Beschwerdestelle – und zwar mit Adresse. Der Bewohner muss ausdrücklich darauf hingewiesen werden, dass diese Stellen für ihn zur Beratung da sind und dass er sich bei Feststellung von Mängeln auch dort beschweren kann.

Dass ein Bewohner sich beschweren kann, ist nichts grundlegend Neues, aber dass er schriftlich im Heimvertrag darauf hingewiesen wird und dass ihm die Adressen benannt werden müssen, ist schon neu. Es ist nicht ganz schlüssig, warum so etwas in den Heimvertrag aufgenommen werden muss. Ich halte es für eine grundsätzliche Pflicht der Einrichtung – und viele haben dies von sich aus bereits getan –, den Bewohner z. B. über Aushänge oder den Heimbeirat zu informieren.

Dieser Paragraf dürfte außerdem die meiste Unruhe in die Heime bringen, denn er besagt auch, dass der Heimbewohner eine angemessene Entgeltkürzung vornehmen darf, wenn eine Leistung nicht oder nur mangelhaft erbracht wurde. Diese Entgeltkürzung kann bis zu sechs Monate rückwirkend gelten. Erbringt eine Einrichtung die vereinbarte Leistung nicht oder nur unvollständig oder zeigen sich nicht unerhebliche Mängel, so kann der Bewohner rückwirkend das Heimentgelt in angemessener Höhe kürzen. Das gilt unbeschadet seiner zivilrechtlichen Ansprüche.

Meines Erachtens wird hier mehr Wind in die Segel geblasen, als dem Schiff tatsächlich gut tut: Eine Entgeltkürzung konnte ein Bewohner bisher auch schon vornehmen, er wurde nur nicht explizit auf dieses Recht hingewiesen. Aber zivilrechtlich konnte bei Schlechtleistung schon immer eine Kürzung vorgenommen werden. Ähnlich wie ein Mieter bei einer nicht intakten Wohnung etc. das Entgelt in angemessener Art und Weise kürzen konnte.

Voraussetzung wird sein, dass der Bewohner die Schlechtleistung, den Mangel, definieren kann und auch, dass er dem Träger diesen Mangel aufgezeigt oder um Änderungen gebeten hat. Es ist nicht vorstellbar, dass ein Bewohner oder sein Vertreter (diese werden wohl eher die Ansprechpartner oder Auslöser sein) sechs Monate wartet und dann rückwirkend täglich drei Euro abzieht, weil ihm das Essen nicht schmeckte oder es zu kalt war.

 Ich will mehr!

Im Zivilrecht ist es jedenfalls so geregelt, dass der Geschädigte aufzeigen muss, wann, wo und in welchem Maße ihm ein Schaden entstanden ist. Für die Einrichtungen heißt das nun, dass sie ein funktionierendes Beschwerdemanagement (siehe Kap. 16.6.3) haben müssen. Wenn ein Bewohner eine Beschwerde erlässt, so muss die Einrichtung das Recht haben, dieser Beschwerde nachzugehen und den Fehler abzustellen. Erst wenn die Einrichtung weiterhin nicht reagiert, ist, wie im Gesetz beschrieben, von einem »nicht unerheblichen Mangel« die Rede. Oder aber, wenn eine vereinbarte Leistung nicht oder nur zum Teil erbracht wird. Das könnte beispielsweise kleinere Einrichtungen treffen, bei denen nur ein Mitarbeiter im Bereich »Beschäftigung« tätig ist und plötzlich ausfällt. Der Bereich »Beschäftigung« läge dann für die Zeit des Ausfalls brach. Vereinbart ist aber, dass der Bewohner die Angebote nutzen kann.

Sind es subjektiv empfundene Mängel oder nur geringfügige, dann dürfte es immer auf das Verhandlungsgeschick und die Gesprächsführung der zuständigen Personen ankommen. Wenn ein Bewohner sich über zu kaltes Essen beschwert, kann man mit einer Temperaturmessung kontern oder ihm notfalls das Essen in der Mikrowelle noch einmal erwärmen.

Wenn jemandem das Essen nicht schmeckt, muss man einen Vergleich herbeiführen. Das könnte z. B. durch tägliche Befragungen im Speisesaal geschehen. Der Koch oder eine andere verantwortliche Kraft geht von Tisch zu Tisch, wünscht einen guten Appetit und fragt, wie es schmeckt. Je nachdem, wie die Bewohner sich äußern, werden Noten von 1+ bis 3– vergeben. Diese Noten können direkt auf dem Speiseplan notiert werden. So hätte man rückwirkend ein gutes Instrument zur Auswertung der Geschmäcker und auch ein Votum, wenn z. B. neue oder »exotische« Speisen auf den Teller kommen.

§ 11 Kündigung durch den Verbraucher

»(1) Der Verbraucher kann den Vertrag spätestens am dritten Werktag eines Kalendermonats zum Ablauf desselben Monats schriftlich kündigen. Bei einer Erhöhung des Entgelts ist eine Kündigung jederzeit zu dem Zeitpunkt möglich, zu dem der Unternehmer die Erhöhung des Entgelts verlangt.

(2) Innerhalb von zwei Wochen nach Beginn des Vertragsverhältnisses kann der Verbraucher jederzeit ohne Einhaltung einer Frist kündigen. Wird dem Verbraucher erst nach Beginn des Vertragsverhältnisses eine Ausfertigung des Vertrags ausgehändigt, kann der Verbraucher auch noch bis zum Ablauf von zwei Wochen nach der Aushändigung kündigen.

(3) Der Verbraucher kann den Vertrag aus wichtigem Grund jederzeit ohne Einhaltung einer Kündigungsfrist kündigen, wenn ihm die Fortsetzung des Vertrags bis zum Ablauf der Kündigungsfrist nicht zuzumuten ist.«

Das Kleingedruckte lesen ...

§ 12 Kündigung durch den Unternehmer

Neben dem Recht des Bewohners, den Vertrag zu kündigen, gibt es selbstverständlich auch das Recht des Betreibers. Der Heimbetreiber kann den Vertrag nur aus wichtigem Grund schriftlich kündigen. Dies kann der Fall sein wenn:

»1. der Unternehmer den Betrieb einstellt, wesentlich einschränkt oder in seiner Art verändert und die Fortsetzung des Vertrags für den Unternehmer eine unzumutbare Härte bedeuten würde,

2. der Unternehmer eine fachgerechte Pflege- oder Betreuungsleistung nicht erbringen kann, weil

    a) der Verbraucher eine vom Unternehmer angebotene Anpassung der Leistungen nach § 8 Absatz 1 nicht annimmt oder

    b) der Unternehmer eine Anpassung der Leistungen aufgrund eines Ausschlusses nach § 8 Absatz 4 nicht anbietet und dem Unternehmer deshalb ein Festhalten an dem Vertrag nicht zumutbar ist,

3. der Verbraucher seine vertraglichen Pflichten schuldhaft so gröblich verletzt, dass dem Unternehmer die Fortsetzung des Vertrags nicht mehr zugemutet werden kann. Dies ist allerdings nur möglich, wenn er zuvor dem Verbraucher unter Hinweis auf die beabsichtigte Kündigung erfolglos eine angemessene Zahlungsfrist gesetzt hat.

4. der Verbraucher

    a) für zwei aufeinander folgende Termine mit der Entrichtung des Entgelts oder eines Teils des Entgelts, der das Entgelt für einen Monat übersteigt, im Verzug ist oder

    b) in einem Zeitraum, der sich über mehr als zwei Termine erstreckt, mit der Entrichtung des Entgelts in Höhe eines Betrags in Verzug gekommen ist, der das Entgelt für zwei Monate erreicht. ...

(4) In den Fällen des Absatzes 1 Satz 3 Nummer 2 bis 4 kann der Unternehmer den Vertrag ohne Einhaltung einer Frist kündigen. Im Übrigen ist eine Kündigung bis zum dritten Werktag eines Kalendermonats zum Ablauf des nächsten Monats zulässig.«

§ 13 Nachweis von Leistungsersatz und Übernahme von Umzugskosten

»(1) Hat der Verbraucher nach § 11 Absatz 3 Satz 1 aufgrund eines vom Unternehmer zu vertretenden Kündigungsgrundes gekündigt, ist der Unternehmer dem Verbraucher auf dessen Verlangen zum Nachweis eines angemessenen Leistungsersatzes zu zumutbaren Bedingungen und zur Übernahme der Umzugskosten in angemessenem Umfang verpflichtet.

(2) Hat der Unternehmer nach § 12 Absatz 1 Satz 1 aus den Gründen des § 12 Absatz 1 Satz 3 Nummer 1 oder nach § 12 Absatz 5 gekündigt, so hat er dem Verbraucher auf

dessen Verlangen einen angemessenen Leistungsersatz zu zumutbaren Bedingungen nachzuweisen. In den Fällen des § 12 Absatz 1 Satz 3 Nummer 1 hat der Unternehmer auch die Kosten des Umzugs in angemessenem Umfang zu tragen.

(3) Der Verbraucher kann den Nachweis eines angemessenen Leistungsersatzes zu zumutbaren Bedingungen nach Absatz 1 auch dann verlangen, wenn er noch nicht gekündigt hat.

(4) Wird in den Fällen des § 1 Absatz 2 ein Vertrag gekündigt, gelten die Absätze 1 bis 3 entsprechend. Der Unternehmer hat die Kosten des Umzugs in angemessenem Umfang nur zu tragen, wenn ein Vertrag über die Überlassung von Wohnraum gekündigt wird. Werden mehrere Verträge gekündigt, kann der Verbraucher den Nachweis eines angemessenen Leistungsersatzes zu zumutbaren Bedingungen und unter der Voraussetzung des Satzes 2 auch die Übernahme der Umzugskosten von jedem Unternehmer fordern, dessen Vertrag gekündigt ist. Die Unternehmer haften als Gesamtschuldner.«

§ 14 Sicherheitsleistungen

Wie in jedem anderen Mietverhältnis auch, kann das Heim Sicherheiten vom Bewohner verlangen. Die Sicherheiten dürfen das Doppelte des monatlichen Entgelts nicht übersteigen. Auf Verlangen des Bewohners können die Sicherheiten auch durch eine Garantie oder ein sonstiges Zahlungsversprechen eines im Geltungsbereich dieses Gesetzes zum Geschäftsbetrieb befugten Kreditinstituts oder Kreditversicherers oder einer öffentlich-rechtlichen Körperschaft geleistet werden.

»Ist als Sicherheit eine Geldsumme bereitzustellen, so kann diese in drei gleichen monatlichen Teilleistungen erbracht werden. Die erste Teilleistung ist zu Beginn des Vertragsverhältnisses fällig. Der Unternehmer hat die Geldsumme von seinem Vermögen getrennt für jeden Verbraucher einzeln bei einem Kreditinstitut zu dem für Spareinlagen mit dreimonatiger Kündigungsfrist marktüblichen Zinssatz anzulegen. Die Zinsen stehen, auch soweit ein höherer Zinssatz erzielt wird, dem Verbraucher zu und erhöhen die Sicherheit.«

Praxistipps

Begleitung von Bewohnern zum Arzt

Immer wieder gab und gibt es Diskussionen darum, ob die Begleitung eines Bewohners zum Arzt Sache des Pflegeheimes ist. Nein, urteilte der Verwaltungsgerichtshof in Baden-Württemberg (Az. 6S 773/11). Im vorliegenden Fall wollte die Heimaufsichtsbehörde erwirken, dass die notwendige Begleitung zum Arzt durch das Pflegeheim eine kostenlose Regelleistung darstellt. Das Gericht entschied: »Der Rahmenvertrag für die vollstationäre Pflege für das Land Baden-Württemberg zählt die vom Heimbetreiber zu gewährleistende Begleitung eines Heimbewohners zum Arzt nicht zu den allgemeinen Pflegeleistungen.«

Das Sozialamt muss die Fahrt zum Arzt bezahlen

In Bayern entschied das Sozialgericht in Regensburg (Az. S 16 SO 4/14 ER), dass Heimbewohner, die nicht mit öffentlichen Verkehrsmitteln fahren können, ein Taxi zum Arzt nehmen dürfen. Im vorliegenden Fall ging es um einen Heimbewohner, der mehrfach zur zahnmedizinischen Behandlung in die Uniklinik musste. Da die Krankenkasse bei ambulanter Behandlung keinen Transportschein genehmigen muss und der Bewohner nicht mit öffentlichen Verkehrsmitteln fahren konnte, war der Bewohner auf das Taxi angewiesen. Die Kosten hierfür konnte er nicht tragen, er war auf Sozialhilfe angewiesen. Der Sozialhilfeträger sah sich nicht in der Leistungspflicht und verweigerte die Zahlung. Das Gericht gab dem klagenden Bewohner Recht und das Sozialamt musste zahlen.

Elternunterhalt für Heimkosten

Wenn die pflegebedürftigen Eltern die Kosten für den Heimaufenthalt nicht zahlen können, sind die Kinder unterhaltspflichtig. Allerdings müssen dafür bestimmte Voraussetzungen erfüllt sein, z. B. darf bei den Eltern kein Vermögen (Grund-, Hausbesitz, Schmuck, Wertsachen) vorhanden sein, das veräußert werden kann. Zudem dürfen die Kinder ihre eigenen Kosten abziehen. Diese Unterhaltspflicht besteht auch, wenn man zu den Eltern/dem Elternteil keine Kontakt hegt.[*] Allerdings ist das »Schonvermögen« recht hoch, vom bereinigten Nettoeinkommen wird ein Selbstbehalt abgezogen, der sich seit dem 1. Januar 2015 für eine Familie auf 3.240 Euro beläuft.[**]

[*]   BGH Az. HYPERLINK »http://juris.bundesgerichtshof.de/cgi-bin/rechtsprechung/document.py?Gericht=
      bgh&Art=pm&Datum=2014-2&nr=66768&pos=0&anz=7«XII ZB 607/12).

[**] http://www.finanztip.de/elternunterhalt/

Tiere im Heim

Nicht erst heute sind Tiere im Heim ein Thema. Seit Jahren propagieren Fachleute den Einsatz von Tieren im Heim und den positiven Nutzen für die Heimbewohner. Wer Tiere anschafft, sollte sich jedoch darüber im Klaren sein, dass es rechtliche Regelungen zu beachten gibt, u. a. das Tierschutzgesetz. Dort steht beispielsweise im § 1, dass Tiere nicht leiden, weder Schmerzen noch Schäden ausgesetzt werden dürfen. Es ist somit ein behutsamer Umgang sicherzustellen und die Tiere müssen gemäß § 2 artgerecht gehalten werden.

Des Weiteren ist das zuständige Veterinäramt zu informieren, da die gewerbsmäßige Haltung von Tieren gemäß § 3 Tierschutzgesetz anzeigepflichtig ist. Bei bestimmten Tieren wie z. B. Paarhufern und Hühnern muss auch die Tierseuchenkasse informiert werden. Schafe und Ziegen sind elektronisch zu kennzeichnen nach EG Verordnung Nr 21.

Merkblätter zur Tierhaltung gibt es unter http://www.tierschutz-tvt.de/

Kosten für den Sucheinsatz von verschwundenen Bewohnern

Wenn Polizei und Feuerwehr zum Einsatz kommen, kostet das mitunter sehr viel Geld. Aber was bleibt einem Heim übrig, wenn ein Heimbewohner nicht aufgefunden wird? Bei Gefahr in Verzug muss das Heim handeln, die Kosten für den Einsatz aber nicht zwingend bezahlen. So entschied das Gießener Verwaltungsgericht in seinem Urteil (Az. 4 K 409/14 GI), dass die Kosten nicht vom Heim zu tragen sind. Das Gericht argumentierte, dass Feuerwehr und Polizei gesetzlich verpflichtet sind, Menschen in Not zu retten.

Heim zu teuer, muss der Sozialhilfeempfänger ausziehen?

Wer Selbstzahler ist, kann seinen Heimplatz frei wählen. Aber wie ist das, wenn der Sozialhilfeträger einspringen muss? Muss man das günstigste Heim im Umkreis wählen? Das Sozialgericht in Karlsruhe hat sich mit dieser Frage entschied (Az. S 1 SO 750/14): Der Leistungsempfänger darf keine unverhältnismäßigen Mehrkosten produzieren. Bei vergleichbarer Leistung sei das jeweils günstigere Angebot zu wählen. Aber diese Vergleichbarkeit ist schwierig, wenn beim Sozialhilfeempfänger Besonderheiten vorliegen, bspw. Demenz, Wachkoma etc. Hier kann nicht jede Einrichtung automatisch das Gleiche bieten. Das Gericht befand daher, dem günstigeren Heim müsse die Aufnahme auch zugemutet werden können.

6 BETREUUNGSRECHT

Jeder Mensch lebt täglich mit dem Risiko, zu irgendeinem Zeitpunkt seines Lebens nicht mehr umfassend für sich selbst sprechen und/oder entscheiden zu können. Dieses Risiko, auf andere bei der Umsetzung seines Willens angewiesen zu sein, steigt mit den Lebensjahren. Wer seine Angelegenheiten nicht mehr umfassend selbst regeln kann, wird jemanden benötigen, der ihm hilft; der Entscheidungen trifft, die rechtsverbindlich sind und der hoffentlich den Willen des Hilfsbedürftigen über seinen eigenen stellt. Solange man kognitiv noch in der Lage ist, Entscheidungen selbst zu treffen, wenn lediglich die körperlichen Möglichkeiten nicht ausreichen, ist eine Betreuung nicht zwingend erforderlich. Der geistig Fitte, aber körperlich Hinfällige kann jeden Tag aufs Neue, oder generell Vollmachten aussprechen und Tätigkeiten an seine Umwelt delegieren. Diese Bevollmächtigten haben dann einen festgelegten Aufgaben- und Wirkungskreis, der aus der Natur der Sache heraus eingegrenzt ist oder aber jederzeit widerrufen, also untersagt werden kann.

Wer wird für mich sprechen? Wer wird meinen Willen umsetzen? Wer wird in meinem Sinne agieren? Diese Fragen muss man sich nicht erst im Alter stellen, da kann es zu spät sein. Wer sein Schicksal selbst in die Hand nehmen möchte; wer möchte, dass sein Wille umgesetzt wird, der sollte rechtzeitig handeln. Hier sind einige Vollmachten, die eine Betreuung ersparen und aus der Situation heraus zum Handeln ermächtigen. Sinnvoll wäre es auch, diese Vollmacht notariell zu hinterlegen. Das kostet wenige Euro, die später aber entscheidend sein können. Diese Vollmachten sind jederzeit zu widerrufen und gelten als sogenannte »Vorsorgevollmachten« eben erst in der Zukunft, also für den Fall der Fälle. Anders ist es mit einer Generalvollmacht. Diese gilt uneingeschränkt sofort mit Unterzeichnung, aber auch sie kann jederzeit widerrufen werden.

Deshalb weise ich an dieser Stelle klar darauf hin, dass die schriftliche Niederlegung eigener Anschauungen und Wünsche nie zu früh geschehen kann und einen wesentlichen Grundstein für das spätere Leben in eventueller Abhängigkeit darstellt.

Zudem kann ein anderer Mensch, gleich in welcher Beziehung oder Bindung man zueinander steht, nicht immer alle wesentlichen Wünsche wissen und kennen. Insbesondere dann nicht, wenn über den Fall einer Abhängigkeit und die damit verbundenen Wünsche und Erwartungen noch nicht oder nicht umfassend gesprochen wurden. Die Person, die eine Betreuung übernimmt oder eine Vollmacht ausleben soll, steht unter enormen Druck und trägt eine hohe Verantwortung. Wer eine Betreuung übernimmt oder Vollmacht auslebt, hat schließlich seine eigenen Werte und Weltanschauungen. Wenn der Betreuer oder Bevollmächtigte die Wünsche des Gegenübers nicht kennt, wird er nach eigenem Ermessen reagieren. Dabei wird er immer vor der zentralen Frage stehen: War das nun richtig und in ihrem/seinem Sinne?

Fazit

Wer seine Wünsche und Erwartung für die Zukunft rechtzeitig und möglichst klar eingegrenzt niederlegt, schützt sich und andere.

Sie sollten also sofort eine Vollmacht niederlegen, je nach Situation, eine auf die Zukunft ausgelegte (Vorsorgevollmacht) oder eine sofort wirkende Vollmacht (Generalvollmacht). Dazu noch relativ präzise Ihre Wünsche abbilden und dieses Schriftstück notariell hinterlegen.

Wer das nicht tut, wird im Falle eines Falles einen Betreuer bekommen müssen. Das muss nicht grundsätzlich schlecht sein. Aber Betreuungen können auf mehrere Menschen aufgeteilt werden und wenn es vier Familienmitglieder gibt, die in Frage kommen, wer wird es machen? Wer kümmert sich um was? Wer wird der am besten agierende Betreuer sein? Ein Richter kann das nicht immer wissen. Und wenn es in der Familie keine Möglichkeit zur Übernahme einer Betreuung gibt, so wird eine womöglich fremde Person bestellt.

Besser wäre also die Vorsorge. Ist es bereits zu spät dafür, bleibt Ihnen nur noch, einen Betreuungsantrag beim zuständigen Gericht zu stellen. Hinzufügen möchte ich noch, dass trotz vorliegender Vollmachten die meisten Banken ihr eigenen Vordrucke haben und andere nicht oder nur nach Auseinandersetzungen anerkennen.

6.1 Checkliste: Überprüfung der Notwendigkeit einer Betreuung

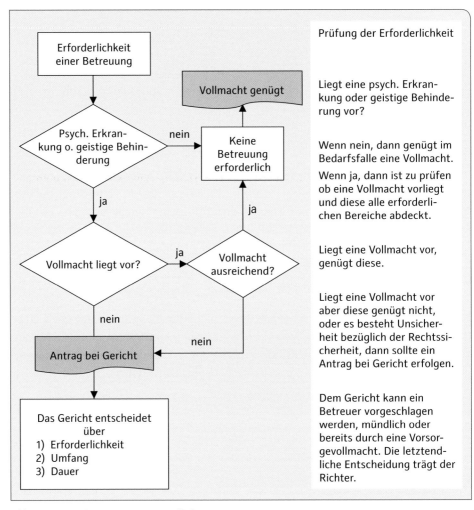

Abb. 2: Ist eine Betreuung notwendig?

6.2 Vorsorgevollmacht (einfach)

Ich (Name) _____ bevollmächtige

_____

_____

_____

_____

(Anschrift),

mich in allen Angelegenheiten, die Vermögen, Steuern und ähnliche (Vermögens-) Rechtsangelegenheiten betreffen, ohne Einschränkungen zu vertreten.

Diese Vollmacht berechtigt zu geschäftlichen (z. B. Verträge aller Art) und geschäfts-ähnlichen Handlungen, wie auch der Zustimmung zu ärztlichen Maßnahmen (auch zu schwierigen und gefährlichen wie § 1904 BGB) oder Aufenthaltsregelungen (§ 1906 BGB).

Diese Handlungen sollen von dem Bevollmächtigten auch dann vorgenommen werden, wenn ich persönlich nicht mehr zustimmen kann.

Diese Vollmacht berechtigt den Bevollmächtigten weiterhin zu allen Verfahrens-handlungen vor Gerichten und Behörden.

Die Vollmacht soll auch dann in Kraft bleiben, wenn ich geschäftsunfähig geworden bin.

Diese Vollmacht erstellte ich im Vollbesitz meiner geistigen Kräfte und unter Zeugen.

Musterstadt,   20____

_____ _____ _____
(Vollmachtgebende(r))   Bevollmächtigte(r)   Zeuge

6.3 Vorsorgevollmacht (speziell)

Ich, _____ ,

geborene _____ ,

geb. am _____ ,

wohnhaft in _____ ,

erteile hiermit, für den Fall, dass ich aufgrund seelischer, geistiger oder körperlicher Gebrechen/Einschränkungen* meine Angelegenheiten ganz oder teilweise nicht mehr selbst besorgen kann, gemäß §§ 1896 ff.

Herrn/Frau

_____

(Name, Vorname, Geburtsname)

_____

(Anschrift)

_____

die Vollmacht, mich in folgenden Angelegenheiten, soweit gesetzlich zulässig, gerichtlich und außergerichtlich, gegenüber Privatpersonen und Behörden zu vertreten:

a) Vertretung in allen vermögensrechtlichen Angelegenheiten. Dies schließt beispielsweise die Befugnisse über meine laufenden Einkünfte, bestehenden Konten, Sparbücher, Depots und Verträge mit ein. Der Bevollmächtigte wird auch befugt, Verträge in meinem Namen abzuschließen.

b) Bestimmung über meinen Aufenthaltsort, einschließlich Kündigung und Auflösung von Wohnraum, oder Anmietung neuen Wohnraums.

c) Bestimmung über ärztliche Maßnahmen wie Untersuchungen, Therapien und Eingriffe. Der Bevollmächtigte ist berechtigt, über ärztliche Behandlungen, Untersuchungen und operative Eingriffe zu entscheiden, auch wenn sie die in § 1904 BGB beschriebenen Gefahren mit sich ziehen.

d) Der Bevollmächtigte soll nach meinem Willen für den Fall der Notwendigkeit einer Betreuung, die Betreuung gemäß §§ 1896 ff. BGB in allen Bereichen für mich übernehmen.

e) Meine Post und alle andern Zustellungen uneingeschränkt zu öffnen, zu bearbeiten und damit erforderliche Schritte in die Wege zu leiten.

Für den Fall der tatsächlichen oder sonstigen Verhinderung des ausgewählten Bevollmächtigten,

Herrn/Frau _____ ,

bevollmächtige ich ersatzweise

_____

(Name, Vorname, Geburtsname)

_____

(Anschrift)

_____

Sollten nur Teile der Vollmacht unwirksam sein, so soll das nichts an der Wirksamkeit der Vollmacht, bzw. der restlichen Teile ändern. Für den Fall, dass ich geschäftsunfähig werde, soll diese Vollmacht uneingeschränkt gelten.

Ich werde die vorstehende Vollmacht in regelmäßigen Abständen überprüfen, und falls sich meine Wünsche oder Vorstellungen ändern, auch nötige Passagen aus der Vollmacht wandeln.

Diese Vollmacht erstellte ich im Vollbesitz meiner geistigen Kräfte und unter Zeugen.

Musterstadt,   20____

_____   _____   _____

(Vollmachtgebende(r))   Bevollmächtigte(r)   Zeuge

(^ dies ist durch ärztliches Attest zu bestätigen)

6.4 Generalvollmacht

Ich, _____,

geborene _____,

geb. am _____,

wohnhaft in _____,

erteile hiermit folgender Person:

Herrn/Frau

_____

(Name, Vorname, Geburtsname)

_____

(Anschrift)

_____

die Vollmacht, mich in folgenden Angelegenheiten, soweit gesetzlich zulässig, gerichtlich und außergerichtlich, gegenüber Privatpersonen und Behörden zu vertreten:

a) Vertretung in allen vermögensrechtlichen Angelegenheiten. Dies schließt beispielsweise die Befugnisse über meine laufenden Einkünfte, bestehenden Konten, Sparbücher, Depots, und Verträge mit ein. Der Bevollmächtigte wird auch befugt, Verträge in meinem Namen abzuschließen.

b) Bestimmung über ärztliche Maßnahmen, wie Untersuchungen, Therapien und Eingriffe. Der Bevollmächtigte ist berechtigt, über ärztliche Behandlungen, Untersuchungen und operative Eingriffe zu entscheiden, auch wenn sie die in § 1904 BGB beschriebenen Gefahren mit sich ziehen.

c) Meine Post und alle andern Zustellungen uneingeschränkt zu öffnen, zu bearbeiten und damit erforderliche Schritte in die Wege zu leiten.

Ich werde die vorstehende Vollmacht in regelmäßigen Abständen überprüfen, und falls sich meine Wünsche oder Vorstellungen ändern, auch nötige Passagen aus der Vollmacht wandeln.

Diese Vollmacht erstellte ich im Vollbesitz meiner geistigen Kräfte und unter Zeugen.

Musterstadt, 20____

_____   _____   _____
(Vollmachtgebende(r))   Bevollmächtigte(r)   Zeuge

6.5 Betreuer

Das Betreuungsrecht löste am 1. Januar 1992 die bis dahin gültigen Regelungen der Pflegschaft und der Vormundschaft ab (Pflegschaft ist heute nur noch für Minderjährige möglich). Aus dem »Mündel« wurde zunächst der »Betroffene«, später dann der »Betreute« und aus dem »Vormund« oder »Pflegschaftsinhaber« wurde der »Betreuer«.

Aber nicht nur die Begriffe innerhalb der Betreuung haben sich geändert, sondern die Stellung der beiden Beteiligten zueinander. So kann heute ein Betreuer nicht mehr einfach bestimmen. Und der unter Betreuung stehende ist gleichermaßen nicht seiner Meinung und seines Willens enthoben.

Ein Mensch unter Betreuung ist nicht entmündigt und bleibt geschäftsfähig. Das bedeutet, dass folgende Dinge durch eine Betreuung nicht eingeschränkt werden, sondern das Gericht hierüber im Einzelfall bestimmt:
- Wahrung des Postgeheimnisses
- Wahlrecht
- Wohnungsauflösung (§ 1907)
- Ärztliche Eingriffe
- Sterilisation (§ 1899)

Der Betreuer ist also nicht Alleinherrscher, sondern hilft vielmehr, den Willen des Betreuten umzusetzen, sofern dieser dazu nicht mehr vollständig in der Lage ist. Der Gesetzgeber stellt dies in § 1901 BGB eindeutig klar:
»(2) Der Betreuer hat die Angelegenheiten des Betreuten so zu besorgen, wie es dessen Wohl entspricht. Zum Wohl des Betreuten gehört auch die Möglichkeit, im Rahmen seiner Fähigkeiten sein Leben nach seinen eigenen Wünschen und Vorstellungen zu gestalten.
(3) Der Betreuer hat den Wünschen des Betreuten zu entsprechen, soweit dies dessen Wohl nicht zuwiderläuft und dem Betreuer zuzumuten ist.«

Betreuung bedeutet somit keinesfalls, dass der Betreuer einfach über den Kopf des Betreuten hinweg entscheiden darf. Diese Angst steckt dennoch tief in der Bevölkerung und so sind viele Bürger, Privatpersonen ebenso wie Pflege- und Leitungskräfte, in diesem Thema nicht umfassend informiert, zumindest aber unsicher bezüglich der Rechte und Pflichten aller Beteiligten.

Voraussetzungen für die Einrichtung einer Betreuung sind:
- Psychische Krankheit (z. B. Sucht/Psychosen)
- Geistige Behinderung (Intelligenzdefekte)
- Seelische Behinderung (Folge psychischer Erkrankung)
- Körperliche Behinderung (Bewegungseinschränkung)

Dabei stellt der Gesetzgeber klar, dass die Notwendigkeit eindeutig sein muss und andere Hilfen Vorrang haben, z. B. auch Vollmachten. Den Umfang einer Betreuung regelt § 1901 Abs. 1 BGB: »Die Betreuung umfasst alle Tätigkeiten, die erforderlich sind, um die Angelegenheiten des Betreuten … rechtlich zu besorgen.«

Das bedeutet, dass der Richter den Umfang einer Betreuung festlegt. Diese umfasst in aller Regel:

- Regelungen zur Verwaltung finanzieller Angelegenheiten
- Regelungen zum Aufenthalt des Betreuten
- Regelungen im Zusammenhang mit gesundheitlichen Regelungen

Alles, was der Richter nicht in dem Bescheid erwähnt, ist somit für den Betreuer tabu. Wer nur die Regelungen im Zusammenhang mit den Finanzen hat, verfügt bei gesundheitlichen Themen über kein Mitspracherecht. Dazu gehört auch die Pflege. Der Betreuer für Finanzen hätte somit weder Recht auf Akteneinsicht noch auf die Antragstellung bei der Pflegekasse.

Der Betreuer für Finanzen soll das Geld des Betreuten verwalten und es zum Wohle des Betreuten einsetzen. Dabei also auch den Willen des Betreuten berücksichtigen, sofern dieser realisierbar ist (§ 1901 BGB). Möchte der Pflegebedürftige jeden Tag eine Schachtel Zigaretten rauchen, so ist es nicht am Betreuer, ihm das zu untersagen oder das Geld einzuteilen. Das ginge nur, wenn der Betreute keine finanziellen Möglichkeiten hat, täglich eine Schachtel zu rauchen. Wer nur 75 Euro Verfügungsgeld im Monat hat und davon die Mittel zur persönlichen Körperhygiene und seine persönlichen Sachen bestreiten muss, dem sind mit diesem zur Verfügung stehenden Betrag natürliche Grenzen gesetzt. Will der Betreute jede Woche zum Friseur, so ist es keine Frage, ob dies dem Betreuer zusagt oder gefällt. Der Betreute kann so oft zum Friseur, wie er das Geld dafür hat.

Im Bereich Gesundheit gilt das Gleiche. Will der Betreute den ganzen Tag im Bett bleiben, so kann der Betreuer nicht einfach entscheiden, dass der Betreute aufstehen muss. Der Betreuer müsste nachweisen, dass es nicht zum Wohle des Betreuten ist, im Bett zu bleiben. Und dass es zu seinem Wohle ist, aufzustehen. Das dürfte schwierig sein. Denn wenn jemand nicht aufstehen möchte, ist es seinem Wohl sicherlich nicht förderlich, dies zu tun.

Im Bereich Aufenthalt gilt das Gleiche. Nehmen wir an, ein Betreuer möchte in ein Heim einziehen. Oder ein Heimbewohner möchte mit einem anderen zusammenziehen oder umgekehrt. All diese Wünsche sind zu respektieren und vom Betreuer auch zu unterstützen und zu fördern, sofern das Gesetz eingehalten wird:

- zum Wohle des Betreuten
- im Rahmen der Möglichkeiten
- dem Betreuer zumutbar

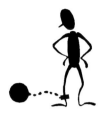

Dies sind die einzigen Grenzen, die es gibt, wenn ein Betreuter einen Wunsch äußert. Nicht der Betreuer legt die Spielregel fest, sondern das Gesetz.

Weitere gesetzlich definierte Grenzen des Betreuers sind durch den Einwilligungsvorbehalt des Gerichtes und bestimmte Verbote festgelegt.

Einwilligungsvorbehalte
- Wahlrecht bleibt uneingeschränkt
- Wohnungsauflösung nur mit Zustimmung des Gerichts (§ 1907)
- Ärztliche Eingriffe nur mit Einwilligung des Gerichts
- Sterilisation – nur mit Zustimmung Gericht und nicht mit Zwang möglich (§ 1899)
- Eheschließung
- Verfügungen zum Tod

Die Dauer einer Betreuung legt der Richter fest. Sie dauert so lange wie nötig, maximal aber fünf Jahre, danach muss erneut entschieden werden.

> **Fazit**
>
> Ein unter Betreuung stehender Mensch kann weiter sein Leben führen, nach seinem eigenen Wunsch und Willen.
>
> Ein Betreuer ist ein Assistent, der hilft, diese Wünsche umzusetzen und zu realisieren, unabhängig von eigenen Ziel- und Wertvorstellungen.

6.6 Unterbringungsähnliche Maßnahmen

Hier hat der Betreuer eine enorme Bedeutung. Steht ein Mensch unter Betreuung, so wird wohl kein Richter eine Genehmigung für eine unterbringungsähnliche Maßnahme (gleichbedeutend: freiheitseinschränkende Maßnahme) genehmigen, ohne den Betreuer dazu gehört zu haben.

Nach einer Entscheidung des Landgerichts Zweibrücken (Az: 3 S 43/06, CAREkonkret am 23. Juni 2006) entscheidet letztlich der Betreuer und nicht das Heim über die Anbringung von Bettgittern und Bauchgurt. Die Betreuerin vertrat in diesem Fall eine demenziell Erkrankte, die sich zu ihrer Situation nicht mehr selbst äußern konnte. Die Betreuerin wollte keinerlei freiheitseinschränkende Maßnahmen für ihre Betreute, auch nicht nachdem das Heim mit dem Wunsch und der Angabe der Notwendigkeit einer Fixierung an sie herantrat. Das Gericht sah es als erwiesen an, dass eine solche

Maßnahme in die Freiheitsrechte eingreife und dies nun mal im Aufgabenbereich des Betreuers liege.

Unterbringungsähnliche Maßnahmen

Unterbringungsähnliche Maßnahmen sind, wie weiter oben bereits erklärt, nur in drei Varianten rechtlich unbedenklich:
1. Der Betroffene stimmt zu.
2. Das Gericht erteilt eine Genehmigung.
3. Es handelt sich um eine akute Gefahrensituation (rechtfertigender Notstand).

Die Landeshauptstadt München hat (in Kooperation mit dem MDK Bayern und der Heimaufsicht Bayern) eine gute Übersicht zum Umgang mit freiheitseinschränkenden Maßnahmen veröffentlicht: Städtische Beschwerdestelle für Probleme in der Altenpflege München, Tel: 0 89/23 39 69 66, Fax: 0 89/23 32 19 73; www.muenchen.de/beschwerdestelle-altenpflege (Stand: April 2011). Abbildung 3 soll Ihnen helfen, sich über die Entscheidungswege im Klaren zu sein.

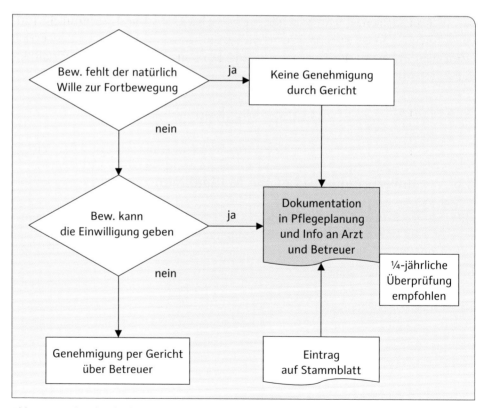

Abb. 3: Vorgehen bei freiheitseinschränkenden Maßnahmen.

6.7 Patientenverfügung

Die ehemalige Bundesjustizministerin Brigitte Zypries hat Jahre dafür gekämpft, dass Patientenverfügungen rechtlich bindend werden. Sie legte mehrfach einige Gesetzesentwürfe vor, aber es hat lange gedauert, bis – kurz vor dem Machtwechsel und ihrem Ausscheiden aus dem Amt – endlich die Patientenverfügung verabschiedet wurde. Daraufhin gab es eine neue Broschüre vom Ministerium für Justiz, unterschrieben von den Bundesjustizministern Sabine Leutheusser-Schnarrenberger und Heiko Maas, der Inhalt stammte aber von ihrer Vorgängerin, Brigitte Zypries.

Die aktuell gesetzliche Regelung der Patientenverfügung sieht vor, dass Festlegungen für ärztliche Maßnahmen in bestimmten Situationen verbindlich sind, wenn durch diese Festlegungen der Wille für eine konkrete Lebens- und Behandlungssituation eindeutig und sicher festgestellt werden kann. Ärztin oder Arzt muss eine derart verbindliche Patientenverfügung beachten. Die Missachtung des Patientenwillens kann als Körperverletzung strafbar sein.

Textbausteine für eine Patientenverfügung

Vom Bundesministerium der Justiz gibt es also nun eine hilfreiche Broschüre rund um das Thema Patientenverfügung. Es gibt sogar Textbausteine, wie eine schriftliche Patientenverfügung aussehen kann: Einfach in der Suchmaschine im Internet die Begriffe »Patientenverfügung + BMJ« eingeben. Unter den Links erscheint dann ein Worddokument, das sich individualisieren lässt.

Fazit

Bitte bedenken Sie auf jeden Fall: Die Patientenverfügung muss zu einem Zeitpunkt erstellt werden, in dem man seinen Willen noch kundtun kann und sie muss möglichst aktuell sein, um Berücksichtigung zu finden. Dann jedoch ist sie für Ärzte bindend.

7 SGB XI

7.1 Allgemeines

Als die Pflegeversicherung 1994 verabschiedet wurde und 1995 in Kraft trat, konnte wohl niemand die tatsächliche Entwicklung bis heute vorhersehen. Evtl. hätte man sonst die Leistungen nicht so gestaltet und gestaffelt (Tabelle 3).

Tabelle 3: Leistungen der Pflegeversicherung 1995

Pflegestufe	Geldleistung ambulant (ohne Pflegedienst)	Sachleistung ambulant durch Pflegedienst	Leistung stationär
1	205 €	384 €	1.023 €
2	410 €	921 €	1.279 €
3	665 €	1.432 €	1.432 €

Bereits auf den ersten Blick sieht man, dass in den ersten Tagen sehr viel Geld der Pflegeversicherung ausgegeben wurde. War ein Pflegebedürftiger vor dem 1. April 1995 zu Hause auf Hilfe angewiesen, bekam er kein Geld. Ab dem 1. April 1995 erhielt er Geld- oder Sachleistungen je nach Stufe. Auch die Bewohner stationärer Pflegeeinrichtungen erhielten bis zur ersten Leistungsausschüttung am 1. Juli 1996 keinen Pfennig Zuschuss von ihrer Kasse. Noch im Juni 1996 musste der Heimbewohner sein Heimentgelt allein bestreiten und schon einen Monat später erhielt er mindestens 2.000 DM als Zuzahlung. Und das ohne eigene Beteiligung, denn Rentner zahlen erst seit 2004 Beiträge. Ich persönlich fand das schon immer sehr viel Geld, insbesondere, weil vorher keine Beiträge durch die Leistungsempfänger eingezahlt wurden und weil es sonst sicher keine Versicherung gibt, die so großzügig zuschießt.

Die Folge davon: Die Pflegeversicherung war bereits im Jahr 1999 defizitär. D.h., die Ausgaben überstiegen bereits vier Jahre nach der Einführung der Pflegeversicherung die Einnahmen. Dennoch hat die Pflegeversicherung noch ein respektables Polster aus dem ersten Jahr ihres Bestehens, als jeder Arbeitnehmer und sein Arbeitgeber einzahlen mussten, aber noch kein Pflegebedürftiger Leistungen empfangen durfte.

Hier die Entwicklung der Pflegeversicherung seit der Einführung 1995:

1995 plus: rd. 3,44 Mrd. €	2004 minus: rd. −0,82 Mrd. €
1996 plus: rd. 1,77 Mrd. €	2005 minus: rd. − 0,36 Mrd. €
1997 plus: rd. 0,81 Mrd. €	2006 plus: rd. 0,45 Mrd. €
1998 plus: rd. 0,13 Mrd. €	2007 minus: rd. −0,32 Mrd. €
1999 minus: rd. −0,03 Mrd. €	2008 plus: rd. 0,62 Mrd. €
2000 minus: rd. −0,13 Mrd. €	2009 plus: rd. 0,99 Mrd. €
2001 minus: rd. −0,06 Mrd. €	2010 plus: rd. 0,34 Mrd. €
2002 minus: rd. −0,38 Mrd. €	2011 plus: rd. 0,31 Mrd. €
2003 minus: rd. −0,69 Mrd. €	2012 plus: rd. 0,10 Mrd.€
	2013 plus: rd. 0,63 Mrd.€

Für 2014 wurde das vorläufige Ergebnis für 2014 mit einem Überschuss von 0,5 Mrd. € beziffert.[9]

Die Defizite der Pflegeversicherung waren 2004 mit rund 820 Mio. Euro so hoch wie nie und es war für 2005 ein Minus von nahezu einer Milliarde Euro vorhergesagt worden. Dass dieses Minus am Ende deutlich geringer ausfiel, ist keinesfalls Sparmaßnahmen oder besonderen Leistungen der Pflegeversicherung zu verdanken. Einzig und allein die Rechtsprechung des obersten Sozialgerichts hat die Pflegeversicherung ein wenig aus den roten Zahlen gerettet. Seit 1. Januar 2005 müssen die Kinderlosen nämlich 0,25 % mehr Beitrag zahlen. Auch die kurzfristige »Erholung« im Jahr 2003 war künstlich herbeigeführt, nicht wirklich erarbeitet. Der Bund hatte sich 1996 und 1997 Geld aus der Pflegeversicherung geliehen und musste dies 2003 zurückzahlen. Schon sah die Bilanz vor der Wahl 2004 etwas freundlicher aus. Dieses schöne Bild wurde ein Jahr später zunichte gemacht – mit einem deutlichen Defizit in den Kassen. Dann folgte 2007 und 2008 eine Erholung, die allein der Tatsache geschuldet war, dass die Kinderlosen mehr bezahlen mussten, die Pflegestufen sanken und die Beiträge für Arbeitnehmer um 0,25 % erhöht wurden.

Jetzt aber sind alle Gelder zurückgezahlt, die Kinderlosenzuschüsse fließen, die Beitragszahler zahlen mehr, wo soll der nächste Geldregen herkommen? Es ist nichts in Sicht. Die Aussichten sind, wie im öffentlichen und privaten Haushalt auch, eher düster. Wird nicht mehr Geld eingenommen, muss gespart werden. Wie das aussehen könnte, lesen Sie unter Kapitel 7.2.

Die Kosten steigen weiter. 2013 gab die gesetzliche Pflegeversicherung insgesamt 23,2 Mrd. Euro aus. Größter Empfänger war natürlich die stationäre Pflege. Sie verschlang

---

[9] http://www.krankenkassen-direkt.de/news/Nach-Ueberschuss-2013-Ruecklagen-in-der-Pflegeversicherung-steigen-auf-ueber-sechs-Milliarden-Euro-444387.html

fast die Hälfte der Gesamtausgaben mit 10,2 Mrd. Euro, gefolgt vom Pflegegeld mit insgesamt 5,69 Mrd. Euro und den Pflegesachleistungen durch ambulante Dienste mit 3,37 Mrd.[10] Spätestens jetzt wissen Sie, warum der Gesetzgeber »ambulant vor stationär« wünscht.

Ein weiterer Streitpunkt, neben den hohen Auszahlungsbeträgen, ist die »Bevorzugung« der Heimbewohner. Warum bekam jemand, der sich seine Pflege zu Hause ermöglichte, sehr viel weniger Geld, als derjenige, der sich in die Rundumversorgung eines Heimes begab? Gegner der Pflegeversicherung nannten sie deshalb auch »Erbenschutzversicherung«. Musste man bis Juli 1996 noch sein Erspartes einsetzen, um den Heimaufenthalt zu finanzieren, so konnte man dieses Ersparte mit Eintritt der Leistungen aus der Pflegeversicherung weitgehend schonen.

Nun werden einige denken, das muss auch so sein, denn die Pflege im Heim ist wesentlich teurer als zu Hause. Das ist aber nicht grundsätzlich richtig, sieht man sich das folgende Beispiel in Tabelle 4 an.

Tabelle 4: Gegenüberstellung der Kosten Heimplatz – Häusliche Versorgung

Heimplatz	stationär	Häusliche Versorgung	ambulant
Unterkunft (Miete und Mietnebenkosten, Putzen, Waschen, Bügeln, Kochen)	600 €	Miete und Mietnebenkosten, sowie eine Zugehfrau, die täglich kocht, putzt etc.	600 €
Verpflegung (mindestens 3 Mahlzeiten)	400 €	Nahrungsmittel	250 €
Investition (Ausstattung des Hauses und die Möbel)	300 €	Möbel und/oder Besitz, monatliche Abschreibung	50 €
Pflege und Betreuung	1.250 €	Pro Stunde 35,– macht bei 2 Stunden pro Tag insgesamt	2.100 €
Behandlungspflege	0 €	Behandlungspflege Zuzahlung pro Verordnung	10 €
Summe	2.550 €		3.010 €
Zuzahlung Pflegekasse bei Stufe 2	1.330 €		1.144 €
Selbstkosten	920 €	Selbstkosten	1.866 €

Dieses Beispiel zeigt, dass die ambulante Versorgung auf jeden Fall teurer ist, als im Heim. Erschwerend kommt hinzu, dass ein Bewohner im Heim nie allein ist. Er kann jederzeit – an Heiligabend oder Ostern – auf die Klingel drücken, es kommt jemand. Er

---

10 Quelle Care Konkret Heft Nr 43 vom 26.10.2012.

kann jederzeit zusätzlich Hilfe anfordern und wird sie erhalten. Ambulant ist in meinem Beispiel nur stundenweise jemand im Hause und garantiert niemand in der Nacht.

Stiftung Warentest (07/2006) schätzte die pflegerelevanten Kosten in Pflegestufe 2 ambulant sogar auf 2.535 Euro pro Monat. Zusammen mit meinen geschätzten Kosten für Unterkunft, Verpflegung und Investition käme man auf monatliche Gesamtkosten von 3.445 Euro. Abzüglich Zuschuss der Pflegekasse (1.144 Euro) bleiben 2.301 Euro pro Monat an Selbstkosten. Kein Heimbewohner muss eine solche Summe selbst aufbringen, selbst nicht für eine Rund-um-die-Uhr-Versorgung, inkl. Beschäftigung und Betreuung.

Eventuell können/wollen deshalb auch viele Menschen nicht mehr in der häuslichen Pflege bleiben, denn die Zahl der stationär versorgten Pflegebedürftigen nimmt nach wie vor zu, wie die Zahlen des Bundesministeriums für Gesundheit belegen.

Tabelle 5 und 6 zeigen, dass die Zahl der Pflegebedürftigen kontinuierlich steigt, die Anzahl der Pflegebedürftigen in den Pflegestufen 2 und 3 allerdings abnimmt. Erklären lässt sich dieser Effekt nicht wirklich, denn es ist nicht nachvollziehbar, dass die Pflegebedürftigen immer fitter werden.

Tabelle 5: Zahl der Pflegebedürftigen (ambulant), gerundet

	31.12. 2001	Änderung	31.12. 2013
insgesamt	1,26 Mio.	+ 480.000	1,74 Mio.
Pflegestufe 1	681 000 = 54,1 %	+ 8,9 %	1.095.000 = 63 %
Pflegestufe 2	448 000 = 35,5 %	− 6,7 %	507.000 = 28,8 %
Pflegestufe 3	130 000 = 10,4 %	− 2,2 %	143.000 = 8,2 %

Tabelle 6: Zahl der Pflegebedürftigen (stationär), gerundet

	31.12. 2001	Änderung	31.12.2013
insgesamt	561 000	+ 180.000	740.253
Pflegestufe 1	210 000 = 37,6 %	+ 5,1 %	316.000 = 42,7 %
Pflegestufe 2	234 000 = 41,8 %	− 4,2 %	278.000 = 37,6 %
Pflegestufe 3	115 000 = 20,6 %	− 0,9 %	146 000 = 19,7 %

Diese beiden Tabellen zeigen, dass die wachsende Zahl an Pflegebedürftigen nicht zwangsläufig in allen Pflegestufen gleich verteilt ist. Es stellt sich die Frage, wieso insbesondere die Stufe 1 zunimmt, während die Stufe 2 deutlich zurückgeht. Ebenfalls bemerkenswert ist der Rückgang in Stufe 3 von 2000 bis 2013.

Um dieser wachsenden Zahl Pflegebedürftiger gerecht zu werden, steigt die Zahl der Einrichtungen, ambulant wie stationär. Allerdings gibt es eine deutlichere Steigerung im stationären Sektor. 2013 werden die insgesamt 2,73 Mio. Pflegebedürftigen in 25 775 Einrichtungen der ambulanten, teil-, vollstationären und Kurzzeitpflege versorgt.

Tabelle 7: Zahl der zugelassenen Einrichtungen

	Januar 2011	Januar 2013	Veränderung
ambulant	12 349	12 745	+ 396
stationär	12 354	13 030	+ 676

7.2   Entwicklung der Pflegeversicherung

Sieht man die bisherige Entwicklung der Pflegeversicherung, so wird deutlich, dass die Schere zwischen Einnahmen und Ausgaben immer weiter auseinander geht. Während die Einnahmen durch Beiträge nahezu stabil sind, gibt es immer mehr Pflegebedürftige und damit immer höhere Ausgaben. Das zeigt Tabelle 8 des Bundesministeriums für Gesundheit (Stand: 2013).

Tabelle 8: Ausgaben und Einnahmen der sozialen Pflegeversicherung in den Jahren 1999 bis 2013 in Mrd. €

	1999	2001	2003	2005	2007	2009	2011	2013
Beitragseinnahmen	16,13	16,56	16,61	17,38	17,86	21,28	21,78	24,96
Ausgaben	16,35	16,87	17,56	17,86	18,34	19,3	20,9	24,33
Differenz	−0,03	−0,06	−0,69	−0,36	− 0,32	+0,99	+0,31	0,63
Rücklagen	4,95	4,76	4,24	3,05	3,18	4,8	5,4	6,2

Tabelle 9: Anzahl der Pflegebedürftigen

	1999	2001	2003	2005	2007	2009	2010	2011	2013
Pflegebedürftige gesetzliche Pflegeversicherung	1 826 362	1 839 602	1 895 417	1 951 953	2 029 285	2 235 130	2 287 799	2 317 374	2 479 590
Zuwachs	88 244	17 498	6 448	26 250	60 780	205 845	52 669	29 575	162 216

Der überraschend hohe Anstieg in den Jahren 2007 und 2008 ist lt. Bundesgesundheitsministerium auf eine verbesserte Art der Erfassung zurückzuführen, mithin also »überzeichnet«. Die Zahl der Pflegebedürftigen nimmt aber dennoch jährlich zu.

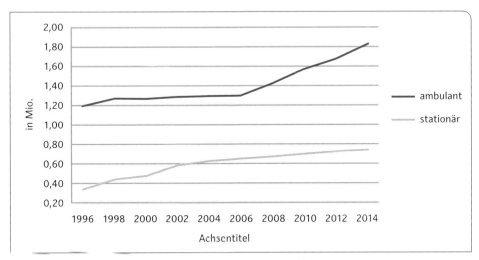

Abb. 4: Entwicklung der Pflegebedürftigenanzahl in Deutschland.

7.2.1 Ausblick

Wenn die Zahl der Pflegebedürftigen steigt, wachsen die Ausgaben. Die Ausgaben steigen umso schneller, je mehr Pflegebedürftige ins Heim einziehen, denn der Heimpflegebedürftige erhält derzeit noch ein Vielfaches an finanzieller Unterstützung gegenüber einem ambulant versorgten Pflegebedürftigen, zumindest in Stufe 1 und 2.

Die aktuelle Situation ist, dass 2008, 2009, 2013 und 2015 die Beiträge erhöht und damit mehr Geld eingenommen wurde als ausgegeben. Die Ausgaben sind bis Mitte 2009, wie in den Jahren davor, nur durch Zuwachs an Pflegebedürftigkeit gestiegen, nicht aber durch Mehrausgaben durch Leistungen. Jetzt kommen aber seit Mitte 2009 neben dem demografisch bedingten Zuwachs an Pflegebedürftigen auch noch Leistungssteigerungen hinzu, so durch das Pflegeleistungsergänzungsgesetz, das Pflege-Neuausrichtungs-Gesetz sowie das seit 1.1.2015 gültige Pflegestärkungsgesetz I (PSG) (Kapitel 8) und das Pflegestärkungsgesetz II ab 2017. Die Einnahmen der Pflegeversicherung lagen 2013 bei 24,96 Mrd. Euro, die Ausgaben bei 24,33 Mrd. Euro. Bundesgesundheitsminister Hermann Gröhe freute sich über Rücklagen in Höhe von 6,17 Mrd. Euro, mahnte aber zugleich, dass mit diesen Rücklagen sorgsam umzugehen sei, »denn die Zahl der Pflegebedürftigen wird in den nächsten Jahren weiter steigen.«[11]

---

[11] http://www.bmg.bund.de/presse/pressemitteilungen/2014-02/pflegeversicherung-einnahmeueberschuss.html

Die Zahl der Beitragszahler ist zwar durch die geringe Arbeitslosenquote erfreulich hoch, reicht aber auf Dauer nicht, um die wachsende Zahl der Beitragsempfänger aufzufangen. Die Ausgaben übersteigen jährlich die Einnahmen in den Jahren, in denen keine Beitragserhöhung von der arbeitenden Bevölkerung verlangt wird. Im Jahr 2000 schätzte das Bundesministerium mithilfe der Rürup-Kommission die Zahl der Pflegebedürftigen folgendermaßen:

- im Jahr 2001 mit 1,65 Mio.
- im Jahr 2002 mit 1,89 Mio.
- im Jahr 2010 mit 2,13 Mio.

Tatsächlich lag die Zahl der Pflegebedürftigen im Jahr 2002 bei 1,92 Mio. und Ende 2010 schon bei 2,46 – damit waren rund 300 000 Menschen mehr pflegebedürftig als gedacht. D. h., von Anfang an ging die Rechnung nicht auf. Die Zahl der Leistungsempfänger war sicher schwer abzuschätzen, aber mit einer solch gewandelten Entwicklung fehlte einfach jede Menge Geld in der Kasse. Stellen Sie sich vor, jeder dieser 300 000 Menschen erhält im Schnitt nur 500 Euro im Monat an Leistungen, dann sind das 150 Mio. Euro im Monat, oder 1,8 Mrd. im Jahr. Dafür müsste man sicher die Pflegeversicherungsbeiträge um 0,2 % anheben. Kann man das jährlich?

Hinweis

Wenn es nicht bald eine grundlegende Reform gibt, wird die Pflegeversicherung, wie die Rente, ein reines Zuschussgeschäft. Die Forderung der Regierung nach privater Vorsorge wird nicht umsonst immer stärker.

Die Höhe der Einnahmen weiterhin durch Beitragserhöhungen zu verbessern, ist kein Mittel der Zukunft, sondern nur Löcherstopfen bis zur nächsten Wahl. Ich bin sicher, dass die Pflegeversicherung ab 2015/2016 wieder rote Zahlen schreiben wird. Prognosen für den Jahresabschluss 2014 weisen schon auf ein leichtes Minus hin. Wie in der Vergangenheit haben die verantwortlichen Parteien mit ihren Reförmchen nur Flickwerk präsentiert. Es bleibt dabei: Was Beitragszahler heute einzahlen, ist noch im selben Monat wieder ausgegeben.

Das Pflege-Neuausrichtungs-Gesetz wie auch das Pflegestärkungsgesetz sind aus meiner Sicht also nur ein weiteres Wahlgeschenk. Denn bisher wurden jeweils vor den Bundestagswahlen Leistungen der Pflegeversicherung erhöht, die mit weiteren Beitragserhöhungen einhergingen. Wie lange sich diese Spirale noch so weiterdreht ist derzeit nicht absehbar.

Es ist für die demenziell erkrankten Pflegebedürftigen und deren Angehörige ein kleines Zubrot, wenn sie seit 1. Januar 2015 statt 244 Euro als Geldleistung in Stufe 1 nun

316 Euro monatlich erhalten. Statistisch sind derzeit knapp eine Million Menschen zuhause in der Stufe 1 eingestuft. Rund die Hälfte aller Pflegebedürftigen hat Einschränkungen in der Alltagskompetenz. Wenn nur eine halbe Million Pflegebedürftige 70 Euro pro Monat mehr bekommen, reden wir schon von Mehrausgaben in Höhe von 35 Mio. Euro im Monat oder 0,42 Mrd. Euro im Jahr. Das mag noch durch die 0,1 % Erhöhung für 2015 finanziert sein, aber was ist 2017, wenn es wiederum mehr Pflegebedürftige und dementsprechend mehr Leistungsabforderungen gibt?

7.3 Hilfsmittel- und Pflegehilfsmittel

Immer wieder kommt es zu unerfreulichen und eigentlich unnützen Diskussionen um den Bereich der Hilfsmittel und Pflegehilfsmittel. Wobei eines von vornherein klar sein sollte: Pflegehilfsmittel erhält nur ein Pflegebedürftiger, der in der Häuslichkeit lebt. Hilfsmittel erhält jeder Versicherte, der einen individuellen Bedarf hat. Hilfsmittel gibt es also auch für Bewohner von Pflegeheimen!

7.3.1 Pflegehilfsmittel nach § 40 SGB XI

Pflegehilfsmittel sind nur als individuelles Hilfsmittel eine Leistung der Pflegekasse. Und: Pflegehilfsmittel gibt es nur im ambulanten Sektor. Im Heim ist die Finanzierung der Pflegehilfsmittel durch Pflegekassen gesetzlich nicht möglich. Weitere Voraussetzung für den Bezug von Pflegehilfsmitteln durch die Pflegekasse ist, dass der Leistungsempfänger erheblich pflegebedürftig im Sinne des Gesetzes (gemäß § 14 SGB XI) ist.

Pflegehilfsmittel sollen nach § 40 SGB XI:
- die Pflege erleichtern,
- Beschwerden lindern oder
- ein selbstständigeres Leben ermöglichen.

Pflegehilfsmittel

Es gibt bei den Pflegehilfsmitteln sogenannte »zum Verbrauch bestimmte« und »technische« Pflegehilfsmittel.

Zu den zum Verbrauch bestimmten zählen z. B. Desinfektionsmittel, Einmalhandschuhe oder Bettschutzeinlagen. Die Aufwendungen der Pflegekassen für diese Art Pflegehilfsmittel dürfen monatlich den Betrag von 31 Euro nicht übersteigen.

Stellt der medizinische Dienst (MDK) schon bei seiner Begutachtung fest, dass zum Verbrauch bestimmte Pflegehilfsmittel benötigt werden, können bis zu 31 Euro von der Pflegekasse zum Monatsanfang überwiesen werden – dies sollte direkt angesprochen werden.

Tabelle 10: Auszug aus der Aufstellung des BV Med (4/2012)

Pflegehilfsmittel (SGB XI § 40)	Hilfsmittel (SGB V § 33)
Produktgruppe 50 (Erleichterung der Pflege) • Pflegebetten und Zubehör • Pflegeliegestühle	01 Absauggeräte 02 Applikationshilfen 04 Badehilfen
Produktgruppe 51 (Körperhygiene) Duschwagen • Bettpfannen, Urinflasche, wiederverwendbare saugende Bettschutzeinlagen	05 Bandagen 07 Blindenhilfsmittel
Produktgruppe 52 (selbstständigere Lebensführung) • Hausnotrufsystem	09 Elektrostimulationsgeräte 10 Gehhilfen 11 Hilfsmittel gegen Dekubitus
Produktgruppe 53 (Linderung von Beschwerden) • Lagerungsrollen • Lagerungskissen	12 Hilfsmittel bei Tracheostoma 14 Inhalations-Atemtherapie 15 Inkontinenzhilfen
Produktgruppe 54 (zum Verbrauch bestimmt) • Saugende Bettschutzeinlage zum Einmalgebrauch • Desinfektionsmittel, Einmal-Waschhandschuh • Schutzbekleidung	16 Kommunikationshilfen 17 Hilfsmittel zur Kompressionstherapie 19 Krankenpflegeartikel 20 Lagerungshilfen 22 Mobilitätshilfen 32 therapeutische Bewegungshilfen

Zu den technischen Pflegehilfsmitteln zählen z. B. Hausnotrufgeräte, Pflegebetten, aber auch Rollstühle, Hebehilfen und technische Küchengeräte, sofern sie nicht einen üblicherweise gebräuchlichen Haushaltsgegenstand darstellen. Der Anspruch auf Pflegehilfsmittel umfasst auch die notwendige Änderung, Instandsetzung und Ersatzbeschaffung von diesen Mitteln sowie die Ausbildung in ihrem Gebrauch. Hier der Gesetzestext:

§ 40 SGB XI Absatz 1

»Pflegebedürftige haben Anspruch auf Versorgung mit Pflegehilfsmitteln, die zur Erleichterung der Pflege oder der Linderung von Beschwerden eines Pflegebedürftigen beitragen oder ihm einen selbstständige Lebensführung ermöglichen, soweit die Hilfsmittel nicht wegen Krankheit oder Behinderung von der Krankenversicherung oder anderen zuständigen Leistungsträgern zu leisten sind. Die Pflegekasse überprüft die Notwendigkeit der Versorgung mit den beantragten Pflegehilfsmitteln unter Beteiligung einer Pflegefachkraft oder des MDK.

Absatz 2:

Die Ausgaben der Pflegekasse für die zum Verbrauch bestimmten Pflegehilfsmittel dürfen monatlich den Betrag von 40 Euro nicht übersteigen.

Absatz 3:

Die Pflegekassen sollen Hilfsmittel in allen geeigneten Fällen vorrangig leihweise überlassen.

Absatz 4:

Die Pflegekassen können subsidiär finanzielle Zuschüsse für Maßnahmen zur Verbesserung des Wohnumfeldes des Pflegebedürftigen gewähren. Die Zuschüsse dürfen einen Betrag von 4.000 Euro je Maßnahme nicht überschreiten.«

Maßnahmen richtig beantragen und abrechnen

Zu beachten ist hier, dass jede einzelne Maßnahme mit jeweils 4.000 Euro bezuschusst werden kann. Also: Die Badsanierung und die Rampe zur Straße sind zwei Maßnahmen. Selbstverständlich sollte man diese Maßnahmen zeitversetzt beantragen und durchführen.

7.3.2   Pflegehilfsmittel sind keine Hilfsmittel

Immer wieder kommt es Seiten der Kassen zu Ablehnung von Hilfsmitteln oder Pflegehilfsmitteln. Wie unterscheiden sich die beiden und wer kommt für die Kosten auf?

- Hilfsmittel sind geregelt nach § 33 SGB V (Krankenversicherung), Pflegehilfsmittel wie auf Seite 92 beschrieben, im § 40 SGB XI.
- Hilfsmittel sind nicht zu verwechseln mit Heilmitteln (Krankengymnastik, Ergotherapie, Logopädie) denn diese Leistungen sind persönlich erbrachte Dienstleistungen.

Hinweis

Entgegen der Meinung vieler Beteiligter (häufig auch der Ärzte) sind die Hilfsmittel nicht budgetiert und es besteht keine Gefahr von Ausgleichszahlung.

Die Pflegehilfsmittel hingegen unterliegen einem Budget. Für die zum Verbrauch bestimmten Artikel wie zum Beispiel Handschuhe, Desinfektionsmittel und Krankeneinmalunterlagen, dürfen 40 Euro monatlich pro Pflegebedürftigen nicht überschritten werden.

Technische Pflegehilfsmittel (z. B. Pflegebetten) werden ohne finanzielle Obergrenze vergütet, sollen aber vorwiegend leihweise an Pflegebedürftige abgegeben werden.

Immer wieder kommt es zu unerfreulichen und eigentlich Unnützen Diskussionen um den Bereich der Hilfsmittel und Pflegehilfsmittel. Wobei eines von vorneherein klar ist, Pflegehilfsmittel erhält nur ein Pflegebedürftiger der in der Häuslichkeit lebt und Hilfsmittel erhält jeder Versicherte, der einen individuellen Bedarf hat. Hilfsmittel gibt es auch für Bewohner von Pflegeheimen! Was ist also was?

7.3.2.1   Hilfsmittel nach § 33 SGB V

Anspruch auf Leistungen der Krankenversicherung beinhaltet auch die Versorgung mit Hilfsmitteln. Lange Jahre gab es immer wieder Probleme bei Verordnungen von Hilfsmittel im stationären Bereich. Nun erklärt die Änderung im SGB V § 33, dass der Anspruch auch im Heim und auch bei nicht selbstständiger Lebensführung besteht. Die in § 33 I SGB V aufgenommene Ergänzung des bisherigen Gesetzestextes lautet: »Der Anspruch auf Versorgung mit Hilfsmitteln zum Behinderungsausgleich hängt bei stationärer Pflege nicht davon ab, in welchem Umfang eine Teilhabe am Leben der Gemeinschaft noch möglich ist, die Pflicht der stationären Pflegeeinrichtungen zur Vorhaltung von Hilfsmitteln und Pflegehilfsmitteln, die für den üblichen Pflegebetrieb jeweils notwendig sind, bleibt hiervon unberührt.«

Folgende Voraussetzungen müssen aber immer erfüllt werden.
Das Hilfsmittel muss:
- notwendig sein
- ärztlich verordnet sein
- individuell sein
- der Behandlung einer Krankheit oder
- dem Ausgleich einer Behinderung oder
- der Verhütung einer Krankheit nach § 23 SGB V und § 33 SGB V dienen.

Welche Hilfsmittel von der Krankenkasse bezahlt werden, erfährt man im Hilfsmittelverzeichnis unter der Beachtung der gemeinsamen Verlautbarung der Spitzenverbände der Kranken- und Pflegekassen zur Ausstattung von Pflegeheimen mit Hilfsmitteln.

Bei der Verordnung des Arztes muss bereits auf die Diagnose hingewiesen werden. Wie kann das Hilfsmittel bei der vorliegenden Diagnose eine Krankheit positiv beeinflussen oder wie kann das Hilfsmittel die vorhandene Behinderung ausgleichen? Das bedeutet, ohne Rezept vom Arzt geht nichts. Der Text auf dem Rezept sollte evtl. vorher mit Ihrem Zulieferer (Sanitätshaus) besprochen werden. Dieser wird sie in der Wortwahl unterstützen und auch den Kontakt zur zuständigen Kasse herstellten.

Sollte der Arzt Ihnen das benötigte Hilfsmittel nicht verschreiben, können Sie sich direkt an den medizinischen Dienst (MDK) wenden, z. B. auch im Rahmen einer Begutachtung.

7.3.2.2   Ablehnung von Hilfsmittel

Wie kommt es nun zu Ablehnungen, wenn der Gesetzgeber eine Finanzierung oder auch Bereitstellung im Sinne einer Leihgabe grundsätzlich vorsieht?

Hier einige Gründe, mit denen die Kassen – auch und gerade im stationären Bereich – Hilfsmittel ablehnen:
- Die Einrichtung hat entsprechende Hilfsmittel vorzuhalten.
- Das Hilfsmittel dient zur Erleichterung für die Pflegekraft.
- Der Pflegebedürftige kann das Hilfsmittel nicht selbst bedienen.
- Das Hilfsmittel dient nur der Vorbeugung.
- Das Hilfsmittel ist nicht individuell.

All diese Aussagen gibt es seitens der Krankenkassen und all diese Aussagen stehen so auch geschrieben. In dem Rahmen- und/oder Versorgungsvertrag, den die Einrichtung mit den Kassen abschließt, steht beispielsweise, dass die Einrichtung geeignete Hilfsmittel in ausreichender Zahl zur Verfügung stellen muss. Aber wer hat jemals über das Wort »ausreichend« nachgedacht? Sind zehn Rollstühle ausreichend oder muss sich der Begriff »ausreichend« an der Gesamtzahl der Hausbewohner orientieren? Niemand wird diesen Begriff »ausreichend« mit Zahlen belegen wollen. Denn wenn die Kasse festlegen würde, dass für 20 Prozent der Bewohner Rollstühle zur Verfügung stehen müssen, so würden die Heime diese Tatsache in den Vergütungsverhandlungen mit einbringen. Wenn eine Einrichtung 100 Bewohner hat, so würde sie natürlich auch nur 20 Rollstühle vorhalten, den 21. müsste automatisch die Kasse finanzieren. Also hat keiner der Vertragspartner Interesse an einer Klärung des Begriffs »ausreichend«.

7.3.3   Richtungsweisende Urteile im Zusammenhang mit Hilfsmittelerstattung

Pflegekräfte ersetzen keine Hilfsmittel

Pflegefachkräfte oder Pflegepersonen können keine erforderlichen Hilfsmittel ersetzen. Daher darf eine Krankenkasse die Übernahme der Kosten für ein Hilfsmittel nicht mit dem Argument verweigern, dass Pflegekräfte bereits eine Unterstützung leisten, die ansonsten durch das Hilfsmittel gewährleistet würde. So entschied das Landessozialgericht Rheinland-Pfalz (Az.: L5 KR 59/11 B ER vom 22.3.2011).

Es muss nicht immer billig sein

Krankenkassen dürfen Behinderte nicht mit Hilfsmitteln abspeisen, die nicht dem neuesten Stand der Technik entsprechen. Das hat das Bundessozialgericht in Kassel klargestellt. Die Richter gaben einer 39-jährigen Frau Recht, die von ihrer Krankenkasse die Bezahlung einer computergesteuerten Beinprothese für 20.000 Euro verlangt hatte (Az: B3KR 68/01 R). Die Mutter von zwei Kindern hatte nach einem Motorradunfall ein Bein verloren. Sie wollte die neue High-Tech-Prothese, weil sie sich damit sicherer auf unebenem Boden und beim Treppensteigen bewegen kann, als mit ihrer herkömmlichen Prothese: Ihre Krankenkasse betrachtete das jedoch als »Überversorgung«. Nicht so die obersten Sozialrichter: Versicherte hätten Anspruch auf eine optimale Versorgung entsprechend dem jeweiligen Stand von Wissenschaft und Technik. Dazu diene die Prothese, denn die Frau müsse bei der Beaufsichtigung der Kinder schnell reagieren können (Frankfurter Rundschau vom 7. Juni 2002).

Heim muss Überleitungssystem für Ernährungspumpen nicht vorhalten

In einem Urteil vom 18. Januar 2002 (AZ.:1 Bf12/01) entschied das Hamburgische Oberverwaltungsgericht, dass die Sachkosten einer Behandlungspflege nicht Bestandteil der zu erbringenden Behandlungspflege in den Heimen ist. Die Zuordnung der Kosten für die Zuleitungssysteme gehört nicht in die sogenannten pflegebedingten Aufwendungen, auch wenn die gemeinsame Verlautbarung der Spitzenverbände der Kranken- und Pflegekassen dies herleiten könnte. Somit besteht nach diesem (bereits rechtskräftigen) Urteil keine Vorhaltepflicht für Heime.

Ernährungspumpen sind Sache der Krankenkasse

Wie der Bundesverband Medizintechnologie (BV Med) in Care Konkret vom 14. Juni 2002 mitteilte, sind die beiden folgenden Urteile eine »wichtige Klarstellung bei der strittigen Frage der Kostenerstattung von Hilfsmitteln im Pflegeheim«.

Vom Bundessozialgericht in Kassel gab es im Juni 2002 sogar zwei Urteile zu den strittigen Hilfsmitteln. In beiden Fällen ging es um Pumpen zur Sicherstellung der enteralen Ernährung. Das höchste deutsche Sozialgericht befand in beiden Fällen, dass die Pumpe inklusive Applikationshilfe (Überleitung) Hilfsmittel nach SGB V § 33 ist und somit unzweifelhaft eine Leistungspflicht der gesetzlichen Krankenversicherung besteht.
In dem einen Fall hatte die Krankenkasse abgelehnt mit dem Verweis, die Pflegeeinrichtung müsse diese Hilfsmittel vorhalten. In dem anderen Fall sah die Kasse gar die Anschaffung dieses Hilfsmittels als nicht notwendig an, obwohl die Klägerin nach einem Schlaganfall unter starken Schluckstörungen litt. Das »BSG stellt am 06.06.2002 klar, dass die Kosten für Ernährungspumpen und Applikationssysteme auch bei Heimbewohnern von der Krankenkasse zu tragen sind. Bekanntlich haben die meisten Krankenkassen aufgrund der sogenannten »Rollstuhlurteile« des Bundessozialgerichts (BSG) vom 20.02.2000 die Kosten für Ernährungspumpen und Applikationssysteme bei Heimbewohnern nicht mehr übernommen.

Zur Begründung wurde zumeist angeführt, dass die Entscheidungsgründe aus den »Rollstuhlurteilen« des BSG auch auf (alle) anderen Hilfsmittel übertragbar seien. Das BSG hatte in den »Rollstuhlurteilen« eine Leistungspflicht der Krankenkassen im Hinblick auf die Kostenübernahme für Rollstühle von Heimbewohnern nur in zwei Fällen angenommen:

- es handelt sich um eine individuelle Anpassung oder
- das Hilfsmittel dient der Befriedigung eines allgemeinen Grundbedürfnisses außerhalb des Pflegeheimes.

Da Ernährungspumpen und Applikationssysteme weder individuell angepasst werden noch der Befriedigung allgemeiner Grundbedürfnisse außerhalb des Pflegeheimes dienen, haben die Kassen seither in buchstäblich Tausenden von Fällen die Kostenübernahme mit diesem Argument abgelehnt.

In zwei Fällen ist es gelungen, zur Klärung der grundsätzlichen Rechtsfragen Revisionsverfahren vor dem Bundessozialgericht durchzuführen.

Mit Urteilen vom heutigen Tage hat der 3. Senat des Bundessozialgerichts der oben geschilderten Praxis der Krankenkassen eine erfreulich deutliche Absage erteilt.

Die Krankenkassen wurden in beiden Fällen dazu verurteilt, die Kosten für die Ernährungspumpe und die Applikationssysteme auch dann zu tragen, wenn die Versicherten in Pflegeheimen leben.

Zur Begründung hat das BSG ausgeführt, dass es sich bei Ernährungspumpen und Applikationssystemen eindeutig um Hilfsmittel i.S.d. § 33 SGB V handelt, die unzweifelhaft in die Leistungspflicht der gesetzlichen Krankenversicherung fallen.

Es bleibt zu hoffen, dass die Krankenkassen sich nach dieser unmissverständlichen Klarstellung in Zukunft rechtmäßig verhalten und die auch Heimbewohnern zustehenden Leistungen wieder ordnungsgemäß bewilligen werden.

Für diejenigen, die Interesse an weiteren Detailinformationen haben, ist eine kurze Zusammenfassung der Urteile beigefügt.

Dabei handelt es sich natürlich nur um eine verkürzte Wiedergabe der wesentlichen Tatbestände und Urteilsgründe, wie sie im Anschluss an die mündliche Verhandlung erläutert worden sind. Die vollständige Begründung des BSG kann nur den schriftlichen Urteilsgründen entnommen werden, die voraussichtlich erst in einigen Wochen vorliegen werden. Detailinformationen zu den Urteilen des BSG vom 06.06.2002 (Nummer: B 3 KR 67/01 R sowie B 3 KR 5/02 R B 3 KR 67/01 R)

Grundsätzlicher Anspruch auf einen Elektrorollstuhl

Es »besteht grundsätzlich ein Anspruch auf Versorgung mit einem Elektrorollstuhl, wenn ein Versicherter nicht (mehr) in der Lage ist, den Nahbereich der Wohnung mit einem vorhandenen Rollstuhl aus eigener Kraft zu erschließen«, entschieden Richter des Bundessozialgerichts (BSG, Az.: B 3 KR 8/08 R). Eine Krankenkasse darf einem Behinderten einen Elektrorollstuhl nicht mit der Begründung verweigern, er könne sich ja von seinen Verwandten schieben lassen. Ziel der Versorgung sei es gerade, den Behinderten unabhängig zu machen, heißt es in der unter der Homepage www.vincentz.net am 18.11.2009 veröffentlichten BSG-Entscheidung.

Pflegehilfsmittel sind keine allgemeinen Gebrauchsgegenstände

»Sogenannte Lätzchen sind von der Pflegekasse zu bezahlen. Für die Abgrenzung zwischen Gebrauchsgegenständen des täglichen Lebens und Hilfsmitteln ist maßgeblich auf die Zweckbestimmung des Gegenstandes abzustellen.

Geräte, die für die speziellen Bedürfnisse kranker und behinderter Menschen entwickelt und hergestellt worden sind und die ausschließlich oder ganz überwiegend auch von diesem Personenkreis benutzt werden, sind nicht als allgemeine Gebrauchsgegenstände des täglichen Lebens anzusehen.

Die Eigenschaft als Pflegehilfsmittel ergibt sich nicht konstitutiv aus der Aufnahme in das Pflegehilfsmittelverzeichnis gemäß § 78 Abs. 2 SGB XI. Weder § 128 SGB V noch § 78 Abs. 2 SGB XI verleiht eine gesetzliche Ermächtigung dazu, Hilfsmittel von der Versorgung auszuschließen, die ansonsten den gesetzlichen Anforderungen genügen.

Das Urteil in Kürze: Das Bundessozialgericht hatte über die Versorgung des 1986 geborenen Klägers mit Einmalservietten zu entscheiden. Der Kläger leidet an einem schweren Residualsyndrom nach frühkindlicher Hirnschädigung und hirnorganischem Psychosyndrom mit geistiger Behinderung: er bezieht Leistungen nach der Pflegestufe 3 des SGB XI.

Die von ihm beantragten Schutzservietten aus stark saugfähigem Papier in der Form eines Lätzchens mit einer Wölbung zur Aufnahme von Flüssigkeiten oder Speiseresten dienen der Pflegeerleichterung. Sie verhindern ein ständiges Verschmutzen seiner Kleidung.

Die Pflegekasse lehnte eine Kostenerstattung für die Schutzservietten ab, weil es sich bei ihnen um Gebrauchsgegenstände des täglichen Lebens handele. Dies wies das Gericht zurück. Für die Abgrenzung zwischen Gebrauchsgegenständen des täglichen Lebens und Hilfsmitteln sei maßgeblich auf die Zweckbestimmung des Gegenstands abzustellen.

Geräte, die für die speziellen Bedürfnisse kranker oder behinderter Menschen entwickelt und hergestellt worden seien und die ausschließlich oder überwiegend auch von diesem Personenkreis benutzt würden, seien nicht als Gebrauchsgegenständen des täglichen Lebens anzusehen.

Die hier beantragte Schutzserviette sei zwar als Lätzchen ein Gebrauchsgegenstand des täglichen Lebens, weiche aber in ihrer konkret zu beurteilenden Funktion und Gestaltung erheblich von diesem ab, weil sie für die Zwecke behinderter Menschen weiter entwickelt und deshalb nicht mehr ebenso nutzbar sei wie im Alltag nicht behinderter Menschen. Der Kläger dürfe daher die seinem Pflegebedarf angepasste Schutzserviette beanspruchen.« (Urteil vom Bundessozialgericht vom 15.11.2007, in: Altenheim 07/2008)

Hüftprotektoren sollen in den Hilfsmittelkatalog aufgenommen werden
»Landessozialgericht Nordrhein-Westfalen, Urteil vom 31.05.2007, AZ: L 16 (5,2) KR 70/00.

Leitsätze:
Die Produkte Safehip Kompakt und Safehip Top sind in das Hilfsmittelverzeichnis der Spitzenverbände der Krankenkassen aufzunehmen. Hüftprotektoren dienen der Vermeidung von Stürzen im Sinne der Prophylaxe, in jedem Fall aber der Vorbeugung einer drohenden Behinderung. Bei einem Einsatz von Hüftprotektoren geht es nicht um eine neue Behandlungsmethode, sondern um ein Produkt für die anerkannte Behandlungsmethode der Sturzprophylaxe. Für die Aufnahme in das Hilfsmittelverzeichnis ist die Funktionstauglichkeit ebenso Voraussetzung wie der Evidenznachweis hinsichtlich seiner Wirksamkeit.

Das Urteil in Kürze: Die Vertriebsfirma für Hüftprotektoren der Marke »Safehip« hat erfolgreich auf die Aufnahme der Hilfsmittel in das Hilfsmittelverzeichnis geklagt. Gem. § 139 Abs. 2 SGB V setzt die Aufnahme eines neuen Hilfsmittels in das Hilfsmittelverzeichnis voraus, dass der Hersteller die Tauglichkeit, den therapeutischen Nutzen und die Qualität des Hilfsmittels nachweist. Nach der Entscheidung des Landessozialgerichts Nordrhein-Westfalen (LSG) steht außer Zweifel, dass die Hüftprotektoren der Sicherung des Erfolges der Krankenbehandlung dienen und eine wirksame Intervention zur Vermeidung von Stürzen im Sinne der Prophylaxe einbeziehen. Die Funktionstauglichkeit und die Qualität der Produkte sind dadurch nachgewiesen, dass sie mit einer CE-Kennung versehen sind. Ein darüber hinausgehender Qualitätsnachweis ist nicht erforderlich. Die Spitzenverbände der Krankenkassen sind daher verpflichtet, die Hüftprotektoren in das Hilfsmittelverzeichnis aufzunehmen.

Kommentar: Fast zehn Jahre hat es gedauert, bis die Hüftprotektoren Eingang ins Hilfsmittelverzeichnis erhalten haben. Dieser lange Verfahrensgang steht im Widerspruch zu dem Auftrag der gesetzlichen Krankenkassen, auch die neuesten Erkenntnisse aus der Medizin bei ihrer Leistungsgewährung zu berücksichtigen, § 2 SGB V. Man hat sich wohl im wesentlichen aus fiskalischen Gründen gegen die Aufnahme der Hüftprotektoren gewehrt, erst nach fünf Jahren den MDS eingeschaltet, der dann auch entgegen der in der Breite vorliegenden Wissensbestände über die Sturzprophylaxe und die Wirksamkeit von Hüftprotektoren Stellung genommen hat. Kein Ruhmesblatt für die gesetzlichen Krankenkassen.

Entsprechend verwundert zeigte sich auch das Landessozialgericht in der Urteilsbegründung: Viel schärfer kann die Kritik eines Gerichtes kaum ausfallen. Der Firma Rölke ist es nun gelungen, mit Unterstützung der entsprechenden Fachwissenschaft Hüftprotektoren in das Hilfsmittelverzeichnis hinein zu klagen. Dabei nimmt das Gericht sowohl auf die umfangreichen Sachverständigengutachten aus der Geriatrie

Bezug, die deutlich machen, dass durch Hüftprotektoren in bestimmen Situationen Sturzfolgen wirksam vorgebeugt werden kann. Dabei wurden als Sturzfolgen nicht nur die Oberschenkelhalsfrakturen, sondern auch mit der Mobilitätseinschränkung verbundene Depressionen benannt. Es beruft sich in der Urteilsbegründung auch auf die Expertenstandards der Pflege, die ebenfalls den Einsatz von Hüftprotektoren als wirksame Form der Sturzprophylaxe nahelegen.« (Altenheim 09/2007)

Die Zeitschrift Altenheim war in ihrem Kommentar wohl zu vorschnell. Denn bis heute (Stand: 2015) sind Protektorenhosen noch immer keine generelle Kassenleistung. Sie fanden keine Aufnahme in den Hilfsmittelkatalog. Nicht zuletzt wohl deshalb, weil diverse Studien – auch aus dem Ausland – den Nutzen dieser Hosen in Frage stellen. So ist es auch an einigen Stellen im nationalen Expertenstandard Sturzprophylaxe zu lesen.

Hüftprotektoren sind nicht generell von der Kasse zu zahlen

»Krankenkassen müssen nicht für gepolsterte Unterhosen zahlen, mit denen bei älteren Menschen die Gefahr eines lebensbedrohlichen Oberschenkelhalsbruchs verringert werden kann. Nach mehr als zehnjährigem Rechtsstreit lehnte das Bundessozialgericht (BSG) jetzt die Anerkennung sogenannter Hüftprotektoren als Leistung der gesetzlichen Krankenversicherung letztinstanzlich ab (Az.: B 3 KR 11/07 R).

Die Kasseler Richter erklärten jedoch, dass die Hüftschützer in das Hilfsmittelverzeichnis der Pflegeversicherung aufgenommen werden sollten: »Wir meinen, dass das Hilfsmittel sinnvoll ist«, sagte der Senatsvorsitzende Ulrich Hambüchen. Ob die Protektoren dann von den Patienten bei der Kasse beantragt oder von Heim oder Pflegedienst zur Verfügung gestellt werden müssten, ist allerdings offen. Eine einfache Verordnung durch den behandelnden Arzt, wie es die Rölke Pharma GmbH aus Hamburg mit ihrer Klage erreichen wollte, ist aber nach dem Urteil des BSG ausgeschlossen. Nach Angaben des Unternehmens, das die Hüftprotektoren eines dänischen Herstellers vertreibt, wurden 2007 in Deutschland 130 000 Oberschenkelhalsbrüche registriert. Fast immer sei ein Sturz die Ursache gewesen. In jedem vierten Fall seien die Betroffenen innerhalb eines Jahres gestorben; mehr als die Hälfte der Patienten habe wegen der Verletzung die Selbstständigkeit verloren. Mit den 35 bis 75 Euro teuren gepolsterten Hosen oder Gürteln könne die Wahrscheinlichkeit, dass ein Sturz zum Bruch des Oberschenkelhalses führe, um rund zwei Drittel verringert werden. Dennoch wurde der Antrag auf Aufnahme ins Hilfsmittelverzeichnis der Krankenkasse bereits 1998 von der gesetzlichen Krankenversicherung (GKV) abgewiesen. Seitdem läuft das Verfahren. Die Vertreterin des GKV-Spitzenverbands Bund nannte die Hüftprotektoren bei der Verhandlung in Kassel »reine Prophylaxe«, die in der Eigenverantwortung der Patienten liege: »Es würde auch niemand auf die Idee kommen, einen Fahrradhelm von der Krankenkasse bezahlen zu lassen.« Dieser Sicht schlossen sich Deutschlands oberste Sozialrichter an.« (CAREkonkret 18/2009)

Krankenkasse muss Kosten für Multifunktionsrollstuhl erstatten
»Landessozialgericht Nordrhein-Westfalen, Urteil vom 8.3.2007, Az.: L 16 KR 204/06 –
Benötigen Bewohner eines Pflegeheimes einen individuell angepassten Rollstuhl, um
die eigenen Mobilitätswünsche umsetzen (lassen) zu können, so steht ihnen ein eigener Leistungsanspruch gemäß § 33 SGB V zu. Auch in ihrer geistigen Leistungsfähigkeit deutlich eingeschränkte Heimbewohner sind nicht nur »Objekt der Pflege«, wenn
sie in der Lage sind, den eigenen Willen und der eigenen Stimmung Ausdruck zu ver-
leihen.

Das Urteil in Kürze: Das Landessozialgericht Nordrhein-Westfalen (LSG) hat eine
Krankenkasse zur Kostenerstattung für die Anschaffung eines Multifunktionsrollstuhls
verurteilt. Die beklagte Krankenkasse hatte die Kostenübernahme mit der Begründung abgelehnt, bei Unterbringung in einer stationären Pflegeeinrichtung seien nur
solche Hilfsmittel zur Verfügung zu stellen, die nicht in die Sphäre der vollstationären
Pflege fielen. Dabei ist nach der Rechtsprechung des Bundessozialgerichtes (BSG) Aus-
schlusskriterium für die Kostenübernahme, wenn der Versicherte wegen des Fehlens
eigengesteuerter Bestimmungsmöglichkeiten quasi zum »Objekt der Pflege« geworden
ist. Zwar lagen bei dem Versicherten erhebliche Einschränkungen körperlicher und
geistiger Art vor, der Versicherte konnte jedoch noch deutlich seinen Willen und seine
Stimmung zum Ausdruck bringen.

Dass es auch Stunden am Tage gegeben hat, in denen der Versicherte nicht in der Lage
war, seine Gefühle und Wünsche zu äußern, kann nach der Entscheidung des LSG
jedoch nicht dazu führen, dass ihm das Recht auf Verwirklichung des Grundbedürfnisses der Mobilität auch und gerade außerhalb der stationären Pflegeeinrichtung in
Gänze abgesprochen werden kann.

Der Kommentar des Juristen: Das Landessozialgericht Nordrhein-Westfalen hat ein
ausgesprochen sensibles und menschenfreundliches Urteil gesprochen: Es hat sich
nicht in das klassische Pflegefalldenken einbinden lassen und dem pflegebedürftigen
Heimbewohner, auch dem Demenzkranken, den Subjektstatus auch in sozialleistungs-
rechtlicher Hinsicht (wieder) zugesprochen.

Es hält sich auch nicht zurück mit der Kritik an der Rechtsprechung des Bundessozialgerichtes, die in durchaus problematischer Weise Heimen Ausstattungsverpflichtungen
hinsichtlich der Hilfsmittel zuordnet und individuelle Rechtsansprüche relativiert mit
einer ausgesprochen eingeschränkten Interpretation von Teilhabe- und Rehabilitati-
onsansprüchen: Es würde Menschen mit Behinderungen und Pflegebedarf – so sind
Pflegebedürftige sozialrechtlich anzusehen – bei sehr eingeschränkter Alltagskompetenz keinen Anspruch auf individuelle Mobilität, auf Teilhabe am Leben der Gemeinschaft zugestehen.« (Altenheim 08/2007)

7.4　§ 87a Berechnung und Zahlung des Heimentgelts

Das Heimentgelt setzt sich zusammen aus:
- Unterkunft und Verpflegung (Hotellerie),
- Investitionskosten und
- pflegerelevantem Anteil.

Die Berechnung des Heimentgeltes beginnt mit dem Tag der Aufnahme in der Einrichtung und wird ab diesem Zeitpunkt für jeden Anwesenheitstag voll berechnet. Sollte der Klient in eine andere Einrichtung umziehen, so darf nur die aufnehmende Einrichtung diesen Umzugstag komplett abrechnen. Dies bedeutet: Bei Umzug erhält die abgebende Einrichtung für diesen Pflegetag kein Entgelt, ganz gleich, wie lange der Klient an diesem Tag im Hause weilte.

Das Heimentgelt endet mit dem Tod des Pflegebedürftigen. Welche weiteren Berechnungsmöglichkeiten es gibt, zeigt § 8 HeimG.

§ 87a führt im zweiten Abschnitt eine sehr interessante Möglichkeit bezüglich der Höherstufung von Pflegebedürftigen auf. Bisher war es so, dass die Einrichtung den Pflegebedürftigen oder dessen Vertreter bei erhöhtem Pflegebedarf gebeten hat, einen erneuten Begutachtungsantrag zu stellen. Das bedeutete mitunter aber harte Diskussionen, denn oftmals hatte der Pflegebedürftige oder dessen Vertreter wenig Interesse an einer Höherstufung. Das Interesse lag allein beim Heimträger, denn die Pflegestufenerhöhung war immer mit einer Erhöhung des Heimentgeltes verbunden (Tabelle 11). So kam es gelegentlich vor, dass zwar ein erhöhter Pflegebedarf gegeben war, aber der Pflegebedürftige oder dessen Vertreter sich strikt weigerte, einen Höherstufungsantrag zu stellen.

Tabelle 11: Pflegestufen und Heimentgelte

	Heimentgelt	Zuzahlung Pflegekasse	Eigenanteil Bewohner
Pflegestufe 0	2.100 €	0 €	2.100 €
Pflegestufe 1	2.500 €	1.064 €	1.436 €
Pflegestufe 2	2.900 €	1.330 €	1.570 €
Pflegestufe 3	3 3.400 €	1.612 €	1.788 €

Sieht man die Eigenbeteiligung in Tabelle 11, wird schnell klar, dass kein Bewohner, der bereits eine Pflegestufe hat, in die nächsthöhere Stufe eingruppiert werden möchte. Der einzige Bewohner, der von einer Höherstufung profitiert, ist der sogenannte »Nuller«. Mit Einstufung in die Pflegestufe 1 muss er plötzlich fast 700 Euro weniger bezahlen und erhält auch noch entsprechende Leistungen der Pflegekräfte.

Die mit einer Höherstufung verbundenen, oft drastischen Zuzahlungen führten in der Vergangenheit zu einer Verweigerungshaltung der Bewohner oder deren Vertreter. Jetzt hat die Pflegeeinrichtung mit der Neuerung im § 87a Abs. 2 eine gute Möglichkeit, den Pflegebedürftigen oder dessen Vertreter mit mehr Nachdruck um den erneuten Begutachtungsantrag zu bitten.

Ist der Pflegebedarf so hoch, dass der Pflegebedürftige einer höheren Pflegestufe zuzuordnen ist, so ist der Pflegebedürftige verpflichtet, einen Antrag bei der Pflegekasse zu stellen. Der Heimträger hat den Heimbewohner schriftlich aufzufordern. Die Aufforderung muss begründet werden und ist auch an den zuständigen Sozialhilfeträger und die zuständige Pflegekasse weiterzuleiten.

Weigert sich der Bewohner dennoch, einen Antrag zu stellen, so ist das Heim berechtigt, »ab dem ersten Tag des zweiten Monats nach der Aufforderung vorläufig den Pflegesatz nach der nächsthöheren Pflegestufe« zu berechnen.

Beispiel 1

Wird der Heimbewohner, bisher in Stufe 1, am 20. Juni aufgefordert, einen Antrag zu stellen, so wäre das Heim bei Verweigerung berechtigt, das Heimentgelt ab dem 1. August nach Pflegestufe 2 zu berechnen. Der Sozialhilfeträger wird allerdings auch dann kein höheres Heimentgelt bezahlen, denn die Höhe des zu zahlenden Betrages richtet sich stets allein nach dem Bescheid der Pflegekasse.

Bestätigt die Pflegekasse nach einer erneuten Begutachtung durch den MDK eine höhere Pflegestufe nicht, muss die Einrichtung das zu Unrecht berechnete Heimentgelt natürlich zurückzahlen, und zwar mit fünf Prozent Verzinsung.

Beispiel 2

Der Bewohner ist bisher in Pflegestufe 1 eingestuft und soll nach Auffassung der Pflegeeinrichtung in die Stufe 2 hoch gestuft werden. Die Heimleitung fordert den Bewohner oder dessen Vertreter am 20. Juni schriftlich auf, bei der zuständigen Pflegekasse einen Antrag zu stellen. Diese Aufforderung schickt die Pflegeeinrichtung auch an den zuständigen Sozialhilfeträger und die Pflegekasse. Der Bewohner kommt dieser Aufforderung nicht nach und versucht das Thema auszusitzen.

Die Folge: Ab dem 1. August verlangt der Heimträger das Entgelt der Stufe 2, so wie es der § 87a Abs. 2 auch vorsieht. Die Berechnung zeigt Tabelle 12.

Tabelle 12: Heimentgelte bei Höherstufung

	Heimentgelt	Zuzahlung Pflegekasse	Eigenanteil Bewohner
Bisher Pflegestufe 1	2.500 €	1.064 €	1.436 €
Ab dem 01.08. Pflegestufe 2	2.900 €	1.064 € (Zuzahlung bleibt bei Stufe 1)	1.836 €

Der Bewohner muss nun 400 Euro mehr bezahlen als zuvor. Die Zuzahlung der Kasse bleibt gleich, denn die Kassen zahlen nur entsprechend der Pflegestufe.

Nehmen wir nun an, der Bewohner ist über die Summe verwundert und möchte plötzlich doch einen Antrag bei der Pflegekasse stellen, um die Rechtmäßigkeit der Stufe 2 überprüfen zu lassen. Der folgende Ablauf könnte eintreten:

- am 20.6.   Aufforderung zur Antragstellung
- am 1.8.   Heimentgelt der Stufe 2 mit 500 Euro Mehrkosten
- am 10.8.   Tatsächlicher Antrag des Bewohners an die Pflegekasse
- am 30.9.   Begutachtung durch den MDK
- am 31.10.   Bescheid durch die Pflegekasse

Nun ist es interessant, wie der Bescheid lautet. Es kann durchaus sein, dass im Bescheid die Pflegestufe 2 bestätigt wird. Dann erhält der Bewohner die Zuzahlung entsprechend der Pflegestufe 2, nämlich 1.330 Euro statt bisher 1.064 Euro. Bleibt der Bewohner aber nach Bescheid in der Stufe 1, so muss die Einrichtung dem Bewohner vom 1.8. an das zu viel gezahlte Heimentgelt zurückzahlen, mit 5 % Zinsen. Das bedeutet: Zurückgezahlt werden drei Monate, das sind 1.200 Euro plus 60 Euro Zinsen.

Fazit

Der Wortlaut des § 87 a ist für jede Einrichtung ein probates Mittel gegen die permanente Weigerung mancher Bewohner (oder deren Vertreter). Gleichzeitig ist darauf zu achten, dass jede Aufforderung und jede Zuordnung zu einer höheren Pflegestufe auch tatsächlich gerechtfertigt ist und dass die Begutachtung gut vorbereitet wurde. Tipps und Tricks dazu finden Sie in meinem Buch »MDK – Mit dem Gutachter eine Sprache sprechen« oder »100 Fehler bei der Einstufung – und was Sie dagegen tun können« (s. Literatur).

7.5   § 92a Rechtsverordnung zum Pflegeheimvergleich

Ein Heimvergleich wird durchgeführt, um Transparenz für die Leistungsempfänger, sprich Pflegebedürftigen, und die Vertragspartner bei der Erstellung von Leistungs- und Qualitätsnachweisen zu schaffen. Sowie für die Prüfstellen und unabhängigen Sachverständigen bei der Prüfung zur Erteilung der Leistungs- und Qualitätsnachweise und für die Landesverbände der Pflegekassen in Bezug auf Wirtschaftlichkeits- und Qualitätsprüfungen. So zumindest verlangt es das Gesetz, niedergeschrieben im SGB XI.

Die Bundesregierung wird per Rechtsverordnung ermächtigt, Heimvergleiche anzuordnen. Diese Verordnung muss unter anderem regeln, wie der Heimvergleich organisiert wird, wie er durchzuführen ist, wer mit solchen Vergleichen beauftragt wird, wie die Finanzierung sich gestaltet und wie die erhobenen Daten weiterverarbeitet werden.

Ein Heimvergleich soll mindestens folgende Daten enthalten:
- Versorgungsstruktur
- Personelle Besetzung
- Sächliche Ausstattung
- Angebote/Leistungen
- Pflegesätze
- Sonstige Entgelte, z. B. für Zusatzleistungen

Die erhobenen Daten werden nur auf Landesebene den Vereinigungen der Heimträger, den Pflegekassen, dem MDK und dem Sozialhilfeträger zugänglich gemacht. Erlaubt ist jedoch, die Daten auf Bundesebene weiter zu bearbeiten.

Die Spitzen- und Landesverbände der Pflegekassen sind berechtigt, jedes Jahr eine Liste zu veröffentlichen, die einen Heimvergleich in den Bereichen Entgelt, Leistung und Belegung ermöglicht. Nach heutigem Stand gibt es Listen bei den Spitzen- oder Landesverbänden sowie bei allen Pflegekassen.[12] Doch diese lassen nur die Preise und ggf. noch die Angebotspalette erkennen, nicht aber einen echten Preis-Leistungsvergleich. Die Pflegenoten werden zwar ebenfalls veröffentlicht, lassen aber aus meiner Sicht keine echte Qualitätseinschätzung zu (siehe Kapitel 7.9). Solange keine messbaren und verwertbaren Daten anhand vergleichbarer Kriterien erhoben werden, wird es keine (vollständigen) Listen geben können, anhand derer ein Verbraucher auswählen kann. Allerhöchstens liegen den Verbänden Einzeldaten vor, natürlich gehören dazu Preise, Platzzahl und Zusatzleistungen. Diese Listen enthalten weder die Leistungen der Pflegeeinrichtungen, die Bewohnerstruktur, die Personalstruktur noch die sächliche Ausstattung oder eine aussagefähige Qualitätsbewertung.

---

[12] Z. B. www.pflegeheim-navigator.de, www.pflegeheimvergleich.de

7.6   § 112 Qualitätsverantwortung

Für die Qualität der erbrachten Leistung sowie die Weiterentwicklung und Sicherung der Pflegequalität bleibt weiterhin die Einrichtung allein zuständig. Auch wenn es einen Sicherstellungsauftrag seitens der Pflegekassen gibt.

Der MDK hat jedoch im Rahmen der Prüfung auch Beratung zu leisten. Das war längst nicht immer so. im PQsG stand unter dem alten § 112 noch, dass es keinen Anspruch auf Beratung gäbe. Da es wenig Sinn machte, dass Prüfer Forderungen aufstellten, aber keine Tipps zur Umsetzung geben konnten, wurde hier nachgebessert.

Heute ist klar, dass die Einrichtung verantwortlich für die Qualität ist, dass sie bestimmte Anforderungen umsetzen muss, aber auch, dass der MDK einen Beratungsauftrag hat. Hier der Gesetzestext zum § 112 SGB XI:

»(1) Die Träger der Pflegeeinrichtungen bleiben, unbeschadet des Sicherstellungsauftrags der Pflegekassen (§ 69), für die Qualität der Leistungen ihrer Einrichtungen einschließlich der Sicherung und Weiterentwicklung der Pflegequalität verantwortlich. Maßstäbe für die Beurteilung der Leistungsfähigkeit einer Pflegeeinrichtung und die Qualität ihrer Leistungen sind die für sie verbindlichen Anforderungen in den Vereinbarungen nach § 113 sowie die vereinbarten Leistungs- und Qualitätsmerkmale (§ 84 Abs. 5).

(2) Die zugelassenen Pflegeeinrichtungen sind verpflichtet, Maßnahmen der Qualitätssicherung sowie ein Qualitätsmanagement nach Maßgabe der Vereinbarungen nach § 113 durchzuführen, Expertenstandards nach § 113a anzuwenden sowie bei Qualitätsprüfungen nach § 114 mitzuwirken. Bei stationärer Pflege erstreckt sich die Qualitätssicherung neben den allgemeinen Pflegeleistungen auch auf die medizinische Behandlungspflege, die soziale Betreuung, die Leistungen bei Unterkunft und Verpflegung (§ 87) sowie auf die Zusatzleistungen (§ 88).

(3) Der Medizinische Dienst der Krankenversicherung berät die Pflegeeinrichtungen in Fragen der Qualitätssicherung mit dem Ziel, Qualitätsmängeln rechtzeitig vorzubeugen und die Eigenverantwortung der Pflegeeinrichtungen und ihrer Träger für die Sicherung und Weiterentwicklung der Pflegequalität zu stärken.«

7.7   § 113a Expertenstandards

Der Paragraph regelt, wer Expertenstandards in Auftrag gibt, vorschlägt oder zur Aktualisierung aufgefordert werden kann. Das sind: Spitzenverband Bund der Pflegekassen, die Bundesarbeitsgemeinschaft der überörtlichen Träger der Sozialhilfe, die Bundesvereinigung der kommunalen Spitzenverbände und die Vereinigungen der Träger der Pflegeeinrichtungen auf Bundesebene. »Der Auftrag zur Entwicklung oder Aktualisierung und die Einführung von Expertenstandards erfolgen jeweils durch einen Beschluss der Vertragsparteien. Kommen solche Beschlüsse nicht zustande, kann jede Vertragspartei sowie das Bundesministerium für Gesundheit im Einvernehmen mit dem Bundesministerium für Familie, Senioren, Frauen und Jugend die Schiedsstelle nach § 113b anrufen. Ein Beschluss der Schiedsstelle, dass ein Expertenstandard gemäß der Verfahrensordnung nach Absatz 2 zustande gekommen ist, ersetzt den Einführungsbeschluss der Vertragsparteien.

Die Pflegeeinrichtungen sind gemäß § 2 Abs 4 verpflichtet, diese Expertenstandards umzusetzen.

7.8 § 114a Durchführung der Qualitätsprüfung

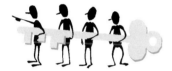 **Aufmachen!**

Der von den Landesverbänden der Pflegekassen bestellte MDK ist berechtigt, vor Ort in der Einrichtung zu prüfen. Das bedeutet bei teil- und vollstationären Pflegeeinrichtungen auch das unangemeldete Betreten des Grundstücks und aller betrieblichen Räume; die Unterhaltung mit den Pflegebedürftigen und deren Angehörigen oder Betreuern; die Befragung von Beschäftigten, Heimbeirat oder Fürsprechern.

Seit 2014 werden Einrichtungen aber nicht mehr allein vom MDK geprüft, sondern auch von den Privaten, von Medicproof. Die privaten Kassen haben durchgesetzt, dass sie nicht nur Prüfungen bezahlen, sondern 10 % aller Prüfungen pro Jahr durchführen dürfen. Das bedeutet für Einrichtungen vermehrten Stress. Bisher hatte man regional ja Glück, wenn nicht jedes Jahr ein anderes Prüfteam kam und man sich auf die Gangart der gewohnten Prüfer einstellen konnte. Jetzt kann es passieren, dass dieses Jahr der MDK prüft, nächstes Jahr Medicproof. Denken Sie bitte nicht, dass diese unterschiedlichen Prüfer dieselbe Sprache sprechen.

Prüfungen während der Nachtzeit sind nur zulässig, wenn der Zweck der Prüfung, nämlich die Feststellung der Qualität, zu den üblichen Zeiten nicht erreicht werden kann. Hierfür wird sogar das im Grundrecht verankerte Recht auf Unverletzlichkeit der Wohnung (GG Artikel 13 Abs. 1) eingeschränkt. Das heißt: Grundsätzlich dürfen die Prüfer nur die Wohnung des Pflegebedürftigen betreten, wenn dieser zustimmt. Sieht der Prüfer aber eine Gefahr für die öffentliche Sicherheit oder muss er Gefahren verhindern, so wird dieses Grundgesetz für diesen Bewohner eingeschränkt. Selbstverständlich zu seinem Wohle oder zum Wohle der öffentlichen Sicherheit.

Bei der ambulanten Pflege sind der MDK, die Prüfer der privaten Kassen und die von den Landesverbänden der Pflegekassen bestellten Sachverständigen berechtigt, die Qualität der Leistungen des Pflegedienstes mit Einwilligung des Pflegebedürftigen auch in dessen Wohnung zu überprüfen. Soweit ein Pflegebedürftiger die Einwilligung nicht selbst erteilen kann, darf diese nur durch eine vertretungsberechtigte Person oder einen bestellten Betreuer erteilt werden.

Die nächtliche Prüfung in ambulanten Diensten wird nicht stattfinden, ist aber im Heim sehr wohl möglich. Dennoch rate ich jedem, nachts nicht einfach jedem die Tür zu öffnen. Wenn es nachts klingelt und es stehen zwei Leute vor der Tür, die sich als MDK oder Heimaufsicht ausgeben – wer gibt dem Nachtdienst die Gewähr, dass die Leute auch sind, wofür sie sich ausgeben? Selbst ein Ausweis hilft hier nicht weiter, dessen Echtheit ist nicht zu überprüfen. Ich rate immer, dem Nachtdienst die Anordnung zu geben, die Tür geschlossen zu halten und die vermeintlichen Prüfer um Geduld zu bitten, bis der Chef kommt. Die Nachtdienste müssen also unverzüglich einen Vorgesetzten telefonisch informieren und die Besucher müssen bis zu dessen Eintreffen warten. Sind sie nach einiger Zeit immer noch da, wird es wohl wirklich eine Prüfung sein.

Absatz 3 des Paragrafen regelt, dass die Prüfungen auch Inaugenscheinnahmen des gesundheitlichen und pflegerischen Zustands von Pflegebedürftigen beinhalten. Die Teilnahme an Inaugenscheinnahmen und Befragungen ist freiwillig. Wenn der Pflegebedürftige selbst nicht zustimmen kann, so ist ein vertretungsberechtigte Person oder der Betreuer um Erlaubnis zu bitten.

Hierzu muss man wissen, dass die Prüfer von MDK und privaten Kassen eben nicht nur eine Befragung durchführen, sondern auch eine körperliche Untersuchung. Zum einen wollen sie festzustellen, ob der Pflegebedürftige die erforderlichen Leistungen erhalten hat: ob bei einer erforderlichen oder gewünschten Ganzkörperwäsche tatsächlich auch die Füße und Zehenzwischenräume sauber sind, ebenso wie der Nabel oder Körperfalten. Hat ein Pflegebedürftiger eine Wunde, so wird die Wunde inspiziert und bewertet.

Bitte hier unterschreiben

Ich kenne einige Einrichtungen, die ihre Kunden bereits bei der Aufnahme fragen, ob sie mit der Prüfung einverstanden sind. Sie lassen sich das vom Kunden oder Vertreter auch unterschreiben. Aber viele Kunden wissen gar nicht, was sie da unterschreiben. Wenn die Tochter und Betreuerin einer pflegebedürftigen Dame ihr Einverständnis für die MDK-Prüfung gibt, weiß sie ggf. nicht, dass dazu auch die Untersuchung des Körpers und der Hautfalten, das Gesäß, Wunde, PEG-Eintrittstelle etc. gehört.

Absatz 4 definiert, auf »Verlangen … Vertreter der betroffenen Pflegekassen oder ihrer Verbände, des zuständigen Sozialhilfeträgers sowie des Verbandes der privaten Krankenversicherung e. V. an den Prüfungen nach den Absätzen 1 bis 3 zu beteiligen. Der Träger der Pflegeeinrichtung kann verlangen, dass eine Vereinigung, deren Mitglied er ist (Trägervereinigung), an der Prüfung nach den Absätzen 1 bis 3 beteiligt wird.«

Der MDK soll die nach heimrechtlichen Vorschriften zuständige Aufsichtsbehörde an Prüfungen beteiligen, soweit dadurch die Prüfung nicht verzögert wird. Gemäß Abs. 4 in diesem Paragrafen sind die von den Kassen beauftragten Prüfer und bestellten Sachverständigen befugt, sich an angemeldeten und unangemeldeten Überprüfungen der Heimaufsicht zu beteiligen. Dabei müssen sie sich aber auf den Bereich der Qualitätssicherung beschränken. Bisher gibt es kaum gemeinsame Begehungen durch die Heimaufsicht und den MDK. Vielerorts sind diese beiden Lager nicht nur gespalten; sie sind Konkurrenten, die ihr Betätigungsfeld und ihre Kleinkriege in den Einrichtungen ausfechten. So bekommen Einrichtungen zu hören, es sei der Heimaufsicht egal, was der MDK fordere, sie wollen es anders. Umgekehrt hört man von MDK-Mitarbeitern, dass es ihnen egal sei, wie die Heimaufsicht hier entschieden habe, man hätte seine eigenen Kriterien.

Verordnungen und Bestimmungen richtig einsetzen

MDK und Heimaufsicht: Was für die eine Partei gut ist, ist für die andere nicht akzeptabel. Hier gilt es, die Herrschaften mit ihren eigenen Waffen zu schlagen und das Schlachtfeld außerhalb der Einrichtung aufzubauen. Man muss beide Lager mit den Aussagen des anderen konfrontieren und ggf. über die oberen Stellen (Landesministerium für die Heimaufsicht und MDS für den MDK) den Kleinkrieg darstellen und klären lassen. Die Einrichtung sollte sich nicht immer wieder aufs Neue ausrichten, je nachdem, wer ins Haus kommt. Besser ist es, sich auf die jeweiligen Verordnungen und Bestimmungen zu stützen, die Mitarbeiter der prüfenden Instanzen immer zu fragen, wo das steht, was sie gerade verlangen und ggf. die übergeordneten Stellen einzubinden.

7.9   § 115 Ergebnisse von Qualitätsprüfungen

Die Prüfer der Kassen teilen das Ergebnis jeder Qualitätsprüfung sowie die dabei gewonnenen Daten und Informationen den Landesverbänden der Pflegekassen und den zuständigen Trägern der Sozialhilfe sowie den nach heimrechtlichen Vorschriften zuständigen Aufsichtsbehörden im Rahmen ihrer Zuständigkeit und bei häuslicher Pflege den zuständigen Pflegekassen zum Zwecke der Erfüllung ihrer gesetzlichen Aufgaben sowie der betroffenen Pflegeeinrichtung mit.

Die Landesverbände der Pflegekassen stellen sicher, dass die von Pflegeeinrichtungen erbrachten Leistungen und deren Qualität, insbesondere hinsichtlich der Ergebnis- und Lebensqualität, für die Pflegebedürftigen und ihre Angehörigen verständlich, übersichtlich und vergleichbar sowohl im Internet als auch in anderer geeigneter Form kostenfrei veröffentlicht werden. Personenbezogene und personenbeziehbare Daten sind zu anonymisieren.

Wie war die Prüfung?

Das Datum der letzten Prüfung durch den MDK, eine Einordnung des Prüfergebnisses nach einer Bewertungssystematik sowie eine Zusammenfassung der Prüfergebnisse sind an gut sichtbarer Stelle in jeder Pflegeeinrichtung auszuhängen. Als dieser Passus verabschiedet wurde, glaubte man vielerorts noch, man könne Einrichtungen damit schaden. Schaut man sich aber die Gesamtergebnisse in Deutschland an, so hängen an einem Großteil der Wände der Einrichtungen nur Noten mit 1 Komma. Die Pflegenoten werden zudem immer besser wie Tabelle 13[13] zeigt.

Tabelle 13: Entwicklung der Pflegenoten seit 2010

Zeitpunkt	Gesamtergebnis stationär (Note)	Gesamtergebnis ambulant (Note)
Juli 2010	1,92	2,13
Juli 2011	1,46	1,85
Juli 2012	1,26	1,5
September 2012	1,22	1,46
August 2014	1,26	1,28

Quelle: Verbände der Kranken- und Pflegekassen, Stand: August 2014

7.9.1   Pflegeniveau in Deutschland

Gemäß § 114a Abs. 6 berichtet der MDK dem MDS in Abständen von drei Jahren über seine Erfahrungen mit der Anwendung der Beratungs- und Prüfvorschriften, über die Ergebnisse seiner Qualitätsprüfungen sowie über seine Erkenntnisse zum Stand und zur Entwicklung der Pflegequalität und der Qualitätssicherung. Das mit den drei

---

13   Care Konkret Heft 46 vom 16.11.2012

Jahren darf man nicht ganz so ernst nehmen. Zwischen dem 2. und dem jetzt vorliegenden 3. Bericht liegen immerhin fast fünf Jahre.

Der 4. Bericht des MDS nach § 114a Abs. 6 SGB XI liegt in der Fassung von Dezember 2014 vor. Er enthält die Ergebnisse des Prüfzeitraums von 2013. Es ist schon erstaunlich, dass eine Institution ein ganzes Jahr benötigt, um einen Bericht zu erstellen. Allerdings hat man sich schon leicht gesteigert. Beim vorangegangenen Bericht benötigte man schließlich über zwei Jahre (die Ergebnisse bis 2009 wurden erst im August 2012 veröffentlicht). Man wird also bei MDK und MDS (der die Berichte veröffentlicht) immer schneller.

7.9.2   Die wesentlichen Prüfergebnisse der stationären Pflege

Geprüfte stationäre Einrichtungen
- In 11 556 Einrichtungen wurden 12 190 Prüfungen durchgeführt. D.h. auch: Rund 800 teil- und vollstationäre zugelassene Einrichtungen wurden 2013 nicht geprüft.
- 94,8 % aller Prüfungen waren Regelprüfungen.
- 3,9 % waren Anlassprüfungen.
- 1,2 % waren Wiederholungsprüfungen.

85.237 Bewohner wurden begutachtet und zum Teil befragt.

Tabelle 14: Ergebnisse der Qualitätsprüfungen in der stationären Pflege 2013

Prüffrage/ Transparenzfrage	Kriterium	Kriterium relevant bei (in %)	Kriterium erfüllt (%)
Behandlungspflege			
12.1/T1	Ist bei Bedarf eine aktive Kommunikation mit dem Arzt nachvollziehbar?	56,5	93,4
12.2/T2	Entspricht die Durchführung der behandlungspflegerischen Maßnahmen den ärztlichen Anordnungen?	68,8	84,8
12.3/T3	Entspricht die Medikamentenversorgung den ärztlichen Anordnungen?	92,8	90,2
12.4/T4	Ist der Umgang mit Medikamenten sachgerecht?	92,6	86,2
12.5	Hat der Bewohner chronische Schmerzen?	100	35
12.6/T20	Erfolgt eine systematische Schmerzeinschätzung?	37,3	80,3
12.7/T21	Kooperiert das Pflegeheim bei Schmerzpatienten eng mit dem behandelnden Arzt?	24,1	94,1

Prüffrage/ Transparenzfrage	Kriterium	Kriterium relevant bei (in %)	Kriterium erfüllt (%)
12.8/T12	Erhalten Bewohner mit chronischen Schmerzen die verordneten Medikamente?	32,3	96,5
12.9/T5	Sind die Kompressionsstrümpfe/-verbände sachgerecht angelegt?	17,0	89,6
12.10	Ist der Umgang mit Trachealkanülen/Absaugen sachgerecht?	1,0	78,4
12.13/T8	Sind Ort und Zeitpunkt der Entstehung der chronischen Wunde/des Dekubitus nachvollziehbar?	6,2	93,6
12.14/T10	Basieren die Maßnahmen zur Behandlung der chronischen Wunden oder des Dekubitus auf dem aktuellen Stand des Wissens?	6,1	79,0
12.15/T9	Erfolgt eine differenzierte Dokumentation bei chronischen Wunden oder Dekubitus (aktuell, Verlauf nachvollziehbar, Größe, Lage, Tiefe)?	6,1	78,1
12.16/T11	Werden die Nachweise zur Behandlung chronischer Wunden oder des Dekubitus (z. B. Wunddokumentation) ausgewertet und die Maßnahmen ggf. angepasst?	5,7	86,1
Mobilität			
13.4/T24	Wird das individuelle Sturzrisiko erfasst?	100	89,9
13.5/T25	Werden Sturzereignisse dokumentiert?	21,6	98,6
13.6/T26	Werden erforderliche Prophylaxen gegen Stürze durchgeführt?	80,0	86,1
13.8/T6	Wird das individuelle Dekubitusrisiko erfasst?	100	93,4
13.9/T7	Werden erforderliche Dekubitusprophylaxen durchgeführt?	43,3	75,6
13.11/T27	Wird das individuelle Kontrakturrisiko erfasst?	100	82,9
13.12/T28	Werden die erforderlichen Kontrakturprophylaxen durchgeführt?	63,1	78,6
Ernährung			
14.1d	Gewichtsverlauf in den letzten sechs Monaten: • zugenommen • konstant • relevante Abnahme • kann nicht ermittelt werden		15,8 66,0 7,6 10,6
14.5/T13	Werden individuelle Ernährungsressourcen und Risiken erfasst?	100	93,2

Prüffrage/ Transparenzfrage	Kriterium	Kriterium relevant bei (in %)	Kriterium erfüllt (%)
14.6/T16	Werden individuelle Ressourcen und Risiken bei der Flüssigkeitsversorgung erfasst?	100	94,6
14.7/T14	Werden erforderliche Maßnahmen bei Einschränkungen der selbstständigen Nahrungsversorgung durchgeführt?	64,4	89,3
14.8/T17	Werden erforderliche Maßnahmen bei Einschränkungen der selbstständigen Flüssigkeitsversorgung durchgeführt?	62,7	91,3
14.9/T15	Ist der Ernährungszustand angemessen im Rahmen der Einwirkungsmöglichkeiten der Einrichtung?	100	97,9
14.10/T18	Ist die Flüssigkeitsversorgung angemessen im Rahmen der Einwirkungsmöglichkeiten der Einrichtung?	100	99,5
14.11/T19	Wird bei Bewohnern mit Ernährungssonden der Geschmackssinn angeregt?	4,1	77,9
Ausscheidung			
15.1	Der Bewohner ist versorgt mit ...		
15.1a	Suprapubischem Dauerkatheter		4,0
15.1b	Transurethralem Katheter		6,6
15.1c	Inkontinenzprodukten		76,8
15.1d	Hilfsmitteln		13,7
15.1e	Sonstigem		2,0
15.3/T22	Werden bei Bewohnern mit Inkontinenz bzw. mit Blasenkatheter die individuellen Ressourcen und Risiken erfasst?	76,4	92,5
15.4/T23	Werden bei Bewohnern mit Inkontinenz bzw. mit Blasenkatheter die erforderlichen Maßnahmen durchgeführt?	73,4	89,8
Umgang mit Demenz			
16.2/T36	Wird bei Bewohnern mit Demenz die Biografie des Heimbewohners beachtet und bei der Tagesgestaltung berücksichtigt?	63,4	94,3
16.3/T37	Werden bei Bewohnern mit Demenz Angehörige und Bezugspersonen in die Planung der Pflege einbezogen?	56,0	96,5
16.4/T38	Wird bei Bewohnern mit Demenz die Selbstbestimmung in der Pflegeplanung berücksichtigt?	63,5	97,4

Prüffrage/ Transparenzfrage	Kriterium	Kriterium relevant bei (in %)	Kriterium erfüllt (%)
16.5/T44	Werden dem Bewohner mit Demenz geeignete Angebote gemacht, z. B. zur Bewegung, Kommunikation oder Wahrnehmung?	63,9	93,1
16.6/T39	Wird das Wohlbefinden von Bewohnern mit Demenz im Pflegealltag ermittelt und dokumentiert und werden daraus Verbesserungsmaßnahmen abgeleitet?	63,8	90,2
Körperpflege			
17.2/T31	Wird die erforderliche Körperpflege den Bedürfnissen und Gewohnheiten des Bewohners entsprechend durchgeführt?	91,5	88,8
17.4/T32	Wird die erforderliche Mund- und Zahnpflege den Bedürfnissen und Gewohnheiten des Bewohners entsprechend durchgeführt?	67,9	85,0
Sonstige Aspekte der Qualitätsprüfung			
18.1	Wird beim Pflegeprozess die individuelle soziale Betreuung berücksichtigt?	100	91,9
18.2/T29	Liegen bei freiheitseinschränkenden Maßnahmen Einwilligungen oder Genehmigungen vor?	12,5	91,9
18.3/T30	Wird die Notwendigkeit der freiheitseinschränkenden Maßnahmen regelmäßig überprüft?	11,6	84,9
18.4/T33	Wird die Pflege im Regelfall von denselben Pflegekräften durchgeführt?	100	96,8
18.5	Sind die Mitarbeiter entsprechend ihrer fachlichen Qualifikation eingesetzt worden?	100	97,7
18.6	Kann dem Pflegebericht situationsgerechtes Handeln der Mitarbeiter der Pflegeeinrichtung bei akuten Ereignissen entnommen werden?	34,8	91,2
10.8b/T53	Wird die Eingewöhnungsphase systematisch ausgewertet?	100	90,9

7.9.3   Die wesentlichen Prüfergebnisse in der ambulanten Pflege

- In 10 683 Einrichtungen wurden 11 021 Prüfungen durchgeführt. D. h.: Rund 1 700 zugelassene ambulante Dienste wurden 2013 nicht geprüft.
- 96,9 % aller Prüfungen waren Regelprüfungen.
- 1,9 % waren Anlassprüfungen.
- 1,2 % waren Wiederholungsprüfungen.

61 694 Kunden wurden begutachtet und zum Teil befragt.

Tabelle 15: Ergebnisse der Qualitätsprüfungen in der ambulanten Pflege 2013

Prüffrage/ Transparenzfrage	Kriterium	Kriterium relevant bei (in %)	Kriterium erfüllt (%)
Behandlungspflege			
10.1/T27	Ist bei behandlungspflegerischem Bedarf eine aktive Kommunikation mit dem Arzt nachvollziehbar?	28,1	89,1
10.2	Wird mit dem Absaugen von Versicherten sachgerecht umgegangen?	1,6	85,6
10.3	Wird mit der Beatmung bei beatmungspflichtigen Erkrankungen sachgerecht umgegangen?	0,9	83,1
10.4/T21	Werden bei beatmungspflichtigen Menschen Vorbeugemaßnahmen gegen Pilzinfektionen in der Mundschleimhaut, Entzündungen der Ohrspeicheldrüse und Lungenentzündung sachgerecht durchgeführt?	0,8	88,1
10.5	Wird mit Blasenspülungen sachgerecht umgegangen?	0,3	70,1
10.6/T20	Wird die Blutdruckmessung entsprechend der ärztlichen Verordnung durchgeführt, ausgewertet und werden hieraus die erforderlichen Konsequenzen gezogen?	1,4	92,8
10.7/T22	Wird die Blutzuckermessung entsprechend der ärztlichen Verordnung durchgeführt, ausgewertet und werden hieraus die erforderlichen Konsequenzen gezogen?	0,3	70,1
10.8	Wird mit der Versorgung und Überprüfung von Drainagen sachgerecht umgegangen?	0,3	89,0
10.9	Wird mit Maßnahmen zur Darmentleerung (Einlauf, Klistier, Klysma, digitale Enddarmausräumung) sachgerecht umgegangen?	0,9	90,3
10.10	Wird mit der Flüssigkeitsbilanzierung sachgerecht umgegangen?	0,6	91,2
10.11	Wird mit Inhalationen sachgerecht umgegangen?	1,3	91,2
10.12	Wird mit Instillationen sachgerecht umgegangen?	0,2	64,2
10.13	Wird mit dem Auflegen von Kälteträgern sachgerecht umgegangen?	0,0	15,8
10.14	Wird mit der speziellen Krankenbeobachtung sachgerecht umgegangen?	1,3	95,8
10.15	Wird mit dem Legen und Wechseln von Magensonden sachgerecht umgegangen?	0,0	33,3

Prüffrage/ Transpa- renzfrage	Kriterium	Kriterium relevant bei (in %)	Kriterium erfüllt (%)
10.16/T19	Entspricht die Medikamentengabe der ärztlichen Verordnung?	47,4	85,9
10.17	Wird mit dem Richten von Injektionen sachgerecht umgegangen?	2,0	86,8
10.18/T23	Wird die Injektion entsprechend der ärztlichen Verordnung nachvollziehbar durchgeführt, dokumentiert und bei Komplikationen der Arzt informiert?	12,7	91,2
10.19	Wird mit i.v.-Infusionen sachgerecht umgegangen?	0,1	65,6
10.20	Hat der Pflegebedürftige chronische Schmerzen?	100	38,8
10.21	Erhält der Pflegebedürftige bei Leistungen der häuslichen Krankenpflege zur Schmerztherapie ein angemessenes pflegerisches Schmerzmanagement?	15,3	67,9
10.22/T25	Wird die Katheterisierung der Harnblase entsprechend der ärztlichen Verordnung nachvollziehbar durchgeführt, dokumentiert und bei Komplikationen der Arzt informiert?	3,8	91,8
10.23/T26	Wird die Stomabehandlung entsprechend der ärztlichen Verordnung nachvollziehbar durchgeführt, dokumentiert und bei Komplikationen der Arzt informiert?	0,5	91,8
10.24	Wird mit Trachealkanülen sachgerecht umgegangen?	1,5	84,1
10.25	Wird mit der Pflege von Venenkathetern sachgerecht umgegangen?	0,0	34,6
10.28	Sind Ort und Zeitpunkt der Entstehung der chronischen Wunde/des Dekubitus nachvollziehbar?	5,5	92,7
10.29/T18	Basieren die Maßnahmen zur Behandlung der chronischen Wunden/des Dekubitus auf dem aktuellen Stand des Wissens?	5,5	85,7
10.30	Erfolgt eine differenzierte Dokumentation bei chronischen Wunden oder Dekubitus (aktuell, Verlauf nachvollziehbar, Größe, Lage, Tiefe)?	5,5	79,1
10.31	Werden die Nachweise zur Behandlung chronischer Wunden oder des Dekubitus (z. B. Wunddokumentation) ausgewertet und die Maßnahmen ggf. angepasst?	5,2	87,6
10.32/T24	Wird mit Kompressionsstrümpfen/-verbänden sachgerecht umgegangen?	25,5	87,9

Prüffrage/ Transparenzfrage	Kriterium	Kriterium relevant bei (in %)	Kriterium erfüllt (%)
Mobilität			
11.3/T14	Werden die vereinbarten Leistungen zur Mobilität und deren Entwicklung nachvollziehbar durchgeführt?	79,8	88,8
11.5	Wurde bei vorliegendem Sturzrisiko eine Beratung durchgeführt?	81,7	83,6
11.7	Werden Pflegebedürftige/Pflegepersonen über Risiken und geeignete Maßnahmen zur Vermeidung eines Druckgeschwüres beraten (z. B. Bewegungsplan, Einsatz von Hilfsmitteln, Hautinspektion)?	32,6	73,5
11.8/T11	Wenn bei der Erbringung von vereinbarten Leistungen beim pflegebedürftigen Menschen für den Pflegedienst ein individuelles Dekubitusrisiko erkennbar ist, wird dies dann erfasst?	35,4	86,9
11.9/T12	Wird im Rahmen der vereinbarten Leistung Lagern eine gewebeschonende Lagerung zur Vermeidung von Druckgeschwüren vorgenommen?	14,9	82,1
11.11	Werden Pflegebedürftige/Pflegepersonen bei Kontrakturgefahr über Risiken und erforderliche Maßnahmen beraten (z. B. Lagerungs- und Bewegungsplan, aktive und passive Bewegungsübungen, Einsatz geeigneter Hilfsmittel)?	56,4	65,9
11.12/T13	Werden die individuellen Risiken hinsichtlich der Kontrakturen bei der Erbringung der vereinbarten Leistungen berücksichtigt?	61,1	67,7
Ernährung			
12.1d	Gewichtsverlauf in den letzten sechs Monaten: • zugenommen • konstant • relevante Abnahme • kann nicht ermittelt werden	5,9 39,6 2,3 52,2	
12.5	Werden Pflegebedürftige/Pflegepersonen über Risiken und erforderliche Maßnahmen zur Flüssigkeitsversorgung beraten (z. B. Angaben zur Trinkmenge, Einsatz geeigneter Hilfsmittel, Berücksichtigung individueller Besonderheiten, Vorlieben, Abneigungen)?	30,9	79,5
12.6/T5	Wird der pflegebedürftige Mensch bzw. sein Angehöriger informiert bei erkennbaren Flüssigkeitsdefiziten?	1,4	92,1
12.7/T4	Werden die individuellen Ressourcen und Risiken bei der Flüssigkeitsversorgung erfasst, wenn hierzu Leistungen vereinbart sind?	12,1	91,0

Prüffrage/ Transparenzfrage	Kriterium	Kriterium relevant bei (in %)	Kriterium erfüllt (%)
12.8/T3	Wurde die vereinbarte Leistung zur Flüssigkeitsversorgung nachvollziehbar durchgeführt?	10,5	93,4
12.9	Werden Pflegebedürftige/Pflegepersonen über Risiken und erforderliche Maßnahmen zur Ernährung beraten (z. B. Angaben zur Nahrungsmenge, individuelle Gewichtskontrollen, Einsatz geeigneter Hilfsmittel, Berücksichtigung individueller Besonderheiten, Vorlieben, Abneigungen, Diäten, Unverträglichkeiten)?	32,2	76,0
12.10/T8	Wird der pflegebedürftige Mensch bzw. sein Angehöriger informiert bei erkennbaren Ernährungsdefiziten?	2,9	81,7
12.11/T7	Werden die individuellen Ressourcen und Risiken bei der Ernährung erfasst, wenn hierzu Leistungen vereinbart sind?	13,4	90,2
12.12/T6	Wurde die vereinbarte Leistung zur Nahrungsaufnahme nachvollziehbar durchgeführt?	12,2	92,7
12.13/T2	Werden die individuellen Wünsche zum Essen und Trinken im Rahmen der vereinbarten Leistungserbringung berücksichtigt?	12,6	90,6
Ausscheidung			
13.3	Werden Pflegebedürftige/Pflegepersonen über erforderliche Maßnahmen beraten (z. B. Kontinenztrainingsplan, Miktionsprotokoll, Einsatz von Hilfsmitteln, personeller Hilfebedarf z. B. beim Aufsuchen der Toilette, Hautinspektion)?	48,1	72,5
13.4/T9	Werden individuelle Ressourcen und Risiken im Zusammenhang mit Ausscheidungen erfasst, wenn hierzu Leistungen vereinbart sind?	44,3	87,2
13.5/T10	Wurde die vereinbarte Leistung zur Unterstützung bei Ausscheidungen/Inkontinenzversorgung nachvollziehbar durchgeführt?	44,2	89,4
Demenz			
14.2	Werden Pflegebedürftige/Pflegepersonen bei einer vorliegenden Demenz über Risiken und erforderliche Maßnahmen beraten (z. B. Selbstgefährdung, adäquate Beschäftigungsmöglichkeiten, Tagesstrukturierung)?	19,2	66,3
14.3/T15	Werden bei Menschen mit Demenz die biografischen und anderen Besonderheiten bei der Leistungserbringung beachtet?	22,3	88,6

Prüffrage/ Transparenzfrage	Kriterium	Kriterium relevant bei (in %)	Kriterium erfüllt (%)
14.4/T16	Werden die Angehörigen über den Umgang mit demenzkranken Pflegebedürftigen im Rahmen der Leistungserbringung informiert?	19,1	72,2
Körperpflege			
15.3/T1	Werden die individuellen Wünsche zur Körperpflege im Rahmen der vereinbarten Leistungserbringung berücksichtigt?	98,8	90,3
15.4/T28	Ist aus der Pflegedokumentation ersichtlich, dass ein Erstgespräch geführt wurde?	50,5	94,9
15.5	Sind die Mitarbeiter entsprechend ihrer fachlichen Qualifikation eingesetzt worden?	100	94,6
15.6	Kann dem Pflegebericht situationsgerechtes Handeln der Mitarbeiter des Pflegedienstes bei akuten Ereignissen entnommen werden?	32,3	89,0
15.7/T17	Liegen bei freiheitseinschränkenden Maßnahmen Einwilligungen oder Genehmigungen vor?	2,4	87,3

7.9.4   Konsequenzen einer Prüfung

Viele sind sich über die rechtlichen Konsequenzen einer Prüfung nicht im Klaren. Einige denken sogar, dass man eine Einrichtung nach einer negativen MDK-Prüfung schließen muss. Das ist natürlich Unfug. Nur die Heimaufsicht kann, nach entsprechender Einhaltung der Vorgaben, den Betrieb einer Einrichtung untersagen (siehe Kapitel 5.6.7). Egal, wie schlecht eine Prüfung ausfällt, worst case wäre eine Kündigung des Versorgungsvertrages. Aber bis dahin ist es ein weiter Weg. Nach einer ersten Prüfung wäre so etwas nicht durchsetzbar.

Soweit bei einer Prüfung Qualitätsmängel festgestellt werden, entscheiden die Landesverbände der Pflegekassen nach Anhörung des Trägers der Pflegeeinrichtung und der beteiligten Trägervereinigung unter Beteiligung des zuständigen Trägers der Sozialhilfe, welche Maßnahmen zu treffen sind, erteilen dem Träger der Einrichtung hierüber einen Bescheid und setzen ihm darin zugleich eine angemessene Frist zur Beseitigung der festgestellten Mängel.

Werden die festgestellten Mängel nicht fristgerecht beseitigt, können die Landesverbände der Pflegekassen den Versorgungsvertrag gemäß § 74 Abs. 1, in schwerwiegenden Fällen auch fristlos gemäß § 74 Abs. 2, kündigen.

Hält die Pflegeeinrichtung ihre gesetzlichen oder vertraglichen Verpflichtungen, insbesondere ihre Verpflichtungen zu einer qualitätsgerechten Leistungserbringung aus dem Versorgungsvertrag (§ 72) ganz oder teilweise nicht ein, kann die vereinbarte Pflegevergütung für die Dauer der Pflichtverletzung entsprechend gekürzt werden. Die Höhe des Kürzungsbetrags ist zwischen den Vertragsparteien nach § 85 Abs. 2 Einvernehmen anzustreben.

Kommt eine Einigung nicht zustande, entscheidet auf Antrag einer Vertragspartei die Schiedsstelle nach § 76 in der Besetzung des Vorsitzenden und der beiden weiteren unparteiischen Mitglieder. Gegen die Entscheidung des Schiedsgerichts ist der Rechtsweg zu den Sozialgerichten möglich, und diese Klage hat aufschiebende Wirkung.

Bei Feststellung schwerwiegender, kurzfristig nicht behebbarer Mängel in der stationären Pflege sind die Pflegekassen verpflichtet, den betroffenen Heimbewohnern auf deren Antrag eine andere geeignete Pflegeeinrichtung zu vermitteln, welche die Pflege, Versorgung und Betreuung nahtlos übernimmt. Bei Sozialhilfeempfängern ist der zuständige Träger der Sozialhilfe zu beteiligen.

Stellt der MDK schwerwiegende Mängel in der ambulanten Pflege fest, kann die zuständige Pflegekasse dem Pflegedienst auf Empfehlung des MDK die weitere Betreuung des Pflegebedürftigen vorläufig untersagen; § 73 Abs. 2 gilt entsprechend. Die Pflegekasse hat dem Pflegebedürftigen in diesem Fall einen anderen geeigneten Pflegedienst zu vermitteln, der die Pflege nahtlos übernimmt; dabei ist so weit wie möglich das Wahlrecht des Pflegebedürftigen nach § 2 Abs. 2 zu beachten.

7.10   § 116 Kosten von Leistungs- und Qualitätsnachweisen

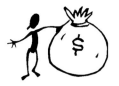 Wer soll das bezahlen?

§ 116 SGB XI regelt klar, was alle schon geahnt hatten: Alle Kosten bleiben bei der Einrichtung. Die Kosten für die Erreichung des Qualitätsniveaus, für die Weiterentwicklung der Qualität, für die Prüfung und sogar die Kosten für die Schiedsstelle. Die Kosten für die Qualitätsprüfung (nicht für Gerichts- und Schiedskosten) können, entsprechend diesem Paragrafen, in den nächsten Vergütungsverhandlungen berücksichtigt werden.

Wird einer Einrichtung von den Pflegekassen eine Pflegeentgeltkürzung auferlegt und wird diese Entscheidung vom Schiedsgericht bestätigt, trägt die Einrichtung die Kosten allein. Hatte die Pflegekasse mit ihrer Pflegeentgeltkürzung aber Unrecht, so müssen Pflegekasse und Einrichtungsträger gemeinsam die Kosten tragen. Das bedeutet, jeden Gang zum Schiedsgericht muss die Einrichtung bezahlen, ob sie gewinnt oder verliert. Eine mehr als ungewöhnliche Regelung in unserem Rechtsstaat!

Was neu ist, ist die Tatsache, dass auch die Kosten für MDK-Prüfungen künftig auf die Einrichtungen verlagert werden. Wie einem Schreiben des MDS vom 28.11.2008 an den bpa zu entnehmen ist, kostet eine Vollprüfung rund 4.500 Euro. Die Kosten für eine Wiederholungsprüfung liegen pro Prüfer zwischen 900 und 1.200 Euro pro Tag. Wer also nach einer Prüfung mit dem Ergebnis nicht leben möchte, kann sich eine Wiederholungsprüfung einbestellen. Und wer bestellt, der bezahlt. Die Höhe der Rechnung sowie die Aufstellung der Kosten sollte man sich jedoch sehr genau anschauen. Sind die Kosten zu hoch oder der Rechnungsposten »pauschal«, dann sollte die Rechnung nicht gezahlt werden. So hat beispielsweise ein ambulanter Pflegedienst Recht bekommen, der eine Rechnung zur Wiederholungsprüfung von über 1000,- Euro nicht zahlte. Das zuständige Sozialgericht Darmstadt gab dem Pflegedienst Recht (Az S1 8P 25/10): Es sei zwar grundsätzlich statthaft, dass die Kassen eine Rechnung stellen. In dem vorliegenden Fall aber bemängelten die Richter, dass die Rechnungsaufstellung zu pauschal sei. Die Richter meinten, die Rechnung sei mit Einzelpositionen zu benennen und im Einzelfall zu kalkulieren. Sieht man die bisherigen Verläufe, wird deutlich, dass wenig Geld gefordert wird. Einerseits scheuen die Einrichtungen die Beauftragung des MDK oder der privaten Prüfer, andererseits scheut die Gegenseite wohl den Streit um die Kosten.

7.11   § 117 Zusammenarbeit mit der Heimaufsicht

Wie werden diese Institutionen miteinander kommunizieren? Die Landesverbände der Pflegekassen und der MDK arbeiten (laut § 117) eng mit der Heimaufsichtsbehörde zusammen. Sie sollen sich gegenseitig informieren und beraten, Termine für gemeinsame Prüfungen absprechen und sich über die im Einzelfall erforderlichen Maßnahmen verständigen. Sie sollen auch Doppelprüfungen vermeiden, sodass nicht erst der MDK und dann die Heimaufsichtsbehörde als prüfende Instanz auf der Matte steht, oder umgekehrt, was bis dato immer noch der Fall ist. In manchen Regionen erlebt man hier ein regelrechtes Kompetenzgerangel. Der MDK verlangt dies, die Heimaufsicht das Entgegengesetzte. Wohl dem, der es schafft, die beiden Parteien ihren Disput allein ausfechten zu lassen.

Die Kooperation mit der Heimaufsicht ist auch in den QPR (Qualitätsprüfungs-Richtlinien) benannt, dort heißt es in Punkt 8: »Die Landesverbände der Pflegekassen (§ 52

Abs. 1 SGB XI) und MDK sowie PKV-Prüfdienst arbeiten entsprechend § 117 SGB XI mit den Heimaufsichtsbehörden bei der Zulassung und der Überprüfung der Pflegeheime eng zusammen, um ihre wechselseitigen Aufgaben nach dem Elften Buch des Sozialgesetzbuches und nach den heimrechtlichen Vorschriften insbesondere durch

- gegenseitige Information und Beratung
- Terminabsprachen für eine gemeinsame oder arbeitsteilige Überprüfung von Heimen oder
- Verständigung über die im Einzelfall notwendigen Maßnahmen

wirksam aufeinander abzustimmen und Doppelprüfungen nach Möglichkeit zu vermeiden. Die zur Realisierung dieses Zieles zu regelnden Einzelheiten sind zwischen den Landesverbänden der Pflegekassen und der für die Heimaufsicht zuständigen obersten Landesbehörde im Einvernehmen mit dem MDK abzustimmen.«

Wie diese Zusammenarbeit und die gemeinsamen Prüfungen aussehen, ist wenig bekannt. Einzig aus dem Grund, weil in kaum einem Bundesland gemeinsame Prüfungen stattfinden. Im Gegenteil, oft unterrichten sich die Parteien noch nicht einmal gegenseitig darüber, wo sie gerade prüfen.

Und es heißt in der QPR unter Punkt 4 auch, dass die Durchführung der Prüfung nicht durch die Externen (Heimaufsicht, Gesundheitsamt u. a.) verzögert werden darf. Dies wiederum bedeutet, die Kassen sehen die MDK-Prüfung als oberstes Gebot. Das muss den Heimaufsichtsbehörden ein Dorn im Auge sein, denn sie halten sich schließlich für wichtiger und mit weit umfassenderem Auftrag und Kompetenzen ausgestattet. Letzteres ist freilich richtig. Schließlich kann nur die Heimaufsichtsbehörde das Management von seinen Aufgaben entbinden, d. h., Heimleiter für ungeeignet erklären, Bußgelder aussprechen oder einen Belegungsstopp erteilen und letztlich den Betrieb eines Heimes untersagen. Das können weder MDK noch Pflegekasse auch nur annähernd durchsetzen (siehe Kapitel 7.8.4)

Dieser Paragraf 117 SGB XI geht aber noch weiter und lässt es auch zu, dass Arbeit und Verantwortung der Landesverbände der Pflegekassen durch die Heimaufsichtsbehörde weder eingeschränkt noch erweitert werden können. Außerdem sind die Pflegekassenverbände ermächtigt und auf Verlangen der Heimaufsichtsbehörde verpflichtet, alle Daten über zugelassene Pflegeheime mit Art, Anzahl der Plätze und Belegungsstruktur zu nennen. Personenbezogene Daten sind hierbei zu anonymisieren.

Die Kosten zahlt der Versicherungsnehmer

Die durch die Zusammenarbeit entstehenden Kosten müssen Pflegekasse und MDK allein tragen, sie gehen also zu Lasten der Pflegekassenfinanzierung, sind somit allein über die Beiträge zur Pflegeversicherung geregelt.

8 DAS PFLEGESTÄRKUNGSGESETZ I (PSG)

Das SGB XI ist mittlerweile zu einem umfassenden Gesetzbuch ausgeweitet und in verschiedene Bereiche unterteilt worden. Die letzte große Änderung war im Jahr 2015 das Pflegestärkungsgesetz I (PSG). Es wurde lange erwartet, aber der große Wurf blieb aus. Es gab auch 20 Jahre nach Einführung der Pflegeversicherung wieder nun Nachbesserungen im bestehenden System. Eine Ausweitung der Leistungen fand nur für die Betreuungsleistungen statt.

Das PSG folgte dem bereits 2013 in Kraft getretenen Pflege-Neuausrichtungs-Gesetz (PNG), das wiederum an das zuvor verabschiedete Pflege-Weiterentwicklungsgesetz anknüpfte. Im August 2015 verabschiedete das Bundeskabinett endlich den Entwurf des Pflegestärkungsgesetzes II. Der »neue« Pflegebedürftigkeitsbegriff wird, wenn er 2017 wirklich so kommt, dann bereits elf Jahre alt sein. Denn er wurde bereits 2009 durch die damalige Bundesgesundheitsministerin Ulla Schmidt in Auftrag gegeben.

Bereits 2008 hat das Bundesgesundheitsministerium noch vor Inkrafttreten des Weiterentwicklungsgesetzes auf seiner Homepage verlautbart, dass es aus seiner Sicht keine Alternative zur Weiterentwicklung der bestehenden Pflegeversicherung gäbe.[14]

8.1 Übersicht zum Pflegestärkungsgesetz I

Der Grundsatz »ambulant vor stationär« soll auch mit diesem Gesetz weiter bestärkt werden. Daher stehen die meisten der unten aufgeführten Änderungen unter diesem Motto:
- Ausweitung der bisherigen Leistungen (Geld-/Sachleistung) auch für Menschen ohne Pflegestufe
- Erhöhung der bisherigen Leistungen (Geld-/Sachleistungen, zum Verbrauch bestimmte Pflegehilfsmittel, Wohnumfeldverbesserung etc.)
- Verbesserung der Leistungen zur Tages- und Nachtpflege
- Verbesserung des Verhinderungs- und Kurzzeitpflegeanspruchs
- Ausweitung der Pflegezeit für Beschäftigte durch das Pflegeunterstützungsgeld
- Weitere Verbesserung der Rahmenbedingungen insbesondere für neue Wohnformen durch gemeinsame Inanspruchnahme von Leistungen
- Anhebung der finanziellen Unterstützung für Pflegebedürftige im vollstationären Bereich sowie der Behindertenpflege

---

[14] www.bmg.bund.de/cln_178/SharedDocs/Downloads/DE/Neu/Pflegereform__Gesetzesentwurf,templateId=raw,property=publicationFile.pdf/Pflegereform_Gesetzesentwurf.pdf

- Inanspruchnahme von Alltagsbetreuung für alle Heimbewohner und Gäste teilstationärer Einrichtungen
- Anhebung des Beitragssatzes auf 2,35 % (2,6 % für Kinderlose)
- Pflegekasse zahlt an Krankenkasse 3,5 % Verwaltungskosten und 50 % der umlagefinanzierten Kosten des MDK
- Einführung eines Pflegevorsorgefonds zur Milderung der Beitragssteigerung bis spätestens Dezember 2033
- Zuführung der Mittel: 0,1 % der Monatsbeiträge aus Pflegeversicherung werden als Fond von der Bundesbank verwaltet. Diese darf mit dem Geld nicht arbeiten.

8.2 Die Leistungen im Einzelnen

Tabelle 16: Geldleistung (§ 37 SGB XI) und Sachleistung (§ 36 SGB XI) ambulant

Stufe	Geldleistung	Geldleistung für PEA*	Sachleistung	Sachleistung für PEA*
Hilfebedarf unterhalb Stufe 1	0 €	123 €	0 €	231 €
1	244 €	316 €	468 €	689 €
2	458 €	545 €	1.144 €	1.298 €
3	728 €	728 €	1.612 €	1.612 €
Härtefall	728 €	728 €	1.995 €	1.995 €

* PEA = Personen mit erheblich eingeschränkter Alltagskompetenz

Sonstige Verbesserungen ambulant
- § 37(3) Beratungseinsätze werden um 1 Euro erhöht
- § 38 a Wohngruppe erhält nun 205 Euro/Monat für jeden der zwei, maximal aber 12 Personen
- § 40 Abs 1. zum Verbrauch bestimmte Pflegehilfsmittel auf 40 Euro monatlich erhöht
- § 40 Abs. 4 Wohnumfeldverbesserung auf 4000 Euro pro Maßnahme (nicht pro Jahr!) aufgestockt

8.2.1 Erhöhung der Leistungen zur Verhinderungspflege (§ 39 SGB XI)

Jeder Pflegebedürftige hat Anspruch auf Verhinderungspflege, wenn die Pflegeperson ihn in der häuslichen Umgebung mindestens sechs Monate gepflegt hat. Der Anspruch ist von vier auf sechs Wochen ausgedehnt und umfasst nun einen Betrag von

1.612 Euro plus maximal 50 % der nicht verbrauchten Kurzzeitpflege. Je nachdem was früher endet, endet der Zuschuss der Pflegekassen. Reicht das Geld für sieben Wochen ist nach sechs Wochen dennoch Schluss. Reicht das Geld nur für drei Wochen, ist nach drei Wochen der Zuschuss zur Verhinderungspflege zu beenden.

Für die Verhinderungspflege werden seit dem 1.1.2015 nun 1.612 Euro pro Jahr von den Kassen als generelle Unterstützung zur Verfügung gestellt, wenn im gleichen Jahr auch Kurzzeitpflege beansprucht wird.

Wird keine Kurzzeitpflege beansprucht, so können zusätzlich maximal 806 Euro (= 50 % von 1.612 Euro) auf Verhinderungspflege übertragen werden. D.h.: Wird in einem Jahr keine Kurzzeitpflege beansprucht, kann die Verhinderungspflege auf 2.418 Euro/Jahr erhöht werden.

Wird Kurzzeitpflege beansprucht, mindert die Kurzzeitpflege den Anspruch auf Verhinderungspflege in gleichem Maße.

Beispielrechnung:
Werden in einem Jahr Verhinderungspflege und 967,20 Euro (= 60 % des Kurzzeitpflegeanspruchs) für die Kurzzeitpflege beansprucht, bleiben für das gesamte Jahr 2.256,80 Euro für die Verhinderungspflege (= plus 40 % aus nicht genutzter Kurzzeitpflege). Werden 80 % der Gelder für die Kurzzeitpflege verbraucht, bleiben eben nur 20 % als Aufstockung zur Verhinderungspflege.

Werden in einem Jahr nur 50 % oder sogar weniger des Kurzzeitpflegezuschusses aufgebraucht, so bleiben immer maximal nur 50 % mehr für die Verhinderungspflege. D.h.: Wer die 50 % für die Kurzzeitpflege verfallen lässt, ist selber schuld. Das Geld ist unwiederbringlich weg.

Das Bundesministerium hat einen Rechner online zur Verfügung gestellt, der die Rechenschritte vereinfacht: https://www.bundesgesundheitsministerium.de/service/pflegeleistungs-helfer.html

Es gilt in jedem Fall, mit diesen Ressourcen vernünftig zu haushalten. Wer es geschickt anstellt und seine Ansprüche verteilt, kann mehrfach im Jahr erst Kurzzeitpflege, dann den Rest in Verhinderungspflege nutzen, oder umgekehrt. Wichtig zu wissen: Nur maximal 50 % der nicht genutzten Kurzzeitpflege sind auf die Verhinderungspflege übertragbar, der Rest verfällt.

8.2.2   Verbesserung der Leistungen zur Kurzzeitpflege (§ 42 SGB XI)

Jeder Pflegebedürftige hat Anspruch auf Kurzzeitpflege, wenn die Pflegeperson ihn in der häuslichen Umgebung mindestens sechs Monate gepflegt hat. Der Anspruch ist von vier auf nun acht Wochen ausgedehnt und umfasst einen Betrag von 1.612 Euro plus nicht verbrauchter Verhinderungspflege. Je nachdem was früher endet, endet auch der Zuschuss der Pflegekassen. Reicht das Geld für neun Wochen Kurzzeitpflege ist nach acht Wochen dennoch Schluss. Reicht das Geld nur für drei Wochen, ist nach drei Wochen der Zuschuss zur Kurzzeitpflege zu beenden.

Für die Kurzzeitpflege werden seit dem 1.1.2015 nun 1.612 Euro pro Jahr von den Kassen als generelle Unterstützung zur Verfügung gestellt, wenn im gleichen Jahr auch Verhinderungspflege beansprucht wird.

Wird keine Verhinderungspflege beansprucht, so können zusätzlich maximal 1.612 Euro (= 100 % der Verhinderungspflege) auf Kurzzeitpflege übertragen werden. D.h.: Wird in einem Jahr keine Verhinderungspflege beansprucht, kann die Kurzzeitpflege auf 3.224 Euro im Jahr erhöht werden.

Wird Verhinderungspflege beansprucht, mindert diese Pflege den Anspruch auf Kurzzeitpflege im gleichen Maße.

Beispielrechnung:
Werden in einem Jahr 1.612 Euro Kurzzeitpflege und 1.289,60 Euro (= 80 % des Verhinderungspflegeanspruchs) für die Verhinderungspflege beansprucht, bleiben für das gesamte Jahr 1934,40 Euro für die Kurzzeitpflege (= plus 20 % aus nicht genutzter Verhinderungspflege).

Werden 30 % der Gelder für die Verhinderungspflege verbraucht, bleiben 70 % als Aufstockung zur Kurzzeitpflege.

Das Bundesministerium hat einen Rechner online zur Verfügung gestellt, der die Rechenschritte vereinfacht: https://www.bundesgesundheitsministerium.de/service/pflegeleistungs-helfer.html

Auch hier gilt, mit diesen Ressourcen vernünftig zu haushalten. Wer seine Ansprüche verteilt, kann mehrfach im Jahr, erst Kurzzeitpflege und dann den Rest für Verhinderungspflege nutzen, oder umgekehrt.

Wichtig zu wissen ist, 100 % der nicht genutzten Verhinderungspflege sind auf die Kurzzeitpflege übertragbar. Man verdoppelt somit seinen Anspruch und erhält zweimal die vorgesehenen 1.612 Euro im Jahr.

8.2.3 Verbesserung der Leistungen zur Tages- und Nachtpflege (§ 41 SGB XI)

Die Leistungen der Tages- und Nachtpflege wurden ebenfalls finanziell angepasst. Die Tages- und Nachtpflegeangebote wurden lange Zeit in Deutschland nicht ausreichend ausgeschöpft. Dies mag daran liegen, dass den pflegenden Angehörigen einfach zu wenig Handlungsspielraum blieb bzw. ihre eigenen Leistungen gegenüber der Tages- und Nachtpflege in den Hintergrund traten oder die Finanzierung nicht sehr lukrativ erschien. Auch wurde die ambulante Sachleistung durch die Inanspruchnahme einer Tagespflege wesentlich beeinflusst und umgekehrt.

Doch das PSG I hat hier nachgebessert. Wesentliche Verbesserungen für die Nutzung der Einrichtungen der Tages- und Nachtpflege traten zum 1.1.2015 in Kraft. Die Finanzierung dieser teilstationären Leistung wurde reformiert (vgl. Tabelle 17).

Tabelle 17: Sätze der Tagespflege seit dem 1.1.2015

Stufe	Tages-/Nachtpflege	Tagespflege für PEA*
Hilfebedarf unterhalb Stufe 1	0 €	231 €
1	468 €	689 €
2	1.144 €	1.298 €
3	1.612 €	1.612 €
Härtefall	1.995 €	1.995 €

* PEA = Personen mit erheblich eingeschränkter Alltagskompetenz

Die Beträge lt. Tabelle 17 werden für die Nutzung der Tages- oder Nachtpflege maximal an Sachleistung von der Pflegekasse übernommen.

Die wesentliche Änderung hierbei ist nicht die Erhöhung der Leistung, sondern dass die Leistungen unabhängig von den Sachleistungen der ambulanten Pflege berechnet werden. Bis dato konkurrierten die Leistungen der ambulanten Pflege und der Tagespflege miteinander, weil sie aufeinander angerechnet wurden. Damit ist jetzt endgültig Schluss. Der Anspruch der Tages- und Nachtpflege wird durch keine weiteren Leistungen beeinflusst.

Letzter kleiner Hinweis für die Tagespflege: Die Fahrtkosten können in vielen Bundesländern nun mit den Sachleistungen verrechnet werden und sind nicht mehr zu 100 % allein vom Tagesgast zu tragen.

8.2.4   Erhöhung und Verbesserung der Leistungen im stationären Bereich

Auch die Leistungen im stationären Bereich wurden leicht angehoben, wie die Tabelle 18 zeigt.

Tabelle 18: Leistungen im stationären Bereich

Stufe	stationär
Hilfebedarf unterhalb Stufe 1	0 €
1	1.064 €
2	1.330 €
3	1.612 €
Härtefall	1.995 €

Neben den höheren finanziellen Zuschüssen wurde auch die Leistung für alle Heimbewohner im Bereich § 87b SGB XI verbessert. Seit dem 1.1.2015 haben alle Bewohner in stationären und teilstationären Einrichtungen ein Anrecht auf gesonderte Betreuungsleistungen, unabhängig des sonst üblichen Betreuungsangebotes im sozialen Dienst.

Aber nicht nur der Anspruch wird auf alle Bewohner ausgedehnt, sondern auch der Schnitt gesenkt. Lag bisher der Personalschlüssel bei 1:24 im Betreuungsbereich nach § 87b SGB XI, so liegt er jetzt bei 1:20. Da nun auch alle Bewohner einen Anspruch haben, auch die sogenannten »Nuller«, steigt die Zahl der Beschäftigten in diesem Bereich deutlich an.

Beispielrechnung einer Einrichtung mit 100 Bewohnern:
2014 hatten insgesamt 48 Bewohner Anspruch auf § 87b-Leistungen. Das Heim musste somit zwei Vollstellen mit Alltagsbegleitern (sogenannte 87b-Kräfte) vorhalten. 2015 haben alle 100 Bewohner Anspruch und das Heim muss fünf Vollstellen vorhalten.

8.2.5 Zusätzliche Leistungen bei Pflegezeit und kurzzeitiger Arbeitsverhinderung (§ 44a SGB XI)

2008 wurde im Rahmen des Pflege-Weiterentwicklungsgesetzes eine Auszeit für arbeitende Angehörige geregelt, das Pflegezeitgesetz[15]. Dieses Gesetz ist an sich betrachtet eine gute Sache. Wer schon einmal eine solche Situation mit einem plötzlich schwer erkrankten oder pflegebedürftigen Angehörigen erlebt hat, weiß, welches organisatorische Talent man braucht – und dass der Organisationsbedarf mit dem Beruf oft nicht unter einen Hut zu bringen ist. Neben dem Pflegezeitgesetz findet sich nun auch die kurzfristige Arbeitsverhinderung in § 44 a SGB XI:

(2) Pflegende Personen sind während der Inanspruchnahme einer Pflegezeit im Sinne des Pflegezeitgesetzes nach Maßgabe des Dritten Buches nach dem Recht der Arbeitsförderung versichert.

(3) Für kurzzeitige Arbeitsverhinderung nach § 2 des Pflegezeitgesetzes hat eine Beschäftigte oder ein Beschäftigter im Sinne des § 7 Absatz 1 des Pflegezeitgesetzes, die oder der für diesen Zeitraum keine Entgeltfortzahlung vom Arbeitgeber und kein Kranken- oder Verletztengeld bei Erkrankung oder Unfall eines Kindes nach § 45 des Fünften Buches oder nach § 45 Absatz 4 des Siebten Buches beanspruchen kann, Anspruch auf einen Ausgleich für entgangenes Arbeitsentgelt (Pflegeunterstützungsgeld) für bis zu insgesamt zehn Arbeitstage. Wenn mehrere Beschäftigte den Anspruch nach § 2 Absatz 1 des Pflegezeitgesetzes für einen pflegebedürftigen nahen Angehörigen geltend machen, ist deren Anspruch auf Pflegeunterstützungsgeld auf insgesamt bis zu zehn Arbeitstage begrenzt. Das Pflegeunterstützungsgeld wird auf Antrag, der unverzüglich zu stellen ist, unter Vorlage der ärztlichen Bescheinigung nach § 2 Absatz 2 Satz 2 des Pflegezeitgesetzes von der Pflegekasse oder dem Versicherungsunternehmen des pflegebedürftigen nahen Angehörigen gewährt. …

Das Entgelt richtet sich nach § 45 SGB V, dem Kinderkrankengeld. Es liegt aktuell bei ca. 70 % und darf aber 96,25 Euro pro Tag nicht überschreiten.

8.3 Anhebung der ambulanten und stationären Leistungen

Die Leistungen der Pflegeversicherung sind in vielen Bereichen seit Einführung 1995 nicht wirklich erhöht worden. Es erfolgte keine Anpassung an die aktuellen finanziellen Erfordernisse und Bedarfe. Vermutlich hat die schwierige Finanzlage der Pflegeversicherung zur Stagnation der Leistungen geführt. Die Pflegeversicherung erwirtschaf-

---

[15] Vgl. http://www.bmg.bund.de/themen/pflege/hilfen-fuer-angehoerige/reduzierung-der-arbeitszeit-bzw-freistellung.html

tete über viele Jahre ein sattes Minus und die kurzfristigen Erholungen waren allesamt Einmaleffekte ohne Nachhaltigkeit. Die Beitragserhöhungen verpuffen, sobald es mehr Pflegebedürftige gibt oder eine Leistungserhöhung stattfindet (siehe Kap. 7.2). Genau dieses Verpuffen von Beiträgen wird 2015 und in den weiteren Jahren geschehen. Tabelle 19 zeigt die Leistungserhöhungen, wie sie der Gesetzgeber vorsieht.

Tabelle 19: Leistungsübersicht

	Personen ohne erheblich eingeschränkte Alltagskompetenz	Personen mit dauerhaft erheblich eingeschränkter Alltagskompetenz
Häusliche Pflege		
Pflegegeld € monatlich		
keine Pflegestufe	–	123
Pflegestufe 1	244	316
Pflegestufe 2	458	545
Pflegestufe 3	728	728
Härtefälle	–	–
Sachleistungen bis zu € monatlich		
keine Pflegestufe	–	231
Pflegestufe 1	468	689
Pflegestufe 2	1.144	1.298
Pflegestufe 3	1.612	1.612
Härtefälle	1.995	1.995
Verhinderungspflege* ** bis zu 6 Wochen im Kalenderjahr bis zu €		
durch nahe Angehörige		
keine Pflegestufe		184,50
Pflegestufe 1	366	474
Pflegestufe 2	687	817,50
Pflegestufe 3	1.092	1.092
durch sonstige Personen		
keine Pflegestufe	–	1.612
Pflegestufe 1–3	1.612	
Kurzzeitpflege bis zu 4 Wochen im Kalenderjahr bis zu €**		
Keine Pflegestufe		1.612

	Personen ohne erheblich eingeschränkte Alltagskompetenz	Personen mit dauerhaft erheblich eingeschränkter Alltagskompetenz	
Pflegestufe 1–3	1.612		
Teilstationäre Tages- und Nachtpflege bis zu € monatlich			
keine Pflegestufe	–	231	
Pflegestufe 1	468	689	
Pflegestufe 2	1.144	1.298	
Pflegestufe 3	1.612	1.612	
Zusätzliche Betreuungs- und Entlastungsleistungen*** bis zu € monatlich			
		Grundbetrag	Erhöhter Betrag
keine Pflegestufe	–	104	208
Pflegestufe 1	104	104	208
Pflegestufe 2	104	104	208
Pflegestufe 3	104	104	208
Zusätzliche Leistungen für Pflegebedürftige in ambulant betreuten Wohngruppen in € monatlich			
Pflegestufe 0****	–		
Pflegestufe 1–3	205		
Vollstationäre Pflege pauschal in € monatlich			
Pflegestufe 0****	–		
Pflegestufe 1	1.064		
Pflegestufe 2	1.330		
Pflegestufe 3	1.612		
Härtefälle	1.995		
Pflege in vollstationären Einrichtungen der Hilfe für Behinderte in € monatlich			
Pflegestufe 1–3	10 % des Heimentgelts, höchstens 266		
Pflegehilfsmittel (zum Verbrauch) bis zu € monatlich			
Pflegestufe 0****	40		
Pflegestufe 1–3	40		
Technische Pflegehilfsmittel			
Pflegestufe 0****	100 % der Kosten*****		
Pflegestufe 1–3	100 % der Kosten*****		

	Personen ohne erheblich eingeschränkte Alltagskompetenz	Personen mit dauerhaft erheblich eingeschränkter Alltagskompetenz
Wohnumfeldverbesserungsmaßnahmen bis zu € je Maßnahme		
Pflegestufe 0****	4.000 (max. 16.000 je Wohngruppe)	
Pflegestufe 1–3	4.000 (max. 15.000 je Wohngruppe)	
Zahlung von Pflegeunterstützungsgeld und Beiträgen/Zuschüssen für Pflegepersonen bei Pflegezeit		
Pflegeunterstützungsgeld für Beschäftigte während einer kurzzeitigen Arbeitsverhinderung von bis zu 10 Tagen		
Pflegestufe 1–3*******	90 % – bei Bezug von beitragspflichtigen Einmalzahlungen in den letzten 12 Kalendermonaten vor der Freistellung von der Arbeit, unabhängig von deren Höhe 100 % – des ausgefallenen Nettoarbeitsentgelts	
Beiträge zur Arbeitslosenversicherung für Pflegepersonen bei Pflegezeit in € monatlich		
Pflegestufe 1–3	8,51	
(Beitrittsgebiet)		
Pflegestufe 1–3	7,25	
Zuschüsse zur Krankenversicherung für Pflegepersonen bei Pflegezeit bis zu € monatlich		
Pflegestufe 1–3	137,97	
Zuschüsse zur Pflegeversicherung für Pflegepersonen bei Pflegezeit bis zu € monatlich		
Pflegestufe 1–3	22,21	

*   Auf Nachweis werden den nahen Angehörigen notwendige Aufwendungen (Verdienstausfall, Fahrtkosten etc.) bis zu 1.612 Euro erstattet.

**   Während der Verhinderungspflege sowie der Kurzzeitpflege wird für jeweils bis zu 4 Wochen je Kalenderjahr die Hälfte des bisher bezogenen (anteiligen) Pflegegeldes fortgewährt.

***   Es werden je nach dem Ausmaß und der Schwere der vorliegenden Schädigungen oder Fähigkeitsstörungen, die zur dauerhaften erheblichen Einschränkung der Alltagskompetenz führen, bis zu 104 Euro (Grundbetrag) bzw. bis zu 208 Euro (erhöhter Betrag) gewährt. Seit dem 1.1.2015 erhalten auch Pflegebedürftige in den Pflegestufen 1–3, bei denen keine erheblich eingeschränkte Alltagskompetenz vorliegt, sondern die ausschließlich oder vorwiegend körperlich eingeschränkt sind, einen zusätzlichen Betreuungs- und Entlastungsbetrag in Höhe von bis zu 104 Euro im Monat.

****   Versicherte ohne Pflegestufe mit dauerhaft eingeschränkter Alltagskompetenz.

*****   Unter bestimmten Voraussetzungen ist jedoch eine Zuzahlung von 10 %, höchstens 25 Euro je Pflegehilfsmittel zu leisten. Technische Pflegehilfsmittel werden vorrangig leihweise, also unentgeltlich und somit zuzahlungsfrei zur Verfügung gestellt.

****** Bei wenigstens 14 Stunden Pflegetätigkeit pro Woche, wenn die Pflegeperson keiner Beschäftigung von über 30 Stunden nachgeht und sie noch keine Vollrente wegen Alters bezieht.

******* Zumindest ärztliche Bescheinigung über das voraussichtliche Vorliegen von Pflegebedürftigkeit.

Tabelle 20: Weitere Maßnahmen der Pflegeversicherung zugunsten der Versicherten

	Zur Stärkung der Pflege bei	
	häuslicher Versorgung	stationärer Versorgung
Hilfestellung durch wohnortnahe Pflegestützpunkte	X	X
Umfassende und individuelle Pflegeberatung (Fallmanagement) einschließlich der Erstellung eines individuellen Versorgungsplans, der sämtliche im Einzelfall erforderlichen Sozialleistungen und sachgerechten Hilfen mit berücksichtigt; frühzeitige Pflegeberatung innerhalb von zwei Wochen nach Eingang eines erstmaligen Leistungsantrags durch qualifizierte Pflegeberater der Pflegekassen, auf Wunsch auch bei der bzw. dem Pflegebedürftigen zu Hause; Ausstellung von Gutscheinen für eine Beratung durch unabhängige und neutrale Beratungsstellen, wenn die Erstberatung durch die Pflegekasse nicht fristgerecht erfolgen kann.	X	X
Übermittlung von • Leistungs- und Preisvergleichslisten über zugelassene Pflegeeinrichtungen • Leistungs- und Preisvergleichslisten über niedrigschwellige Betreuungsangebote • Informationen zu Selbsthilfekontaktstellen und Selbsthilfegruppen • Informationen über Integrierte Versorgungsverträge/Teilnahme an der Integrierten Versorgung im Einzugsbereich des Antragstellers	X X X X	X X X
Pflegekurse für Angehörige und ehrenamtliche Pflegepersonen	X	
Vergütungszuschläge für zusätzliche Betreuung und Aktivierung in voll- und teilstationären Pflegeeinrichtungen	X	X
Förderung von aktivierenden und rehabilitativen Maßnahmen durch Bonuszahlungen an Pflegeeinrichtungen für deutliche Reduzierung des Hilfebedarfs		X
Förderung ehrenamtlicher Strukturen und der Selbsthilfe	X	X

8.4 Leistungen für Menschen mit erheblichem Betreuungsbedarf und eingeschränkter Alltagskompetenz

8.4.1 Menschen mit erheblichem allgemeinen Betreuungsbedarf, ambulant

Bereits 2002 wurde im Pflegequalitätssicherungsgesetz die Frage nach den Leistungen für Menschen mit eingeschränkter Alltagskompetenz geregelt. Allerdings nur für ambulant versorgte Pflegebedürftige, die mindestens der Pflegestufe 1 angehörten.

Diese Leistungsansprüche wurden in § 45 SGB XI neu geregelt und gelten nach wie vor nur für den ambulanten Bereich.

Je Kalenderjahr erhalten ambulant versorgte Pflegebedürftige nach § 45a, also Pflegebedürftige mit einem erheblichen allgemeinen Betreuungsbedarf, zusätzlich zu sonstigen Leistungen maximal 208 Euro im Monat.

Dieser Betrag kann aber nur sehr eingeschränkt genutzt werden. Ausgeschlossen ist, dass diese Zusatzleistung für die ambulante Pflege, für die Urlaubspflege oder sonstige Pflegefachkräfte genutzt wird. Vielmehr ist das Geld für sogenannte niederschwellige Betreuungsangebote im ambulanten Bereich und eine Tages- und Nachtpflege gedacht. Die erbrachte Leistung darf jedoch nicht zur Abdeckung der Bedürfnisse in der Grundpflege oder Hauswirtschaft genutzt werden. Das Geld wird ebenfalls nicht bar ausgezahlt, sondern nur an vertraglich gebundene Institutionen gegen Rechnung.

Daneben fördert der Gesetzgeber die Entwicklung neuer Versorgungskonzepte und -strukturen für Pflegebedürftige mit erheblichem allgemeinen Betreuungsbedarf: Der Gesetzgeber hat wohl erkannt, dass die derzeitigen Versorgungsstrukturen nicht allen Bedarf decken und dem Klientel von heute nicht gerecht werden. Außerhalb der allgemeinen Betreuung und Versorgung wurde bisher kaum etwas angeboten. Nicht weil die Einrichtungen dazu nicht in der Lage gewesen wären. Sie bekamen diese Sonderleistungen bis dato nur nicht finanziert.

8.4.2   Menschen mit eingeschränkter Alltagskompetenz, stationär

Stationär wurden diese Leistungen, die es im ambulanten Bereich schon vorher gab, in »Leistungen für Menschen mit eingeschränkter Alltagskompetenz« umbenannt. Sie werden in § 87 b SGB XI geregelt.

Mit der Änderung des § 87b zum 1.1.2015, dem Pflegestärkungsgesetz I, ist es nicht mehr relevant, ob ein Bewohner vom MDK als »Mensch mit Einschränkung der Alltagskompetenz« begutachtet wird. Denn mittlerweile erhalten alle Bewohner eines Heimes sowie der Tagespflege Leistungen nach § 87b SGB XI. Das bedeutet auch: Momentan legt niemand gesteigerten Wert darauf, dass der Gutachter bei der Einstufung die richtigen Kreuze bei »in der Alltagskompetenz eingeschränkt« setzt. In Zukunft, mit dem neuen Pflegebedürftigkeitsbegriff, spielt die eingeschränkte Alltagskompetenz allerdings wieder eine große Rolle, nämlich bei der Einstufung und Umrechnung der alten in die neuen Stufen.

Stufe 0　　　　　　　= Grad 1
Stufe 1 ohne PEA[16]　= Grad 2
Stufe 1 + PEA　　　　= Grad 3
Stufe 2 ohne PEA　　= Grad 3
Stufe 2 + PEA　　　　= Grad 4
Stufe 3 ohne PEA　　= Grad 4
Stufe 3 + PEA　　　　= Grad 5
Stufe 3 Härtefall　　= Grad 5[17]

Und um 2017 bei einigen Bewohnern nicht wieder bei Null zu beginnen, was die Einschränkung der Alltagskompetenz betrifft, rate ich, weiterhin auf die 13 Items (vgl. unten) zu achten und das bei der Begutachtung geltend zu machen.

8.4.3　Leistungsvoraussetzung ambulant

Als Menschen mit erheblich eingeschränkter Alltagskompetenz sind jene Personen zu verstehen, auf die zwei der folgenden Kriterien zutreffen (mindestens eine aus den Bereichen 1 bis 9).

»1. Unkontrolliertes Verlassen des Wohnbereiches (Weglauftendenz)

Ein ›ja‹ ist zu dokumentieren, wenn der Antragsteller seinen beaufsichtigten und geschützten Bereich ungezielt und ohne Absprache verlässt und so seine oder die Sicherheit anderer gefährdet. Ein Indiz für eine Weglauftendenz kann sein, wenn der Betroffene z. B.:

- aus der Wohnung herausdrängt,
- immer wieder seine Kinder, Eltern außerhalb der Wohnung sucht bzw. zur Arbeit gehen möchte,
- planlos in der Wohnung umherläuft und sie dadurch verlässt.

2. Verkennen oder Verursachen gefährdender Situationen

Ein ›ja‹ ist zu dokumentieren, wenn der Antragsteller z. B.:

- durch Eingriffe in den Straßenverkehr, wie unkontrolliertes Laufen auf der Straße, Anhalten von Autos oder Radfahrern sich selbst oder andere gefährdet,
- die Wohnung in unangemessener Kleidung verlässt und sich dadurch selbst gefährdet (Unterkühlung).

3. Unsachgemäßer Umgang mit gefährlichen Gegenständen oder potenziell gefährdenden Substanzen

Ein ›ja‹ ist zu dokumentieren, wenn der Antragsteller z. B.:

---

[16]　PEA = Personen mit eingeschränkter Alltagskompetenz
[17]　http://www.wohnen-im-alter.de/seniorenratgeber-pflegefall-pflegegrade.html

- Wäsche im Backofen trocknet, Herdplatten unkontrolliert anstellt, ohne diese benutzen zu können/wollen, Heißwasserboiler ohne Wasser benutzt,
- Gasanschlüsse unkontrolliert aufdreht,
- mit kochendem Wasser Zähne putzt,
- unangemessen mit offenem Feuer in der Wohnung umgeht,
- Zigaretten isst,
- unangemessen mit Medikamenten und Chemikalien umgeht (z. B. Zäpfchen oral einnimmt),
- verdorbene Lebensmittel isst.

4. Tätlich oder verbal aggressives Verhalten in Verkennung der Situation
Ein ›ja‹ ist zu dokumentieren, wenn der Antragsteller z. B.:
- andere schlägt, tritt, beißt, kratzt, kneift, bespuckt, stößt, mit Gegenständen bewirft,
- eigenes oder fremdes Eigentum zerstört,
- in fremde Räume eindringt,
- sich selbst verletzt,
- andere ohne Grund beschimpft, beschuldigt.

5. Im situativen Kontext inadäquates Verhalten
Ein ›ja‹ ist zu dokumentieren, wenn der Antragsteller z. B.:
- in die Wohnräume uriniert oder einkotet (ohne kausalen Zusammenhang mit Harn- oder Stuhlinkontinenz),
- einen starken Betätigungs- und Bewegungsdrang hat (z. B. Zerpflücken von Inkontinenzeinlagen, ständiges An- und Auskleiden, Nesteln, Zupfen, waschende Bewegungen),
- Essen verschmiert, Kot isst oder diesen verschmiert,
- andere Personen sexuell belästigt, z. B. durch exhibitionistische Tendenzen,
- Gegenstände auch aus fremdem Eigentum (z. B. benutzte Unterwäsche, Essensreste, Geld) versteckt/verlegt oder sammelt,
- permanent ohne ersichtlichen Grund schreit oder ruft.

Hinweis: Hier ist auszuschließen, dass das inadäquate Verhalten in Zusammenhang mit mangelndem Krankheitsgefühl, fehlender Krankheitseinsicht oder therapieresistentem Wahnerleben und Halluzinationen steht, da dies unter Item 11 dokumentiert wird.

6. Unfähigkeit, die eigenen körperlichen und seelischen Gefühle oder Bedürfnisse wahrzunehmen
Ein ›ja‹ ist zu dokumentieren, wenn der Antragsteller z. B.:
- Hunger und Durst nicht wahrnehmen oder äußern kann oder aufgrund mangelnden Hunger- und Durstgefühls bereitstehende Nahrung von sich aus nicht isst oder trinkt oder übermäßig alles zu sich nimmt, was er erreichen kann,
- aufgrund mangelnden Schmerzempfindens Verletzungen nicht wahrnimmt,

- Harn- und Stuhlgang nicht wahrnehmen und äußern kann und deshalb zu jedem Toilettengang aufgefordert werden muss,
- Schmerzen nicht äußern oder nicht lokalisieren kann.

7. Unfähigkeit zu einer erforderlichen Kooperation bei therapeutischen oder schützenden Maßnahmen als Folge einer therapieresistenten Depression oder Angststörung
Ein ›ja‹ ist zu dokumentieren, wenn der Antragsteller z. B.:
- den ganzen Tag apathisch im Bett verbringt,
- den Platz, an den er z. B. morgens durch die Pflegeperson gesetzt wird, nicht aus eigenem Antrieb wieder verlässt,
- sich nicht aktivieren lässt,
- die Nahrung verweigert.

Hinweis: Die Therapieresistenz einer Depression oder Angststörung muss nervenärztlich/psychiatrisch gesichert sein.

8. Störungen der höheren Hirnfunktionen (Beeinträchtigungen des Gedächtnisses, herabgesetztes Urteilsvermögen), die zu Problemen bei der Bewältigung von sozialen Alltagsleistungen geführt haben
Ein ›ja‹ ist zu dokumentieren, wenn der Antragsteller z. B.:
- vertraute Personen (z. B. Kinder, Ehemann/-frau, Pflegeperson) nicht wiedererkennt,
- mit (Wechsel-)Geld nicht oder nicht mehr umgehen kann,
- sich nicht mehr artikulieren kann und dadurch in seinen Alltagsleistungen eingeschränkt ist,
- sein Zimmer in der Wohnung oder den Weg zurück zu seiner Wohnung nicht mehr findet,
- Absprachen nicht mehr einhalten kann, da er schon nach kurzer Zeit nicht mehr in der Lage ist, sich daran zu erinnern.

9. Störung des Tag-/Nacht-Rhythmus
Ein ›ja‹ ist zu dokumentieren, wenn der Antragsteller z. B.:
- nachts stark unruhig und verwirrt ist, verbunden mit Zunahme inadäquater Verhaltensweisen,
- nachts Angehörige weckt und Hilfeleistungen (z. B. Frühstück) verlangt (Umkehr bzw. Aufhebung des Tag-/Nacht-Rhythmus).

10. Unfähigkeit, eigenständig den Tagesablauf zu planen und zu strukturieren
Ein ›ja‹ ist zu dokumentieren, wenn der Antragsteller z. B. aufgrund zeitlicher,
- örtlicher oder situativer Desorientierung
- eine regelmäßige und der Biografie angemessene Körperpflege, Ernährung oder Mobilität nicht mehr planen und durchführen kann,
- keine anderen Aktivitäten mehr planen und durchführen kann.

Hinweis: Hier sind nur Beeinträchtigungen der Aktivitäten zu berücksichtigen, die nicht bereits unter Item 7 oder 8 erfasst worden sind.

11. Verkennen von Alltagssituationen und inadäquates Reagieren in Alltagssituationen
Ein ›ja‹ ist zu dokumentieren, wenn der Antragsteller z. B.:
- Angst vor seinem eigenen Spiegelbild hat,
- sich von Personen aus dem Fernsehen verfolgt oder bestohlen fühlt,
- Personenfotos für fremde Personen in seiner Wohnung hält,
- aufgrund von Vergiftungswahn Essen verweigert oder Gift im Essen riecht/schmeckt,
- glaubt, dass fremde Personen auf der Straße ein Komplott gegen ihn schmieden,
- mit Nichtanwesenden schimpft oder redet,
- optische oder akustische Halluzinationen wahrnimmt.

Hinweis: Hier geht es um Verhaltensstörungen, die in Item 5 nicht erfasst und durch nicht kognitive Störungen bedingt sind. Solche Störungen können vor allem bei Menschen mit Erkrankungen aus dem schizophrenen Formenkreis sowie auch bei demenziell erkrankten und (seltener) depressiven Menschen auftreten. Das Verkennen von Alltagssituationen und inadäquates Reagieren in Alltagssituationen muss die Folge von mangelndem Krankheitsgefühl, fehlender Krankheitseinsicht, therapieresistentem Wahnerleben und therapieresistenten Halluzinationen sein, welche nervenärztlich/psychiatrisch gesichert sind.

12. Ausgeprägtes labiles oder unkontrolliert emotionales Verhalten
Ein ›ja‹ ist zu dokumentieren, wenn der Antragsteller z. B.:
- häufig situationsunangemessen, unmotiviert und plötzlich weint,
- Distanzlosigkeit, Euphorie, Reizbarkeit oder unangemessenes Misstrauen in einem Ausmaß aufzeigt, das den Umgang mit ihm erheblich erschwert.

13. Zeitlich überwiegend Niedergeschlagenheit, Verzagtheit, Hilflosigkeit oder Hoffnungslosigkeit aufgrund einer therapieresistenten Depression
Ein ›ja‹ ist zu dokumentieren, wenn der Antragsteller z. B.:
- ständig ›jammert‹ und klagt,
- ständig die Sinnlosigkeit seines Lebens oder Tuns beklagt.

Hinweis: Die Therapieresistenz einer Depression muss nervenärztlich/psychiatrisch gesichert sein.

Eine in erhöhtem Maße eingeschränkte Alltagskompetenz liegt vor, wenn die für die erheblich eingeschränkte Alltagskompetenz maßgeblichen Voraussetzungen erfüllt sind und zusätzlich bei mindestens einem weiteren Item aus einem der Bereiche 1, 2, 3, 4, 5, 9 oder 11 ein »Ja« angegeben wird. Darüber hinaus hat der Medizinische Dienst der Krankenversicherung zu dokumentieren, seit wann die Alltagskompetenz des Antragstellers entsprechend eingeschränkt ist. Bei den meist chronischen Verläufen ist eine begründete Abschätzung des Beginns der erheblich eingeschränkten Alltagskompetenz notwendig.

8.5 Ausbau der Qualitätssicherung und Weiterentwicklung der Transparenz

Die damalige Bundesgesundheitsministerin Ulla Schmidt hatte es im Winter 2008 eilig, zu einem Beschluss zu kommen, schließlich begann wenige Wochen später der Wahlkampf. Sie traf offensichtlich den Nerv einiger Bürger. Es gab einige Stimmen, die für die Notengebung, den sogenannten Pflege-TÜV, waren.

Allen Widrigkeiten zum Trotz wurde die Transparenzvereinbarung also schon vor Inkrafttreten der QPR und somit nicht auf deren Grundlage und nicht auf Grundlage der Erhebungsbogen zur Qualitätsprüfung verabschiedet. Dieser Schnellschuss war alles andere als klug, wie sich im Nachhinein herausstellte. Denn die Fragen, die letztlich zur Benotung der ambulanten und stationären Altenpflegeeinrichtungen führen, sind nicht hundertprozentig auf die QPR, auf die Erhebungsbögen zur Qualitätsprüfung und die Anleitung zur Prüfung der Qualität abgestellt. Dadurch ergeben sich Unstimmigkeiten. Schlimmer noch: Es ist möglich, dass eine Einrichtung mit einer guten Note abschließt und dennoch wegen erheblicher Mängel Ärger mit den Pflegekassen bekommt.

Für die Benotung gibt es ambulant nur 37 Fragen (zzgl. 12 Fragen an die Kunden, die nicht in die Gesamtbewertung mit einfließen) und stationär nur 59 Fragen (zzgl. 18 Fragen an die Bewohner, die nicht in die Gesamtbewertung mit einfließen). Die Qualitätsprüfung umfasst aber nicht nur diese wenigen benotungswirksamen Fragen, sondern eben deutlich mehr. Deshalb muss man heutzutage eine Qualitätsprüfung unter zwei Aspekten betrachten, einmal den Qualitätsbericht und einmal die Transparenzvereinbarung mit Benotung. Schon wenige Monate nach den ersten Noten wurden die Gegenstimmen lauter und ein erstes Gericht musste sich mit der Benotung und der Rechtmäßigkeit der Veröffentlichung befassen.

Sie alle, die mit den Transparenzkriterien und den dazugehörigen Benotungen Ihre Erfahrungen gemacht haben, werden mir zustimmen: Die Note sagt leider nichts über die Qualität einer Einrichtung aus. Dazu ist das angewandte System einfach zu schlecht. Die großen Kritikpunkte am System:
- Die Prüfer sind nicht einheitlich auf das Instrument geschult. Zwei Prüfer bedeuten leider auch mindestens zwei Meinungen.
- Es gibt keine klare einheitliche Vorgehensweise. Z. B. wird die Frage »Wird das individuelle Sturzrisiko erfasst?« von Prüfer zu Prüfer unterschiedlich bewertet und mal mit Ja oder mit Nein beantwortet.

- Es gibt keine Priorisierung der Fragen. D. h., die Frage nach dem Erste-Hilfe-Kurs ist genauso viel wert wie die nach der korrekten Wunddokumentation.
- Messbare Kriterien fehlen teilweise ganz. Z. B. wird bei der Frage »Wird die Notwendigkeit der freiheitseinschränkenden Maßnahmen regelmäßig überprüft?« an keiner Stelle definiert, was »regelmäßig« bedeutet.
- Die Prüfer sind nicht immer auf dem aktuellen Stand. So fragen manche Prüfer im Zusammenhang mit der Dekubitusrisikoeinschätzung immer noch nach der Bradenskala, die seit der Veröffentlichung des überarbeiteten Expertenstandards Dekubitusprophylaxe im Januar 2010 ein für alle Mal kein Thema mehr sein dürfte (siehe Kapitel 13). Wie sieht es um das Wissen des Prüfers bei der folgenden Frage aus: »Basieren die Maßnahmen zur Behandlung der chronischen Wunden oder des Dekubitus auf dem aktuellen Stand des Wissens?«
- Noten basieren auch auf kleinsten Stichproben. Das heißt, wenn beispielsweise bei nur einem Kunden die Frage nach den Kompressionsstrümpfen anzuwenden ist, wird die Note an diesem einen Kunden festgemacht. Wenn alles glatt läuft, steht also die Note 1. Wenn etwas schief läuft, weil evtl. nicht dokumentiert wurde, dass der Kunde schon vorm Anziehen umherläuft, obwohl man ihm anderes geraten hat, steht da eine Note 5 in den Transparenzkriterien. An einem einzigen Kunden, bei einer einzigen Stichprobe, eine Note festzumachen, ist aus meiner Sicht nicht nur absurd, es ist Irreführung. Denn bei dem eben geschilderten Fall hat man weder die Note 1 noch die Note 5 verdient.

Insbesondere aus diesen Gründen, aber auch, weil die Prüfergebnisse viel zu gut ausfallen, wollen die gesetzlichen Kassen die Transparenzkriterien verändern. Das ist kein einfaches Unterfangen, denn sie müssen die Leistungserbringer, sprich: die Träger der Einrichtungen, mit ins Boot bekommen. Der MDK ist an diesem Prozess natürlich nicht beteiligt, wie an vielen anderen Dingen auch nicht. Denn der MDK hat hier kein Mitbestimmungsrecht, er macht die Regeln nicht (siehe Kapitel 9.2).

Die Kritik an dem Prüfinstrument hält an, aber eine Einigung ist offensichtbar nicht in Sicht. Zu gravierend sind die Unterschiede der Einrichtungen, die am Verhandlungstisch sitzen. Zu viele Fragen zu einem geeigneteren Instrument gibt es. Am 11. September 2012 führten die Vertragsparteien nach § 113 SGB XI eine wissenschaftliche Tagung zum Thema »Indikatoren für Ergebnisqualität in der stationären Pflege« durch. Die Teilnehmer diskutierten dabei die Frage, wie zukünftig die Messung der Qualität der Leistungen von Pflegeheimen erfolgen soll und wie besonders die Ergebnisqualität in den Pflegeeinrichtungen und die Lebensqualität der darin lebenden Menschen ermittelt und für den Verbraucher verständlich und nachvollziehbar dargestellt werden kann.[18] Interessant waren die dort platzierten Vorträge: Es gab viele

---

[18] http://www.gkv-spitzenverband.de/pflegeversicherung/qualitaet_in_der_pflege/indikatoren_fuer_ergebnisqualitaet/pflegenoten_fachtagung_11_09_2012.jsp

unterschiedliche Betrachtungsweisen, die deutlich machten, dass es so wie bisher nicht weitergehen kann, aber so einfach ist das Ändern auch nicht. Denn die Befragung zur oder das Messen von Qualität am Bewohner ist mit unterschiedlichen Methoden möglich und in jedem Fall aufwändiger als das, was bisher geschah. So sieht es auch die Regierung. Die aktuelle Regierung hält noch an den Noten fest, aber sie sind in der Diskussion. Die Kassen geben den Leistungserbringern die Schuld: »Die schwache Aussagekraft der Pflegenoten ist keine neue Erkenntnis. Aber nicht die Noten an sich sind das Problem, sondern die gesetzliche Vorgabe, dass Pflegeanbieter, also jene, die geprüft werden, über die Bewertungssystematik und Veröffentlichung der Prüfergebnisse mit entscheiden. Das ist so, als wenn Schüler in der Schule über ihre Benotung mit entscheiden dürfen. Nicht die Abschaffung der Noten ist notwendig, sie müssen jedoch schnellstmöglich scharf geschaltet werden«, so Ann Marini, stellvertretende Pressesprecherin des GKV-Spitzenverbandes in einer Pressemitteilung vom 4.02.2015.[19]

Wie groß die Kritik ist, verraten einige Pressemeldungen rund um den Pflege-TÜV. Hier eine Auswahl:

Pflege-TÜV muss weg – Kontrolle der Pflegeheime soll bleiben

»So, wie das heute läuft, ist es einfach nur ein Desaster«, fasst der CDU-Gesundheitsexperte das Bewertungssystem für Altersheime zusammen. Denn die Pflegenoten sind nur wenig aussagekräftig, fast jedes Pflegeheim schneidet sehr gut ab. »Es glaubt doch kein Mensch, dass die Heime in Deutschland alle gleich gut sind«, kritisiert Spahn die Bewertungen im Interview mit der Süddeutschen Zeitung (SZ). Da sich der Pflege-TÜV über viele Jahre nicht bewährt hat, fordert der Politiker nun die Abschaffung der Pflegenoten.«[20]

MDS: Pflegenoten weiterentwickeln – nicht aussetzen

Zur Diskussion um das Aussetzen der Pflege-Transparenzberichte erklärt Dr. Peter Pick, Geschäftsführer des MDS: »Das Aussetzen der Pflegenoten ist der falsche Weg, weil damit die Transparenz für lange Zeit auf Eis gelegt würde. Die Verbraucher erhielten gar keine Informationen mehr und der Prozess der Transparenzkriterien müsste von vorne beginnen. Ursache für die geringe Aussagekraft des Pflegenotensystems ist der Einfluss der Pflegeanbieter. Das Aussetzen der Pflegenoten würde gerade diejenigen belohnen, die mehr Transparenz bislang blockiert haben. Nach unserer Auffassung sollten die Bewertungskriterien gestrafft und systematisch weiterentwickelt werden. Es muss künftig besser abgebildet werden, wie die Versorgungsqualität in den Heimen ganz konkret ist. Aus den Transparenzberichten muss deutlich werden, wie gut eine Einrichtung bei der Medikamentenversorgung, der Dekubitusprophylaxe und

19 http://www.gkv-spitzenverband.de/presse/pressemitteilungen_und_statements/pressemitteilung_222144.jsp)
20 http://www.finanzen.de/news/16046/pflege-tuev-erneut-der-kritik-aus-fuer-pflegenoten

der Schmerzerfassung ist. Der Fokus muss auf den zentralen Kriterien der Versorgung liegen.«[21]

Pflege-Tüv: Ende eingeläutet!

Jetzt findet endlich die Abschaffung der Pflegenoten einen breiten Konsens, auch wenn die Begründungen sehr verschieden ausfallen. Die einen beklagen das Scheitern der Selbstverwaltung, die anderen den zu hohen Bürokratieaufwand und wieder andere das Benotungssystem und die Ineffizienz auf Qualitätsveränderung. Einer dieser Gründe reicht schon aus, um die Pflegenoten abzuschaffen und erst recht die Summe aller. Jetzt gilt es, den Druck zur Abschaffung aufrechtzuerhalten und in der Forderung nicht nachzulassen.[22]

Langkutsch: »Kassen müssen einbezogen werden«

Lübeck/Berlin (26.06.2015). Die Große Koalition plant, den umstrittenen Pflege-TÜV erst im Jahr 2018 durch ein neues Benotungssystem zu ersetzen. Anlässlich einer Verwaltungsratssitzung der BARMER GEK in Lübeck erklärt dessen Vorsitzender, Holger Langkutsch:

»Der Verwaltungsrat der BARMER GEK sieht das unveränderte Festhalten an den umstrittenen Pflegenoten kritisch. Als Patientenvertreter fällt es mir ausgesprochen schwer, den Pflege-TÜV in seiner jetzigen Form weitere zweieinhalb Jahre ertragen zu müssen«.[23]

8.5.1　Die Anlage 2 der Transparenzvereinbarung

In der Anlage 2 findet sich für ambulante und stationäre Einrichtungen die gleiche Bewertungssystematik. Diese richtet sich nach Schulnoten und somit einem uns bekannten Vorgehen.

Die Systematik:

Bezeichnung der Note		Skalenwert
Sehr gut	(1,0–1,4)	9,31–10,0
gut	(1,5–2,4)	7,91–9,30
befriedigend	(2,5–3,4)	6,51–7.90
ausreichend	(3,5–4,4)	5,11–6,50
mangelhaft	(4,5–5,0)	0,00–5,10

---

[21]　http://www.mds-ev.de/4491.htm

[22]　http://www.social-company.de/newsletter3/archiv.php?showNL=2&nlid=110&lang=de

[23]　http://www.krankenkassensuche.de/krankenkassen/pressemitteilungen/374/0/4157/

Hierbei ist anzumerken, dass der Skalenwert auch den prozentualen Erreichungsgrad darstellt. Also 7,91 wären 79,1 % Erfüllung.

8.5.2 Die Anlage 3 der Transparenzvereinbarung

In der Anlage 3 finden sich Fragen, die zur Bewertung und somit letztlich auch zur Schulnote führen. Die Fragen sind weitgehend mit Erläuterungen unterlegt.

8.5.3 Die Anlage 4 der Transparenzvereinbarung

In der Anlage 4 werden die Prüfergebnisse dargestellt. Die Darstellung macht deutlich, dass die Befragung der Bewohner bzw. der Kunden (ambulant) keinen Einfluss auf die Gesamtnote hat. Das mag manchen aus der Pflege verwundern, aber es ist nachvollziehbar. Kunden und Bewohner sind fachliche Laien. Wie soll ein Pflegebedürftiger einschätzen, ob die richtigen Maßnahmen zur Dekubitusprophylaxe durchgeführt wurden, ob die sonstigen Prophylaxen, behandlungspflegerischen Maßnahmen und weiteren Leistungen korrekt, zeitnah und umfassend durchgeführt wurden? Möglicherweise ist der Laie mit Dingen zufrieden, die fachlich nicht vertretbar sind. Das ist im Allgemeinen in allen Bereichen des täglichen Lebens der Fall. Wir besuchen ein Restaurant, empfinden dies als gut, betrachten das Essen als empfehlenswert und das Preis-Leistungs-Verhältnis als angemessen. Ob das Gesundheitsamt mit den Küchenleistungen einverstanden ist, wissen wir nicht.

Kundenbefragungen

Kundenbefragungen sind fachlich nicht fundierte Aussagen zur subjektiven Zufriedenheit und haben mit Qualität nur wenig zu tun. Es handelt sich hier ausschließlich um eine Erhebung der Güte.

Die Ergebnisse werden bundesweit im Internet veröffentlich, was anfangs noch hohe Wellen schlug. Jeder hatte Angst um seine Note und wie diese im Vergleich zum unmittelbaren Mitbewerber aussieht. Jetzt sind alle beruhigt. Die Noten für die Einrichtungen sind sehr gut bis gut und die wenigen Einrichtungen mit schlechten Noten können sich eine Wiederholungsprüfung einbestellen und nachbessern.

9 QUALITÄTSPRÜFUNGS-RICHTLINIEN (QPR)

9.1 Rechtspyramide

Abbildung 5 dient dem besseren Verständnis, warum manche Dinge nicht einheitlich geregelt sind.

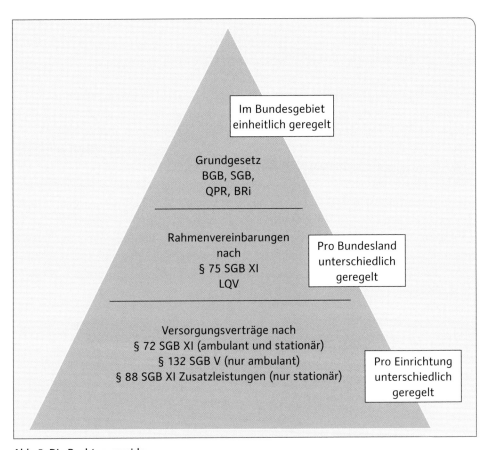

Abb. 5: Die Rechtspyramide.

9.2 Die Qualitätsprüfungs-Richtlinien (QPR)

Am 10. November 2005 veröffentlichten die Spitzenverbände der Pflegekassen erstmals Richtlinien über die Prüfung der in Pflegeeinrichtungen erbrachten Leistungen und deren Qualität nach § 114 SGB XI, die sogenannten Qualitätsprüfungs-Richtlinien (QPR). Die Spitzenverbände der Pflegekassen beschlossen unter Beteiligung des MDS, aufgrund des § 53 a Satz 1 Nr. 1 und 4 SGB XI in Verbindung mit § 213 SGB V, am

30. September 2005 gemeinsam und einheitlich die QPR als Mindestanforderung für die erbrachten Leistungen und deren Qualität sowie für das Verfahren zur Durchführung von solchen Prüfungen im Bereich der sozialen Pflegeversicherung. Diese QPR wurden 2013 zum letzten Mal aktualisiert. Seit dem 17. Januar 2014 liegt die aktuelle Fassung der Qualitätsprüfungs-Richtlinien vor.

Die QPR wurden im Januar 2014 erneut, aber geringfügig evaluiert, und stellen einen bundeseinheitlichen Maßstab für die Qualitätsprüfungen dar, der für alle Einrichtungen verbindlich und andererseits für die MDK-Prüfer klares und einziges Messinstrument ist. Die QPR sind also das übergeordnete Instrument, aus dem die Regelungen zur Umsetzung hervorgehen sollten, also die MDK Anleitung zur Prüfung der Qualität und die Transparenzvereinbarungen. Vorbei sind die Zeiten, in denen ein MDK-Prüfer Dinge forderte, die mit einer einheitlichen Prüfungsform nichts zu tun hatten, wie die folgenden Zitate aus einem MDK-Prüfbericht (April 2006) belegen:

- »Eine Sturzrisikotabelle soll so bald als möglich eingeführt werden!« Dabei wissen wir spätestens seit Veröffentlichung des Expertenstandards, dass solche Tabellen nichts aussagen und dem Kunden nicht helfen (siehe Kapitel 8).
- »Die Einrichtung muss in der Lage sein, selbst die Kalorienbedarfsberechnung für die Bewohner vorzunehmen.« Dabei ist das Kalorienzählen völlig out und im Expertenstandard Mangelernährung geht es um andere Dinge.
- »Es ist sinnlos, ein zweites unbenutztes Bett in einem Doppelzimmer stehen zu lassen, wenn der Bewohner mit MRSA besiedelt ist.« Es entzieht sich meiner Kenntnis, warum das ein Problem sein soll.
- »Die Trinkprotokolle sind im Zimmer der Bewohner zu führen, … eine Doku-Abzeichnung in der Mappe lässt prinzipiell eine Abzeichnung zu, ohne dass der Mitarbeiter im Zimmer war.« Hier wird unterstellt, dass die Mitarbeiter einfach irgendetwas dokumentieren, ganz gleich, ob sie die Verrichtung getätigt haben. Grundsätzlich steht es jeder Einrichtung frei, wo die Trinkprotokolle geführt werden – im Zimmer des Bewohners oder im Dienstzimmer.
- »In Doppelzimmer-Nasszellen fehlt zur bedarfsgerechten Gestaltung der Privatsphäre, dass die Bewohner ihre Bade-/Waschutensilien in ein abschließbares Badeschränkchen verstauen können«. Jetzt fordert der MDK schon das Anbringen von abschließbaren Schränken in jedem Bewohnerbadezimmer, wo soll das hinführen?
- »Im Rahmen des Sturzmanagements bei gefährdeten Bewohnern kann es sinnvoll sein, mobile Notrufgeräte anzuschaffen.« Zum einen ist dies ein Haus mit vorwiegend demenziell Erkrankten; zum andern sind diese Notrufgeräte in der Vergütung nicht beinhaltet und nicht verhandelt und zu guter Letzt hält man keinen Bewohner vom Sturz ab, indem man ihm ein Notrufgerät umhängt. Die ambulanten Dienste können ein Lied davon singen.

Was tun, wenn ein MDK-Prüfer solche Forderungen mit dem Hinweis aufstellt, die Pflegekassen seien berechtigt, bei festgestellten Qualitätsmängeln in einer MDK-Prüfung entsprechende Empfehlungen auszusprechen? Hier stellt sich die Frage, ob ein fehlender abschließbarer Schrank im Badezimmer ein Qualitätsmangel ist. Reicht eine Ablage für den Bewohner im Heim nicht mehr aus? Muss jeder Bewohner einen mobilen Notruf mit sich herumtragen? Ist das Fehlen desselben ein Qualitätsmangel? Wie weit dürfen Prüfer gehen? Die Antworten hat Dr. Peter Pick (Chef des MDS) bei der Veröffentlichung der ersten QPR bereits geliefert: Die QPR und die Anlagen zur Prüfung sind für alle verbindlich! Mit anderen Worten: Der einzelne Prüfer kann nicht seine eigenen Wertvorstellungen oder Qualitätsmerkmale definieren. Die MDK-Geschäftsstellen und deren Mitarbeiter sind lediglich Prüfer, nicht aber Entscheider.

Vergleichbar ist dieses Vorgehen mit dem Straßenverkehr. Wir haben eine Straßenverkehrsordnung, diese wird von oberen Stellen erschaffen, aber nicht von diesen geprüft. Die Polizei achtet auf die Einhaltung der Straßenverkehrsordnung, kann aber keine eigenen Regeln aufstellen.

So ist es auch beim MDK. Der MDK ist lediglich Ordnungshüter, der die Einhaltung der Regeln zu überprüfen hat. Die Regeln selbst werden von den Spitzenverbänden der Kassen mit deren eigenem Medizinischen Dienst (MDS) erstellt. Kassen und MDS erarbeiten die Regeln, der MDK ist die ausführende Institution. So ist der MDK auch nicht die Institution, die eine Missachtung von Regeln abzustrafen hat. Das kann nur der Vertragspartner, die Pflegekasse. Klar ausgedrückt: Der MDK ist lediglich prüfende Instanz, die mit klar vorgegebenen Instrumenten zu prüfen hat. Dies zeigen die QPR noch einmal deutlich auf. Hier werden u. a. als Ziele der QPR definiert:

• Die Qualität der Pflege und Versorgung in den Pflegeeinrichtungen soll weiter verbessert und gesichert werden.
• Hierzu wurde ein gemeinsames Qualitätssicherungsverfahren geschaffen, das die Überprüfung der Qualität in den Pflegeeinrichtungen nach einheitlichen Kriterien ermöglicht.
• Zudem ist die QPR ein Beitrag zur Weiterentwicklung der Qualität.

Die QPR sind allerdings nicht für alle Einrichtungen bindend, sondern nur für Einrichtungen, die mit einer Pflege- oder Krankenkasse einen Vertrag geschlossen haben. Hat eine Einrichtung aber einen Vertrag im Sinne des Pflegeversicherungsgesetzes (SGB XI) oder im Sinne des Krankenversicherungsgesetz (SGB V) geschlossen, so gelten auch hier die QPR uneingeschränkt. Die QPR beschreiben den Geltungsbereich unter Punkt 2 wie folgt: »Diese Richtlinien sind für den MDK, den Sozialmedizinischen Dienst der Deutschen Rentenversicherung Knappschaft-Bahn-See (SMD), den PKV-Prüfdienst, die von den Landesverbänden der Pflegekassen bestellten Sachverständigen und für die Pflegekassen und deren Verbände gemäß § 114a Abs. 7 SGB XI verbindlich.«

Dass Einrichtungen über einen Versorgungsvertrag mit den Pflegekassen verfügen, ist keine Pflicht. Die Einrichtungen, die keinen Vertrag abschließen möchten, müssen sich nur Kunden suchen, die auf die Leistungen der Kassen nicht angewiesen sind. Hat eine Einrichtung keinen Vertrag, bleibt auch die entsprechende Vergütung für die erbrachte Leistung aus. Also statt z. B. 468 Euro maximale Sachleistung bei Pflegestufe 1 ambulant erhält der Pflegebedürftige nur die Geldleistung von 244 Euro, die er auch ohne den Einsatz eines ambulanten Dienstes bekommen würde. Stationär gilt das gleiche Prozedere: Statt monatlich pauschal 1.064 Euro in Stufe 1, bekommt der Pflegebedürftig lediglich die Geldleistung gemäß seiner Pflegestufe. Bei Stufe 1 im Monat 244 Euro. Dies erklärt, warum die meisten Einrichtungen in Deutschland auch einen Versorgungsvertrag haben.

9.2.1   Prüfauftrag

Der Prüfauftrag des MDK wird gemäß QPR Punkt 3 Absatz 2 von den Pflegekassenverbänden vorgegeben und umfasst im Wesentlichen folgende Angaben:

»Im Prüfauftrag der Landesverbände der Pflegekassen sind insbesondere zu beschreiben:
- Art der Prüfung
- Umfang der Prüfung, soweit dieser über die Mindestangaben hinaus gehen soll
- bei Anlassprüfungen der dem Prüfauftrag zugrunde liegende Sachverhalt (z. B. Beschwerde)
- Einbindung der Pflegekassen oder der Landesverbände der Pflegekassen, insbesondere im Hinblick auf die Abrechnungsprüfung
- Zeitpunkt der Prüfung
- Prüfmodalitäten (insbesondere Information/Abstimmung mit den Heimaufsichtsbehörden, ggf. aber auch mit anderen Behörden wie z. B. Gesundheitsamt).«

Keine Eigenmächtigkeiten des MDK

Auch dieser Passus zeigt, dass der MDK nicht eigenmächtig handeln kann und darf. Er ist immer darauf angewiesen, dass er beauftragt wird und sogar der Inhalt des Auftrags wird ihm vorgeschrieben.

9.2.2   Umfang der örtlichen Prüfungen

Die Regelprüfung bezieht sich in der ambulanten Pflege auf die Qualität der
- Grundpflege,
- hauswirtschaftlichen Versorgung,
- Leistungen der häuslichen Krankenpflege nach § 37 SGB V.

Die Regelprüfung bezieht sich in der vollstationären und teilstationären Pflege auf die Qualität der

- allgemeinen Pflegeleistungen,
- medizinischen Behandlungspflege einschließlich der nach § 37 SGB V erbrachten Leistungen der häuslichen Krankenpflege,
- sozialen Betreuung,
- zusätzlichen Betreuung und Aktivierung im Sinne des § 87b SGB XI,
- Leistungen bei Unterkunft und Verpflegung nach § 87 SGB XI,
- Zusatzleistungen (§ 88 SGB XI).

Die Prüfung bezieht sich auch auf die Anforderungen der relevanten Empfehlungen der Kommission für Krankenhaushygiene und Infektionsprävention nach § 23 Abs. 1 des Infektionsschutzgesetzes (IfSG).

»6. Abs. 8: In ambulanten Pflegeeinrichtungen gilt:
Bei Einrichtungen mit nicht mehr als 50 Pflegebedürftigen sind mindestens fünf Personen, bei Einrichtungen mit mehr als 50 Pflegebedürftigen sind 10 Prozent der Pflegebedürftigen einzubeziehen.
In die Prüfungen sollen nicht mehr als 15 Personen einbezogen werden.
Bezugsgröße für die Berechnung der Größe der Personenstichprobe sind ausschließlich Personen mit einer Pflegestufe, die Sachleistungen nach § 36 SGB XI (Grundpflege, hauswirtschaftliche Versorgung, Betreuungsleistungen) in Anspruch nehmen. Personen, die Leistungen der privaten Pflegepflichtversicherung beziehen, sind den Sachleistungsbeziehern gleichzusetzen.
In die Zufallsstichprobe sind nur Personen mit Pflegestufe 1 bis 3 einzubeziehen, die Sachleistungen der Grundpflege nach § 36 SGB XI in Anspruch nehmen. Fallen in die Zufallsstichprobe Versicherte der privaten Pflegepflichtversicherung, sind diese in die Prüfung einzubeziehen.
Personen mit einem Hilfebedarf unterhalb der Pflegestufe 1 werden weder bei der Berechnung des Stichprobenumfangs berücksichtigt noch werden sie in die Prüfung einbezogen.

6. Abs. 9: In stationären Pflegeeinrichtungen gilt:
In der zu prüfenden stationären Pflegeeinrichtung werden unabhängig von der Größe der Einrichtung jeweils drei Bewohner aus jeder der drei Pflegestufen zufällig ausgewählt und in die Prüfung einbezogen.
Sofern weniger als drei Personen einer Pflegestufe in die Prüfung einbezogen werden können, ist dies schriftlich zu begründen.
Fallen in die Zufallsstichprobe Versicherte der privaten Pflegepflichtversicherung, sind diese in die Prüfung einzubeziehen.

Ist der in die Prüfung einbezogene Bewohner aufgrund kognitiver oder anderer Ursachen nicht auskunftsfähig, wird dies im Prüfbericht vermerkt. Eine ergänzende Einbeziehung von Bewohnern ausschließlich zur Durchführung der Befragung erfolgt nicht. Diese Anforderungen zur Stichprobenbildung gelten analog für die Kurzzeitpflege und die teilstationäre Pflege.«

MDK-Prüfer mit hoher Fachkompetenz und Verantwortung?

»Bei den Qualitätsprüfungen werden von den MDK und dem PKV-Prüfdienst 777 Mitarbeiter eingesetzt. Dabei handelt es sich fast ausschließlich (97 %) um Pflegefachkräfte. Die Mitarbeiter zeichnen sich durch ein hohes Qualifikationsniveau aus, so verfügen beispielsweise 78,1 % über eine Auditoren-Qualifikation, 52,8 % über eine leitungsbezogene Weiterbildung und 35,0 % der Mitarbeiter haben einen pflegeorientierten oder einen anderen Studiengang absolviert.«*

* MDS (2014). 4. Pflege-Qualitätsbericht des MDS nach § 114a Abs. 6 SGB XI. Dezember 2014, S. 7

Seit 2008 muss jeder zweite Prüfer eine Qualifikation als Auditor o. Ä. vorweisen. Es stellt sich die Frage, wie die nicht weitergebildeten Prüfer ihre Arbeit gestalten und was sie im Bereich Qualitätsmanagement und Entwicklung empfehlen können. Zugegeben, eine Weiterbildung allein macht noch keine Fachkraft. Wer 1000 theoretische Fahrstunden genossen hat, kann noch lange kein Fahrzeug steuern. Aber eine fundierte theoretische Ausbildung und Weiterbildung ist nun mal eine Basis, auf der man aufbauen kann.

In der QPR wird unter Punkt 5 beschrieben, dass die Prüfungen von Prüfteams durchgeführt werden sollen, die aus Pflegefachkräften bestehen. An die Stelle einer Pflegefachkraft können andere Sachverständige, z. B. Ärzte, treten, wenn das einzelne Prüfgebiet dies erfordert. Was das im Einzelnen sein soll, ist nicht dargestellt. Grundsätzlich stelle ich infrage, dass ein Arzt generell eine Pflegedokumentation prüfen und auswerten kann. Er hat es nicht gelernt, wie soll er das also prüfen? Was soll er im Einzelfall raten, um Qualitätsmängeln in der Pflege vorzubeugen? Das ist für mich vergleichbar mit einer examinierten Pflegekraft, die in eine Arztpraxis geht, um dort die Laborwerte auszuwerten und die weitere Therapie beratend zu begleiten. Beides kann nicht gut gehen.

Die QPR verlangt weiter, dass die Mitglieder der Prüfteams über »umfassende pflegefachliche Kompetenz, Führungskompetenz und Kenntnisse im Bereich der Qualitätssicherung« verfügen müssen. Auch hier trifft nicht alles automatisch auf einen Arzt zu. Wenngleich auch Pflegefachkräfte hier nicht immer automatisch geeignet sind, so besteht, was die »umfassende pflegefachliche Kompetenz« angeht, zumindest eine höhere Chance als beim Mediziner.

9.2.3 Ablauf der MDK-Prüfung

Die MDK-Prüfung kann, wie bereits oben erwähnt, nur durch die Pflegekassen(-verbände) veranlasst werden. Die Prüfungen werden im Anlass und Umfang ebenfalls von den Pflegekassen vorgeschrieben. Der Ablauf der Prüfungen erfolgt meist nach gleichem Raster:

- Vorstellung der beteiligten Personen
- Vorstellen des Prüfanlasses und des Umfangs der Prüfung
- Besprechung der Vorgehensweise und Gestaltung des Tages
- Evtl. Liste mit vorzubereitenden Unterlagen
- Ggf. Aufteilung der Prüfer zur schnelleren Durchführung der Prüfung
- Begehung der Einrichtung (stationär alle Funktionsbereiche und Etagen, ambulant die Geschäftsräume)
- Befragung der Leitungen (Heimleitung, Pflegedienstleitung und andere Anwesende) und, wenn vorhanden, des Qualitätsbeauftragten anhand der MDK-Anleitung zur Prüfung der Qualität nach den §§ 112 und 114 SGB XI
- Ausfüllen des Fragebogens (Erhebungsbogen ambulant/stationär) durch die Prüfer
- Akteneinsicht in bestimmte Unterlagen (s. Liste weiter unten ambulant und stationär)
- Befragung und Begutachtung der Versichertensituation (Kunde oder Bewohner ambulant oder stationär)
- Zusammenführen der Ergebnisse der Prüfer mit kurzem Feedbackgespräch an die Beteiligten
- Erstellung des Berichts binnen vier Wochen und Weiterleitung an den Auftraggeber (Pflegekassenverbände) und an:
  - Einrichtungsträger
  - zuständigen Sozialhilfeträger
  - Bei stationären Pflegeeinrichtungen an die zuständige Heimaufsichtsbehörde
  - Bei ambulanten Diensten an die Pflegekasse, der der überprüfte Versicherte angehört

9.2.4 Prüfanlass

Die Anlässe für eine MDK-Prüfung sind vielfältig. Es gibt nach Angaben in der »MDK-Anleitung zur Prüfung der Qualität nach den §§ 112, 114 SGB XI« mehrere derartige Anlässe: »Bei Einzelprüfungen handelt es sich um anlassbezogene Prüfungen (z.B. Beschwerden). Bei Stichprobenprüfungen soll aus allen zugelassenen Pflegeeinrichtungen (Grundgesamtheit) eine repräsentative Auswahl nach dem Zufallsprinzip vorgenommen werden. Stichprobenprüfungen erfolgen in einem festgelegten Turnus. Pflegeeinrichtungen, die in Einzelfall- oder in frühere Stichprobenprüfungen einbezogen waren, fallen aus der Grundgesamtheit heraus. Eine geeignete Stichprobengröße ist auf Landesebene festzulegen.

Vergleichende Prüfungen können z.B. stattfinden zwischen Pflegeeinrichtungen:
- die in demselben Ort, demselben Bezirk, derselben Region, demselben Bundesland, im gesamten Bundesgebiet angesiedelt sind,
- die eine vergleichbare Struktur, aber sehr divergierende Pflegesätze/Vergütungssätze haben,
- die unterschiedlichen Trägerorganisationen angehören,
- bei denen eine Einzelfall- oder Stichprobenprüfung durchgeführt worden ist.

Evaluationsprüfungen sind Prüfungen, die im Zusammenhang mit einer zuvor durchgeführten Einzelprüfung, Stichprobenprüfung oder vergleichenden Prüfung stehen. Grundlage für diese Prüfung ist der Maßnahmenbescheid der Landesverbände der Pflegekassen nach § 115 Abs. 2 SGB XI. Ziel ist es, die Umsetzung der im Bescheid der Landesverbände der Pflegekassen festgelegten Maßnahmen zur Beseitigung festgestellter Qualitätsdefizite zu überprüfen. Kombinierte Prüfungen werden durchgeführt, wenn gleichzeitig mit einer Evaluationsprüfung eine erneute Einzelprüfung erforderlich wird.«

9.2.5 Verteilung der Prüfungen in den letzten Jahren

Die Verteilung der Prüfungen verlief nach Angaben im 4. Bericht des MDS nach § 118 Abs. 4 SGB XI wie folgt: Ambulant wurden 2013 insgesamt Prüfungen in 11 021 Einrichtungen durchgeführt, das sind rund 89 % aller zugelassenen Einrichtungen. Man war also auch 2013 noch entfernt von dem Ziel, dass alle Einrichtungen einmal pro Jahr geprüft werden sollten. Davon waren bei 82,5 % (666 Einrichtungen) die Prüfungen vorher angemeldet worden.

Die Verteilung der Anlässe:
- Regelprüfung: 96,9 % der Prüfungen
- Anlassprüfung: 1,8 % der Prüfungen
- Wiederholungsprüfung: 1,2 % der Prüfungen

Stationär wurden 2013 insgesamt 12 190 Einrichtungen geprüft. Das sind nahezu 97 % aller Einrichtungen.. Die Verteilung der Anlässe:
- Regelprüfungen: 94,8 % der Prüfungen
- Anlassprüfung: 3,9 % der Prüfungen
- Wiederholungsprüfung: 1,2 % der Prüfungen

9.2.6 Prüfauftrag

Der Prüfungsauftrag kann sich auf folgende Bereiche der Dienstleistung erstrecken:
- Allgemeine Pflegeleistungen (gemäß Vertragsabschluss), das ist in der Regel der Komplex der Grundpflege (Körperpflege, Ausscheidung, Ernährung, Mobilität)
- Medizinische Behandlungspflege, entlang der Richtlinien zur Verordnung häuslicher Krankenpflege nach § 92 (s. Kap. 12)
- Soziale Betreuung (gemäß Vertragsabschluss), das sind speziell in teil- und vollstationären Einrichtungen die Beschäftigung und Betreuung der Pflegebedürftigen.
- Leistungen bei Unterkunft und Verpflegung sowie die Zusatzleistungen (gemäß Vertragsabschluss), nur teil- und vollstationär
- Hygiene, entlang der Anforderungen des § 2 Nr. 8 in Verbindung mit § 23 Abs. 2 Infektionsschutzgesetz sowie Empfehlungen des Robert Koch-Instituts zum Umgang mit MRSA
- 9. Abs.1: »Stellt der MDK oder der PKV-Prüfdienst im Rahmen der Qualitätsprüfung Unregelmäßigkeiten fest, die auf Fehler bei der Abrechnung schließen lassen, ist die zuständige Pflegekasse oder deren Landesverband (§ 52 Abs. 1 SGB XI) umgehend zu informieren.«

9.2.7 Auswahl der Kunden

Die Auswahl der Kunden/Bewohner/Versicherten geschieht nicht vollkommen willkürlich. Zum einen dürfen nur Leistungsempfänger der Pflegeversicherung ausgesucht werden, also keine Kunden mit sogenannter »Pflegestufe 0«. Zudem dürfen ambulant keine Kunden mit reinen SGB V-Leistungen ausgesucht werden.

Alle Kunden und Versicherten mit einer Pflegestufe oder auch mit von den Krankenkassen finanzierter Behandlungspflege nach SGB V sind potenzielle Kandidaten. Die Auswahl der Kunden erfolgt nach Stichprobe. Früher hatten sich MDK-Prüfer ihre Wunschkandidaten gezogen, also Kunden mit hohem Pflegerisiko. Diese Zeiten sind vorbei.

In den QPR, Abs. 10, S. 17 heißt es: »Die in die Prüfung einzubeziehenden Pflegebedürftigen/Bewohner werden innerhalb der Pflegestufen zufällig ausgewählt. Zur Gewährleistung einer Zufallsstichprobe soll die Pflegeeinrichtung eine nach Pflegestufen sortierte Liste der Pflegebedürftigen/Bewohner vorlegen, innerhalb der Pflegestufe sind die Pflegebedürftigen/Bewohner in alphabetischer Reihenfolge zu listen. Aus dieser Liste wird wie folgt ausgewählt:

Nach einem Zufallsprinzip wird eine Zahl zwischen 1 und 6 ausgewählt. Diese Zahl bestimmt die Abstände der auszuwählenden Personen.

Der Prüfer entscheidet bei jeder Pflegestufe, ob er bei der Auswahl der Personen innerhalb einer Pflegestufe am Anfang, in der Mitte oder am Ende der Liste beginnt zu zählen.

Der Prüfer entscheidet bei jeder Pflegestufe, ob er nach oben oder nach unten zählt.

Wenn eine ausgewählte Person die Zustimmung verweigert oder aus anderen Gründen eine Einbeziehung der ausgewählten Person nicht möglich ist, wird jeweils die nächste Person in der Liste ausgewählt.«

Wenn die Prüfer zu Regel- oder Wiederholungsprüfung kommen, erhalten sie also eine neutrale Liste mit Kunden und deren Pflegestufe. Anhand dieser Liste suchen sich die Prüfer dann die Kunden, welche in die Qualitätsprüfung einbezogen werden. Sind die Kunden ausgewählt und nicht mit einer Begutachtung oder Dokumentationseinsicht einverstanden, müssen die Prüfer erneut per Zufallsauswahl aus der Liste einen Ersatzkandidaten auswählen.

Hat der MDK-Prüfer die Versicherten per Zufallsstichprobe ausgewählt, so kann er nicht einfach hingehen und die Prüfung durchführen. Der Versicherte oder sein Vertreter müssen mit einer Befragung und Untersuchung einverstanden sein.

Die Befragung erstreckt sich im Wesentlichen auf folgende Fragen:
- Aktivierende Pflege und deren Erfolg
- Zuverlässigkeit der Pflegekräfte
- Kompetenz und situationsgerechtes Handeln der Pflegekräfte
- Einhaltung der Hygiene
- Zufriedenheit in der Pflege (Körperpflege, Ausscheidung, Ernährung, Mobilität), Unterkunft, Verpflegung, Hauswirtschaft, Betreuung und Beschäftigung
- Freiheitseinschränkende Maßnahmen
- Spezielle Versorgungssituationen (s. Tabelle 21)
- Umgang mit gerontopsychiatrisch veränderten Menschen
- Umsetzung der Expertenstandards (Dekubitus-, Sturzprophylaxe und Schmerzmanagement)

Tabelle 21: Beispiel für eine Übersicht der Risiken von Kunden

Bereich					
1	2	3	4	5	6
Kunde Name	Freiheitsein. Maßnahme	genehmigt von:	Wunde/Dekubitus	seit wann/ Entstehungsort	Kontrakturen
Muster Lisa	BG	Gericht	Steiß	KH 02.03.	Ja, Knie
Schmitt	Nein	Entfällt	Nein	Entfällt	Nein

Nur bei der anlassbezogenen Prüfung, die auch als solche von den Prüfern benannt werden muss, werden Kunden nicht entlang einer Zufallsstichprobe ausgewählt, sondern gezielt nach pflegerelevanten Themen ausgewählt. Liegt über eine Einrichtung beispielsweise eine Beschwerde vor, dass dort die Dekubitusprophylaxe nicht oder nicht fachgerecht durchgeführt wird und dadurch Kunden zu Schaden kommen können, so werden gezielt Kunden mit Dekubitusrisiko geprüft. In dem Fall werden sich Prüfer gezielt bettlägerige oder vorwiegend bettlägerige Kunden aussuchen.

Problem an dieser Anlassprüfung ist, dass diese genau so in die Bewertung mit einfließt wie eine Zufallsauswahl. D.h., bei der Zufallsauswahl werden mindestens fünf Kunden ausgesucht. Diese fünf Kunden haben ganz verschiedene Pflegesituationen und entsprechend viele Fragen können bewertet werden. Da man sich bei diesen Kunden nicht auf ein Thema einschießt, besteht eine gute Chance, dass es eine gute Gesamtnote gibt. Suchen sich Prüfer in einer Prüfung eine relativ homogene Gruppe Pflegebedürftiger aus, also nur dekubitusgefährdete, so bestehen gute Chancen, dass man auch etwas findet und die Note dadurch schlechter ausfällt.

Risikoübersicht erstellen

Auch wenn es keine Auswahl an Kunden nach Risiko gibt, sondern nur eine Zufallsauswahl, empfiehlt es sich dennoch, dass die Pflegedienstleitung eine Risikoübersicht erstellt und darauf alle Kunden erfasst. Diese Liste dient der internen Qualitätssicherung. Die Leitung hat so jederzeit den Überblick über die Kunden mit entsprechenden Risiken. So lassen sich Pflegevisiten besser planen und auch Veränderungen leichter ersehen. Wohin bewegt sich die Zahl der Kunden mit Dekubitus, Gewichtsverlust, freiheitseinschränkenden Maßnahmen? Die Veränderung der Zahlen kann auch darauf hindeuten, dass sich bestimmte Fehler einschleichen oder, dass einige Qualitätssicherungsmaßnahmen langsam greifen.

Monat:			Jahr:		
7	8	9	10	11	12
BMI unter 20	Essverhalten bei BMI <20	PEG	Bettlägerig	Diabetiker	Katheter
nein	entfällt	ja	nein	nein	Sub.Kath
Ja	Schlecht, lehnt ab	Nein	Nein	Ja	DK

9.2.8   Bewertungssystem

Der gesamte Fragenkatalog mit über 300 Einzelfragen hat kein abgestuftes Bewertungssystem. Alle Fragen sind sogenannte »geschlossene Fragen«, die mit »Ja« für »erfüllt« oder »Nein« für »nicht erfüllt« bewertet werden. Werden nur Teile einer Frage mit »Ja«, also erfüllt, beantwortet, so wird niedergeschrieben, wie viele Kriterien nicht erfüllt sind. Alle Fragen werden gleich gewertet. Das bedeutet, die Frage nach der Schulung in Erster Hilfe für die Mitarbeiter wiegt genau so stark wie die Frage, ob die erforderliche Dekubitusprophylaxe durchgeführt wurde.

Wenn man sich die Anleitung zur Prüfung der Qualität ansieht, so findet man Fragen mit verschiedenen Benennungen. Es gibt »Infofragen« – diese fließen nicht in die Gesamtbewertung ein, sondern dienen einzig der Information, z.B. welcher Trägerschaft eine Einrichtung angehört. Dann gibt es »B«-Fragen, die sogenannten Bewertungsfragen. All diese Fragen finden sich später im Prüfbericht wieder – mit entsprechender Bewertung (erfüllt oder nicht erfüllt). Diese B-Fragen haben keinen Einfluss auf die Benotung. Die B-Fragen müssen zudem bei Wiederholungsprüfungen nicht erneut gefragt werden. Dazu gehört zum Beispiel die Frage, welches Dokumentationssystem die Einrichtung nutzt oder ob die Dienstpläne geeignet sind. Neben den Info- und B-Fragen gibt es sogenannte »M«-Fragen. Diese Fragen werden bei jeder Prüfung erneut gestellt, auch bei Wiederholungsprüfungen. Dazu gehören Fragen wie z.B., ob die Nichtfachkräfte von Fachkräften angeleitet werden oder die Frage zum prospektiven Fortbildungsplan. Auch diese »M«-Fragen fließen nicht in die Benotung ein. Die Fragen zur Notengebung werden mit »T« für Transparenzfrage bezeichnet. Natürlich gibt es auch Mischungen, d.h., eine Frage kann sowohl eine »B«-, »M«- und Transparenzfrage sein, z.B. die Frage, ob bei Bedarf eine aktive Kommunikation mit dem Arzt nachvollzogen werden kann.

Die Bewertung der Transparenzfragen erfolgt entlang der Anlage 2 der Pflege-Transparenzvereinbarung. Hier sind folgende Hinweise zu finden:

»Jedes einzelne Kriterium erhält eine Einzelbewertung anhand einer Skala von 0 bis 10, wobei 0 die schlechteste und 10 die beste Bewertung ist.« 0 Punkte bedeutet die Note 5 und 10 Punkte bedeutet die Note 1. Ist eine Frage für den Kunden mit erfüllt bewertet, wird der Skalenwert 10 (Note 1) vergeben; ist die Frage nicht erfüllt, wird dies mit dem Skalenwert 0 (Note 5) bewertet. Für alle zur Beurteilung des Kriteriums herangezogenen Pflegebedürftigen wird der Mittelwert errechnet. Beispiel: Das Kriterium ist bei 8 von 10 einbezogenen Kunden erfüllt, dann wird der Skalenwert 8 vergeben, was einer Note von 1,8 entspricht.

Trifft ein Kriterium für einen Kunden nicht zu, so ist dieses nicht in die Bewertung und Mittelwertberechnung einzubeziehen. Das bedeutet umgekehrt: Trifft eine Frage nur bei einem einzigen Pflegebedürftigen zu, wird die Note in dem Fall entweder eine 1 oder eine 5 sein. Das ist gleichzeitig eine der größten Kritiken an dem Bewertungssystem: Es wird an einer Kleinststichprobe eine Note festgemacht.

Bei der Kundenbefragung, die nicht in die Gesamtbewertung der Einrichtung mit einfließt, werden nicht nur die Bewertungen »erfüllt und »nicht erfüllt« angewendet, sondern eine Graduierung vorgenommen. Der Kunde wird befragt und kann vier Antworten geben, die wie folgt bewertet werden:

- Immer bedeutet 10 Punkte
- Häufig bedeutet 7,5 Punkte
- Gelegentlich bedeutet 5 Punkte
- Nie bedeutet 0 Punkte

9.3   Ausgewählte Fragen

Zu den Themen im Prüfkatalog gehören Fragen nach dem Touren-/Dienstplan, nach Teamsitzungen, Fortbildungsplänen, Einarbeitungskonzepten, Richtlinien und Standards.

9.3.1   Vorzulegende Unterlagen

Ambulant, teil- und vollstationär
- Aktuelle Handzeichenliste
- Aufstellung aller in der Pflege tätigen Mitarbeiter mit Name, Berufsausbildung und Beschäftigungsumfang
- Ausbildungsnachweis der stellvertretenden verantwortlichen Pflegefachkraft
- Ausbildungsnachweis der verantwortlichen Pflegefachkraft
- Ausbildungsnachweise der pflegerischen Mitarbeiter

- Beschwerdemanagement
- Dienstpläne
- Fortbildungsplan
- Hygienestandard/-plan/-konzept
- Konzept zum Beschwerdemanagement
- Konzept zur Einarbeitung neuer Mitarbeiter
- Nachweise externe Fortbildung
- Nachweise externes Qualitätsmanagement
- Nachweise interne Fortbildung
- Nachweise über Dienstbesprechungen
- Nachweise über Fallbesprechungen
- Nachweise über Informationsweitergabe
- Nachweise über Pflegevisiten
- Nachweise zum einrichtungsinternen Qualitätsmanagement
- Organigramm
- Pflegedokumentationssystem
- Pflegekonzept
- Pflegeleitbild
- Pflegestandards/Leitlinien/Richtlinien
- Regelungen zu freiheitseinschränkenden Maßnahmen
- Regelungen zum Umgang bei Bewohnern mit MRSA
- Regelungen zum Umgang mit personenbezogenen Notfällen
- Stellenbeschreibungen aller Stellen in der Einrichtung

Nur ambulant
- Touren-/Einsatzpläne
- Versorgungsvertrag des Pflegedienstes/Strukturerhebungsbogen
- Blanko-Pflegevertrag
- Liste der vom Pflegedienst vorgehaltenen Pflegehilfsmittel/Hilfsmittel
- Nachweis Erstgespräch

Nur stationär
- Checkliste Einzug
- Hauswirtschaftsbezogene Ausbildungsnachweise der hauswirtschaftlichen Mitarbeiter (wenn Caterer vorhanden, entfällt diese Frage)
- Hauswirtschaftskonzept Mitarbeiter (wenn Caterer vorhanden, entfällt diese Frage)
- Konzept soziale Betreuung
- Liste der von der Einrichtung vorgehaltenen Pflegehilfsmittel/Hilfsmittel
- Nachweise Belehrung nach IfsG (Infektionsschutzgesetz, siehe Kapitel 4)

9.3.2 Der PDCA-Zyklus

Tabelle 22: Problemlösungsprozess vs. PDCA-Zyklus

Problemlösungsprozess	PDCA Zyklus
1. Informationssammlung	Plan (= Istanalyse): Das ist gleichbedeutend mit einer Informationssammlung
2. Probleme, Ressourcen erkennen	Gehört zu Schritt »Plan«
3. Ziele formulieren	Do: Das ist die Umsetzung, die Beschreibung des Weges, da steckt das Ziel schon drin.
4. Maßnahmen	Gehört zu Schritt »Do«
5. Durchführung der geplanten Maßnahmen	Check: Hier muss man den eingeschlagenen Weg reflektieren, die Wirksamkeit überprüfen
6. Evaluation/Auswertung/Zielkontrolle	Act: Die Maßnahmen müssen nach der Prüfung der Wirksamkeit angepasst werden

Die Frage nach dem PDCA-Zyklus (Plan, Do, Check, Act) sollte keine große Verwirrung stiften. Dieser Zyklus ist in der Qualitätssicherung schon lange bekannt, allerdings bei MDS/MDK erst 2006 benannt. Was wir bisher entlang des Problemlösungsprozesses formuliert haben (s. Kap. 15.3.5), wird nun in andere Worte gefasst. Inhaltlich sehe ich keine große Änderung (zum bisherigen Vorgehen vgl. Tab. 17)

9.3.3 Fragen zum Ess- und Trinkverhalten

Sowohl ambulant als auch teil- und vollstationär muss man sich dem Thema »Essen und Trinken« widmen. Die ambulanten Dienste haben hier natürlich eingeschränktere Möglichkeiten als die teil- und vollstationären Einrichtungen. Der ambulante Dienst muss sich mit den Möglichkeiten beim Hausbesuch und der Beratung der Beteiligten begnügen. Die teilstationäre Einrichtung, vorwiegend Tagespflege, kann nur das tun, was in der Tagespflege möglich ist und darüber hinaus beraten. Lediglich die stationäre Einrichtung hat den Kunden 24 Stunden in ihrer Obhut. Alle Einrichtungen verfügen jedoch über eine Leitung und die Tätigkeiten werden unter Anleitung von professionellen Pflegekräften geleistet. Aus diesem Grund wird gemäß der MDK-Anleitung in allen Einrichtungen das Gleiche abgefragt:

»Verhalten bei Trink- und Essensdefiziten
- Beobachten, ob es Anzeichen von Exsikkose und Unterernährung gibt (trockene Haut, verminderter Spannungszustand).
- Ist dies der Fall, ist zu erfassen, welche Mengen der Klient gegessen hat.
- regelmäßige Gewichtskontrollen (mindestens alle drei Monate)
- Einhalten/Anbieten regelmäßiger Mahlzeiten, Zusatzmahlzeiten nicht vergessen

- Klient mit motorischer Unruhe auch im Stehen essen lassen
- Zum Essen durch den Einsatz von Gerüchen anregen
- unkonventionelles Essverhalten tolerieren (z. B. Essen mit den Fingern)
- bei Bedarf Anlegen eines Ein- und Ausfuhrplans
- auch nachts häufig Getränke anbieten (stationär)
- kalorienreiche Getränke anbieten
- manuelle personelle Hilfestellungen beim Essen und Trinken anbieten«

Kaum ein Thema ist in den vergangenen Jahren so hochgepuscht worden wie das Thema »Essen und Trinken«. Nicht zuletzt auch durch die Stellungnahme des MDS zum Thema »Ernährung« aus dem Jahre 2003. Diese Stellungnahme wurde in der Fachwelt reichlich zitiert, aber auch enorm kritisiert. Die Grundsatzstellungnahme hat sich mittlerweile überholt, zum einen durch die MDK-Anleitung zur Prüfung der Qualität, zum anderen durch den Expertenstandard Mangelernährung und letztlich durch relevante Aussagen der DGE (Deutsche Gesellschaft für Ernährung).

Es ist zum Glück vieler Pflegebedürftiger und auch Pflegekräfte nicht mehr so relevant, welchen BMI jemand hat und wie viele Kalorien dieser Mensch angeblich benötigt. Es geht darum, welchen Gewichtsverlauf der Mensch hat, welche äußeren Faktoren zu beobachten sind, z. B. Kleidergröße, aufgenommene Nahrung, etc. War also jemand schon immer zierlich, trägt Kleidergröße 36/38, die Kleidung passt, der Kunde hat ein gleichförmiges Essverhalten und ein nahezu gleichbleibendes Gewicht, hat dieser Mensch trotz eines Gewichts von 45 Kilo und einem BMI von 16 kein Ernährungsproblem. Während ggf. ein Mensch mit 110 Kilo durchaus ein Kunde mit Risiko zur Mangelernährung sein kann, wenn er nämlich ungewollt und relevant an Gewicht abnimmt. Als relevant wird ein Gewichtsverlust von 5 % in ein bis drei Monaten oder von 10 % in sechs Monaten bezeichnet.

Die MDK Prüfanleitung (ambulant Seite 150, Frage 12.1) geht mit dem Expertenstandard im Wortlaut einher: »Zu Beginn des pflegerischen Auftrags wie auch im weiteren Verlauf sind Risiken und Anzeichen für Mangelernährung zu erfassen bzw. zu ergänzen. Regelmäßige Gewichtsbestimmungen und eine genaue Dokumentation sind im Hinblick auf das rechtzeitige Erkennen einer sich entwickelnden Mangelernährung erforderlich. Dabei sollten einzelne anthropometrische Werte, wie das Gewicht oder der BMI (Body Mass Index) in einem Screening-Verfahren nicht überbewertet werden. Den Verlaufsbefunden und der Beurteilung des Gesamtbildes kommt in diesem Zusammenhang eine größere Bedeutung zu.

Neben äußerlichen Erscheinungsmerkmalen und den Informationen zur aufgenommenen Nahrung wird in der Regel das aktuelle Körpergewicht, die Körpergröße und ggf. der BMI erfasst – diese Parameter sind jedoch erst durch eine Verlaufsbeobachtung und im Verbund mit weiteren Parametern aussagekräftig. Bei den Gewichtsangaben ist zu überprüfen, ob die Angaben in der Pflegedokumentation mit der Schätzung des Prüfers übereinstimmen und ob die Angaben plausibel sind. Weiterhin ist relevant, ob die letzte Gewichtsangabe in der Pflegedokumentation aktuell ist. Aus diesem Grund ist bei der Gewichtsangabe anhand der Pflegedokumentation das Datum mit anzugeben. Ein Screening inklusive einer Gewichtsmessung sollte mindestens alle 3 Monate erfolgen, sofern die Situation keine häufigere Überprüfung des Ernährungszustandes erfordert. Neben groben Anzeichen für einen Nahrungs- bzw. Flüssigkeitsmangel sind hier insbesondere unbeabsichtigte Gewichtsverluste von Bedeutung (mehr als 5 % in 1-3 Monaten, mehr als 10 % in 6 Monaten). Veränderungen in der Nahrungsmenge und Veränderungen des Bedarfs sind darüber hinaus relevant.«

9.3.3.1 Forderungen stationär

Die Prüffrage 12.1 ist stationär reduziert auf die Erklärung: »Als relevante Gewichtsabnahme gelten: mehr als 5 % in 1-3 Monaten, mehr als 10 % in 6 Monaten. Wenn nur ein kürzerer Zeitraum als 6 Monate beurteilt werden kann, ist dies im Freitext zu vermerken.« (QPR stationär, Seite 110).

Das bedeutet, es wird nicht mehr nach der Relevanz von Untergewicht, respektive BMI gefragt und es gibt keine weiteren Erläuterungen zu diesem Thema.

9.3.3.2 Forderungen ambulant

»Zu Beginn des pflegerischen Auftrags wie auch im weiteren Verlauf sind Risiken und Anzeichen für Mangelernährung zu erfassen bzw. zu ergänzen.
Die Expertengruppe Ernährungsmanagement des DNQP empfiehlt auch für Menschen in der häuslichen bzw. ambulanten Pflege im Rahmen des Erstkontakts eine Einschätzung (Screening) für Mangelernährung durchzuführen. Sie empfiehlt eine Wiederholung alle drei Monate. Eine erneute Einschätzung muss nach Ereignissen erfolgen wie z. B. fieberhafte Infektionskrankheiten, aber auch einschneidenden Lebensereignissen. Dabei sollten einzelne anthropometrische Werte, wie das Gewicht oder der BMI (Body Mass Index) in einem Screening-Verfahren nicht überbewertet werden. Im Bereich der ambulanten Pflege ist zu berücksichtigen, dass eine Gewichtskontrolle in der häuslichen Umgebung aufgrund fehlender geeigneter Personenwaagen häufig nur sehr eingeschränkt möglich ist. Den Verlaufsbefunden und der Beurteilung des Gesamtbildes kommt in diesem Zusammenhang eine größere Bedeutung zu.
Neben äußerlichen Erscheinungsmerkmalen und den Informationen zur aufgenommenen Nahrung wird, falls durchführbar, das aktuelle Körpergewicht, die Körpergröße und ggf. der BMI erfasst – diese Parameter sind jedoch erst durch eine Verlaufsbeobachtung und im Verbund mit weiteren Parametern aussagekräftig. Bei den Gewichtsangaben ist zu überprüfen, ob die Angaben in der Pflegedokumentation mit der Schätzung des Prüfers übereinstimmen und ob die Angaben plausibel sind.
Neben groben Anzeichen für einen Nahrungs- bzw. Flüssigkeitsmangel sind hier insbesondere unbeabsichtigte Gewichtsverluste von Bedeutung (mehr als 5 % in

1–3 Monaten, mehr als 10 % in 6 Monaten). Veränderungen in der Nahrungsmenge und Veränderungen des Bedarfs sind darüber hinaus relevant.

Bei den Angaben zur Flüssigkeitsversorgung handelt es sich um Anzeichen, die auf eine Exsikkose hinweisen können, es handelt sich nicht um sichere Exsikkosezeichen.«

9.3.4   Hauswirtschaft

Für die stationäre Pflege, bei der die Unterkunft und Verpflegung Bestandteil der Leistungen sind, werden die Anforderungen an die hauswirtschaftliche Versorgung (Frage 7, Seite 86 und im Qualitätsbereich 4, Seite 143)) ausgeweitet. Die nachfolgenden Dinge werden vorausgesetzt und erwartet, sofern die Dienstleistung nicht durch einen Fremddienstleister (Caterer) erbracht wird. Allerdings müssen nur drei der folgenden sechs Punkte erfüllt werden, um die Frage mit »erfüllt«, also mit Note 1 gewertet zu bekommen:

»51. Ist die Gestaltung der Bewohnerzimmer z.B. mit eigenen Möbeln, persönlichen Gegenständen und Erinnerungsstücken sowie die Entscheidung über ihre Platzierung möglich?

52. Wirken die Bewohner an der Gestaltung der Gemeinschaftsräume mit?

53. Ist der Gesamteindruck der stationären Pflegeeinrichtung im Hinblick auf Sauberkeit, Ordnung und Geruch gut?

54. Kann der Zeitpunkt des Essens im Rahmen bestimmter Zeitkorridore frei gewählt werden?

55. Wird bei Bedarf Diätkost angeboten?

56. Ist die Darbietung von Speisen und Getränken an den individuellen Fähigkeiten der Bewohner orientiert?

57. Wird der Speiseplan in gut lesbarer Form eines Wochenplanes bekannt gegeben?

58. Orientieren die Portionsgrößen sich an den individuellen Wünschen der Bewohner?

59. Werden die Mahlzeiten in für die Bewohner angenehmen Räumlichkeiten und ruhiger Atmosphäre angeboten?«

10 BEGUTACHTUNGS-RICHTLINIEN (BRI)

Die aktuellen Richtlinien der Spitzenverbände der Pflegekassen zur Begutachtung von Pflegebedürftigkeit nach dem XI. Buch des Sozialgesetzbuches, kurz BRi genannt, traten im August 2013 in Kraft.

Verabschiedet wurden die aktuellen Begutachtungs-Richtlinien (BRi) in Kooperation mit dem MDK und dem Gesundheitsministerium. Veröffentlicht wurden sie ebenfalls sehr kurzfristig, nämlich erst eine Woche vor Inkrafttreten. So wurden alle, sowohl die MDK-Mitarbeiter als auch alle Pflegeeinrichtungen und Pflegebedürftigen, vor vollendete Tatsachen gestellt. Warum die BRi, die dem Bundesministerium bereits Wochen vorher in fertiger Form vorlagen, erst in der letzten Augustwoche 2013 veröffentlicht und so bekanntgegeben wurden, ist nicht nachvollziehbar, war aber auch in der Vergangenheit schon immer gängige Praxis.

Wer allerdings erwartet hat, dass die neuen BRi so viel Neues bringen, der irrt. Es wird zwar schon Jahre darüber philosophiert, dass der Begriff der Pflegebedürftigkeit geändert werden müsste, dass die Minuten auf dem Prüfstand müssen – wie auch die Verrichtungen der Grundpflege. Nun wird ab 2017 der neue Pflegebedürftigkeitsbegriff kommen. Das wird Geld kosten. Geld, das die Pflegeversicherung nicht unbedingt hat. Denn 2015 hat das Pflegestärkungsgesetz I (vgl. Kapitel 8) bereits so viel Geld gekostet, dass die Beitragserhöhung schon Ende 2015 verbraucht sein dürfte. Woher 2017 die Finanzierung für ein völlig neues System kommen soll, ist zurzeit unklar. Ich vermute, die Pflegestufen werden einfach in die neuen Pflegegrade umgeändert – ansonsten ändert sich nichts. Was den neuen Pflegebedürftigkeitsbegriff betrifft, bleibt abzuwarten, wie viel mehr Pflegebedürftige hier in den Genuss kommen werden. Der derzeitige Stand ist:

Das Pflegestärkungsgesetz II in der Übersicht:
a) Unterschied NBA zu heute
   Ohne Minuten und **ohne** Verrichtungen nur noch Punkte in folgenden sechs Bereichen:
   1. Kognitive und kommunikative Fähigkeiten
   2. Mobilität und Beweglichkeit
   3. Krankheitsbezogene Anforderungen und Belastungen
   4. Selbstversorgung
   5. Leben in sozialer Beziehung
   6. Haushaltsführung (nur ambulant)
   Diese Begriffe sind auch Teil der SIS (Strukturierte Informationssammlung). Die Behandlungspflege in diesen Bereichen, die auf Dauer medizinisch erforderlich ist, wird vollumfänglich mit berechnet (auch SGB V-Leistungen).

b) Prozentuale Verteilung zur Berechnung in den einzelnen Bereichen
- Mobilität: 10 %
- kognitive und kommunikative Fähigkeiten sowie Verhaltensweisen zusammen: 15 %,
- Selbstversorgung: 40 %
- Bewältigung von und selbstständiger Umgang mit krankheits- oder therapiebedingten Anforderungen: 20 %
- Gestaltung des Alltagslebens und sozialer Kontakte: 15 %

c) Einstufung nach Punkten in die Grade:
- Grad 1: 12,5 bis unter 27 Punkte, geringe Beeinträchtigungen
- Grad 2: ab 27 bis unter 47,5 Punkte, erhebliche Beeinträchtigungen
- Grad 3: ab 47,5 bis unter 70 Punkten, schwere
- Grad 4: ab 70 bis unter 90 Punkte, schwerste Beeinträchtigungen
- Grad 5: ab 90 bis 100 Punkten, schwerste Beeinträchtigungen der Selbstständigkeit mit besonderen Anforderungen an die pflegerische Versorgung

d) Umrechnung der Stufen in Grade:
- Stufe 0   – Grad 1
- Stufe 1   = Grad 2
- Stufe 1 + PEA   = Grad 3
- Stufe 2   = Grad 3
- Stufe 2 + PEA   = Grad 4
- Stufe 3   = Grad 4
- Stufe 3 + PEA   = Grad 5
- Härtefall   = Grad 5

Die Leistungen im Überblick

	PG1	PG2	PG3	PG4	PG5
Geldleistung ambulant	125	316	545	728	901
Sachleistung ambulant		689	1298	1612	1995
Leistungsbetrag stationär	125	770	1262	1775	2005

e) Weitere Änderungen im Überblick
- Es gibt fünf Grade statt drei Stufen.
- Es wird **nicht** neu begutachtet, sondern einfach umgerechnet.
- Der Bestandschutz greift, d. h. niemand wird runtergestuft.
- Es gibt einen einheitlichen pflegebedingten Eigenanteil im Heim für alle Bewohner (U+V sowie I-Kosten sind davon nicht betroffen).
- Ab Grad 2 wird die Pflegeperson (ambulant) rentenversichert.

– § 87b SGB XI wird aufgehoben, stattdessen kann zusätzliche Betreuung, die nicht Regelleistung gemäß Versorgungsvertrag ist, mit einem Vergütungszuschlag pro Bewohner von 5 % der Personalaufwendung für eine zusätzliche Vollzeitstelle finanziert werden. Die Richtlinie für zusätzliche Betreuungskräfte wird von den Kassen neu erlassen

Sieht man allerdings die aktuelle Entwicklung der Pflegestufen und die Anzahl der Pflegebedürftigen, kann man nicht zwingend nachvollziehen, wieso es bei steigender Zahl Pflegebedürftiger und Nachbesserung der Begutachtungs-Richtlinien immer weniger schwer- und schwerstpflegebedürftige Menschen gibt (siehe Kapitel 7.2).

Tabelle 23: Entwicklung der Pflegestufen und der Pflegebedürftigen (ambulant), gerundet[24]

Ambulant	31. 12. 2000	31. 12. 2013	31. 12. 2014
Pflegebedürftige	1,26 Mio.	1,74 Mio.	1,82 Mio.
Stufe 1	54,1 %	63 %	63 %
Stufe 2	35,6 %	28,8 %	28,7 %
Stufe 3	10,4 %	8,2 %	8,2 %

Tabelle 24: Entwicklung der Pflegestufen und der Pflegebedürftigen (stationär), gerundet

Stationär	31. 12. 2000	31. 12. 2013	31. 12. 2014
Pflegebedürftige	580 000	740 000	750.884
Stufe 1	37,6 %	42,7 %	42,8 %
Stufe 2	41,8 %	37,6 %	37,4 %
Stufe 3	20,6 %	19,7 %	19,8 %

Wie lässt sich eine solche Entwicklung erklären, dass sowohl ambulant als auch stationär die Zahl der Pflegebedürftigen deutlich steigt, aber die Pflegestufen gleichzeitig sinken? Eine Vermutung ist, dass die Begutachtungs-Richtlinien in den Anfängen der Begutachtung zu großzügig ausgelegt wurden und so höhere Stufen zustande kamen, die nicht immer gerechtfertigt waren. Ein weiterer Grund ist in der mangelnden Kenntnis der Beteiligten zu suchen. Auch mehr als 20 Jahre nach Einführung der Pflegeversicherung wissen immer noch nicht alle Betroffenen und deren Umfeld, was ihnen zustehen würde. Eine dritte, wenngleich unwahrscheinliche Erklärung, könnte darin liegen, dass die Pflegebedürftigen tatsächlich aktivierend gepflegt werden und dadurch in ihrer Gesamtsituation weniger Hilfe bedürfen.

---

[24] Zahlen und Fakten zur Pflegeversicherung (05/14) vom Bundesministerium für Gesundheit

Dass es bei der Begutachtung immer wieder zu Problemen kommt, ist jedem klar, sogar dem Bundesministerium. Denn was sonst hat sich Daniel Bahr dabei gedacht, im PNG 2013 zu verankern, dass der Spitzenverband der Pflegekassen eine Richtlinie zum Verhaltenskodex von Gutachtern erstellen muss? Die Vorschrift steht in § 18b SGB XI bereits seit 2013, aber geschehen ist bis heute nichts. Warum auch, wer sollte Druck machen? Die Pflegeeinrichtungen sicher nicht und die Pflegebedürftigen noch weniger. Das Bundesgesundheitsministerium wäre gefragt, aber das hat wohl permanent andere Sorgen. Die MDK-Gemeinschaft hat mal schnell vorgebeugt und den § 18b als völlig überflüssig bezeichnet. Nachdem der MDK selbst die Pflegebedürftigen zur Zufriedenheit befragt hatte, kam man zu folgendem Ergebnis: »Eine erste Auswertung zeigt positive Ergebnisse: 86 Prozent sind mit der Arbeit der MDK Gutachterinnen und Gutachter zufrieden.«[25]

Seltsam, wie MDS und MDK mit nur 86 % Erfüllung zufrieden sein können. Die Ergebnisse der Qualitätsprüfungen ambulant und stationär zeigen ein Ergebnis in vielen Bereichen jenseits der 90 %. Dennoch sehen MDK und MDS hier Verbesserungsbedarf! Es ist eben viel schwerer, vor der eigenen Tür zu kehren …

Als eine der wesentlichsten Gründe, warum die Pflegestufen sinken, dürfte aus meiner Sicht die Ausgabenentwicklung sein. Die Ausgaben der Pflegeversicherung lagen im Jahr 2007 noch im Schnitt bei 8.600 Euro pro Jahr und Pflegebedürftigem. Die Ausgaben sind gemäß Bundesministerium Ende 2013 auf 11.099 Euro pro Jahr und Pflegebedürftigen angewachsen.

10.1 Stand der Begutachtungs-Richtlinien

Die letzten Änderungen an den Begutachtungs-Richtlinien erfolgten im August 2013 und finden seither Anwendung.

Achtung, eine durchaus positive Entwicklung.

Die bereits 2008 von Ulla Schmidt angekündigte Reform zur Pflegeeinstufung kam bis heute nicht. Alle nachfolgenden Minister versprachen zwar, sich dem Thema zu widmen und dort anzuknüpfen, wo Ulla Schmidt aufhörte, aber bis heute gelangen nur Reförmchen. Nun will der aktuelle Bundesgesundheitsminister Hermann Gröhe die große Reform 2017 in Kraft setzen. Entwürfe zum neuen Begutachtungsassessment »NBA« finden Sie auf der Homepage der GKV (https://www.gkv-spitzenverband.de/

---

[25] http://www.mds-ev.de/media/pdf/14-06-12_Ergebnisse_Versichertenbefragung.pdf

presse/publikationen/broschuerenbestellung). Schauen Sie sich hier die »Schriften-reihe Modellprogramm zur Weiterentwicklung der Pflegeversicherung, Band 2: Das neue Begutachtungsinstrument zur Feststellung von Pflegebedürftigkeit« an.

Die aktuellen Begutachtungs-Richtlinien, kurz BRi genannt, haben dennoch wei-tere kleinere Nachbesserungen erhalten: So wurde die Frist zur Begutachtung einge-grenzt. Der Gutachter muss sich mit einem maximalen Zeitkorridor von zwei Stunden anmelden: »Der Besuch wird rechtzeitig angekündigt oder vereinbart. Dem Antrag-steller sind das vorgesehene Datum der Begutachtung mit einem Zeitfenster von max. 2 Stunden, die voraussichtliche Dauer der Begutachtung, der Name des Gutachters sowie Grund und Art der Begutachtung mitzuteilen« (BRi, S. 19).

Weitere Nachbesserung gibt es im Bereich der Fristen zum Bescheid. Zwischen Antrag und Bescheid sollen nicht mehr als fünf Wochen vergehen: »Im Regelfall ist dem Antrag-steller spätestens fünf Wochen nach Eingang des Antrags bei der zuständigen Pflegekasse die Entscheidung der Pflegekasse schriftlich mitzuteilen« (BRi, S. 24). Das bedeutet, man sollte als Antragsteller spätestens eine Woche nach Antragstellung schon mal nachfragen, wie der der Bearbeitungsstand ist. Und nach der Begutachtung wiederum nachfragen, wie weit der Sachstand ist. Wer sich nicht kümmert, muss wohl warten, bis er dran kommt.

Die Eilbegutachtung ist für zwei Fälle präzisiert, einmal für den Antragsteller, der noch keine Pflegestufe hat und sich im Krankenhaus befindet oder einer Rehabilitation. Wenn ein Versicherter nach der Entlassung nicht weiß, wie es für ihn pflegerisch oder mit dem Wohnumfeld weitergeht, sollte im Krankenhaus oder spätestens in der Reha den Eilan-trag stellen. Dieser ist als solcher zu kennzeichnen. Die Kasse muss binnen einer Woche den Bescheid erteilen. Dieser wird als sogenannter »vorläufiger Bescheid« erteilt, in der Regel für die Pflegestufe 1, auch wenn diese Stufe später nicht bestätigt wird. Die korrekte Stufe kann natürlich höher liegen oder die vorläufige Stufe 1 auch abgelehnt werden.

Wer Pflegezeit beantragt, sollte wissen, dass zwischen Antrag und Bescheid nur maxi-mal zwei Wochen liegen dürfen. Auch hier gilt es Druck zu machen, sonst klappt es mit den zwei Wochen möglicherweise nicht.

BRi, S. 43 stellt unmissverständlich klar, dass nicht die körperliche Fähigkeit zählt, sondern die Fähigkeit, eine Verrichtung sinnvoll durchführen zu können, also seine körperlichen Fähigkeiten auch einsetzen zu können: »Maßgebend ist die Einschrän-kung der Fähigkeit, die regelmäßig wiederkehrenden Verrichtungen ohne personelle Hilfe vornehmen zu können. Hilfebedarf ist auch dann gegeben, wenn die Verrichtung zwar motorisch ausgeübt, jedoch deren Notwendigkeit nicht erkannt oder nicht in sinnvolles Handeln umgesetzt werden kann. Gleichrangig maßgebend sind die Unter-stützung, die teilweise oder vollständige Übernahme wie auch die Beaufsichtigung der Ausführung dieser Verrichtungen oder die Anleitung zu deren Selbstvornahme.«

Da stellt sich die Frage, wieso einige Gutachter immer noch ausschließlich die Funktionsfähigkeit der Arme mit dem sogenannten Schulter-Nackengriff oder Schützengriff beurteilen. Wie mir Teilnehmer meiner Seminare berichten, gibt es sogar Gutachter, die in der Begutachtung sagen: »Der kann die Arme heben, der kann ja gehen, also braucht er keine Hilfe.« Dass ein Mensch gehen kann, bedeutet nicht, dass er auch den Weg findet. Was nutzt einem Menschen mit Demenz die Fähigkeit, die Arme anheben zu können, wenn er den Pulli nicht als solchen erkennt.

Dabei ist immer zu berücksichtigen, dass in der Begutachtung sowohl eine Über- als auch eine Unterversorgung außer Acht bleibt: »Was den Rahmen des Notwendigen übersteigt, kann in der Pflegeversicherung nicht berücksichtigt werden (vgl. §29 Abs. 1 SGB XI). Weder können der von einem Antragsteller geltend gemachte Anspruch auf eine besonders aufwendige pflegerische Betreuung (Wunsch nach überversorgender Pflege) noch eine tatsächlich über das Maß des Notwendigen hinaus erbrachte Pflege (Überversorgung) berücksichtigt werden. Ebenso wenig entspricht unzureichende Pflege (Unterversorgung) dem Maß des Notwendigen. Soweit die Pflege, ggf. auch auf Wunsch des Antragstellers, tatsächlich unzureichend erbracht wird, hat der Gutachter auf das Maß des Notwendigen abzustellen« (BRi, S. 43).

Es wird also immer nur die Hilfe berechnet, die aufgrund einer Krankheit (dazu zählen auch psychische Erkrankungen) erforderlich ist. Wenn ein Versicherter auch aufgrund seiner Krankheit diese Hilfe nicht entgegennehmen möchte, ist das unschädlich für die Feststellung der Pflegebedürftigkeit.

Gerade die Unterversorgung kann ein Grund sein, eine Pflegestufe zu erhalten. In häuslichen Bereichen sind Pflegebedürftige, insbesondere Alleinlebende, oft auf sich allein gestellt und haben einen Hilfebedarf, obwohl nicht immer jemand da ist, der diesen decken kann. Die aktuellen Pflegebedürftigkeitsrichtlinien lassen zu, dass auch eine Unterversorgung, eine sogenannte »defizitäre Pflege« dennoch als Hilfebedarf berechnet wird. Auf Seite 64 steht: »Ist die erbrachte Hilfeleistung aus gutachterlicher Sicht nicht ausreichend, dann besteht ein pflegerisches Defizit mit fließendem Übergang zu Situationen, in denen der Gutachter eine nicht sichergestellte Pflege feststellt. Er ist im Falle eines pflegerischen Defizits gehalten, Art, Häufigkeit und zeitlichen Umfang der zusätzlich notwendigen realisierbaren Hilfeleistung hinzuzurechnen und im Formulargutachten (Punkt 4.1 bis 4.3 »Körperpflege, Ernährung, Mobilität«) festzuhalten.« Ein weiteres Beispiel findet sich auf Seite 47: »Ein nächtlicher Grundpflegebedarf liegt vor, wenn der Hilfebedarf »rund um die Uhr« zu verschiedenen Tageszeiten und zusätzlich regelmäßig mindestens einmal zur Nachtzeit anfällt/anfallen würde (bei defizitärer Pflege).« Anhand dieser Beispiele wird ersichtlich, dass auch nicht erbrachte Leistungen angerechnet werden, wenn der Hilfebedarf besteht.

10.2   Hilfebedarf

Die Definitionen zum Hilfebedarf haben sich nicht verändert, aber es gab erneut Ergänzungen und Erläuterungen. Der Hilfebedarf bleibt in den Formen Unterstützung (U), Anleitung (A), Beaufsichtigung (B), Teilweise Übernahme (TÜ), Volle Übernahme (VÜ) bestehen; die Hilfearten können/sollen kombiniert werden.

Allerdings kann man mit der Vollen Übernahme nichts mehr kombinieren, da hiermit verdeutlicht wird, dass der Pflegebedürftige nicht aktiv wird bei der Verrichtung.

Ebenso wenig lässt sich mit der Unterstützung eine andere Hilfeart kombinieren. Das liegt an der neuen Definition dieses Begriffes. Denn die Unterstützung bedeutet lediglich die Bereitstellung sächlicher Hilfen, ohne dass eine Hilfsperson bei der Verrichtung anwesend ist. Auf Seite 44 ist folgende Definition zu lesen:

»**Unterstützung** bedeutet, den Antragsteller durch die Bereitstellung sächlicher Hilfen in die Lage zu versetzen eine Verrichtung selbstständig durchzuführen. Dazu gehört z. B. beim Gehen die Bereitstellung eines Rollators. Eine Unterstützung z. B. beim Waschen liegt dann vor, wenn eine Person sich zwar selbst waschen kann, aber das Waschwasser bereitgestellt, nach dem Waschen beseitigt oder ein Waschlappen gereicht werden muss. Ein weiteres Beispiel ist das Bereitlegen geeigneter Kleidungsstücke im Rahmen des An- und Auskleidens.«

Teilweise Übernahme bedeutet dass die Pflegeperson den Teil der Verrichtungen des täglichen Lebens übernimmt, den der Antragsteller selbst nicht ausführen kann. Das hat sich insoweit nicht verändert. Hier die aktuelle Definition: »Bei der teilweisen Übernahme werden in Abgrenzung zur Unterstützung unmittelbare personelle Hilfen bei der Durchführung einer Verrichtung berücksichtigt. Eine teilweise Übernahme der Verrichtung liegt dann vor, wenn eine personelle Hilfe zur Vollendung einer teilweise selbstständig erledigten Verrichtung benötigt wird. Eine teilweise Übernahme des Waschens liegt z. B. dann vor, wenn Gesicht und Teile des Körpers selbstständig gewaschen werden, für das Waschen der Füße und Beine aber die Hilfe einer Pflegeperson benötigt wird. Auch wenn eine Verrichtung begonnen, aber z. B. wegen Erschöpfung abgebrochen wird, kann eine teilweise Übernahme der Verrichtung notwendig werden. Bei geistig behinderten, gerontopsychiatrisch veränderten oder psychisch kranken Menschen kann eine teilweise Übernahme dann erforderlich werden, wenn der Antragsteller von der eigentlichen Verrichtung wiederholt abschweift oder die Verrichtung trotz Anleitung zu langsam und umständlich ausführt. In einem solchen Fall muss z. B. das Waschen wegen der Gefahr des Auskühlens von der Pflegeperson durch eine teilweise Übernahme zu Ende gebracht werden.«

Vollständige Übernahme bedeutet, dass die Pflegeperson alle Verrichtungen ausführt. Die Hilfeform der vollständigen Übernahme greift erst dann, wenn alle anderen Hilfeformen nicht in Betracht kommen.

Weiter wurde der Begriff der **Beaufsichtigung** erneut etwas angepasst. Auf Seite 33 ist zu lesen: »Bei der Beaufsichtigung steht zum einen die Sicherheit beim konkreten Handlungsablauf der Verrichtungen im Vordergrund. Z. B. ist Beaufsichtigung beim Rasieren erforderlich, wenn durch unsachgemäße Benutzung der Klinge oder des Stroms eine Selbstgefährdung gegeben ist. Zum anderen kann es um die Kontrolle darüber gehen, ob die betreffenden Verrichtungen in der erforderlichen Art und Weise durchgeführt werden. Eine Aufsicht, die darin besteht zu überwachen, ob die erforderlichen Verrichtungen des täglichen Lebens überhaupt ausgeführt werden, und lediglich dazu führt, dass gelegentlich zu bestimmten Handlungen aufgefordert werden muss, reicht nicht aus. Nur konkrete Beaufsichtigung, Überwachung und/oder Erledigungskontrollen sind zu berücksichtigen, die die Pflegeperson in zeitlicher und örtlicher Hinsicht in gleicher Weise binden wie bei unmittelbarer personeller Hilfe. Eine allgemeine Beaufsichtigung zählt nicht dazu.«

Parallel zur Beaufsichtigung empfiehlt es sich immer, die **Anleitung** zu benutzen. Beide Begriffe gehören für mich untrennbar zusammen. Wie soll man jemanden nur beaufsichtigen und nicht anleiten oder umgekehrt?

»Anleitung bedeutet, dass die Pflegeperson bei einer konkreten Verrichtung den Ablauf der einzelnen Handlungsschritte oder den ganzen Handlungsablauf anregen, lenken oder demonstrieren muss. Dies kann insbesondere dann erforderlich sein, wenn der Antragsteller trotz vorhandener motorischer Fähigkeiten eine konkrete Verrichtung nicht in einem sinnvollen Ablauf durchführen kann. Zur Anleitung gehört auch die Motivierung des Antragstellers zur selbstständigen Übernahme der regelmäßig wiederkehrenden Verrichtungen des täglichen Lebens.

»**Beaufsichtigung und Anleitung** zielen darauf, dass die regelmäßig wiederkehrenden Verrichtungen im Ablauf des täglichen Lebens nach § 14 Abs. 4 SGB XI in sinnvoller Weise vom Antragsteller selbst durchgeführt werden. Beaufsichtigung und Anleitung bei diesen Verrichtungen richten sich auch darauf, körperliche, psychische und geistige Fähigkeiten zu fördern und zu erhalten (z. B. Orientierung zur eigenen Person und in der Umgebung), Selbst- oder Fremdgefährdung zu vermeiden (z. B. durch unsachgemäßen Umgang mit Strom, Wasser oder offenem Feuer), Ängste, Reizbarkeit oder Aggressionen beim Antragsteller abzubauen. Ein unabhängig von den in § 4 Abs. 4 SGB XI genannten Verrichtungen erforderlicher allgemeiner Aufsichts- und Betreuungsbedarf (z. B. eines geistig behinderten Menschen) ist bei der Feststellung des Hilfebedarfs nicht zu berücksichtigen. Dies gilt auch für die allgemeine Beaufsichtigung und Betreuung zur Vermeidung einer Selbst- oder Fremdgefährdung.«

Wichtig ist, dass man den Hilfebedarf genau benennt und den Pflegebedürftigen nicht irrtümlich als selbstständig betitelt, nur weil er bestimmte Dinge mit Unterstützung oder Anleitung kann. Muss man dem Pflegebedürftigen den Gehstock reichen, ist er im Sinne der Begutachtungs-Richtlinien nicht mehr selbstständig. Reicht man einem Kunden die Tageskleidung aus dem Schrank und zieht er diese Sache ohne weitere Hilfe an, so ist er nicht selbstständig; er benötigt bereits Unterstützung.

Nur zwei Sorten von Kunden

1. Kunde benötigt keine Hilfe, d.h., er ist selbstständig, er macht etwa allein oder er tut es selbst.
2. Kunde benötigt Hilfe, d.h., er erhält Unterstützung oder teilweise Übernahme, oder er wird angeleitet und beaufsichtigt oder erfährt notfalls eine volle Übernahme.

Das bedeutet auch, die Worte »selbst, allein und selbstständig« lassen sich nicht mit einer Hilfeart kombinieren. Insofern sind Aussagen wie »wäscht sich mit Anleitung das Gesicht selbst« völlig unsinnig. Ebenso Formulierungen wie »kann mit Hilfe allein essen«. Bereits beim Lesen muss auffallen, dass hier etwas nicht stimmt. Ich will den Pflegebedürftigen nicht ihre Ressourcen nehmen, es ist schlicht eine Formulierungsfrage. Der Kunde wäscht unter Anleitung sein Gesicht, bleibt eine Ressource; aber das Wort »selbst« muss raus. Ein anderer Kunde kann mit Unterstützung essen, aber er isst eben nicht allein.

Die Behandlungspflege ist nach wie vor nicht allein anrechenbar. Nur die Behandlungspflege, die notwendigerweise im Rahmen der Grundpflege erbracht wird, ist anrechenbar. Sie wird zur sogenannten »krankheitsspezifischen Pflegemaßnahme«. Dies gilt ungeachtet ihrer evtl. Zuordnung zur Behandlungspflege nach SGB V. Dieser Satz ist insbesondere für die ambulanten Dienste wichtig. Eine Verordnung kann also künftig nicht abgewiesen werden, nur weil die Kompressionsstrümpfe oder das Absaugen jetzt auch bei der Einstufung anzurechnen ist.

Die krankheitsspezifische Pflegemaßnahme (= Behandlungspflege) kann nur dann angerechnet werden, wenn sie medizinisch/pflegerisch notwendig ist (BRi, Seite 48): »Auch bei der Anwendung der Orientierungswerte bleibt die individuelle Pflegesituation für die Feststellung des zeitlichen Umfangs des Hilfebedarfs maßgeblich. Insbesondere ist zu prüfen, ob die Durchführung der Pflege durch besondere Faktoren wie z.B. verrichtungsbezogene krankheitsspezifische Pflegemaßnahmen beeinflusst ist. Als verrichtungsbezogene krankheitsspezifische Pflegemaßnahmen kommen nur solche Maßnahmen in Betracht, die aus medizinisch- pflegerischen Gründen

- regelmäßig und auf Dauer
- untrennbarer Bestandteil der Hilfe bei den in § 14 Abs. 4 SGB XI genannten Verrichtungen der Grundpflege sind oder
- objektiv notwendig im unmittelbaren zeitlichen und sachlichen Zusammenhang mit diesen Verrichtungen vorgenommen werden müssen.

Ausgangspunkt für die Bewertung verrichtungsbezogener krankheitsspezifischer Pflegemaßnahmen ist der Hilfebedarf bei der jeweiligen Verrichtung der Grundpflege nach § 14 Abs. 4 SGB XI. Verrichtungsbezogene krankheitsspezifische Pflegemaßnahmen stellen für sich allein gesehen keine Verrichtungen des täglichen Lebens dar und können deshalb nur dann berücksichtigt werden, wenn sie bei bestehendem Hilfebedarf bei den Verrichtungen der Grundpflege nach § 14 Abs. 4 SGB XI zusätzlich notwendig sind. Nur dann sind verrichtungsbezogene krankheitsspezifische Pflegemaßnahmen im Sinne eines Erschwernisfaktors bei der Feststellung des individuellen zeitlichen Hilfebedarfs für die jeweilige Verrichtung zu berücksichtigen (zur notwendigen Dokumentation siehe Punkt D 4.3 »Die Pflege erschwerende oder erleichternde Faktoren). Der Zeitaufwand für die Grundpflege einschließlich verrichtungsbezogene(r) krankheitsspezifische(r) Pflegemaßnahmen ist als Summenwert für die jeweilige(n) Verrichtung(en) darzustellen.«

Beispiel 1

Wird ein Pflegebedürftiger während des Waschens wegen seiner Hauterkrankung Psoriasis mit einer medizinischen Creme eingerieben, so wirkt sich dies auf den Zeitkorridor beim Waschen verlängernd aus, die Zeit wird individuell berücksichtigt. Wird der gleiche Pflegebedürftige im Laufe des Tages noch einmal eingerieben, bleibt diese Hilfe ohne Berücksichtigung, weil sie nicht mit einer Grundpflegeverrichtung in Verbindung steht. In der Pflegeversicherung muss die Grundpflege immer im Vordergrund stehen.

Beispiel 2

Wird ein Pflegebedürftiger zwischen der Ernährung über PEG oder während des Waschens oder Lagerns abgesaugt, so wirkt sich diese krankheitsspezifische Pflegemaßnahme verlängernd/erschwerend auf die andere Verrichtung aus. Denn die grundpflegerische Verrichtung wird durch das Absaugen unterbrochen und erst danach wieder aufgenommen. Die Zeit muss individuell mit bemessen werden. Erfolgt ein weiteres Absaugen nach einer Pflegeverrichtung, bleibt dieses Absaugen ohne Anrechnung, denn die Grundpflege muss im Vordergrund stehen.

Beispiel 3

Muss das Anziehen eines Pflegebedürftigen unterbrochen werden, weil erst die Kompressionsstrümpfe oder Verbände anzulegen sind, so wirkt sich diese Kompressionstherapie als krankheitsspezifische Pflegemaßnahme verlängernd/erschwerend auf das Ankleiden aus. Die Zeit muss individuell mitberechnet werden. Kann sich die Person selbst ankleiden und benötigt nur Hilfe bei den Kompressionstrümpfen, so kann der Hilfebedarf nicht berechnet werden, denn die Grundpflege muss im Vordergrund stehen.

Beispiel 4

Muss das Waschen unterbrochen werden, weil bei einem Pflegebedürftigen ein Verbandswechsel an einer Körperstelle nötig ist, so wirkt sich diese krankheitsspezifische Pflegemaßnahme verlängernd/erschwerend auf das Waschen aus. Die Zeit muss individuell bemessen werden. Kann der Verband auch später, nach dem Waschen, angelegt werden, so wird die benötigte Zeit nicht mitberechnet.

10.3 Vorbereitung zur Einstufung (ambulant)

Name: _____   Geboren: _____

Med. Diagnosen allgemein:

_____

_____

_____

_____

Pflegebegründende Diagnosen
(d. h. welche med. Diagnose ist für den
Pflegebedarf ausschlaggebend):

1. _____

2. _____

Dauermedikation: _____

_____

_____

_____

_____

Bedarfsmedikation: _____

_____

_____

_____

_____

Besonderheiten: _____

_____

_____

_____

_____

Name(n) und Anschrift der Pflegeperson(en):

Mehr als 14 Stunden pro Woche

_____

_____

Mehr als 21 Stunden pro Woche

_____

_____

Mehr als 28 Stunden pro Woche

_____

_____

Hilfebedarf:

_____

_____

	Hilfeart (U; A; TÜ; VÜ; B)	Wie oft täglich	Oder wöchentlich	Zeit- aufwand
1. Waschen				
Ganzkörperwäsche GK				
Oberkörperwäsche OK				
Unterkörperwäsche UK				
Gesicht und Hände GH				
Duschen/Baden DB				
Zahnpflege				
Kämmen				
Rasur				
Besonderheiten in Bezug auf die Körperpflege				
2. Ausscheidung				
Wasserlassen				
Stuhlgang				

	Hilfeart (U; A; TÜ; VÜ; B)	Wie oft täglich	Oder wöchentlich	Zeit-aufwand
Richten der Kleidung				
Wechsel der Windel nach Urin				
Wechsel der Windel nach Stuhl				
Wechsel kleiner Vorlagen				
Wechsel/Entleeren des Urinbeutels				
Wechsel/Entleeren des Stomabeutels				
Besonderheiten in Bezug auf die Ausscheidung				
3. Ernährung				
Mundgerechte Zubereitung				
Nahrungsaufnahme oral				
Nahrungsaufnahme per Sonde				
Besonderheiten in Bezug auf die Ernährung				
4. Mobilität				
Aufstehen/Zubettgehen				
Umlagern				
Ankleiden Gesamtkörper GK				
Ankleiden Oberkörper OK				
Ankleiden Unterkörper UK				
Entkleiden Gesamtkörper GK				
Entkleiden Oberkörper OK				
Entkleiden Unterkörper UK				
Gehen				

	Hilfeart (U; A; TÜ; VÜ; B)	Wie oft täglich	Oder wöchentlich	Zeit-aufwand
Stehen (Transfer)				
Treppensteigen				
Verlassen/Wiederaufsuchen der Wohnung				
Besonderheiten in Bezug auf die Mobilität				
5. Hauswirtschaft				
Einkaufen				
Heizen der Wohnung (nicht Zentralheizung)				
Kochen				
Abspülen				
Reinigung der Wohnung				
Wäsche waschen				
Wäsche bügeln				
Besonderheiten in Bezug auf die Hauswirtschaft				
Besonderheiten in Bezug auf die Körperpflege				

Anmerkung zum Ausfüllen des Bogens:

(Zum Verbleib in der Einrichtung)

Alle Verrichtungen, Tätigkeiten und Hilfen, die **nicht** auf diesem Bogen stehen, werden in der Pflegeversicherung **nicht** berücksichtigt.

10.4   Vorbereitung zur Einstufung (stationär)

(Zur Weitergabe an den Gutachter des MDK)

Name: _____   Geboren: _____

Med. Diagnosen allgemein: Pflegebegründende Diagnosen
                                     (d. h. welche med. Diagnose ist für den
_____   Pflegebedarf ausschlaggebend):

_____   1. _____

_____   2. _____

_____

Dauermedikation: _____

_____

_____

_____

_____

Bedarfsmedikation: _____

_____

_____

_____

_____

Besonderheiten: _____

_____

_____

_____

_____

_____

Hilfebedarf:	Hilfeart (U; A; TÜ; VÜ; B)	Wie oft täglich	Oder wöchentlich	Zeit- aufwand
1. Waschen				
Ganzkörperwäsche GK				
Oberkörperwäsche OK				
Unterkörperwäsche UK				
Gesicht und Hände GH				
Duschen/Baden DB				
Zahnpflege				
Kämmen				
Rasur				
Besonderheiten in Bezug auf die Körperpflege				
2. Ausscheidung				
Wasserlassen				
Stuhlgang				
Richten der Kleidung				
Wechsel der Windel nach Urin				
Besonderheiten in Bezug auf die Ausscheidung				
Wechsel der Windel nach Stuhl				
Wechsel kleiner Vorlagen				
Wechsel/Entleeren des Urinbeutels				
Wechsel/Entleeren des Stomabeutels				
3. Ernährung				
Mundgerechte Zubereitung				
Nahrungsaufnahme oral				

Hilfebedarf:	Hilfeart (U; A; TÜ; VÜ; B)	Wie oft täglich	Oder wöchentlich	Zeit-aufwand
Nahrungsaufnahme per Sonde				
Besonderheiten in Bezug auf die Ernährung				
4. Mobilität				
Aufstehen/Zubettgehen				
Umlagern				
Ankleiden Gesamtkörper GK				
Ankleiden Oberkörper OK				
Ankleiden Unterkörper UK				
Entkleiden Gesamtkörper GK				
Entkleiden Oberkörper OK				
Entkleiden Unterkörper UK				
Gehen				
Stehen (Transfer)				
Treppensteigen				
Verlassen/Wiederaufsuchen der Wohnung				
Besonderheiten in Bezug auf die Mobilität				

Anmerkung zum Ausfüllen des Bogens:
(Zum Verbleib in der Einrichtung)
Alle Verrichtungen, Tätigkeiten und Hilfen, die **nicht** auf diesem Bogen stehen, werden in der Pflegeversicherung **nicht** berücksichtigt.

Es ist deshalb Vorsicht geboten bei der Wortwahl »selbstständig«. Wird der Hilfsbedürftige als selbstständig bezeichnet, so ist klar, dass kein Hilfebedarf vorliegt. Wenn also in einer Pflegeplanung steht: »Wäscht sich Teile des Oberkörpers selbst« kann hierfür kein Hilfebedarf und damit auch keine Pflegeminuten angerechnet werden. Anrechenbar ist nur der Hilfebedarf.

Tabelle 25: Grad der Selbstständigkeit und Hilfebedarf

Hilfeart	Minutenwert aus der BRi, Seite 73 f.	Beispiel: Rasur
VÜ = volle Übernahme	Wie vorgesehen	5 Minuten (situationsbezogen)
Keine	Keine Minuten	0 Minuten
U = Unterstützung	Der Minutenwert sinkt, weil eine Unterstützung nur einen kleinen Handgriff bedeutet. Wie VÜ	Evtl. 1 Minute
B = Beaufsichtigung	Beaufsichtigung bei einer Verrichtung wird der VÜ gleichgesetzt (S. 69/70 BRi)	5 Minuten (situationsbezogen)
A = Anleitung	Anleitung ist der höchste Hilfebedarf, die Pflegeminuten werden wohl nicht genügen (S. 70/71 BRi)	Mehr als 5 Minuten, je nach Situation und Anleitungsbedarf, Antrieb, Umsetzungsvermögen etc.
B = Beaufsichtigung	Beaufsichtigung bei einer Verrichtung wird der VÜ gleichgesetzt (S. 69/70 BRi)	5 Minuten (situationsbezogen) unselbstständig
A = Anleitung	Anleitung ist der höchste Hilfebedarf, die Pflegeminuten werden wohl nicht genügen (S. 70/71 BRi)	Mehr als 5 Minuten, je nach Situation und Anleitungsbedarf, Antrieb, Umsetzungsvermögen etc.
TÜ = teilweise Übernahme	Der Minutenwert sinkt, denn für alles, was der Pflegebedürftige selbstständig macht, kann kein Bedarf angerechnet werden. Nur für die Teile, die übernommen werden müssen.	Weniger als 5 Minuten

Auch hier wird deutlich, dass eine Hilfeart in aller Regel nicht genügt. Man wird kaum anleiten können, ohne den Pflegebedürftigen auch zu beaufsichtigen und ihm Unterstützung zu geben. Zu beachten ist immer: Alles, was der Pflegebedürftige selbstständig macht, ist nicht anrechenbar. Wenn die Pflegekraft aber danebenstehen muss, ist eine Beaufsichtigung gegeben, der Pflegebedürftige ist also nicht mehr selbstständig.

10.4.1   Besonderheiten bei der Berechnung

Bei der Pflege können Besonderheiten auftauchen, die sich auch im Minutenwert der Verrichtungen niederschlagen.

Besonderheiten bei der Körperpflege
- Wäscht sich nicht gern, muss überredet werden, man muss teilweise fünf Anläufe unternehmen, bis er mitkommt ins Bad

- Läuft aus dem Badezimmer hinaus, weil er immer etwas anderes im Kopf hat, muss dann zurückgeholt werden
- Vergisst, was zu tun ist und muss bei jeder kleinsten Handlung immer wieder ermutigt werden, dabei fragt er immer: »Was soll ich tun?«
- Kann Anleitung/Aufforderungen nicht folgen/nicht umsetzen, arbeitet oft dagegen
- Macht den Mund nicht auf, kneift den Mund bei der Mundpflege zu
- Hält den Kopf beim Waschen nicht still
- Waschen erschwert durch Verbandswechsel
- Waschen verlängert/erschwert durch aufwändigen Verbandswechsel wg. Dekubitus
- Waschen erschwert durch Einreibung mit XY-Salbe an folgenden Körperstellen: …
- Rasur erschwert durch Tremor des Kopfes

Besonderheiten bei der Ausscheidung
- Vergisst, wo die Toilette ist und scheidet auch in Zimmerecken aus
- Toleriert nicht immer die Inkontinenzmaterialien, wirft sie raus, zerreißt sie etc.
- Uriniert an ungewöhnlichen Orten (Blumenkübel, Ecke, Eimer etc.)
- Lässt Urin einfach laufen, sobald die Hose unten ist, auch wenn er noch nicht auf Toilette sitzt
- Steht noch während des Urinierens von der Toilette auf
- Schmiert mit Stuhl
- Hat mehrfach täglich Stuhlgang
- Hat bei jedem Inkontinenzproduktwechsel Stuhlgang
- Muss sehr lange auf der Toilette sitzen, bis etwas kommt, kann nicht allein gelassen werden wegen Sturzgefahr
- Erschwerte Bedingung beim Windelwechsel durch Verband
  - oder Einreibung
  - oder …

Besonderheiten bei der Mobilität
- Läuft permanent umher, muss zu allen Verrichtungen geholt werden
- Zieht sich mehrfach am Tag aus
- Zieht mehrere Kleidungsstücke übereinander
- Muss zum Kleidungswechsel überredet werden, sieht die Notwendigkeit nicht immer ein
- Erschwerter Kleidungswechsel durch Kompressionsstrümpfe/Korsett/Prothese etc.
- Läuft sehr langsam, eine Schrittlänge ist bei ihm eine Fußlange
- Erschwerte Bedingungen durch Fixierungsmaßnahmen
- Erschwerte Bedingungen beim Lagern durch Dekubitus, Kontrakturen etc.
- Hat Angst beim Transfer, krallt sich fest
- Kann nur mit zwei Pflegekräften aus dem Bett geholt werden
- Kann nur mit Lifter transferiert werden, alles muss sehr langsam gehen, sonst ist er überfordert und arbeitet gegen

Besonderheiten bei der Ernährung

- Vergisst zu essen, muss permanent aufgefordert werden
- Vergisst zu trinken
- Trinkt immer nur wenige Schlucke auf einmal
- Isst nur kleine Portionen, dafür aber sieben Mal pro Tag
- Macht den Mund nicht auf beim Essenreichen, beißt auf das Besteck
- Redet permanent beim Essen weiter
- Macht Schmatzbewegungen, aber kaum Kaubewegungen
- Kaut alles bis zu dreißig Mal, ehe er schluckt, selbst breiige Speisen werden lange gekaut
- Vergisst zu schlucken, behält Nahrung lange im Mund
- Vergisst zu kauen, behält Nahrung im Mund und kann der Aufforderung zu schlucken nicht folgen
- Schlingt das Essen, droht sich zu verschlucken, muss immer wieder aufgefordert werden, langsam zu essen
- Erschwerte Bedingung bei PEG, weil zwischendurch abgesaugt werden muss
- Versteckt das Essen in der Handtasche, denkt immer, sie müsste noch die Kinder versorgen, isst dann selbst kaum etwas

10.4.2   Beratung durch MDK-Gutachter

Jeder Gutachter muss bei der Begutachtung den Teil 6 »Empfehlungen« ausfüllen. Hier geht es um:
- 6.1: präventive Maßnahmen
- 6.2: Heilmittel
- 6.3: Leistungen zur medizinischen Rehabilitation

Dazu sollte man wissen, dass es § 40 SGB V die Krankenkassen dazu verpflichtet, pro nicht rechtzeitig (also binnen sechs Monaten) genehmigter Rehabilitation 3.072 Euro an die Pflegekassen zu zahlen. Empfiehlt also der MDK-Mitarbeiter (mit Ihrer freundlichen Unterstützung, geehrte Leser) in seinem Gutachten eine Rehabilitation und daraufhin geschieht nichts, verlangt die Pflegekasse nach sechs Monaten 3.072 Euro von der Krankenkasse. Was hat Ihr Kunde davon? Nichts. Bisher!

Wenn Sie künftig den Gutachter freundlich auf die notwendige Rehabilitationsmaßnahme hingewiesen haben und diese schriftlich fixiert ist, telefonieren Sie der Kasse hinterher, bis Sie zum Ziel kommen.

Die Inanspruchnahme von Heilmitteln und Rehabilitationsleistungen ist für die älteren Pflegebedürftigen gering.
- »22 % der ambulant versorgten Pflegebedürftigen hat der MDK im Rahmen der Begutachtung Heilmittel empfohlen.4 % der Pflegebedürftigen erhielten Empfeh-

lungen für ambulante Rehabilitationsmaßnahmen, 5 % Prozent der Pflegebedürftigen solche für stationäre Rehabilitationsmaßnahmen.

• Die Mehrheit von ihnen hat die Heilmittel und Maßnahmen entsprechend der Empfehlung in Anspruch genommen. 41 % derjenigen, denen der MDK keine Heilmittel und Rehabilitationsleistungen empfohlen hat, sind der Meinung, dass entsprechende Maßnahmen notwendig sind. Hier wäre es wichtig, die Pflegebedürftigen und ihre Angehörigen darüber zu informieren, wo sie entsprechende Anträge stellen können.«

So steht es im Bericht der Bundesregierung über die Entwicklung der Pflegeversicherung und den Stand der pflegerischen Versorgung in der Bundesrepublik Deutschland aus dem Jahr 2011.

10.5   Einstufungsmanagement

Längst nicht jeder Betroffene ist mit dem Bescheid der Pflegekasse zufrieden. So kann man, wie in jedem Bescheid benannt, Rechtsmittel einlegen. Abbildung 6 stellt den Werdegang dar.

Aus meiner Sicht ist Pflegestufenmanagement ganz klar Sache der Pflegedienstleitung. Das bedeutet nicht, dass die PDL die Einstufungen selbst überprüfen muss. Sie kann hierzu natürlich ihre Mitarbeiter heranziehen. Aber das Management liegt bei ihr. Ich empfehle, jeden Monat einen Kurzcheck anzuwenden, der eine grobe Übersicht über die Pflegestufen gibt (vgl. Tabelle 26).

Tabelle 26: Monatlicher Kurzcheck der Pflegestufen

Kunde	Aktuelle Stufe	Körperpflege	Ausscheidung	Mobilität und Ernährung	Summe »ja« = Tendenz:
Fr. A	0	nein	nein	nein	0
Fr. B	1	ja	nein	nein	1
Fr. C	2	ja	ja	nein	2
Hr. D	0	ja	nein	nein	1
Hr. E	1	ja	ja	nein	2
Fr. F	2	ja	ja	ja	3

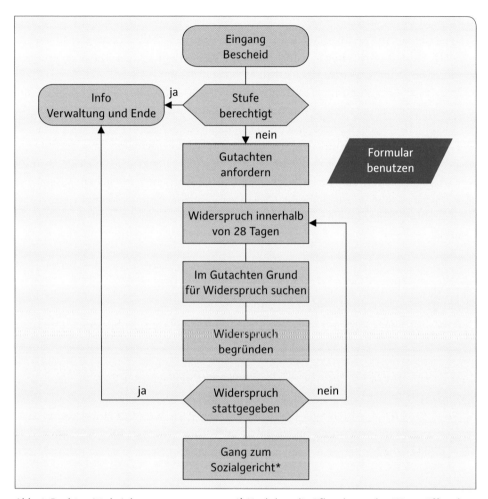

Abb. 6: Rechtsmittel einlegen.   *) Nachdem die Pflegekasse den Weg eröffnet hat.

Das ist natürlich nur eine Tendenzbetrachtung. Wichtig ist, dass bei Feststellung einer Tendenz dann das Pflegestufenmanagment in Gänze greift. Sinnvoll ist folgendes Vorgehen:

- Erhebungsbogen anlegen (siehe Tabelle 27), um die Stufen zu prüfen. Stationär auf jedem Wohnbereich mind. 1 x pro Quartal durch die Pflegekräfte. Zudem bei jeder Änderung des Pflegebedürftigen, die länger als 14 Tage dauert. Das Ganze geht hervorragend auch per Excel-Programm im PC, dann rechnet der PC die Minutenwerte selbst aus
- Erhebungsbogen an PDL; diese prüft die Bögen und dazugehörigen Pflegeplanungen auf Nachvollziehbarkeit und Plausibilität
- PDL initiiert die erforderlichen Anträge (gern auch durch die Verwaltung/Büro). Weigert sich ein pflegebedürftiger Heimbewohner, wird § 87a SGB XI angewendet (s. Kap. 7.4). Ein ambulanter Kunde wird sich nicht weigern, sondern froh sein um jede

Höherstufung, weil dann zwar die Zahlungen der Kasse zunehmen, die Rechnung des ambulanten Dienstes jedoch gleich bleibt, solange sich die Leistung nicht ändert
- MDK-Gutachten des Pflegebedürftigen besorgen
- PDL führt alle Gespräche hinsichtlich Höherstufung mit Angehörigen/Betreuern
- WBL oder Gruppen-/Tourenverantwortliche organisiert, dass sie selbst oder eine andere fähige Person beim Besuch des MDK-Gutachters anwesend ist
- Alle Bescheide gehen immer über den Tisch der PDL
- PDL eruiert, ob Widerspruch sinnvoll, gewünscht und machbar
- PDL stellt sicher, dass bei Widerspruchgutachten nicht der gleiche Gutachter kommt
- PDL stellt sicher, dass bei zwischenzeitlich verstorbenen Pflegebedürftigen die Pflegeplanung so aussagefähig ist, dass danach eingestuft werden kann
- Verwaltung gibt monatlich aktualisierte Einstufungsliste auf den Wohnbereich (stationär)
- Mitarbeiter werden in Thema Einstufungsmanagement geschult, angeleitet und unterwiesen.

Tabelle 27: Checkliste mit Minuten zur Ermittlung der Pflegestufe

	Hilfeart (U; A; TÜ; VÜ; B)	Wie oft täglich	Wenn nicht täglich, wie oft wöchentlich	Zusätzliche Zeit für Besonderheiten, Faktoren	Vorgeschlagene Minuten aus der BRi	Durchschnittliche Zeit pro Tag
1. Körperpflege						
Ganzkörperwäsche GK					20–25	
Oberkörperwäsche OK					10–12	
Unterkörperwäsche UK					12–15	
Gesicht und Hände GH					1–2	
Duschen D/Baden B					15–20	
Zahnpflege					5	
Kämmen					1–3	
Rasur					5–10	
Haare waschen außerhalb von Duschen/Baden					Individuell	
2. Ausscheidung						
Wasserlassen					2–3	
Stuhlgang					3–6	
Richten der Kleidung					2	

	Hilfeart (U; A; TÜ; VÜ; B)	Wie oft täglich	Wenn nicht täglich, wie oft wöchentlich	Zusätzliche Zeit für Besonderheiten, Faktoren	Vorgeschlagene Minuten aus der BRi	Durchschnittliche Zeit pro Tag
Wechsel Windel nach Urin					4–6	
Wechsel Windel nach Stuhl					7–10	
Wechsel kleiner Vorlagen					1–2	
Entleeren Katheter/Toilettenstuhl/Urinflasche/Steckbecken					2–3	
Wechsel Stomabeutel					3–4	
3. Ernährung						
Mundgerechte Zubereitung					2–3	
Nahrungsaufnahme oral					15–20	
Sondenkost					15–20 pro Tag	
4. Mobilität						
Aufstehen/Zubettgehen					1–2	
Umlagern					2–3	
Ankleiden Gesamtkörper					8–10	
Ankleiden Oberkörper OK					5–6	
Ankleiden Unterkörper UK					5–6	
Entkleiden Gesamtkörper					4–6	
Entkleiden Oberkörper OK					2–3	
Entkleiden Unterkörper UK					2–3	
Gehen					Individuell	
Stehen (Transfer)					1–2	
Treppensteigen					Individuell	
Verlassen/Wiederaufsuchen der Wohnung					individuell	

Summe pro Tag (Ankreuzen):
☐ Stufe 1:   46 bis 119 Minuten pro Tag
☐ Stufe 2:   120 bis 239 Minuten pro Tag
☐ Stufe 3:   240 bis 359 Minuten pro Tag
☐ Härtefall: ab 360 Minuten pro Tag

Wer dieses Instrument einsetzt, kann sich rasch einen Überblick über den aktuellen Pflegebedarf verschaffen. Dabei sollte man immer zurückhaltend mit den Minuten aus der Begutachtungs-Richtlinien umgehen. D. h. einerseits sollte man wissen, dass bei »Unterstützung« und »teilweiser Übernahme« der Minutenwert sowieso sinkt. Zum anderen ist eine Pflegestufe eher sicher, wenn man beim Addieren der Pflegeminuten immer den unteren und nicht, wie gern getan, den oberen Minutenwert heranzieht. Wer bei der Auflistung immer am unteren Minutenwert bleibt und dabei sicher in einer Stufe ankommt, hat eine größere Gewissheit, dass es mit der Stufe auch klappt.

Weiter gilt es zu beachten, dass alle Leistungen, die nicht täglich anfallen, immer durch 7 geteilt werden müssen. Duscht ein Kunde z. B. einmal pro Woche, so werden die 15 bis 20 Minuten durch 7 geteilt. So ergibt sich ein täglicher Hilfebedarf von 2 bis 3 Minuten für die Dusche.

11 RICHTLINIEN ZUR VERORDNUNG HÄUSLICHER KRANKENPFLEGE

11.1 Grundsätze

11.1.1 Geltungsbereich

Obwohl die Überschrift klar auf den Geltungsbereich der häuslichen Krankenpflege hindeutet, sind diese Richtlinien seit den Qualitätsprüfungs-Richtlinien für stationäre Einrichtungen ebenso relevant wie für ambulante Dienstleister.

Die Qualitätsprüfungs-Richtlinien verweisen auf die Anlehnung an diese Richtlinien, ebenso wie die neue MDK-Anleitung zur Prüfung der Qualität nach den § 114 ff. SGB XI. Die stationären Einrichtungen lehnen sich bei der Frage »Ist eine ärztliche Delegation auf Fachkräfte möglich?« am besten an die Richtlinien nach § 92 SGB V an. Denn was im ambulanten Sektor per Verordnungsschein nicht als delegierbar dargestellt wird, sollte für den stationären Bereich (der zudem die Behandlungspflege nicht vergütet bekommt) ebenso tabu sein.

Die Richtlinien des Bundesausschusses der Ärzte und Krankenkassen über die Verordnung von »häuslicher Krankenpflege« nach § 92 Abs. 1 Satz 2 Nr. 6 und Abs. 7 SGB V wurden zuletzt im Juli 2014 geändert. Diese Richtlinien regeln »die Verordnung häuslicher Krankenpflege, deren Dauer und deren Genehmigung durch die Krankenkassen sowie die Zusammenarbeit der Vertragsärzte mit den die häusliche Krankenpflege durchführenden ambulanten Pflegediensten und den Krankenhäusern.«

11.1.2 Genehmigung

Voraussetzung für die Genehmigung der Verordnung ist, dass die Maßnahme grundsätzlich nicht ausgeschlossen ist, wie z. B. Blutentnahme oder i. v.-Injektionen. In den Grundlagen der Richtlinien nach § 92 SGB V heißt es im § 1 Abs. 5 weiter: »Die oder der Versicherte hat nur dann einen Anspruch auf häusliche Krankenpflege, wenn und soweit er die erforderliche(n) Verrichtung(en) nicht selbst durchführen oder eine im Haushalt lebende Person den Versicherten in dem erforderlichen Umfang nicht pflegen und versorgen kann.«

Und in den Grundlagen wird als Leistungsort immer die Häuslichkeit des Versicherten genannt, bzw. so wörtlich in § 1 Absatz 2: »Häusliche Krankenpflege wird im Haushalt der oder des Versicherten oder ihrer oder seiner Familie erbracht.« Anspruch auf häusliche Krankenpflege besteht auch an sonstigen geeigneten Orten, … insbesondere Schulen, Kindergärten, betreuten Wohnformen oder Arbeitsstätten.«

Als weitere Voraussetzung für die Verordnung der häuslichen Krankenpflege wird der Vertragsarzt in die Pflicht genommen. Er muss feststellen, ob, in welchem Umfang und in welchem Zeitraum die Verordnung erforderlich ist. Dabei muss er beachten, dass die Verordnung nur ausgestellt werden darf, wenn keine im Haushalt lebende Person diese Maßnahmen oder Teile davon übernehmen kann. Ist der Arzt nicht sicher, wer was übernehmen kann, so soll er dies auf dem Verordnungsschein vermerken. Hier werden Behandlungspflegemaßnahmen an im Haushalt lebende Personen delegiert. Eine Einschränkung auf Qualität und Güte ist nicht vorgesehen.

Der Vertragsarzt entscheidet

Allein der Vertragsarzt soll also prüfen, ob die im Haushalt lebende private Hilfskraft die Medikamente richten und verabreichen, Verbände anlegen kann etc. Jeder ambulante Dienst weiß, welche Qualitätsmerkmale an die Übernahme von Behandlungspflege geknüpft werden. Auch im Heim ist es schier undenkbar, dass eine langjährige und fähige Pflegehelferin Medikamente richtet oder verteilt. Sobald es aber um die Finanzierung geht, wird der Maßstab offensichtlich verändert. Jeder soll im häuslichen Bereich das tun, was er kann, ungeachtet seiner Ausbildung und tatsächlichen Fähigkeiten. Kommt aber eine Institution ins Spiel, werden die Regeln straff angezogen.

Die Dauer einer Erstverordnung beträgt in der Regel nicht mehr als 14 Tage (§ 5) und dient, wie es heißt, der Beziehungspflege und der Überprüfung des Behandlungserfolges. Die Folgeverordnung ist zeitlich nicht begrenzt, soll aber vom Vertragsarzt terminiert werden. Zudem soll der Arzt drei Tage vor Ablauf des Datums über eine weitere Verordnung entscheiden. Die Krankenhausvermeidungspflege ist auf vier Wochen begrenzt.

Zu genehmigen ist die Verordnung ausschließlich durch die für den Versicherten zuständige gesetzliche Krankenkasse. Diese Krankenkasse kann sich zur Prüfung der Genehmigung der Hilfe des MDK bedienen, da die Krankenkassen selbst kein Einsichtsrecht in die Pflegedokumentation haben (siehe Kapitel 3.2).

Die Kassen sitzen gern mal Genehmigungen aus. Aber in § 6 Absatz 6 steht: »Die Krankenkasse übernimmt bis zur Entscheidung über die Genehmigung die Kosten für die von der Vertragsärztin oder dem Vertragsarzt verordneten und vom Pflegedienst erbrachten Leistungen entsprechend der vereinbarten Vergütung nach § 132a Absatz 2 SGB V, wenn die Verordnung spätestens an dem dritten der Ausstellung folgenden Arbeitstag der Krankenkasse vorgelegt wird. Das Nähere regeln die Partner der Rahmenempfehlungen nach § 132a Absatz 1 SGB V.«

11.2 Die verordnungsfähigen Maßnahmen im Überblick

»Pflegerische Prophylaxen, Lagern und Hilfen bei der Mobilität sind Bestandteil der verordneten Leistungen in dem Umfang, wie sie zur Wirksamkeit der verordneten Leistungen notwendig sind, auch wenn die Häufigkeit, in der sie nach Maßgabe der individuellen Pflegesituation erbracht werden müssen, von der Frequenz der verordneten Pflegeleistungen abweichen. Die allgemeine Krankenbeobachtung ist Bestandteil jeder einzelnen Leistung der häuslichen Krankenpflege und von daher nicht gesondert verordnungsfähig.«.

Tabelle 28: Leistungen der Behandlungspflege

Nr.	Leistungsbeschreibung	Bemerkung	Dauer und Häufigkeit der Maßnahme
1.	**Anleitung bei der Grundpflege in der Häuslichkeit** **Beratung und Kontrolle** des Patienten, Angehöriger oder andere Personen in der Häuslichkeit bei initialer Unfähigkeit zur Durchführung der Maßnahmen und vorhandenem Lernpotenzial (z. B. bei den Grundverrichtungen des täglichen Lebens, wie Lagern, Körperpflege)	Der Patient, sein Angehöriger oder eine andere Person wird • in der Durchführung einer Maßnahme angeleitet bzw. unterstützt und • im Hinblick auf das Beherrschen einer Maßnahme kontrolliert, um die Maßnahme dauerhaft selbst durchführen oder dauerhaft Hilfestellung bei der eigenständigen Durchführung der Maßnahme geben zu können.	Anleitung bis zu 5-mal verordnungsfähig
2.	**Ausscheidungen** beinhaltet: • **Ausscheidungen**, Hilfe bei Urin, Stuhl, Schweiß, Sputum und auch Mageninhalt, z. B. – Verwendung von Inkontinenzprodukten (z. B. Vorlagen, Condomurinal) – Reinigung des Harnröhrenkatheters (Reinigung des Katheters und der Harnröhrenöffnung, ggf. Abstöpseln in zeitlich festgelegten Intervallen) – Wechsel des Katheterbeutels – Reinigung und Versorgung des Urostoma – Reinigung und Versorgung des Anuspraeter	siehe **Stomabehandlung** (Nr. 28) siehe Einlauf, Klistier, Digitale **Enddarmausräumung** (Nr. 14) Das Abklemmen des Dauerkatheterschlauchs zur Steigerung der Blasenkapazität Siehe **Trachealkanüle**, Wechsel und Pflege der (Nr. 29) Siehe **PEG**, Versorgung bei (Nr. 27) Siehe **Katheter**, Versorgung eines suprapubischen (Nr. 22)	

Nr.	Leistungsbeschreibung	Bemerkung	Dauer und Häufigkeit der Maßnahme
	• **Kontinenztraining, Toilettentraining** (Aufsuchen der Toilette nach einem festen Zeitplan). Die Uhrzeiten sind in einem Erfassungsbogen zu dokumentieren. – der **Harnblase**. Die Blasenentleerungszeiten sind im Abstand zur Einnahme von Flüssigkeiten je nach Gewohnheit des Patienten einzupendeln, anfänglich mindestens zweistündlich. Angestrebt wird eine viermalige Blasenentleerung pro Tag. – des **Enddarms**. Die Darmentleerungszeiten sind je nach Gewohnheit des Patienten einzupendeln. **gegebenenfalls einschließlich Pflegerischer Prophylaxen** (pflegerischer Maßnahmen zur Vorbeugung von Kontrakturen, Obstipation, Parotitis, Pneumonie, Soor, Thrombose, Hornhautaustrocknung, Intertrigo). **Dekubitusprophylaxe**, wenn Hautdefekt noch nicht besteht (z. B. wirksame Druckentlastung, Hautpflege, ausreichende Flüssigkeitszufuhr). **Lagern** (Flachlagerung, Oberkörperhochlagerung, Bauchlagerung, Beintieflagerung, Beinhochlagerung oder Seitenlagerung (30, 90 135 Grad), ggf. unter Verwendung von Lagerungshilfsmitteln). **Mobilität**, Hilfe zur Verbesserung der (im Rahmen der aktivierenden Pflege z. B.: Aufstehen aus liegender oder sitzender Position in Form von Aufrichten bis zum Stand, Gehen und Stehen, Treppensteigen, Transfer, Umsetzen, Hinsetzen und Hinlegen, Betten eines immobilen Patienten, Lagern, Allgemeine Bewegungsübungen).	Ist aus medizinischer Sicht eine besondere **Lagerungsform** erforderlich, ist dies auf der Verordnung einer anderen Leistung anzugeben.	
3.	**Ernährung beinhaltet:** • **Nahrungs- und Flüssigkeitszufuhr**, Hilfe bei – **Sondennahrung**, Verabreichen von, über Magensonde, Katheter-Jejunostomie (z. B. Witzel-Fistel), perkutane endoskopische Gastrostomie (PEG) mittels Spritze, Schwerkraft oder Pumpe, Überprüfung der Lage der Sonde, Spülen der Sonde nach Applikation, ggf. Reinigung des verwendeten Mehrfachsystems.	siehe **PEG**, Versorgung bei (Nr. 27) siehe **Medikamentengabe** (Nr. 26)	

Nr.	Leistungsbeschreibung	Bemerkung	Dauer und Häufigkeit der Maßnahme
4.	**Körperpflege beinhaltet:** • **Duschen**, Baden, Waschen (auch von Augen, Ohren, Nase), Mund-, **Zahn**-, Lippen- und Hautpflege, **Rasur**, **Haar**- und **Nagelpflege**, • ggf. Pflege einer **Augenprothese**, • ggf. **Mundpflege** als Prophylaxe bei abwehrgeschwächten und/oder im Allgemeinzustand stark reduzierten Patienten, • **An- und/oder Auskleiden** (Vorbereiten individueller Kleidung, Hilfe beim An- und Ausziehen der Kleidung, von Stützstrümpfen, von Antithrombosestrümpfen, von konfektionierten (teilkonfektionierten/maßgefertigten) Bandagen, von Kompressionsstrümpfen der Kompressionsklasse I, das An- und Ablegen von Prothesen, von Orthesen, von Stützkorsetts, von Bruchbändern etc.) gegebenenfalls einschließlich **pflegerischer Prophylaxen** (pflegerischer Maßnahmen zur Vorbeugung von Kontrakturen, Obstipation, Parotitis, Pneumonie, Soor, Thrombose, Hornhautaustrocknung, Intertrigo). **Dekubitusprophylaxe**, wenn Hautdefekt noch nicht besteht (z. B. wirksame Druckentlastung, Hautpflege, ausreichende Flüssigkeitszufuhr). **Lagern** (Flachlagerung, Oberkörperhochlagerung, Bauchlagerung, Beintieflagerung, Beinhochlagerung oder Seitenlagerung (30, 90, 135 Grad), ggf. unter Verwendung von Lagerungshilfsmitteln). **Mobilität**, Hilfe zur Verbesserung der (im Rahmen der aktivierende Pflege z. B. Aufstehen aus liegender oder sitzender Position in Form von Aufrichten bis zum Stand, Gehen und Stehen, Treppensteigen, Transfer, Umsetzen, Hinsetzen und Hinlegen, Betten eines immobilen Patienten, Lagern, allgemeine Bewegungsübungen).	**Kosmetische Maßnahmen** im Sinne der Schönheitspflege sind keine Maßnahmen der häuslichen Krankenpflege. Die **Hornhautpflege** mit künstlicher Tränenflüssigkeit, z. B. bei fehlendem Lidschluss soweit keine Augenerkrankung vorliegt, ist eine prophylaktische Maßnahme. Gabe von Augentropfen/-salben siehe **Medikamentengabe** (Nr. 26) Die **Augenspülung** ist eine **ärztliche Leistung**. Zu **Kompressionsstrümpfen** ab Klasse II siehe Verbände (Nr. 31) Ist aus medizinischer Sicht eine besondere **Lagerungsform** erforderlich, ist dies auf der Verordnung einer anderen Leistung anzugeben.	
5.	**Hauswirtschaftliche Versorgung beinhaltet:** **Besorgungen** (auch von Arzneimitteln), **Bettwäsche** wechseln, **Einkaufen**, **Heizen**, **Geschirr** spülen, **Müllentsorgung**, **Mahlzeiten zubereiten** (auch Diät), **Wäschepflege**, Reinigung der Wohnung (Unterhalts- ggf. **Grundreinigung**).	Ist nur verordnungsfähig im Zusammenhang mit der Grundpflege	

Hinweis

Pflegerische Prophylaxen, Lagern und Hilfen bei der Mobilität sind Bestandteil der verordneten Leistungen in dem Umfang, wie sie zur Wirksamkeit notwendig sind, auch wenn die Häufigkeit in der sie nach Maßgabe der individuellen Pflegesituation erbracht werden müssen, von der Frequenz der verordneten Pflegeleistungen abweicht. Die allgemeine Krankenbeobachtung ist Bestandteil jeder einzelnen Leistung der häuslichen Krankenpflege und von daher nicht gesondert verordnungsfähig.

Nr.	Leistungsbeschreibung	Bemerkung	Dauer und Häufigkeit der Maßnahme
6.	**Absaugen** • Absaugen der oberen LuftwegeBei hochgradiger Einschränkung der Fähigkeit zum Abhusten/der bronchialen Selbstreinigungsmechanismen z. B. bei schwerer Emphysembronchitis, Aids, Mukoviszidose, beatmeten Patienten. • **Bronchialtoilette** (Bronchiallavage) Therapeutische Spülung der Bronchien bei intubierten/tracheostomierten Patienten z. B. mit physiologischer Kochsalzlösung, ggf. unter Zusatz von Sekretolytika.		
7.	**Anleitung bei der Behandlungspflege in der Häuslichkeit** **Beratung und Kontrolle** des Patienten, Angehörigen oder anderer Personen in der Häuslichkeit bei initialer Unfähigkeit zur Durchführung der Maßnahme und vorhandenem Lernpotenzial (z. B. Blutzuckerkontrolle)	Der Patient, sein Angehöriger oder eine andere Person wird • in der Durchführung einer Maßnahme angeleitet bzw. unterstützt und • im Hinblick auf das Beherrschen einer Maßnahme kontrolliert, um die Maßnahme dauerhaft selbst durchführen oder dauerhaft Hilfestellung bei der eigenständigen Durchführung der Maßnahme geben zu können.	Anleitung bis zu 10 x verordnungsfähig
8.	**Beatmungsgerät,** **Bedienung und Überwachung,** **Anpassung und Überprüfung** der Einstellungen des Beatmungsgerätes an Vitalparameter (z. B. Atemgase, Herzfrequenz, Blutdruck) auf Anordnung des Arztes bei beatmungspflichtigen Erkrankungen; Überprüfung der Funktionen des Beatmungsgerätes und Austausch bestimmter Teile des Gerätes (z. B. Beatmungsschläuche, Kaskaden, O2-Zellen).		

Nr.	Leistungsbeschreibung	Bemerkung	Dauer und Häufigkeit der Maß- nahme
9.	**Blasenspülung** Einbringen einer Lösung unter sterilen Kautelen mittels Blasenspritze oder Spülsystem durch einen Dauerkatheter in die Harnblase, Beurteilen der Spülflüssigkeit.	Blasenspülungen sind nur verordnungsfähig bei **durchflussbehinderten Dauerkathetern** infolge Pyurie oder Blutkoageln. Bei Blasenspülungen sind Blaseninstillationen Bestandteil der Leistung und nicht gesondert verordnungsfähig. Siehe Instillation (Nr. 20)	Bis zu 3 Tage
10.	**Blutdruckmessung** Bei Erst- und Neueinstellung eines Hypertonus	24-h-Blutdruckmessungen mittels Dauermessgerät sind keine Leistung der häuslichen Krankenpflege. Die Häufigkeit der Blutdruckmessung erfolgt nach Maßgabe des ärztlichen Behandlungsplanes in Abhängigkeit der ärztlich verordneten Medikamententherapie	Bis zu 7 Tage
11.	**Blutzuckermessung** Ermittlung und Bewertung des Blutzuckergehalts kapillaren Blutes mittels Testgerät (z. B. Glucometer) • bei Erst- und Neueinstellung eines Diabetes (insulin- oder tablettenpflichtig) • bei Fortsetzung der sog. intensivierten Insulintherapie	Routinemäßige Dauermessungen sind nur zur Fortsetzung der sog. intensivierten Insulintherapie verordnungsfähig. Bei der Folgeverordnung ist der HbA1a-Wert zu berücksichtigen. Nur verordnungsfähig bei Patienten mit • einer so hochgradigen Einschränkung der Sehfähigkeit, dass es ihnen unmöglich ist, das Kapillarblut zu entnehmen, auf den Teststreifen zu bringen und das Messergebnis abzulesen oder • einer so erheblichen Einschränkung der Grob- und Feinmotorik der oberen Extremitäten, dass sie das Kapillarblut nicht entnehmen und auf den Teststreifen bringen können oder • einer so starken Einschränkung der körperlichen Leistungsfähigkeit, dass sie zu schwach sind, das Kapillarblut zu entnehmen, auf den Teststreifen zu bringen (z. B. moribunde Patienten) oder	Bis zu 4 Wo., bis zu 3 x tägl.

Nr.	Leistungsbeschreibung	Bemerkung	Dauer und Häufigkeit der Maßnahme
		• einer so starken Einschränkung der geistigen Leistungsfähigkeit und Realitätsverlust, sodass die Compliance bei der Diagnostik nicht sichergestellt ist oder • entwicklungsbedingt noch nicht vorhandener Fähigkeit, die Leistung zu erlernen oder selbstständig durchzuführen. Dies muss aus der Verordnung hervorgehen.	Die **Häufigkeit der Blutzuckermessung** erfolgt nach Maßgabe des ärztlichen Behandlungsplanes in Abhängigkeit der ärztlich verordneten Medikamententherapie
12.	**Dekubitusbehandlung** Verordnungsvoraussetzungen: • Mindestens oberflächlicher Hautdefekt, evtl. Blasenbildung • Versorgung durch Wundreinigung/Wundverbände (z. B. Feuchtverband, Hydrokolloidverband, Hydrogelverband) • wirksame Druckentlastung	Bei der Verordnung ist der Dekubitus (Lokalisation, Grad, Größe) sowie die bereits vorhandene technische Ausstattung zur Druckentlastung zu beschreiben. Im **Pflegeprotokoll** sind der Lagerungszeitpunkt, die Lagerungsposition sowie die durchgeführte Wundbehandlung zu dokumentieren. **Ziel der Dekubitusbehandlung** ist die Wundheilung. Die Erstversorgung ist in Abhängigkeit von Art und Umfang des Dekubitus bis zu 3 Wochen auszustellen. Vor der Folgeverordnung hat der Verordner das Pflegeprotokoll auszuwerten und prognostisch einzuschätzen, ob die Dekubitustherapie unter ambulanten Bedingungen zum Ziel führen kann. Die Frequenz der Druckentlastung richtet sich nach dem Fortgang der Wundheilung (z. B. alle 2 Stunden). Die Lagerung von Dekubituspatienten soll nach Möglichkeit – ggf. nach Anleitung – von Angehörigen übernommen werden. Zur Dekubitusbehandlung ist der Verbandswechsel Bestandteil der Leistung und nicht gesondert verordnungsfähig.	

Nr.	Leistungsbeschreibung	Bemerkung	Dauer und Häufigkeit der Maßnahme
13.	**Drainagen**, überprüfen von, Versorgung, Überprüfen von Lage, Sekretfluss sowie von Laschen, Wechseln des Sekretbehälters		1–2 x tägl.
14.	**Einlauf/Klysma/digitale Enddarmausräumung** Bei Obstipation, die nicht anders zu behandeln ist.	Das dafür erforderliche Mittel ist **nicht zu Lasten der GKV verordnungsfähig**; Ausnahme: bei Tumorleiden, bei Megakolon, bei Divertikulose, bei Divertikulitis, bei neurogenen Darmlähmungen, bei phosphatbindender Medikation, bei chronischer Niereninsuffizienz, vor diagnostischen Eingriffen.	Einlauf/ Klistier/ Klysma bis zu 2 x wöchentlich digitale Enddarmausräumung als einmalige Leistung
15.	**Flüssigkeitsbilanzierung** Messung der Ein- und Ausfuhr von Flüssigkeiten mit kalibrierten Gefäßen, ggf. inkl. Gewichtskontrolle, ggf. inkl. Messung von Bein- und Bauchumfang zur Kontrolle des Flüssigkeitshaushalts bei dessen beginnender Dekompensation.	**Routinemäßige Flüssigkeitsbilanzen** sind **nicht verordnungsfähig**. Diese Leistung erstreckt sich jeweils über 24 Stunden und ist als eine Leistung anzusehen. Ergebnisse sind gemäß ärztlichem Behandlungsplan zu würdigen, Verlaufsprotokolle sind immer zu führen und durch den Arzt auszuwerten. Sie ist nur gesondert verordnungsfähig, wenn keine Hilfe bei der Nahrungsaufnahme und/oder beim Ausscheiden erbracht wird.	1 x tägl., bis zu 3 Tage
16a.	**Infusionen, i. v.** Wechseln und erneutes Anhängen der ärztlich verordneten Infusion bei ärztlich gelegtem peripheren oder zentralen i. v.-Zugang oder des ärztlich punktierten Port-a-cath zur Flüssigkeitssubstitution oder parenteralen Ernährung, Kontrolle der Laufgeschwindigkeit (ggf. per Infusionsgerät) und der Füllmenge, Durchspülen des Zuganges nach erfolgter Infusionsgabe, Verschluss des Zuganges.	**Verlaufsbogen erforderlich.** Die i. v.-Medikamentengabe, die venöse Blutentnahme sowie die arterielle, intrathekale und subkutane Infusion sind keine Leistungen der häuslichen Krankenpflege.	Dauer und Menge der Dosierung streng nach Maßgabe der Verordnung des Präparates.
16b.	**Infusionen, s.c.** • Legen, Anhängen, Wechseln sowie abschließendes Entfernen einer ärztlich verordneten s.c. Infusion zur Flüssigkeitssubstitution, • Kontrolle von Laufgeschwindigkeit und Füllmenge,	Auf der Verordnung ist der Infusionstyp, die Menge und die Dauer der Infusion anzugeben. Indikation: Mittelschwere Exsikkose bei negativer Flüssigkeitsbilanz (bei akuter Erkrankung oder Verschlimmerung der Erkrankung z. B. bei Fieber,	Bis zu 7 Tage

Nr.	Leistungsbeschreibung	Bemerkung	Dauer und Häufigkeit der Maßnahme
	• Überprüfung der Injektionsstelle beim Anlegen, Wechseln oder Entfernen der Infusion auf Zeichen einer Ödembildung, Schwellung oder Rötung.	Diarrhoe), mit einhergehendem Unvermögen oralen Ausgleichs und potenzieller Reversibilität insbesondere bei geriatrischen Patienten. Als Kontraindikationen sind insbesondere zu beachten: • Schwere Dehydratation • Dekompensierte Herzinsuffizienz • Dekompensierte Niereninsuffizienz • Koagulopathien • Kreislaufschock • Langfristiger Flüssigkeitsbedarf • Finale Sterbephase zur ausschließlichen Erleichterung der Pflege • Ungenügende Durchführbarkeit aufgrund der Compliance des Patienten/der Patientin oder der häuslichen Bedingungen in Bezug auf die Infusionstherapie	
17.	**Inhalation** Anwendung von ärztlich verordneten Medikamenten, die mittels verordneter Inhalationshilfen (gemäß Hilfsmittelverzeichnis) als Aerosol oder als Pulver über die Atemwege inhaliert werden.		Dauer und Menge der Dosierung streng nach Maßgabe der Verordnung des Präparates.
18.	**Injektionen** • **i.v.** • **i.m.** Aufziehen, Dosieren und Einbringen von ärztlich verordneten Medikamenten • **s.c.** Aufziehen, Dosieren und Einbringen von ärztlich verordneten Medikamenten	Die **i.v.-Injektion** ist eine ärztliche Leistung. Die **s.c.-Injektion** ist nur verordnungsfähig bei Patienten mit • einer so hochgradigen Einschränkung der Sehfähigkeit, dass es ihnen unmöglich ist, die Injektion aufzuziehen, zu dosieren und fachgerecht zu injizieren oder • einer so erheblichen Einschränkung der Grob- und Feinmotorik der oberen Extremitäten, dass sie die Injektionen nicht aufziehen, dosieren und fachgerecht injizieren können oder	Dauer und Menge der Dosierung streng nach Maßgabe der Verordnung des Präparates.

Nr.	Leistungsbeschreibung	Bemerkung	Dauer und Häufigkeit der Maßnahme
		• einer so starken Einschränkung der körperlichen Leistungsfähigkeit, dass sie zu schwach sind, die Injektion aufzuziehen, zu dosieren und fachgerecht zu injizieren (z. B. moribunde Patienten) oder • einer so starken Einschränkung der geistigen Leistungsfähigkeit und Realitätsverlust, sodass die Compliance bei der medikamentösen Therapie nicht sichergestellt ist oder • entwicklungsbedingt noch nicht vorhandener Fähigkeit, die Leistung zu erlernen oder selbstständig durchzuführen. Dies muss aus der Verordnung hervorgehen. Dies muss aus der Verordnung hervorgehen. Insbesondere bei Insulin- und Heparininjektionen ist vor der Verordnung dieser Leistung zu prüfen, ob eine eigenständige Durchführung mithilfe eines optimalen PEN/ Fertigspritze (Selbstapplikation) – ggf. auch nach Anleitung – möglich ist.	
19.	**Injektionen** Richten von Injektionen zur Selbstapplikation	Das Richten der Injektion ist nur verordnungsfähig bei Patienten mit einer so hochgradigen Einschränkung der Sehfähigkeit, dass es ihnen unmöglich ist, die Medikamente zu unterscheiden oder die Dosis festzulegen. Dies muss aus der Verordnung hervorgehen. Siehe **Medikamentengabe** (Nr. 26)	
20.	**Instillation** Tropfenweises Einbringen von ärztlich verordneten flüssigen Medikamenten in den Organismus (Hohlorgane, Körperhöhlen, Körperöffnungen)	Bei Blaseninstillationen sind Blasenspülungen Bestandteil der Leistung und nicht gesondert verordnungsfähig. Siehe **Blasenspülung** (Nr. 9)	

Nr.	Leistungsbeschreibung	Bemerkung	Dauer und Häufigkeit der Maß- nahme
21.	**Kälteträger**, Auflegen von Bei akuten posttraumatischen Zuständen, akuten entzündlichen Gelenkerkrankungen, postoperativen Zuständen	Das Auflegen eines Kälteträgers ist nur verordnungsfähig bei Patienten mit einer so hochgra- digen Einschränkung der Sehfä- higkeit, dass es ihnen unmög- lich ist, den Kälteträger vorzu- bereiten oder • einer so hochgradigen Ein- schränkung der Sehfähigkeit, dass es ihnen unmöglich ist, den Kälteträger vorzuberei- ten oder • einer so erheblichen Ein- schränkung der Grob- und Feinmotorik der oberen Ext- remitäten, dass sie den Kälte- träger nicht vorbereiten und nicht an den Ort seiner Bestimmung führen können oder • einer so starken Einschrän- kung der körperlichen Leis- tungsfähigkeit, dass sie zu schwach sind, den Kälteträ- ger bereiten und an den Ort seiner Bestimmung bringen zu können (z. B. moribunde Patienten) oder • einer so starken Einschrän- kung der geistigen Leistungs- fähigkeit und Realitätsver- lust, sodass die Compliance bei der Therapie nicht sicher- gestellt ist oder • entwicklungsbedingt noch nicht vorhandener Fähigkeit, die Leistung zu erlernen oder selbstständig durchzuführen. Dies muss aus der Verord- nung hervorgehen. Das dafür erforderliche Mittel ist nicht zu Lasten der GKV verord- nungsfähig (siehe § 34 SGB V). Dies muss aus der Verordnung hervorgehen. Das dafür erfor- derliche Mittel ist nicht zu Lasten der GKV verordnungsfä- hig (siehe § 34 SGB V).	1–3 Tage

Nr.	Leistungsbeschreibung	Bemerkung	Dauer und Häufigkeit der Maßnahme
22.	**Katheter, Versorgung eines suprapubischen** Verbandswechsel der Katheteraustrittsstelle einschließlich Pflasterverband und einschließlich Reinigung des Katheters, Desinfektion der Wunde ggf. Wundversorgung und Anwendung ärztlich verordneter Medikamente. • nach Neuanlage, • bei Entzündungen mit Läsionen der Haut an der Katheteraustrittsstelle.	Siehe Ausscheidung (Nr. 2) Siehe Stomabehandlung (Nr. 28) Das Abklemmen des Dauerkatheterschlauchs zur Steigerung der Blasenkapazität ist Bestandteil der Leistung. Die Abdeckung oder der Wechsel der Abdeckung ist auch ohne Entzündungen mit Läsionen der Haut verordnungsfähig, wenn damit insbesondere durch erhebliche Schädigungen mentaler Funktionen (z. B. Kognition, Gedächtnis, Wahrnehmung, Aufmerksamkeit, Orientierung, psychomotorische Unruhe) bedingte gesundheitsgefährdende Handlungen des Patienten an der Katheteraustrittsstelle oder dem Katheter wirksam verhindert werden können. Dies muss aus der Verordnung hervorgehen.	
23.	Katheterisierung der Harnblase zur Ableitung des Urins Einlegen, Entfernen oder Wechseln eines transurethralen Dauerkatheters in die Harnblase. Einbringen eines transurethralen Einmalkatheters in die Harnblase zur Schulung von Patientinnen und Patienten in der sachgerechten Anwendung des Einmalkatheters. Intermittierende transurethrale Einmalkatheterisierung bei neurogener Blasenentleerungsstörung oder myogener chronischer Restharnbildung.	Die Katheterisierung mit dem Ziel der Restharnbestimmung sowie das Einlegen und Wechseln eines suprapubischen Katheters sind ärztliche Leistungen, siehe Ausscheidungen (Nr. 2). Die Schulungskatheterisierung ist bei Patientinnen und Patienten verordnungsfähig, die im Rahmen der vorhergehenden Behandlung nicht ausreichend geschult wurden und die Fähigkeit besitzen, die Selbstkatheterisierung zu erlernen. Die intermittierende transurethrale Einmalkatheterisierung ist verordnungsfähig, wenn eine andere Methode der Harnableitung nicht zu besseren Ergebnissen führt bei Patientinnen und Patienten, die wegen • einer so erheblichen Einschränkung der Grob- oder Feinmotorik oder • eingeschränkter Sehfähigkeit oder	Dauerkatheterwechsel alle 3–4 Wochen max. 5 Tage

Nr.	Leistungsbeschreibung	Bemerkung	Dauer und Häufigkeit der Maß- nahme
		• einer so starken Einschrän- kung der geistigen Leistungs- fähigkeit oder eines Reali- tätsverlusts oder • entwicklungsbedingt noch nicht vorhandener Fähigkeit die Katheterisierung nicht erlernen oder nicht selbstän- dig durchführen können. Dies muss aus der Verordnung hervorgehen	
24.	**Krankenbeobachtung, speziell** Kontinuierliche Dokumentation der Vital- funktionen wie: Puls, Blutdruck, Tempera- tur, Haut, Schleimhaut einschließlich aller in diesem Zeitraum anfallenden pflegerischen Maßnahmen	Die Leistung ist verordnungsfä- hig, • wenn mit hoher Wahrschein- lichkeit sofortige pflege- rische/ärztliche Intervention bei lebensbedrohlichen Situa- tionen täglich erforderlich ist und nur die genauen Zeit- punkte und das genaue Ausmaß nicht im Voraus bestimmt werden können oder • wenn über einen Zeitraum von mindestens 24 Stunden festgestellt werden soll, ob die ärztliche Be-handlung zu Hause sichergestellt werden kann oder ob Krankenhaus- behandlung erforderlich ist. Die Verordnung ist nur begründet, wenn aufgrund schwerwiegender akuter Verschlechterung des Krank- heitsverlaufs die Kontrolle der Vitalfunktionen erforder- lich ist und erst aufgrund des über den gesamten Betrach- tungszeitraum zu führenden Verlaufsprotokolls die ärztli- che Entscheidung über die Notwendigkeit der Kranken- hausbehandlung oder des Verbleibs zu Hause getroffen werden kann. Die spezielle Krankenbeobach- tung setzt die permanente Anwesenheit der Pflegekraft über den gesamten Versor- gungszeitraum voraus.	Klärung, ob Kranken- haus- behandlung erforderlich ist: 1 x pro Verordnung

Nr.	Leistungsbeschreibung	Bemerkung	Dauer und Häufigkeit der Maß- nahme
		Zur speziellen Krankenbeobach- tung gehören auch die dau- ernde Erreichbarkeit der Ärztin oder des Arztes und die lau- fende Information der Ärztin oder des Arztes über Verände- rungen der Vitalzeichen. Die allgemeine Krankenbeob- achtung ist Bestandteil jeder pflegerischen Leistung.	
25.	**Magensonde, Legen und Wechseln** Legen und Wechseln einer Verweilsonde durch die Nase/den Mund zur Ableitung des Magensaftes oder zur Sicherstellung der enteralen Ernährung, wenn die normale Nahrungsaufnahme nicht mehr möglich ist.	Siehe Ernährung (Nr. 3) Siehe Ausscheidungen (Nr. 2)	
26.	**Medikamentengabe** (außer Injektionen, Infusionen, Instillationen, Inhalationen)	Die **Medikamentengabe** ist nur verordnungsfähig bei Patientin- nen und Patienten mit • einer so hochgradigen Ein- schränkung der Sehfähigkeit, dass es ihnen unmöglich ist, die Medikamente zu unter- scheiden oder die Dosis fest- zulegen oder • einer so erheblichen Ein- schränkung der Grob- und Feinmotorik der oberen Ext- remitäten, dass sie die Medi- kamente nicht an den Ort ihrer Bestimmung führen können oder • einer so starken Einschrän- kung der körperlichen Leis- tungsfähigkeit, dass sie zu schwach sind, die Medika- mente an den Ort ihrer Bestimmung bringen zu können (z. B. moribunde Pati- entinnen oder Patienten) oder • einer starken Einschränkung der geistigen Leistungsfähig- keit oder Realitätsverlust, sodass die Compliance bei der medikamentösen Therapie nicht sichergestellt ist oder • entwicklungsbedingt noch nicht vorhandener Fähigkeit, die Leistung zu erlernen oder selbständig durchzuführen.	Dauer und enge Menge der Dosie- rung streng nach Maß- gabe der Verordnung des Präpara- tes. Bei Folgever- ordnungen ausführliche ärztl. Begrün- dung. Bei Folge- verordnun- gen ist die Angabe des Lokalbefun- des erfor- derlich.

Nr.	Leistungsbeschreibung	Bemerkung	Dauer und Häufigkeit der Maßnahme
		Dies muss aus der Verordnung hervorgehen. Dauer	
	Richten von ärztlich verordneten Medikamenten, wie z. B. Tabletten, für von der Ärztin oder vom Arzt bestimmte Zeiträume	Das Richten der Arzneimittel erfolgt i.d.R. wöchentlich (mit Ausnahme flüssiger Medikamente wie Säfte und Tropfen) und umfasst auch die Kontrolle, ob die Medikamente regelmäßig eingenommen wurden.	
	• Verabreichen von ärztlich verordneten Medikamenten, (z. B. Tabletten, Augen-, Ohren- und Nasentropfen, Salben, Tinkturen, Lösungen, Aerosole, Suppositorien) für von der Ärztin oder vom Arzt bestimmte Zeiträume, • über den Magen-Darmtrakt (auch über Magensonde), • über die Atemwege, • über die Haut und Schleimhaut, 　– als Einreibungen bei akuten posttraumatischen Zuständen, akuten entzündlichen Gelenkerkrankungen, akuten wirbelsäulenbedingten Symptomen, akuten dermatologischen Erkrankungen, 　– als Bad zur Behandlung von Hautkrankheiten mit ärztlich verordneten medizinischen Zusätzen zur Linderung oder Heilung bei dermatologischen Krankheitsbildern und die ggf. erforderliche Nachbehandlung (z. B. Einreibung mit ärztlich verordneten Salben), 　– zur Behandlung des Mundes, lokale Behandlung der Mundhöhle und der Lippen mit ärztlich verordneten Medikamenten, 　– zur Behandlung des Auges, insbesondere bei Infektionen, Verletzungen, postoperativen Zuständen, Glaukom.	Die Ohrenspülung ist eine ärztliche Tätigkeit. siehe Körperpflege (Nr. 4) Auch Hornhautbehandlung mittels künstlicher Tränenflüssigkeit aufgrund augenärztlicher Diagnostik	
27.	**Perkutane endoskopische Gastrostomie (PEG),** Versorgung bei Wechsel der Schutzauflage bei PEG, Kontrolle der Fixierung, einschließlich Reinigung der Sonde, Desinfektion der Wunde, ggf. Wundversorgung und Anwendung ärztlich verordneter Medikamente	Siehe Ernährung (Nr. 3)	

Nr.	Leistungsbeschreibung	Bemerkung	Dauer und Häufigkeit der Maßnahme
27a.	**Psychiatrische Krankenpflege** • Erarbeiten der Pflegeakzeptanz (Beziehungsaufbau) • Durchführen von Maßnahmen zur Bewältigung von Krisensituationen • Entwickeln kompensatorischer Hilfen bei krankheitsbedingten Fähigkeitsstörungen	Nur verordnungsfähig bei F00.1 Demenz bei Alzheimer-Krankheit, mit spätem Beginn (Typ 1) F01.0 Vaskuläre Demenz mit akutem Beginn F01.1 Multiinfarkt-Demenz F01.2 Subkortikale vaskuläre Demenz F02.0 Demenz bei Pick-Krankheit F02.1 Demenz bei Creuztfeldt-Jakob-Krankheit F02.2 Demenz bei Chorea Huntington F02.3 Demenz bei primärem Parkinson-Syndrom F02.4 Demenz bei HIV-Krankheit F02.8 Demenz bei andernorts klassifizierten Krankheitsbildern F04.– Organischem amnestischen Syndrom, nicht durch Alkohol oder andere psychotrope Substanzen bedingt F06.0 Organischer Halluzinose F06.1 Organischer katatoner Störung F06.2 Organischer wahnhafter Störung F06.3 Organischer affektiver Störungen F06.4 Organischer Angststörung F06.5 Organischer dissoziativer Störung F06.6 Organischer emotional labiler Störung F07.0 Organischer Persönlichkeitsstörung F07.1 Postenzephalitischem Syndrom F07.2 Organischem Psychosyndrom nach Schädelhirntrauma F20. – Schizophrenie F21. – Schizotyper Störung F22. – Anhaltender wahnhafter Störung F24. – Induzierter wahnhafter Störung F25.- Schizoaffektiver Störung F30. – Manischer Episode	bis zu 4 Monate bis zu 14 Einheiten pro Woche (abnehmende Frequenz) Der Krankenkasse ist der Behandlungsplan vorzulegen.

Nr.	Leistungsbeschreibung	Bemerkung	Dauer und Häufigkeit der Maß- nahme
		F31. – Bipolarer affektiver Störung mit Ausnahme von: F31.7 – F31.9 F32. – Depressiver Episode mit Ausnahme von: F32.0, F 32.1 und F 32.9 F33. – Rezidivierender depressi- ver Störung mit Ausnahme von: F33.0, F 33.1, F 33.4, F 33.8 und F33.9 F41.0 Panikstörung, auch wenn sie auf sozialen Phobien beruht F41.1 Generalisierter Angststö- rung wenn daraus resultierend eine oder mehrere der folgenden Fähigkeitsstörungen in einem Maß vorliegen, dass das Leben im Alltag nicht mehr selbststän- dig bewältigt oder koordiniert werden kann und das Krank- heitsbild durch Medikamenten- gaben allein nicht ausreichend therapiert werden kann: – Stö- rungen des Antriebs oder der Ausdauer oder der Belastbarkeit in Verbindung mit der Unfähig- keit der Tagesstrukturierung oder der Einschränkung des planenden Denkens oder des Realitätsbezugs Einbußen bei • der Kontaktfähigkeit, • den kognitiven Fähigkeiten wie Konzentration, Merkfä- higkeit, Lernleistung und problemlösendes Denken, • dem Zugang zur eigenen Krankheitssymptomatik, dem Erkennen und Überwinden von Konfliktsituationen und Krisen	
28.	**Stomabehandlung** Desinfektion der Wunde, Wundversorgung, Behandlung mit ärztlich verordneten Medikamenten, Verbandwech- sel und Pflege von künstlich geschaffenen Ausgängen (z. B. Urostoma, Anus-praeter) bei akuten entzündlichen Veränderungen mit Läsionen der Haut	Bei Anus-praeter und Urostoma siehe Ausscheidungen (Nr. 2) Siehe Katheter, Versorgung eines suprapubischen (Nr. 22) Siehe PEG, Versorgung bei (Nr. 27) Bei Tracheostoma siehe Trache- alkanüle, Wechsel und Pflege (Nr. 29)	

Nr.	Leistungsbeschreibung	Bemerkung	Dauer und Häufigkeit der Maßnahme
29.	**Trachealkanüle**, Wechsel und Pflege der Herausnahme der liegenden Trachealkanüle, Reinigung und Pflege, ggf. Behandlung des Stomas, Einsetzen und Fixieren der neuen Trachealkanüle, Reinigung der entnommenen Trachealkanüle.		
30.	**Venenkatheter, Pflege des zentralen** Verbandwechsel der Punktionsstelle grundsätzlich mit Transparentverband, Verbandwechsel des zentralen Venenkatheters, Beurteilung der Einstichstelle (einschließlich i. v. Porth-a-cath)	Die notwendige **Inspektion** der Punktionsstelle ist Bestandteil der allgemeinen Krankenbeobachtung	1–2 x wöchentlich bei Transparentverband
31.	**Verbände** • **Anlegen und Wechseln von Wundverbänden** Anlegen, Wechseln von Verbänden, Wundheilungskontrolle, Desinfektion und Reinigung (auch Wundreinigungsbad) Spülen von Wundfisteln, Versorgung von Wunden unter aseptischen Bedingungen • **Anlegen oder Abnehmen eines Kompressionsverbandes** (z. B. nach Pütter, Fischer-Tübinger), • **An- oder Ausziehen von Kompressionsstrümpfen/-strumpfhosen der Kompressionsklassen II bis IV.** Bei Patientinnen und Patienten zur Abheilung von Ulcera, zur Unterstützung des venösen Rückflusses, Unterstützung des Lymphabflusses bei – Varikose, – Thromboembolie, – chronischer Veneninsuffizienz (CVI), – Ödemen, – Narben/Verbrennungen. • **Anlegen von stützenden und stabilisierenden Verbänden** zur unterstützenden Funktionssicherung der Gelenke z. B. bei Distorsion, Kontusion, Erguss	**Lokalisation und Wundbefund** sind in der Diagnose anzugeben. Das **Überprüfen von Drainagen** ist Bestandteil der Leistungen und nicht gesondert verordnungsfähig. **Wundschnellverbände** (z. B. Heftpflaster, Abpolsterung, Sprühverband) sind keine Leistung der häuslichen Krankenpflege. Sofern im Zusammenhang mit dem Anlegen und Wechseln von Wundverbänden eine Kompressionsbehandlung erforderlich ist, ist dies auf der Verordnung anzugeben. Eine gesonderte Verordnung des Anlegens oder Abnehmens eines Kompressionsverbandes bzw. des An- oder Ausziehens von Kompressionsstrümpfen/-strumpfhosen der Kompressionsklassen II bis IV erfolgt in diesen Fällen nicht. Das Anlegen eines Kompressionsverbandes ist verordnungsfähig, wenn aus medizinischen bzw. anatomischen Gründen angepasste Kompressionsstrümpfe nicht möglich sind. Das An- oder Ausziehen von Kompressionsstrümpfen/Kompressionsstrumpfhosen sowie das Abnehmen eines Kompressionsverbandes ist nur verordnungsfähig bei Patientinnen und Patienten mit	1x täglich Bis zu 2 Wochen, je 1x täglich

Nr.	Leistungsbeschreibung	Bemerkung	Dauer und Häufigkeit der Maßnahme
		- einer so erheblichen Einschränkung der Grob- und Feinmotorik der oberen Extremitäten, dass sie die Kompressionsstrümpfe/Kompressionsstrumpfhosen nicht fachgerecht an- oder ausziehen können bzw. den Kompressionsverband nicht fachgerecht abnehmen können oder - einer so starken Einschränkung der körperlichen Leistungsfähigkeit, dass sie zu schwach sind, die Kompressionsstrümpfe/Kompressionsstrumpfhosen fachgerecht an- oder ausziehen bzw. den Kompressionsverband fachgerecht abnehmen zu können (z. B. moribunde Patientinnen oder Patienten) oder - einer starken Einschränkung der geistigen Leistungsfähigkeit oder Realitätsverlust, sodass die Compliance bei der Therapie nicht sichergestellt ist oder - entwicklungsbedingt noch nicht vorhandener Fähigkeit, die Leistung zu erlernen oder selbstständig durchzuführen. Dies muss aus der Verordnung hervorgehen. Kompressionsstrümpfe/Kompressionsstrumpfhosen/Kompressionsverbände sind in der Regel bei mobilen Patientinnen und Patienten indiziert. Der Einsatz bei immobilen Patientinnen und Patienten kann insbesondere notwendig sein bei Narben/Verbrennungen oder Ulcus cruris.	

11.3 Gerichtliche Entscheidungen

Die Richtlinien zur häuslichen Krankenpflege sind immer wieder Bestandteil der Rechtsprechung. Denn die Richtlinien bzw. deren Auslegung durch die Kassen decken sich in manchen Punkten nicht mit der Auffassung einiger Richter. Hier einige Gerichtsentscheide:

Insulingabe ist Leistung der Krankenkasse

»28.01.2010 Berlin. In der juristischen Auseinandersetzung um die Rechtmäßigkeit des Beschlusses zur Verordnungsfähigkeit kurzwirksamer Insulinanaloga zur Behandlung des Diabetes mellitus Typ 2 hat sich der Gemeinsame Bundesausschuss (G-BA) gegen zwei Herstellerfirmen auch im Hauptsacheverfahren vor dem Sozialgericht Berlin durchgesetzt. Die Firmen Lilly Deutschland und Sanofi Aventis hatten vor dem Sozialgericht geklagt, um den entsprechenden Richtlinien-Beschluss des G-BA aus dem Jahr 2006 aufheben zu lassen. Der G-BA hatte am 18. Juli 2006 in einer Grundsatzentscheidung beschlossen, dass kurzwirksame Insulinanaloga zur Behandlung von Diabetes-Typ-2-Patienten nur noch dann zu Lasten der Gesetzlichen Krankenversicherung (GKV) verordnet werden dürfen, wenn sie nicht teurer sind als Humaninsulin.
Das Sozialgericht Berlin wies die Klagen der Hersteller jetzt ab und stellte fest, dass das Bewertungsverfahren und der Beschluss des G-BA rechtskonform zustande gekommen sind. (Sozialgericht Berlin, Az: S 83 KA 221/08 und S 83 KA 588/07).« (vgl. CAREkonkret Nr. 3/2010)

Verabreichen nicht verschreibungspflichtiger Medikamente ist Kassenleistung

»26.08.2009 Kassel/Wiesbaden (hp/nawa). Das Bundessozialgericht (BSG) hat jetzt zum Abenteuer Medikamentengabe entschieden: Das Verabreichen nicht verschreibungsfähiger Medikamente zur Sicherung der ambulanten ärztlichen Behandlung ist nach wie vor verordnungsfähig – und die Gesetzliche Krankenversicherung (GKV) muss die entsprechenden Leistungen von ambulanten Pflegediensten bezahlen. Wie das BSG mitteilt, wird der Umfang der von der GKV zu leistenden Behandlungspflege in Form der Häuslichen Krankenpflege nicht durch die Neuregelung des § 34 Abs 1 Satz 1 SGB V zum 1.1.2004 beschränkt. Mit dem Ausschluss der Verordnungsfähigkeit bestimmter Medikamente aus dem Leistungskatalog der Gesetzlichen Krankenversicherung sei keineswegs beabsichtigt, zugleich die Leistungen der Häuslichen Krankenpflege zu beschneiden« (Urteil vom 25. August 2009, Az.: B 3 KR 25/08 R).

Wie der Bundesverband privater Anbieter sozialer Dienste e. V. (bpa) mitteilt, hat das BSG damit in einem Fall entschieden, bei dem sich die AOK Hessen weigerte, die Verabreichung der vom Hausarzt verordneten Vitamin-Injektionen zu bezahlen. Bereits 2005 hat das Bundesgesundheitsministerium gegenüber dem AOK-Bundesverband in einem aufsichtsrechtlichen Schreiben klargestellt, dass entsprechende Leistungen der Häuslichen Krankenpflege von den Kassen bezahlt werden müssen. Insbesondere die AOK in Hessen habe sich aber weiterhin gewehrt, dies zu berücksichtigen, berichtet Manfred Mauer, Landesbeauftragter des bpa in Hessen gegenüber Häusliche Pflege Online.

Zum Hintergrund: Der Hausarzt hatte der 1918 geborenen und pflegebedürftigen Patientin im Mai 2006 ein Vitaminpräparat verschrieben, das ein Pflegedienst ein Mal pro Woche als intramuskuläre Injektion verabreichte. Weil es sich um ein nicht verschreibungspflichtiges Medikament handelte, musste die Patientin die Kosten dafür selbst zahlen. Da der Arzt das Präparat für erforderlich hielt, die Patientin dieses sich aber nicht selbst injizieren konnte, stellte er für die Verabreichung des Medikaments eine Verordnung häuslicher Krankenpflege aus. Diese Leistung hätte die Krankenkasse der Patientin aber bezahlen müssen, so das BSG.

»Wir freuen uns über dieses eindeutige Urteil des Bundessozialgerichts; es stärkt die Patienten und ermöglicht die erforderliche Behandlung. Auch für die Pflegedienste herrscht jetzt endgültig Klarheit und Rechtssicherheit«, so Bernd Tews, Geschäftsführer des bpa.

Der Fall hatte bereits das Sozialgericht Darmstadt (Az.: S 10 KR 262/06) und das Hessische Landessozialgericht beschäftigt (L 8 KR 353/07), nun hat das BSG die Revision der AOK Hessen abgeschmettert. Der Anspruch der Klägerin ist nach § 13 Abs. 3 Satz 1 SGB V begründet. Jetzt ist geklärt, wer die Kosten in Höhe von 29,47 Euro aus dem Frühling 2006 letztendlich bezahlen muss. Die Patientin, um die es ging, ist mittlerweile verstorben.« (vgl. www.vincentz.net am 9.2.2010)

Versorgung eines suprapubischen Katheters ist eine Leistung der Häuslichen Krankenpflege

»Erneut entschied ein Gericht, dass eine Krankenkasse die ärztlich verordnete, dringend notwendige Häusliche Krankenpflege zu Unrecht abgelehnt hatte. In dem vorliegenden Fall war ein krankheitsbedingt schwer benachteiligter Patient gezwungen, die ihm zustehenden Leistungen beim Sozialgericht Lüneburg einzuklagen. Der Patient war, zum Zweck der künstlichen Abführung, auf die Versorgung eines suprapubischen Katheters angewiesen. Trotz der eindeutigen Rechtslage hatte sich die Krankenkasse geweigert, die Kosten hierfür zu übernehmen. Das Gericht gab dem klagenden Patienten Recht; das Urteil ist nunmehr rechtskräftig (Az.: S 16 KR 61/07, Urteil vom 15. Januar 2009): Die ärztlich verordnete Versorgung eines suprapubischen Katheters ist eine Leistung der Häuslichen Krankenpflege gemäß § 37 SGB V, auch dann, wenn keine frische Wunde oder entzündliche Veränderung der Austrittsstelle des Schlauches vorliegt. Die hierfür anfallenden Kosten müssen daher von der Krankenkasse, in diesem Fall der AOK Niedersachsen, getragen werden.

Das Gericht stellte abschließend klar: Die Versorgung des suprapubischen Katheters ist eine uneingeschränkte Leistung der Behandlungspflege. Sie umfasst den Verbandswechsel der Katheteraustrittsstelle einschließlich Pflasterverband und Reinigung des

Katheters, Desinfektion der Wunde, ggf. Wundversorgung und Anwendung ärztlich verordneter Medikamente. Sozialgericht Lüneburg, Urteil vom 15. Januar 2009, Az.: S 16 KR 61/07«

Richtlinien sind nicht abschließend

»Die Richtlinien stellen keinen abschließenden Leistungskatalog dar. So sahen es die Richter vom Bundessozialgericht in einem Urteil vom 26. Januar 2006 (Az: B3 KR 4/05). Nicht die Krankenkasse entscheide über Einschränkungen und Auslegungen, sondern der Gesetzgeber.« (vgl. CAREkonkret, 16. Juni 2006)

Behandlungspflege wird in SGB V und SGB XI berücksichtigt

»Auch wenn sich der Pflegebedürftige für die Versorgung durch einen ambulanten Dienst entschieden habe, bedeutet das nicht, dass die Kompressionstrümpfe der Grundpflege zuzuordnen seien. Die Bundesrichter am BSG betonten erneut, dass krankheitsbedingte Pflegemaßnahmen einerseits bei der Einstufung angerechnet werden, andererseits durch die ambulanten Dienste im Rahmen der Behandlungspflege und über einen Verordnungsschein nach SGB V übernommen werden (Az: B3 KR 9/04).« (vgl. CAREkonkret, 7. April 2006)

Behandlungspflege wird in SGB V und SGB XI berücksichtigt

»Blutzuckermessung ist Behandlungspflege, so urteilten die Richter am Bayerischen Landessozialgericht am 30. September 2004 (Az: L4 KR 231/03). Auch nach der Änderung der Begutachtungs Richtlinien und Anrechnung von krankheitsbedingten Pflegemaßnahmen, bleibt das Blutdruckmessen eine abrechenbare Behandlungspflege. Der ambulant Versorgte sei schließlich, nur weil er pflegebedürftig geworden ist, nicht aus der Krankenpflege ausgeschlossen.« (vgl. CAREkonkret, 3. Februar 2006)

Richtlinien sind nicht abschließend

»Die Richtlinien stellen keinen abschließenden Leistungskatalog dar. So sahen es die Richter vorm Bundessozialgericht in einem Urteil vom 17. März 2005 (Az: B3 KR 35/04). Sie stellten fest, dass die Behandlungspflege (hier Bewegungsübungen zur Bekämpfung weiterer Versteifung der Gelenke) Angelegenheit der Krankenkasse ist, solange die Maßnahme im Einzelfall erforderlich und wirtschaftlich ist. In diesem Fall stehe der Einzelfall vor den Regelungen der Richtlinie.« (vgl. CAREkonkret, 8. Juli 2005)

Auch nicht rezeptpflichtige Medikamente sind abrechenbar

»Selbst Medikamente, die nicht mehr verordnungsfähig sind, können auf Verordnungsschein abgerechnet werden. Das Landessozialgericht Rheinland-Pfalz entschied in seinem Urteil vom 16. März 2006 (Az: L5 KR 40/05), dass die Krankenkasse zur Übernahme der Kosten verpflichtet sei, auch wenn die Medikamente nicht mehr verordnungsfähig, also rezeptpflichtig seien.« (vgl. CAREkonkret, 26. Mai 2006)

Behandlungspflege auch am Arbeitsplatz

»Behandlungspflege ist auch am Arbeitsplatz zu erbringen. Das Bundessozialgericht entschied am 10. November 2005 (Az: B3 KR 42/04), dass die Behandlungspflege, sofern sie erforderlich ist, auch im Einzelfall am Arbeitsplatz zu erbringen ist und die Kasse für die Kosten aufkommen muss.« (vgl. CAREkonkret, 16. April 2006)

Behandlungspflege auch im Kindergarten

»Die Leistungen der Behandlungspflege müssen nicht nur ausschließlich im Haushalt des Versicherten, sie können auch im Kindergarten erbracht werden. So entschieden die Richter am Sozialgericht Nordrhein Westfalen im Falle der Einmalkatheterisierung eines Kindes. Notwendige Behandlungspflege sei auf diese Art nicht auszuschließen, legten die Richter im Urteil fest (Az: L 16 KR 99/04).« (vgl. CAREkonkret, 27. Mai 2005)

Behandlungspflege auch im Wohnheim

»Die Leistungen der Behandlungspflege sind auch in einem Wohnheim abrechenbar. So lauteten gleich zwei Urteile. Sowohl das Verwaltungsgericht Wiesbaden (Az: 2 E 1259/02(3)) als auch das Verwaltungsgericht Gießen (Az: 6 E 1735/03) sahen es als erwiesen an, dass die Leistungen der Behandlungspflege nicht zum Leistungsspektrum der Behindertenhilfe gehören und die Behandlungspflege deshalb von medizinisch geschultem Personal durchzuführen sei, in dem Falle von ambulanten Diensten.« (vgl. CAREkonkret, 20. Mai 2005)

Nicht jede Behandlungspflege auf Angehörige übertragbar

»Die Leistungen der Behandlungspflege werden nicht gekürzt, nur weil eine Angehörige mit nötiger Fachkenntnis im Hause lebt. Das Sozialgericht Bayreuth hat in zwei Beschlüssen (Az: S 9 KR 62/05 und Az: S6 KR 67/05) entschieden, dass die Behandlungspflege (hier Pflegeumfang 24 Stunden) nicht gekürzt werden darf, nur weil die fachkundige Ehefrau im Haushalt wohnt.« (vgl. CAREkonkret, 22. April 2005)

Ein weiteres Urteil:

Bei 24 Stunden-Pflege wird Grund- und Behandlungspflege nicht gegeneinander aufgerechnet

HESSISCHES-LSG – Urteil, L 1 KR 189/10 vom 09.12.2010

Bei Beatmungspflegepatienten, die einer 24-stündigen Beatmungspflege durch ein qualifiziertes Pflegepersonal bedürfen, kommt eine Anrechnung von Zeiten der Grundpflege auf die Zeiten der Behandlungspflege nicht in Betracht, wenn die Grundpflege und hauswirtschaftliche Versorgung durch Angehörige erbracht werden.

Der Anspruch auf häusliche Krankenpflege und Pflegegeld stehen insoweit nach Leistungserbringung und Zuständigkeit getrennt uneingeschränkt nebeneinander.

12 MEDIZINPRODUKTE

Die Regelungen zu den Medizinprodukten:
- Gesetz über Medizinprodukte (Medizinproduktegesetz – MPG zuletzt geändert durch Art. 16 G v. 21.7.2014 I 1133)
- Zweites Gesetz zur Änderung des Medizinproduktegesetzes (2. MPG-ÄndG)
- Verordnung über das datenbankgestützte Informationssystem über Medizinprodukte des Deutschen Instituts für Medizinische Dokumentation und Information (DIMDI-Verordnung – DIMDIV)
- Verordnung über das Errichten, Betreiben und Anwenden von Medizinprodukten (Medizinprodukte-Betreiberverordnung – MPBetreibV)
- Verordnung über die Verschreibungspflicht von Medizinprodukten (MPVerschrV)

Für die Pflege sind Auszüge aus diesen Gesetzen und Verordnungen unbedingt anzuwenden und einzuhalten. Es sind Fragen zu klären wie:
- Welche Medizinprodukte gibt es in der Einrichtung?
- Welche werden von der Einrichtung betrieben?
- Welche Geräte werden von Kunden betrieben?
- Werden nur sichere Medizinprodukte eingesetzt?
- Werden Vorkommnisse, bei denen Menschen (Kunden, Beschäftigte oder Dritte) schwerwiegend zu Schaden oder zu Tode kommen, dem Bundesinstitut für Arzneimittel und Medizinprodukte gemeldet? (§ 7 Abs. 2 Satz 7 MPBetreibV i. V. m. § 3 MPSV)
- Ist sichergestellt, dass keine Medizinprodukte eingesetzt werden, deren Verfallsdatum abgelaufen ist? (§ 4 Abs. 1 Satz 2 MPG)
- Werden die Medizinprodukte nur gemäß ihrer Zweckbestimmung und nach den Vorschriften der MPBetreibV verwendet? (§ 2 Abs. 3)
- Werden nur geeignete Personen (in Bedienung unterwiesen und versiert) mit der Anwendung von Medizinprodukten betraut? (MPBetreibV § 2 Abs. 2, 4)
- Werden Medizinprodukte nur durch Personen mit besonderen Fachkenntnissen instand gehalten und gewartet?
- Werden die Medizinprodukte der Anlage 1 der Medizinproduktebetreiberverordnung einer geregelten Funktionsprüfung unterzogen? (§ 5 Abs. 1 Nr. 1)
- Werden medizinische Geräte regelmäßig überprüft, gewartet und die Prüfung dokumentiert? (RKI § 2 Abs. 5 und 8 MPBetreibV)
- Werden die beauftragten Personen vom Hersteller in die Benutzung des Medizinproduktes eingewiesen? (§ 5 Abs. 1 Nr. 2)
- Wird für Medizinprodukte der Anlagen 1 und 2 der Medizinproduktebetreiberverordnung ein Medizinproduktebuch mit gesetzlich vorgesehenem Inhalt geführt? (§ 7)
- Wird das Medizinproduktebuch so aufbewahrt, dass es dem Anwender zugänglich ist? (§ 9 Abs. 2)

12.1   Medizinproduktegesetz (MPG) und Medizinprodukte-Betreiberverordnung (MPBetreibV)

»§ 1 Zweck des Gesetzes (MPG)
Zweck dieses Gesetzes ist es, den Verkehr mit Medizinprodukten zu regeln und dadurch für die Sicherheit, Eignung und Leistung der Medizinprodukte sowie die Gesundheit und den erforderlichen Schutz der Patienten, Anwender und Dritter zu sorgen.

§ 2 Anwendungsbereich des Gesetzes (MPG)
(1) Dieses Gesetz gilt für Medizinprodukte und deren Zubehör. Zubehör wird als eigenständiges Medizinprodukt behandelt.«

§ 2 macht deutlich, dass es um jedes Medizinprodukt in einer Einrichtung geht, das dort in Betrieb genommen und angewendet wird. Dazu gehören alle Instrumente die gemäß § 3 folgendem Zwecke dienen: »der Erkennung, Verhütung, Überwachung, Behandlung oder Linderung von Krankheiten«. Beispielsweise gehören dazu:
- Sauerstoffgeräte
- Absauggeräte
- Vernebler
- Blutdruckmessgeräte
- Blutzuckermessgeräte
- Körperwaagen
- Thermometer

§ 3 Abs. 17 Medizinproduktegesetz stellt klar, für welchen Personenkreis das Gesetz gilt. Dort steht: »Fachkreise sind Angehörige der Heilberufe, des Heilgewerbes oder von Einrichtungen, die der Gesundheit dienen, sowie sonstige Personen, soweit sie Medizinprodukte herstellen, prüfen, in der Ausübung ihres Berufes in den Verkehr bringen, implantieren, in Betrieb nehmen, betreiben oder anwenden.«

Das erklärt, dass ambulante, teil- und vollstationäre Einrichtungen darunter fallen. Aber entschärft wird das Ganze in Verbindung mit der Medizinprodukte-Betreiberverordnung (MPBetreibV) § 3. Dort wird erläutert, dass das Gesetz weder bei Privatpersonen angewendet werden kann noch bei Medizinprodukten, »die weder gewerblichen noch wirtschaftlichen Zwecken dienen und in deren Gefahrenbereich keine Arbeitnehmer beschäftigt sind«. Keine Bange also, wenn der Bewohner in einer Pflegeeinrichtung sein eigenes Blutdruckmessgerät einsetzt, oder wenn der Kunde im ambulanten Bereich sein Blutzuckermessgerät nicht regelmäßig kontrolliert.

Verantwortlicher für das erstmalige Inverkehrbringen von Medizinprodukten ist gemäß § 5 Medizinproduktegesetz der Hersteller oder sein Bevollmächtigter. Zudem muss jedes dieser Medizingeräte gemäß § 6 Medizinproduktegesetz in Deutschland eine CE-Kennzeichnung haben.

Wer Medizinprodukte betreibt, der muss sich gemäß § 2 Abs. 5 Medizinprodukte-Betreiberverordnung (MPBetreibV) vom ordnungsgemäßen Zustand und der Anwendbarkeit überzeugen: »Der Anwender hat sich vor der Anwendung eines Medizinproduktes von der Funktionsfähigkeit und dem ordnungsgemäßen Zustand des Medizinproduktes zu überzeugen und die Gebrauchsanweisung sowie die sonstigen beigefügten sicherheitsbezogenen Informationen und Instandhaltungshinweise zu beachten.«

Erst lesen, dann benutzen

Jede Gebrauchsanweisung ist sorgsam zu lesen, bevor man ein Gerät betreibt. Denn entsteht nachher ein Schaden beim Kunden oder dem Mitarbeiter, wird man sich schlecht mit Unwissenheit herausreden können. Wer eine Gerätschaft betreibt (und das nicht nur gemäß Medizinproduktegesetz) muss auch wissen, wie dieses Gerät bedient wird.

Wer Geräte betreibt, deren Eigenschaften er nicht kennt, begeht möglicherweise schwer wiegende Fehler. Wer dieses Gerät betreibt, obwohl es nicht mehr für den Verkehr geeignet ist, der handelt möglicherweise wider besseren Wissens und muss im Schadensfall die Konsequenzen tragen, denn für das Betreiben von Medizinprodukten gibt es klare Regelungen und Verbote. Verbote zum Schutz von Patienten, Anwendern und Dritten regelt der § 4 Medizinproduktegesetz:

»(1) Es ist verboten, Medizinprodukte in den Verkehr zu bringen, zu errichten, in Betrieb zu nehmen, zu betreiben oder anzuwenden, wenn
1. der begründete Verdacht besteht, dass sie die Sicherheit und die Gesundheit der Patienten, der Anwender oder Dritter bei sachgemäßer Anwendung, Instandhaltung und ihrer Zweckbestimmung entsprechender Verwendung über ein nach den Erkenntnissen der medizinischen Wissenschaften vertretbares Maß hinausgehend unmittelbar oder mittelbar gefährden oder
2. das Datum abgelaufen ist, bis zu dem eine gefahrlose Anwendung nachweislich möglich ist.«

Über die Medizinprodukte und deren Überwachung ist gemäß § 7 MPBetreibV ein Medizinproduktebuch über die in Tabelle 29 aufgeführten Medizinprodukte zu führen. Entweder als Papierversion oder als Datei. Nicht im Medizinproduktebuch aufgeführt werden müssen »elektronische Fieberthermometer als Kompaktthermometer und Blutdruckmessgeräte mit Quecksilber- oder Aneroidmanometer zur nichtinvasiven Messung«. Gewartet und kontrolliert werden müssen diese Gerätschaften natürlich auch.

Tabelle 29: Übersicht über die Zuordnung von Medizinprodukten (Auszug aus Anlage 1 der MPBetreibV)

Nichtimplantierbare aktive Medizinprodukte zur Erzeugung und Anwendung elektrischer Energie zur unmittelbaren Beeinflussung der Funktion von Nerven und/oder Muskeln bzw. der Herztätigkeit einschließlich Defibrillatoren	Nichtimplantierbare aktive Medizinprodukte zur intrakardialen Messung elektrischer Größen oder Messung anderer Größen unter Verwendung elektrisch betriebener Messsonden in Blutgefäßen bzw. an freigelegten Blutgefäßen	Nichtimplantierbare aktive Medizinprodukte zur unmittelbare Einbringung von Substanzen und Flüssigkeiten in den Blutkreislauf unter potentiellen Druckaufbau, wobei die Substanzen und Flüssigkeiten auch aufbereitete oder speziell behandelte körpereigene sein können, deren Einbringen mit einer Entnahmefunktion direkt gekoppelt ist	Nichtimplantierbare aktive Medizinprodukte zur maschinellen Beatmung mit oder ohne Anästhesie	Nichtimplantierbare aktive Medizinprodukte zur Therapie mittels Hypothermie
• Akupunktur-Laser • Blasenstimulator • Defibrillator, extern • Diathermiegerät (Kurzwellentherapiegerät/ Mikrowellentherapiegerät) • Elektroakupunkturgerät • Elektroschockgerät • Entspannungs-Massagegerät • Fibrillator-Stimulator • Hautwiderstandsmessgerät mit Stimulationseinrichtung • Lasergerät zur Stimulation von Nerven und Muskeln • Lasertherapiegerät • Lymphdrainagegerät • Magnetfeldtherapiegerät • Magnetstimulator • Muskelstimulator • Schmerztherapie Elektrostimulator • TENS-Gerät • Ultraschallgerät mit Stimulationseinrichtung • Ultraschall-Reizstrom-Kombinationsgerät • Vitalitätsprüfgerät	• Blutdruckmessgerät, invasiv • Blutdruckmesser, intrakardial • Blutflußmessgerät, elektromagnetisch • Blutvolumenmessgerät • Dyedilutionsgerät • EKG-Gerät, intrakardial • EKG Monitor, invasiv • Herzleistungsmesser • Herzminutenvolumen(HMV)-messgerät • Herzzeitvolumen(HZV)-messgerät • Patientenmonitor zur Messung physiolog. Signale • Patientenüberwachungsmonitor • Temperaturmessgerät, invasiv • Thermodilutionsgerät	• Angiografie-Injektionsspritze • Druckinfusionsapparat • Druckinfusionsgerät • Ernährungspumpe, parenteral • Heimdialysegerät • Herz-Lungen-Maschine • Hochdruck-Infusionspumpe • Hochdruck-Injektionsspritze • Injektionsspritze, automatische • Infusionsdosiergerät • Infusionsregler (volumetrisch- oder tropfengeregelt) • Infusionspumpe (volumetrisch- oder tropfengeregelt) • Infusionsspritzenpumpe • Insufflationsgerät, wenn mit Infusions-, Infusionsspritzen- oder Perfusionspumpeneinrichtung • Nierenspülgerät • Oxygenator (hyperbare Reinfusion) • Ozontherapiegerät mit hyperbarer Reinfusion • Perfusionspumpe • Peritonealdialysegerät	1. Beatmungsgerät, maschinell (synonym: Respirator, Ventilator) 2. Notfallbeatmungsgerät 3. Transportbeatmungsgerät, maschinell	• Hypothermiegerät • Kältetherapiegerät • Kryochirurgiegerät

Messtechnische Kontrollen sind u. a. durchzuführen bei:

- Erzeugung und Anwendung elektrischer Energie zur unmittelbaren Beeinflussung der Funktion von Nerven und/oder Muskeln bzw. der Herztätigkeit einschließlich Defibrillatoren
- Maschineller Beatmung
- Medizinprodukten zur Bestimmung von Körpertemperaturen, also medizinische Elektrothermometer alle zwei Jahre, auch mit austauschbaren Temperaturfühlern
- Infrarot-Strahlungsthermometer jedes Jahr
- Messgeräte zur nicht invasiven Blutdruckmessung alle zwei Jahre

Das gilt gemäß § 11 MPBetreibV auch für alle Geräte, die nicht in der Verordnung gelistet sind, für die jedoch der Hersteller solche Kontrollen vorsieht. Also gilt auch hier: Betriebs- oder Gebrauchsanweisung für alle Gerätschaften lesen! Tabelle 30 ist ein Beispiel für eine Gerätekontrollliste.

Tabelle 30: Beispiel einer Gerätekontrollliste

Stempel der Einrichtung   Jahr _____

Gerät	Jan Tag/ HZ	Feb. Tag/ HZ	März Tag/ HZ	April Tag/ HZ	Mai Tag/ HZ	Juni Tag/ HZ	Juli Tag/ HZ	Aug. Tag/ HZ	Sept. Tag/ HZ	Okt. Tag/ HZ	Nov. Tag/ HZ	Dez. Tag/ HZ
RR Gerät Nr.:												
RR Gerät Nr.:												
RR Gerät Nr.:												
BZ Gerät Nr.:												
BZ Gerät Nr.:												
BZ Gerät Nr.:												
O2 Gerät Nr.:												
Absauggerät Nr.:												
Absauggerät Nr.:												
Personenwaage Nr.:												
Personenwaage Nr.:												
Personenwaage Nr.:												
Elektronisches Muskel-Stimulationsgerät Nr.:												

Mit der Unterschrift (HZ) wird bestätigt, dass die Geräte hygienisch einwandfrei und funktionstüchtig sind.

TEIL 2

ALLGEMEINE REGELUNGEN

13 EXPERTENSTANDARDS DES DEUTSCHEN NETZWERKS FÜR QUALITÄTSSICHERUNG IN DER PFLEGE (DNQP)

Auch wenn zumindest der Expertenstandard Dekubitusprophylaxe bereits fast sechs Jahre alt ist, der MDK wird in seiner neuen Anleitung zur Prüfung der Qualität danach fragen. Es wurden einige Fragen erweitert, andere neu hinzugenommen, z. B. auch die Einbindung der Expertenstandards in die Pflege. Gemeint sind hier die Expertenstandards des DNQP (Deutsches Netzwerk für Qualitätsentwicklung in der Pflege). Diese Experten haben in jahrelanger Arbeit Standards für bestimmte Risikobereiche oder zur Versorgung von Menschen mit bestimmten Risiken erarbeitet. Derzeit gibt es acht Standards, ein 9., »Erhaltung und Förderung der Mobilität«, kommt frühestens Ende 2016 gemäß GKV: »Derzeit wird der fachlich konsentierte Expertenstandard-Entwurf »Erhaltung und Förderung der Mobilität« von einem Wissenschaftlerteam der Universität Bremen im Auftrag der Vertragspartner nach § 113 SGB XI modellhaft implementiert. Die Ergebnisse dieses Projekts werden im August 2016 vorliegen. Auf dieser Grundlage entscheiden die Vertragspartner über die verbindliche Einführung des Expertenstandards.«:

1. Dekubitusprophylaxe
2. Entlassungsmanagement (nur für Einrichtungen die dies betrifft, insbesondere Krankenhäuser)
3. Schmerzmanagement bei akuten Schmerzen
4. Schmerzmanagement bei chronischen Schmerzen
5. Sturzprophylaxe
6. Förderung der Harnkontinenz
7. Pflege von Menschen mit chronischen Wunden
8. Ernährungsmanagement

Im MDK-Prüfkatalog wird dann nach der Implementierung der Standards gefragt. Im stationären Bereich lautet die Frage 5.2 »Setzt die stationäre Pflegeeinrichtung die folgenden zwei per Zufallsauswahl ausgewählten Expertenstandards um?« Im ambulanten Bereich lautet die Frage 6.3 »Werden die für die stationäre Pflege relevanten Aussagen der Expertenstandards des DNQP im Rahmen des Qualitätsmanagements berücksichtigt oder sind konkrete Maßnahmen in dieser Hinsicht geplant?«

Das bedeutet, dass sich alle Einrichtungen mit diesen Expertenstandards befassen müssen. Sie müssen aufzeigen, wie sie diese – in manchen Punkten abstrakten Darlegungen – in die pflegerische Praxis einbeziehen. Und, wenn ja, wie weit die Umsetzung erfolgt ist. Die Ziele der Expertenstandards und deren Aufbau sind annähernd vergleichbar. Bei der Zieldefinition wird immer deutlich:

Expertenstandards – fundiertes Wissen ...

Die Standards sind wissenschaftlich fundierte Instrumente. Vorbei sind also die Zeiten, in denen in der Pflege rein nach dem Motto »Versuch und Irrtum« vorgegangen wurde, als dekubitusgefährdete Menschen auf Luftringe gesetzt oder auf Wassermatratzen gebettet wurden.

Sie sind eine Niveauregelung, die Probleme methodisch gestützt angehen und Rahmenbedingungen zur adäquaten Behandlung vorstellen.

Es wird (nicht nur im MDK-Prüfkatalog) in diesem Zusammenhang gern von sogenannten »vorweggenommenen Sachverständigengutachten« gesprochen. Wenn die Experten bestimmte Behandlungsmethoden oder pflegerische Tätigkeiten als »kontraproduktiv« bezeichnen, so sollte die Pflege diese Tätigkeiten auch nicht mehr durchführen. Beispiel ist hier das Auftragen zinkhaltiger Salben auf dekubitusgefährdete Stellen.

»Die Umsetzung obliegt immer der Einrichtung selbst.« Dieser Satz macht deutlich, dass die Experten keine Vorschriften machen. Sie zeigen lediglich Ergebnisse und Konsequenzen bestimmter Handlungen auf, die gemäß Untersuchung nicht oder weniger geeignet sind.

Wie weit also eine Einrichtung den Expertenstandard anwendet und ihn umsetzt, ist allein Sache der Einrichtung selbst. Das zeigt sich am besten beim Expertenstandard Dekubitusprophylaxe. Hier werden u. a. mindestens drei Skalen vorgestellt, die geeignet sind, ein Dekubitusrisiko einzuschätzen. Für welches Instrument sich eine Einrichtung entscheidet, ist allein ihre Sache. Es gibt kein »richtig« oder »falsch« in dieser Angelegenheit.

Diese Standards sind keine konkreten Pflege- oder Handlungsanleitungen. Man kann in keinem der Standards nachlesen, was man in welchen Situationen am besten tut. Es wird also keinesfalls dargestellt, was zu tun ist, wenn ein Mensch ein Sturzrisiko hat. Mag sein, dass einige Pflegekräfte genau einen solchen Standard wünschen würden, der Vorgaben macht und aufzeigt, was wann zu tun ist. Aber letztendlich kann ich nur sagen: Gut, dass es keine Vorgaben gibt. Denn ich möchte, wenn ich Sturzrisikofaktoren aufweise, nicht nach Standard mit Protektorenhosen oder Fixierungen versorgt werden.

... ersetzen aber keine Fachkompetenz

Sie ersetzen nicht die Fachkompetenz einer examinierten Pflegefachkraft. Hier sei noch einmal der Hinweis auf die Unverbindlichkeit der Umsetzung dieser Expertenstandards gestattet. Wer mittels einer Skala ein Risiko erhebt, der muss sich diesem Risiko widmen und sich ihm mit den zur Verfügung stehenden und sinnvollen Mitteln nähern. Wenn ein Mensch laut Skala als gefährdet gilt, wird nicht nach Standard versorgt, sondern so, wie es zu seiner individuellen Situation passt.

Stürzt ein Pflegebedürftiger vornüber aus dem Rollstuhl, so liegen alle weiteren Maßnahmen in der Fachkompetenz der Pflegefachkraft. Es kann keinesfalls angehen, dass dieser aus dem Stuhl gekippte Mensch eine Protektorenhose erhält. Das wäre eine unsinnige, von den Besonderheiten des Einzelfalls losgelöste Entscheidung der Pflegefachkraft, die zudem, fällt der Pflegebedürftige erneut vornüber aus dem Rollstuhl, keine verminderte Haftung darstellen würde.

13.1   Aufbau der Standards

Auch der Aufbau der Expertenstandards ist, ebenso wie die Herangehensweise, identisch:

- Struktur: Hier sind alle Rahmenbedingungen, die die Pflegeeinrichtung bieten soll und die Fähigkeiten, über die eine Pflegefachkraft verfügen muss, festgehalten
- Prozess: Hier sind Maßnahmen dokumentiert, die von der Einrichtung und von der Pflegefachkraft eingeleitet werden können
- Ergebnis: Das gewünschte Ergebnis ist immer das Ergebnis von Struktur und Prozess. Ohne geeignete Strukturen und sinnvolle Prozesshaftigkeit wird das Ergebnis entweder nicht das gewünschte sein oder es ist nicht reproduzierbar.
- Diese drei Ebenen, Struktur-, Prozess-, Ergebnisqualität, kennen die meisten Einrichtungen (ambulant, teil- oder vollstationär), aber sie setzen diese Schritte nicht nachvollziehbar um.

13.2 Expertenstandard Dekubitusprophylaxe[26]

13.2.1 Strukturqualität

An die Pflegefachkraft werden folgende Anforderungen gestellt:
- Sie verfügt über das Wissen zur Dekubitusentstehung und ist in der Lage, ein Dekubitusrisiko zu erkennen.
- Sie beherrscht haut- und gewebeschonende Bewegungs-, Lagerungs- und Transfertechniken.
- Sie ist kompetent genug, um (un-)geeignete Hilfsmittel zu erkennen.
- Sie kann Kunden/Angehörigen informieren und beraten.
- Sie stellt sicher, dass alle Beteiligten wissen, dass Kontinuität und Erfolg der Prophylaxe zusammenhängen und informiert externe Kräfte über das Risiko.
- Sie ist in der Lage, die Effektivität der ergriffenen Maßnahmen zu beurteilen.

13.2.2 Prozessqualität

An die Pflegefachkraft werden folgende Anforderungen gestellt:
- Sie beurteilt mittels systematischem Vorgehen das Dekubitusrisiko des Kunden, bei dem das Risiko nicht ausgeschlossen werden kann, bereits ab Beginn der Pflege und danach in individuell festzulegenden Abständen.
- Sie gewährleistet Druckentlastung mithilfe eines Bewegungsplanes und fördert die Eigenbewegung des gefährdeten Kunden.
- Sie verwendet zudem geeignete druckentlastende Hilfsmittel, sofern die Eigenbewegung des Kunden nicht ausreichend ist. Sie erläutert den Kunden/Angehörigen das Risiko und die erforderlichen Maßnahmen und evaluiert dies.
- Sie informiert alle an der Pflege Beteiligten, z.B. weitere Dienstleister, Arzt, Ernährungsberatung etc.
- Sie begutachtet in individuellen Zeitabständen die Haut.

13.2.3 Ergebnisqualität

Wenn die Struktur- und Prozessqualität so ausgeführt werden, ergibt sich aus Sicht der Experten folgendes Ergebnis:
- Für alle Kunden liegt eine aktuelle systematische Dekubitusrisikoeinschätzung vor.
- Ein individueller Bewegungsplan liegt vor.
- Der Kunde befindet sich unverzüglich auf einer druckverteilenen Unterlage.

---

[26] 1. Aktualisierung 2010

- Kunden/Angehörige und alle an der Versorgung Beteiligten sind über das Risiko und die erforderlichen Maßnahmen informiert.
- Der Kunde weist keinen Dekubitus auf.

13.2.4   Die häufigsten Fehler im Umgang mit dem Expertenstandard Dekubitusprophylaxe

13.2.4.1   Strukturqualität

- Die Pflegefachkräfte sind nicht oder nur unzureichend in der Thematik »Dekubitusgefahr« geschult; ihr Wissen entspricht nicht dem heutigen Stand.
- Die Pflegekräfte beherrschen nicht alle Lagerungstechniken bzw. lagern immer noch zu steil (statt 30 Grad eben 50 oder mehr).
- Die Pflegekräfte ergreifen noch immer ungeeignete Hilfsmittel. Z. B. sind sogenannte kleinzellige Matratzen im Einsatz; Wechseldruckmatratzen sind falsch eingestellt (zu hoher oder zu niedriger Druck); es werden Unterlagen oder Kissen auf die Wechseldruck- oder Weichlagerungsmatratzen gelegt; es werden immer noch zinkhaltige Salben und Cremes für gefährdete Stellen benutzt, wie z. B. Penatencreme, Mirfulan, Multilind etc.; der Intimbereich inkontinenter und dekubitusgefährdeter Menschen wird noch immer mit Schaum, Öl oder Feuchttüchern gesäubert.
- Außer der Lagerung und dem Hilfsmittel werden keine weiteren Maßnahmen ergriffen, um Risikofaktoren zu minimieren. Beispielsweise wird die Ernährung oder die Feuchtigkeit der Haut nicht beachtet.
- Die Pflegekräfte beraten den Pflegebedürftigen und seine Angehörigen nicht nachweislich oder umfassend über das bestehende Risiko und entsprechende Maßnahmen zur Vorbeugung. Insbesondere im ambulanten Bereich und der Tagespflege spielt die Beratung eine wesentliche Rolle, denn die Kunden werden nur punktuell, kurze Zeit am Tag, versorgt, die übrige Versorgung übernehmen andere.
- Die Pflegefachkraft beurteilt die Effektivität der ergriffenen Maßnahmen nicht in regelmäßigen Abständen – das hat sehr viel mit Evaluation der Pflegeplanungen zu tun.

13.2.4.2   Prozessqualität

- Das Dekubitusrisiko des Kunden wird nicht oder falsch ermittelt. Gerade ambulante Dienste und Tagespflegeeinrichtungen sind häufig der Ansicht, sie könnten auf solche Instrumente verzichten, weil sie einen anderen Auftrag haben. Das ist nicht generell richtig. Wer mit dem Kunden im Bereich Grundpflege nach SGB XI (Körperpflege, Ausscheidung, Ernährung, Mobilität) etwas zu tun hat, sollte zwingend das Risiko einschätzen.
- Es wird ein Risiko ermittelt, aber es werden keine entsprechenden Bewegungspläne festgelegt. Immer noch verwechselt die Pflege gern das Wort »Plan« mit »Nachweis«. Es muss nicht für jeden gefährdeten Kunden ein Nachweis über Bewegung

und Lagerung geführt werden, aber es muss für jeden geplant werden, wer, was, wann, wie und wie oft und womit tun soll.

- Die Pflegekräfte vor Ort verwenden nach wie vor ungeeignete Hilfsmittel oder beraten falsch bei der Auswahl, Anschaffung, Bedienung.
- Die Pflegekräfte erläutern den Kunden/Angehörigen das Risiko und die erforderlichen Maßnahmen nicht ausführlich und nachvollziehbar oder dokumentieren dies nicht entsprechend.
- Die gefährdeten Hautareale des Kunden werden nicht in gegebenen Zeitabständen wiederholt kontrolliert, inspiziert und ggf. die entsprechenden Maßnahmen eingeleitet.
- Wenn es bei den Strukturen und Prozessen hapert, ist es logisch, dass sich die Fehler in der Ergebnisqualität niederschlagen: Der Kunde erleidet einen Dekubitus, die Angehörigen sind nicht über das Risiko informiert, die ergriffenen Maßnahmen sind ungeeignet usw.

13.2.5 Vorgehensweise und Dokumentation

- Risikoerhebung:
  - Ursachen des Risikos ermitteln und gemeinsam eruieren, ob daran etwas geändert werden kann. Hauptursache ist Druck auf ein Hautareal mit darunter befindlichen Knochen in Verbindung mit Zeit.
  - Risiken und deren Ursache einzeln betrachten:
  - Nicht nur die Dekubitusgefahr erkennen, sondern auch benennen welches Areal betroffen ist, z. B. Fersen, Trochanter. Steiß, Sitzhöcker.
- Geeignete Maßnahmen planen:
  - Druck nehmen oder verteilen
  - Vorhandene Hilfsmittel auf Tauglichkeit und korrekten Einsatz überprüfen
  - Fehlende Hilfsmittel mit Kunden/Angehörigen/Pflegeperson absprechen
  - Rezept beim Arzt bestellen (oder besorgen lassen)
  - Hilfsmittelnutzung in die Pflegeplanung als Ressource eintragen (sitzt auf einem Gelkissen oder liegt im Bett auf einer Wechseldruckmatratze Stufe 6)
  - Hilfsmittel fortan regelmäßig auf Einsatzbereitschaft überprüfen (z. B. Stufe der Wechseldruckmatratze)
- Pflegeplanung:
  - Ressourcen: Fähigkeiten des Kunden dokumentieren, z. B.: »kann sich im Bett selbst drehen«, oder: »macht kleine Bewegungen beim Sitzen im Stuhl«, oder: »hatte trotz Gefahr noch nie Dekubitus«, oder: »sitzt immer auf einem Gelkissen, akzeptiert die Wechseldruckmatratze«, oder: »die Angehörigen sind sich über Risikofaktoren im Klaren«, oder: »Tochter lagert vorm Einschlafen auf die Seite« etc.

- Probleme: »Dekubitusgefahr an folgenden Stellen: z. B. Sitzfläche aufgrund permanenten Sitzens oder vorwiegend Fersen aufgrund Hin- und Herbewegen auf dem Bettlaken«.
  Ziele: »Vermeiden von Druckstellen«, »Erhalten intakter Haut« oder: »dreht sich selbst«, »lagert sich selbst«, oder: »Ehefrau lagert zusätzlich zweimal«
- Maßnahmen: siehe Richtlinie Dekubitus, folgende Möglichkeiten: Freilagerung (z. B. Fersen) oder Weichlagerung (z. B. Gesäß) oder Umlagerung (links, Rücken, rechts). Dabei sind immer folgende Fragen zu beantworten: wer, wann, wie oft, womit, was? Je präziser die Handlungsanweisung, desto klarer die Aufgabe für alle Beteiligten und desto leichter die Auswertung des Erfolges einer Maßnahme.
- Durchführung:
  - Die geplanten Maßnahmen, die exakt benannt und geeignet sind, werden konsequent, von allen an dem Pflegeprozess Beteiligten, durchgeführt. Dazu gehört z. B. auch das Führen von Bewegungs- und/oder Lagerungsprotokollen, der Einsatz der Hilfsmittel etc.
- Evaluation:
  - Beleuchtung des Pflegeproblems. Es erfolgt eine erneute fachliche Beurteilung (nicht anhand der Braden- oder Nortonskala) über das bestehende Risiko und die auslösenden Faktoren (Druck). Beurteilung der Ressourcen. Es wird beleuchtet, ob die Ressourcen noch wie beschrieben vorhanden sind
  - Beurteilung der Maßnahmen und Ziele. Es wird beurteilt, ob die Maßnahmen zum gewünschten Ergebnis geführt haben, oder die Maßnahmen zur Erreichung der Ziele umgestellt und angepasst werden müssen.

13.3   Expertenstandard Sturzprophylaxe, 1. Aktualisierung 2013

Die drei Ebenen der Struktur-, Prozess- und Ergebnisqualität kennen die meisten Einrichtungen (ambulant, teil- oder vollstationär), aber sie setzen diese Schritte nicht nachvollziehbar um.

13.3.1   Strukturqualität

An die Pflegefachkraft werden folgende Anforderungen gestellt:
- Sie verfügt über das nötige theoretische Wissen.
- Sie kann Kunden/Angehörige über Risiken beraten.
- Sie kennt geeignete Mittel zur Intervention (kann gegensteuern).
- Sie kennt Mittel zur Minimierung von Sturzfolgen.
- Sie ist zur Analyse der Sturzrisiken in der Lage.
- Sie bezieht Externe bei Bedarf mit ein.

- Sie beurteilt die Effektivität der ergriffenen Maßnahmen.
- An die Einrichtung werden folgende Anforderungen gestellt:
- Sie gewährleistet (ambulant: empfiehlt!) geeignete Hilfsmittel und technische Hilfen.
- Sie ermöglicht (ambulant: empfiehlt!) zielgruppenorientierte Interventionsmöglichkeiten.
- Sie ist zur Koordination der Interventionen autorisiert (nicht ambulant).

13.3.2 Prozessqualität

An die Pflegefachkraft werden folgende Anforderungen gestellt:
- Sie beurteilt das Sturzrisiko des Kunden systematisch und unmittelbar bei Übernahme der Pflege und in Folge der Versorgung.
- Sie informiert den Kunden/Angehörigen über vorliegende Risikofaktoren.
- Sie entwickelt mit dem Kunden/Angehörigen, ggf. Externen individuelle Maßnahmen.
- Sie dokumentiert systematisch jeden Sturz, analysiert diesen und leitet ggf. weitere Maßnahmen ein.
- An die Einrichtung werden folgende Anforderungen gestellt:
- Sie gewährleistet (ambulant: empfiehlt!) gezielte Interventionen, in Absprache mit anderen Berufsgruppen.
- Sie sorgt für (ambulant: empfiehlt!) individuelle Umgebungsanpassung und Einsatz von Hilfsmitteln.

13.3.3 Ergebnisqualität

An die Pflegefachkraft werden folgende Anforderungen gestellt:
- Sie ermittelt Sturzrisikofaktoren und erfasst sie systematisch.
- Sie informiert Kunden/Angehörige über die Risikofaktoren.
- Sie leitet individuelle Maßnahmen zur Risikominimierung ein und dokumentiert sie.
- Sie setzt geeignete Hilfsmittel ein.
- Sie achtet darauf, dass Umgebung, Maßnahmen und Hilfsmittel dem individuellen Risiko angepasst sind.
- Sie achtet darauf, dass den beteiligen Berufsgruppen das individuelle Risiko bewusst ist.
- Sie sorgt dafür, dass jeder Sturz erfasst wird, so dass der Einrichtung nachvollziehbare Daten zu Häufigkeit, Umständen und Folgen von Stürzen vorliegen.

13.3.4 Die häufigsten Fehler im Umgang mit dem Expertenstandard

- Die Pflegefachkräfte sind nicht oder unzureichend in der Thematik »Sturzrisiko« geschult, das Wissen entspricht nicht dem heutigen Stand. Das Sturzrisiko wird unter- oder überbewertet. Das Sturzrisiko wird nur als Gefahr dargelegt, aber es werden keine Faktoren aufgezeigt, die zu dem Ergebnis führen. Es werden unreflektiert Sturzrisikoskalen ausgefüllt.
- Der Kunde/Angehörige wird nicht nachweislich bzgl. der bestehenden Risiken beraten.
- Die Pflegekräfte kennen nicht alle geeigneten Mittel zur Intervention und können so nicht gegensteuern. Es werden beispielsweise unreflektiert Protektorenhosen angewendet oder empfohlen, die aber die Sturzgefahr nicht minimieren, sondern in bestimmten Situationen nur die Folgen eines Sturzes mildern können.
- Die Pflegekräfte kennen und nutzen nur begrenzte Mittel zur Minimierung von Sturzfolgen. Sie favorisieren, ganz gleich, welches Risiko vorausgeht, die Anwendung von Protektorenhosen.
- Die Pflegekräfte sind zur Analyse der Sturzrisiken nicht ausreichend in der Lage und halten das Ausfüllen einer Sturzrisikoskala für ausreichend. Es werden nicht einzelne Risiken (extrinsisch und intrinsisch) angeschaut, sondern global geurteilt.
- Es werden bei Bedarf keine Externen mit einbezogen, z. B. bei Hilfsmittelanpassung das Sanitätshaus, bei Ernährungsumstellung die Ernährungsberatung.
- Die Effektivität der ergriffenen Maßnahmen wird nicht, nicht umfassend oder nicht nachweislich in gegebenen Abständen überprüft. Ist erst mal ein Hilfsmittel im Einsatz, wird nicht mehr geschaut, ob dies zum gewünschten Erfolg führte.
- Die Einrichtung gewährleistet (ambulant: empfiehlt!) nicht die geeigneten Hilfsmittel und technischen Hilfen. Einrichtungen sehen sich oftmals beim Thema »Beschaffung« von Hilfsmitteln oder Pflegehilfsmitteln nicht in der Pflicht (s. Kap. 7.3.1).
- Die Einrichtung ermöglicht (ambulant: empfiehlt!) keine zielgruppenorientierten Interventionsmöglichkeiten, z. B. Gruppen, Übungen, Gymnastik, Therapie etc.

Hinweis

Jeder Kunde hat individuelle Risiken und unterliegt damit der Gefahr zu stürzen!

Risiken können laut Experten im Wesentlichen folgende Faktoren sein:
- Funktionseinbußen (z. B. Gehbehinderung, Sehschwäche)
- Beeinträchtigung des Gedächtnisses (jemand vergisst, was er nicht kann oder noch kann)

- Erkrankung innerer Organe die Schwindel/Ohnmacht auslösen können (z. B. morgens niedriger Blutdruck)
- Ausscheidungsprobleme wie Drangblase/Nykturie (z. B. wer nachts zur Toilette muss, hat es eilig und ist evtl. schlaftrunken)
- Angst vor Stürzen (Ängste haben Unsicherheit als Begleiterscheinung)
- Hilfsmittelanwendung (z. B. Rollator ungeeignet oder er wird vergessen)
- Schuhe und Kleidung (z. B. offene, herunter getretene Schuhe, zu lange Hosenbeine)
- Medikamente (z. B. sedierende Mittel oder Schlafmittel)
- Umgebungsgefahren (Stolperquellen, Treppen, Licht, glatte oder unebene Böden etc.)

13.3.5   Vorgehensweise und Dokumentation

Es ist also nicht sinnvoll, irgendeine Bewertungsskala auszufüllen, die einen beliebigen Punktwert ergibt. Es ist vielmehr wichtig, sich den einzelnen Risikofaktoren zu widmen, die ein Kunde haben kann.

Wenn diese Risiken ermittelt sind, muss man mit dem Kunden/Angehörigen sprechen. Falls an den Ursachen etwas zu ändern ist, kann man gemeinsame Strategien entwickeln, diesen Problemen zu begegnen. Selbst wenn ein Kunde keine Veränderung mitmachen möchte, so muss die Einrichtung/Pflegekraft wenigstens nachweisen können, dass sie sich um die Lösung des Problems bemüht hat.

Meine Empfehlung lautet, entsprechend dem Pflegeprozess vorzugehen:
- Informationen sammeln
  - z. B. entsprechend dem Expertenstandard die Risikofaktoren ermitteln oder eigenes System nutzen. Ein Beispiel zur systematischen Ermittlung folgt auf den nächsten Seiten.
- Ressourcen erkennen und dokumentieren, Probleme definieren
  - Die Ressourcen (Fähigkeiten und Möglichkeiten) spielen eine große Rolle. Für alles, was der Kunde selbstbestimmt für sich regelt, muss weder die Einrichtung noch die Pflegekraft die Verantwortung übernehmen. Wer allein entscheidet, auf seinen Bettvorleger nicht zu verzichten, hat auch allein das Risiko zu tragen. Wer allein im Zimmer herumläuft, hat auch die Möglichkeit zu fallen usw. Es empfiehlt sich dringend, immer zuerst die Ressourcen zu beschreiben, denn Pflegekräfte neigen dazu, aus einem körperlichen Defizit sofort ein Problem zu definieren. Wenn man die Ressource zuerst beschrieben hat (z. B.: »Frau X. zieht das rechte Bein nach, läuft aber selbstständig im Zimmer umher«), der kommt dann vielleicht nicht mehr auf die Idee, aus diesem Humpeln ein Problem machen zu wollen.

- Wenn die Ressource beschrieben ist und dennoch ein Problem übrig bleibt, muss dieses so präzise wie möglich beschrieben werden. Also statt »bewegungseingeschränkt und sturzgefährdet« besser das Gangbild, das Gehvermögen, die Hilfsmittelnutzung und das Verhalten des Kunden.

- Ziele gemeinsam festlegen
  - Die Ziele müssen realistisch, konkret und möglichst messbar formuliert werden. Es nutzt nichts, wenn die Pflege Ziele definiert, an denen der Kunde kein Interesse hat oder denen er sogar entgegen arbeitet. Es ist unrealistisch zu schreiben, »Sturz vermeiden«, denn das ist nur mit einer einzigen Möglichkeit wirklich realisierbar: mit einer Fixierung. Und es ist kaum messbar zu schreiben: »Beweglichkeit fördern«. Besser wäre es zu definieren, was genau gefördert werden soll und was die Messlatte ist, z. B.: »läuft vom Bett zum Waschbecken.«

- Maßnahmen planen
  - Auch bei der Maßnahmenplanung muss man realistisch und achtsam vorgehen. Es können nur Maßnahmen geplant werden, die auch durchführbar sind. Pauschale Formulierungen wie »beaufsichtigen« oder »beim Gehen begleiten«, müssen dringend vermieden werden. Besser wäre klarzumachen, was, wann und wie die einzelne Maßnahme für diesen Kunden aussieht. Z. B. »beim Gehen zum Badezimmer begleiten« oder »Beim Zubettgehen beaufsichtigen«.

- Maßnahmen durchführen
  - Alles, was an Maßnahmen geplant wurde, muss auch so durchgeführt werden. Eine Pflegeplanung ist insofern eine verbindliche Handlungsanweisung für die Pflegekräfte. Alle Abweichungen vom Plan müssen im Pflegebericht begründet werden

- Evaluation
  - Die Auswertung rundet den Pflegeprozess bekanntlich ab, schließt ihn aber nicht! Bei der Evaluation sollen alle Prozessschritte noch einmal überprüft werden. Der Pflegeprozess wird dabei von hinten aufgerollt und jeder Prozessschritt betrachtet.

Der Problemlösungsprozess oder Pflegeprozess nach Fiechter und Meier (s. Abb. 7) wird nun vom Ende her betrachtet und es werden folgende Fragen gestellt:
- Werden die Maßnahmen weiter so durchgeführt, wie sie geplant waren? Decken sich Planung und Durchführungsnachweis? Hierzu benötigt man Durchführungs-, Leistungnachweise, Trinkprotokolle, Bewegungs-, Lagerungsprotokolle etc.
- Welche Ziele wurden erreicht, welches Ergebnis der Pflege liegt vor, was konnte dank guter Pflege erreicht werden? Hierzu muss man im Pflegebericht einige Tage/ Wochen zurückblättern und schauen, ob und was derzeit an Ergebnissen festgestellt werden kann
- Stimmen die Probleme noch so, wie sie formuliert wurden oder sind neue hinzugekommen? Auch hierzu dient der Pflegebericht, aber auch andere Blätter wie Wunddokumentation, Durchführungs-, Leistungsnachweise, Trinkprotokolle, Bewegungs-, Lagerungsprotokolle

- Sind die Ressourcen noch so vorhanden, wie sie in der Planung stehen oder haben sie sich geändert? Auch hier dienen alle Blätter als Information
- Gibt es neue Informationen oder Erkenntnisse? Dies liest man in erster Linie aus dem Pflegebericht oder aus den bereits genannten Protokollen

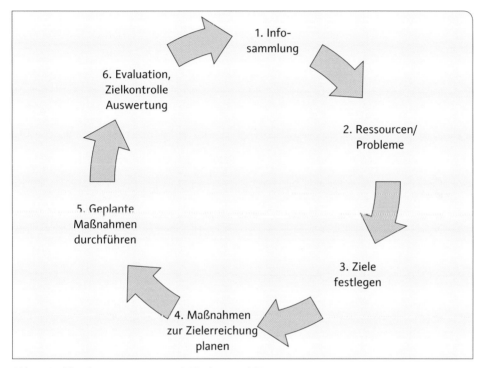

Abb. 7: Problemlösungsprozess nach Fiechter und Meier.

13.3.6   Vorgehensweise bei der Bewertung eines Problems

Gerade bei haftungsrechtlich relevanten Themen wie dem Sturz gilt es, differenziert zu schauen und entsprechend zu dokumentieren (s. Abb. 8).
Alle Prozessschritte sind zu dokumentieren, insbesondere aber auch das Verhalten des Kunden. Die von mir empfohlene Vorgehensweise zum Thema »Sturzprophylaxe« in der Pflegedokumentation ist in der Pflegeplanung oder anderer Stelle zu dokumentieren. Oder man schafft es, die Risiken einzeln zu beachten und frei zu formulieren, entsprechend der vorliegenden Risikofaktoren und nicht nach einem strikten Modell.

Ich habe im Folgenden beides versucht; als erstes, die Risiken den relevanten AEDL zuzuordnen und dann anhand einer Risikocheckliste. Ein Hinweis: Ich orientiere mich an dem Aufbau nach AEDL nicht aus Überzeugung, denn die AEDL sind out. Aber die meisten meiner Leser und Kunden arbeiten noch immer nach den AEDL.

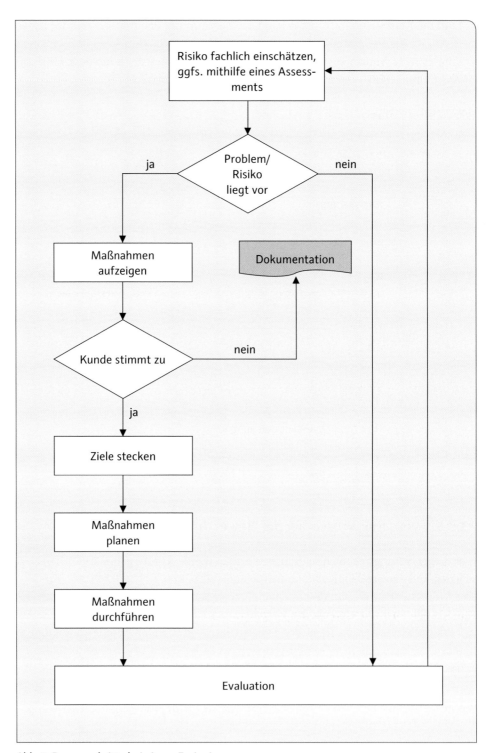

Abb. 8: Prozessschritte bei einem Ereignis.

13.3.7   Risikoeinteilung anhand der AEDL

Ich bin kein Fan von AEDL u. ä. Die folgende Auflistung ist aber für jene Leser gedacht, die noch nach AEDL schreiben, auch wenn man das nicht muss.

AEDL 1: Kommunizieren können
Hier sollen Stichworte stehen zu:
- Brille: Kunde hat eine alte Brille, nutzt Brille nicht immer
- Sehvermögen: nahezu/vollständig erblindet
- Sehvermögen: Tiefenschärfe fehlt (falsch eingeschätzte Entfernung oder Höhe von Stufen etc.)
- Orientierung: vergisst seine Beeinträchtigung; vergisst, was er nicht kann; überschätzt seine Fähigkeiten wie folgt: …

AEDL 2: Sich bewegen können
- Hier muss die realistische Einschätzung der Fähigkeiten, des Geh- und Stehvermögens durch die Pflegekräfte stehen, positiv formuliert
- Weitere beeinflussende Faktoren wie Hilfsmittelnutzung, Bewegungseinschränkungen sollten detailliert dargelegt werden
- Versorgung mit adäquaten Hilfsmitteln wie Gehstock, Rollator usw.
- Probleme bei der Einsicht in Hilfsmittelnutzung, Wohnraumanpassung, Umfeldanpassung durch den Kunden nennen
- Erhöhten Bewegungsdrang darlegen

AEDL 3: Vitale Funktionen des Lebens aufrechterhalten können
- Hier gilt es ebenfalls, auf die Ressourcen Bezug zu nehmen.
- Hier müssen weitere Risiken aufgenommen werden, die durch eine Medikamenteneinnahme hervorgerufen werden. Deshalb auf Beipackzettel der vom Klienten einzunehmenden Medikamente achten (Stichwort: sedierende und harntreibende Medikamente erhöhen ggf. das Risiko)
- Weiteres Stichwort: niedriger Blutdruck ist oft gleichbedeutend mit Schwindel, dieser stellt unter Umständen ein Risiko dar.

AEDL 5: Essen und trinken können
- Auf den Ernährungszustand (Stichwort: Kraft) achten
- Alles für den Kunden in Reichweite stellen, Nahrungsaufnahme ohne große Hürden und Hindernisse ermöglichen

AEDL 6: Ausscheidung regeln können

Hier hinein gehören die Stichworte:

- Vermehrter Harndrang
- Harntreibende Mittel
- Wiederkehrende Durchfälle
- Nächtlich vermehrtes Wasserlassen

AEDL 7: Sich kleiden können

Insbesondere zu nennen ist hier:

- das Schuhwerk, gewünscht wäre angemessenes und festes Schuhwerk
- Hilfsmittel wie Stoppersocken (für nachts)
- ggf. Versorgung mit Hüftprotektorhose, wenn dadurch vermutlich ein Schaden nach Sturz vermieden werden kann.

AEDL 11: Für eine sichere Umgebung sorgen können

In diese AEDL gehören:

- Beleuchtung, insbesondere bei nächtlichem Aufstehen aus dem Bett
- Barrieren im Zimmer, wie etwa Teppiche (dicke, aufgerollte Ecken), lose Kabel etc.
- Verkennen und/oder Erkennen von Gefahren
- Freiheitsentziehende Maßnahmen: nur im Notfall und mit Einverständnis des Kunden oder nach richterlicher Genehmigung freiheitsentziehende Maßnahmen. Beim Bettgitter muss z.B. vermieden werden, dass der Betreffende darüber steigen kann

AEDL 13: Existenzielle Erfahrungen des Lebens

Zu dieser AEDL passen Aussagen zur Auswirkung der Erkrankungen, hier insbesondere:

- Depression/Niedergeschlagenheit oder auch
- Ängste (z.B. auch vor einem Sturz)

Nach diesen Feststellungen kann man entsprechend des definierten Problems versuchen, Maßnahmen anzubieten und umzusetzen. Aber das bitte immer nur im Rahmen des Möglichen! Dieses Mögliche ist im ambulanten Bereich nun mal viel begrenzter als im teil- oder vollstationären Bereich.

13.3.8   Risikoerhebung anhand einer Checkliste

Tabelle 31: Risikoerhebung beim Kunden

Name: _____ Pflegestufe: _____ Blatt Nr.: _____ Jahr: _____

Der Kunde hat üblicherweise folgende Risikofaktoren:

Risikofaktor	Genauere/nähere Bezeichnung	Keine Maßnahmen in Pflegeplanung geplant/notwendig, weil:	Maßnahme in Planung übernommen
Funktionseinbußen (Gehbehinderung, fehlende Balance, Kraft etc.)	☐ Humpeln ☐ Kontrakturen ☐ Gleichgewichtsstörung ☐ Schwäche in den Beinen ☐ Allgemeine Schwäche ☐ Sonstiges: _____ _____	_____ _____ _____ _____ _____	☐ Ja unter Planungs- punkt: _____
Beeinträchtigung der Aktivitäten und freiheitseinschränkende Maßnahmen	☐ kann nicht alleine vom Bett aufstehen/zu Bett gehen ☐ kann nicht alleine vom Stuhl aufstehen ☐ kann nicht ohne Hilfe gehen ☐ Sonstiges: _____ _____ ☐ Folgende FEM: _____ _____	_____ _____ _____ _____ _____ _____	☐ Ja unter Planungs- punkt: _____
Beeinträchtigung des Gedächtnisses und der Stimmung	☐ Vergisst seine Beeinträchtigung ☐ erhöhter Bewegungsdrang ☐ erschwerte Orientierung ☐ verkennt Gefahren wie: _____ ☐ Depression/Niedergeschlagenheit ☐ Sonstiges: _____ _____	_____ _____ _____ _____ _____ _____ _____	☐ Ja unter Planungs- punkt: _____
Erkrankung innerer Organe, die Schwindel/Ohnmacht auslösen	☐ niedriger Blutdruck ☐ BZ Entgleisungen ☐ Herzrhythmusstörungen ☐ Sonstiges: _____ _____	_____ _____ _____ _____	☐ Ja unter Planungs- punkt: _____

Risikofaktor	Genauere/nähere Bezeichnung	Keine Maßnahmen in Pflegeplanung geplant/notwendig, weil:	Maßnahme in Planung übernommen
Ausscheidungsprobleme	☐ Drangblase ☐ Nykturie ☐ Diarrhoe ☐ Sonstiges: _____ _____	_____ _____ _____ _____	☐ Ja unter Planungspunkt: _____
Angst vor Stürzen	☐ besonders bei/wenn: _____ _____ _____	_____ _____ _____	☐ Ja unter Planungspunkt: _____
Hilfsmittelanwendung (Brille, Rollator, Rollstuhl	☐ unsachgemäß/alt ☐ vorhandenes nicht genutzt ☐ Sonstiges: _____ _____	_____ _____ _____ _____	☐ Ja unter Planungspunkt: _____
Schuhe ungeeignet Kleidung generell ungeeignet	☐ Folgendes: _____ _____ _____ ☐ Sonstiges: _____ _____	_____ _____ _____ _____ _____	☐ Ja unter Planungspunkt: _____
Medikamente (z. B. sedierend oder blutdrucksenkend) Oder Alkohol	☐ Folgende: _____ _____ _____ _____ _____ _____	_____ _____ _____ _____ _____ _____	☐ Ja unter Planungspunkt: _____
Umgebungsgefahren wie Stolperquellen, Treppen, Licht, glatte, unebene Böden etc.	☐ Folgende: _____ _____ _____ _____ _____ _____	_____ _____ _____ _____ _____ _____	☐ Ja unter Planungspunkt: _____

Weitergehende Empfehlungen für den Kunden/Angehörigen: _____
_____

Broschüre zum Thema Sturzrisiko von der Krankenkasse wurde beim Beratungsgespräch ausgehändigt
☐ Ja oder ☐ nein, weil _____
Vorliegende Liste und Maßnahmen besprochen am: _____
Unterschrift Mitarbeiter: _____
Unterschrift Kunde: _____
Gesprächspartner: _____
Unterschrift Gesprächspartner: _____

13.4 Expertenstandard Schmerzmanagement in der Pflege bei akuten Schmerzen (1. Aktualisierung 2011)

Die drei Ebenen, Struktur-, Prozess-, Ergebnisqualität, kennen die meisten Einrichtungen (ambulant, teil- oder vollstationär), aber sie setzen diese Schritte nicht nachvollziehbar um.

13.4.1 Strukturqualität

An die Pflegefachkraft werden folgende Anforderungen gestellt:
- Sie verfügt über das Wissen zur Schmerzeinschätzung.
- Sie verfügt über aktuelles Wissen zur Schmerzmedikation.
- Sie verfügt über aktuelles Wissen zu schmerzmittelbedingten Nebenwirkungen, deren Prophylaxe und Behandlungsmöglichkeiten.
- Sie kennt nicht-medikamentöse Maßnahmen der Schmerzlinderung sowie deren mögliche Kontraindikationen.
- Sie kann Kunden/Angehörigen informieren und beraten.

13.4.2 Prozessqualität

An die Pflegefachkraft werden folgende Anforderungen gestellt:
- Sie schätzt zu Beginn der Pflege beim Kunden ein, ob es zu erwartende Schmerzen, Schmerzen oder schmerzbedingte Probleme gibt. Ist dies nicht der Fall, wird die Einschätzung in individuell festzulegenden Zeitabständen wiederholt.
- Sie führt bei festgestellten Schmerzen, zu erwartenden Schmerzen oder schmerzbedingten Problemen ein differenziertes Schmerzassessment mittels geeigneter Instrumente durch.
- Sie wiederholt die Einschätzung der Schmerzen sowie der schmerzbedingten Probleme in Ruhe und bei Belastung oder Bewegung in individuell festzulegenden Zeitabständen.
- Sie setzt spätestens bei einer Ruheschmerzintensität von mehr als 3 von 10 oder einer Belastungs-/Bewegungsschmerzintensität von mehr als 5 von 10 analog der Numerischen Rangskala (NRS) die ärztliche Anordnung um.
- Sie überprüft den Behandlungserfolg in den Zeitabständen, die dem eingesetzten Analgesieverfahren entsprechen.
- Sie sorgt dafür, dass bei zu erwartenden Schmerzen präventiv ein adäquates Analgesieverfahren erfolgt.
- Sie erfasst und dokumentiert schmerzmittelbedingte Nebenwirkungen und führt in Absprache mit dem zuständigen Arzt Maßnahmen zu ihrer Prophylaxe und Behandlung durch.

- Sie bietet in Absprache mit den beteiligten Berufsgruppen dem Kunden und seinen Angehörigen als Ergänzung zur medikamentösen Schmerztherapie nicht-medikamentöse Maßnahmen an und überprüft ihre Wirkung.
- Sie gewährleistet eine zielgruppenspezifische Information, Anleitung und Schulung für den Kunden und seine Angehörigen.

13.4.3   Ergebnisqualität

Wenn die Struktur- und Prozessqualität so ausgeführt werden, ergibt sich aus Sicht der Experten folgendes Ergebnis:

- Es liegt eine systematische Schmerzeinschätzung und, sofern Schmerz vorhanden ist, auch eine Verlaufsbeschreibung vor.
- Der Kunde ist schmerzfrei, bzw. hat in Ruhe einen Schmerz von weniger als 3 und weniger als 5 von 10 (NRS) in Bewegung/unter Belastung.
- Schmerzbedingte Probleme, die Nebenwirkungen sowie deren Prophylaxe und Erfolg sind dokumentiert.
- Die angewandten Maßnahmen haben sich positiv auf die Schmerzsituation den Kunden ausgewirkt.
- Kunden und Angehörige kennen den Sinn einer systematischen Schmerzeinschätzung und sind befähigt, situationsgerechte Maßnahmen zur Beeinflussung des Schmerzes und der schmerzbedingten Probleme zu ergreifen.

13.4.4   Die häufigsten Fehler im Umgang mit dem Expertenstandard Schmerzmanagement

13.4.4.1   Strukturqualität
- Die Pflegefachkräfte sind nicht oder nur unzureichend in der Thematik »Schmerzmittel« geschult; ihr Wissen entspricht nicht dem heutigen Stand. Wie wirkt Valoron, wie wirkt Novalmin, Transtec oder ein Opiat?
- Die Pflegekräfte kennen zu wenige nicht-medikamentöse Maßnahmen wie z.B. Stimulation des Nervensystems.

13.4.4.2   Prozessqualität
- Die Schmerzen des Kunden werden lediglich im Pflegebericht eingetragen, aber nicht systematisch anhand einer Skala erfasst.
- Wenn die Skala ausgefüllt wurde, fehlt häufig eine Verlaufsbeschreibung, um diese dem Arzt für weitere Therapievorschläge vorzulegen.
- Es werden die Schmerzen erhoben, nicht aber die schmerzbedingten Probleme wie z.B. Obstipation, Müdigkeit, Appetitlosigkeit, Juckreiz, trockene Haut, Schlafstörungen etc.

- Die Pflegekräfte ergreifen noch immer ungeeignete Maßnahmen. Sie greifen zu spät zum verordneten Medikament (Bedarfsmedikation), sie verweigern Schmerzmittel mit der Aussage »Sie bekommen gleich was beim Essen« oder »Sie hatten schon etwas«. Teilweise therapieren sie auch selbst und greifen zur Voltarensalbe.
- Es werden kaum nicht-medikamentöse Maßnahmen eingesetzt wie z. B. Sauerstoffzufuhr, Ablenkung (Musik, Lesen, Spielen) emotionale Unterstützung (Wertschätzung, Mut, Hoffnung) oder äußerlich angewendete feuchte Kälte-Wärmeträger.

Hinweis

Wenn es bei den Strukturen und Prozessen hapert, ist es logisch, dass sich die Fehler in der Ergebnisqualität niederschlagen: Der Kunde leidet, erfährt zu wenig Unterstützung, erleidet Folgeschäden, die Angehörigen sind nicht über die Schmerzeinschätzung, die Nebenwirkungen oder nicht-medikamentöse Maßnahmen informiert, die ergriffenen Maßnahmen sind ungeeignet usw.

13.4.5 Vorgehensweise und Dokumentation

Das richtige Vorgehen in der Pflegedokumentation könnte wie folgt aussehen:
- Schmerzerhebung
  - Fragen Sie jeden Kunden bei der Aufnahme, ob er Schmerzen hat. Wenn nein, dokumentieren Sie das als Ressource und wiederholen die Abfrage bei der nächsten Evaluation der Pflegeplanung,
  - Äußert der Kunde Schmerzen, setzen Sie das geeignete Assessment ein.
  - D. h., bei Menschen, die sich klar äußern können, nutzen Sie die NRS (Nummerische Rangskala von 1–10). Gibt der Kunde in Ruhe einen Schmerz von 3 oder mehr an oder in Belastung/bei Bewegung einen Schmerz von mehr als 5, dann erheben Sie ein Schmerzprotokoll.
  - Bei Kunden, die Schmerzen nicht klar äußern können, nutzen Sie ein Fremderhebungsbogen (BESD, BISAD, ZOPA). Sind Schmerzen erkennbar, dann sollte ein Protokoll angelegt werden.
  - Das Schmerzprotokoll sollten mindestens dreimal am Tag (ambulant bei jedem Pflegeeinsatz) geführt werden. Das Protokoll soll dann dem Arzt vorgelegt werden, sodass er die Medikation gezielt anpassen kann.
  - Schmerzen, aber auch die schmerzbedingten Probleme erheben:
  - Erheben Sie nicht nur den Schmerz und die Intensität, sondern beachten Sie auch, dass der Schmerz den Menschen, den Organismus beeinflusst und ggf. einschränkt. Dazu gehören Übelkeit, Müdigkeit, Appetitlosigkeit, Schlafstörungen, Gereiztheit, trockene Haut, trockene Schleimhaut mit höherer Infektanfälligkeit, Obstipation, Bewegungsmangel, Sauerstoffmangel u. a.

- Geeignete Maßnahmen planen
  - Verabreichen Sie die Bedarfsmedikation rechtzeitig, vor zu erwartendem Schmerz, z. B. durch Transfer oder bei auftretendem Schmerz.
  - Beschreiben Sie nach Gabe von Schmerzmitteln den Verlauf, wann und wie das Produkt Wirkung gezeigt hat.
  - Ergreifen Sie nicht-medikamentöse Maßnahmen wie Ruhe, Schlaf, Sauerstoffzufuhr, Ablenkung (Musik, Lesen, Spielen) emotionale Unterstützung (Wertschätzung, Mut, Hoffnung) oder äußerlich angewendete feuchte Kälte-Wärmeträger.
- Pflegeplanung
  - Ressourcen: Fähigkeiten des Kunden dokumentieren, z. B.: »Meldet sich bei Schmerz«, oder: »Kann sich mit Musik ablenken«, oder: »Sucht das Gespräch zur Ablenkung«, oder: »Geht an die frische Luft bei Schmerzen«, oder: »Die Tochter macht zur Nacht eine Wärmflasche«, oder: »Ehemann verabreicht Abführmittel bei Stuhlverhalt von 2 Tagen« etc.
  - Probleme: z. B. »Fr. K hat auch in Ruhe Schmerzen im Knie, bewegt sich dadurch wenig, dadurch Kontrakturgefahr rechtes Knie und Obstipationsneigung«.
  - Ziele: z. B. »Hat alle 3 Tage Stuhlgang«, »Erfährt Linderung durch Kühlung« oder: »Kann sich ablenken«
  - Maßnahmen: z. B. Gabe der verordneten Schmerzmittel. Fr. K. erläutern, dass Ruhe für das Knie nur momentan gut ist, die Arthrose aber schneller voranschreitet. Kühlakku für 10 Min aufs Knie nach dem Aufstehen, vor dem Schlafengehen. Ablenkende Gespräche führen, gute Themen sind der Hausbau und der Beruf des Sohnes.
- Durchführung
  - Verabreichen Sie die verordnete Medikation ohne Verzögerung. Die geplanten Maßnahmen, die exakt benannt und geeignet sind, werden konsequent, von allen an dem Pflegeprozess Beteiligten, durchgeführt.
- Evaluation
  - Es erfolgt eine erneute fachliche Beurteilung der Schmerzqualität und -quantität.
  - Beurteilung der schmerzbedingten Probleme und auch schmerzmittelbedingten Nebenwirkungen.
  - Beurteilung der Maßnahmen und Ziele. Es wird beurteilt, ob die Maßnahmen zum gewünschten Ergebnis geführt haben, oder die Maßnahmen zur Erreichung der Ziele umgestellt und angepasst werden müssen.

13.5 Expertenstandard Ernährungsmanagement zur Sicherstellung und Förderung der oralen Ernährung in der Pflege (Stand 2010)

Die drei Ebenen, Struktur-, Prozess-, Ergebnisqualität kennen die meisten Einrichtungen (ambulant, teil- oder vollstationär), aber sie setzen diese Schritte nicht nachvollziehbar um.

13.5.1 Strukturqualität

An die Pflegefachkraft werden folgende Anforderungen gestellt:
- Sie verfügt über Kompetenzen zur Identifikation von Risikofaktoren und Anzeichen für eine Mangelernährung
- Sie verfügt zudem über das Fachwissen, berufsübergreifende Maßnahmen einzuleiten zur Sicherstellung einer bedarfsgerechten Ernährung sowie einer ethisch vertretbaren Entscheidungsfindung
- Sie kann entsprechende Maßnahmen planen und entsprechende Hilfestellung anbieten
- Sie kann Kunden/Angehörigen informieren und beraten.

13.5.2 Prozessqualität

An die Pflegefachkraft werden folgende Anforderungen gestellt:
- Sie erfasst bei allen Kunden zu Beginn des pflegerischen Auftrags die Risiken und Anzeichen einer Mangelernährung. Diese Einschätzung wird bei Veränderung, spätestens alle drei Monate wiederholt.
- Sie führt bei Vorliegen eines Risikos eine tiefergehende Einschätzung über die beeinflussenden Faktoren mithilfe eines Assessment durch.
- Sie koordiniert mit anderen Berufsgruppen (Hauswirtschaft, Küche, Ärzte etc.) Maßnahmen zur individuellen Ernährung.
- Sie plant gemeinsam mit dem Kunden (Angehörigen) angemessene Maßnahmen zur Unterstützung der Nahrungsaufnahme, und unterstützt dabei die Eigenaktivität des Kunden.
- Sie informiert und berät den Kunden (Angehörigen) über die Risiken einer Mangelernährung, Möglichkeiten der Intervention und Hilfestellungen.
- Sie überprüft den Erfolg der eingeleiteten Maßnahmen.

13.5.3 Ergebnisqualität

Wenn die Struktur- und Prozessqualität so ausgeführt werden, ergibt sich aus Sicht der Experten folgendes Ergebnis:

- Es liegt für alle Kunden eine aktuelle Aussage zur Ernährungssituation vor.
- Beim Risiko einer Mangelernährung liegt ein Assessment vor – mit der Einschätzung der Ursachen und der handlungsleitenden Information.
- Die angewandten Maßnahmen sind koordiniert und bei Bedarf ethisch begründet.
- Ein individueller Maßnahmenplan zur Ernährung liegt vor.
- Der Kunde erfährt eine fachgerechte und seinen Bedürfnissen entsprechende Unterstützung.
- Die Maßnahmen haben sich positiv auf die Schmerzsituation den Kunden ausgewirkt.
- Kunden und Angehörige sind über die Risiken und Folgen einer Mangelernährung informiert, ebenso über die Möglichkeiten gegenzusteuern.
- Die orale Nahrungsaufnahme ist entsprechend des Bedarfs des Kunden und entsprechend seiner Bedürfnisse sichergestellt.

13.5.4 Die häufigsten Fehler im Umgang mit dem Expertenstandard Ernährungsmanagement

13.5.4.1 Strukturqualität

Die Pflegefachkräfte sind nicht oder nur unzureichend in der Thematik »Mangelernährung« geschult; ihr Wissen entspricht nicht dem heutigen Stand. Sie denken bei Mangelernährung als erstes an die dünnen und ggf. untergewichtigen Menschen.

13.5.4.2 Prozessqualität

- Die Ernährungssituation wird nicht richtig erfasst. Es werden weniger die Hinweise auf Mangelernährung eingeschätzt als vielmehr auf den BMI geachtet. Statt sich den Verlauf des Gewichts in den letzten Monaten (kritisch 5 % in 1–3 Monaten und 10 % in 6 Monaten) anzusehen, wird nur geschaut, wer einen BMI unter 20 hat.
- Neben dem Gewicht werden andere Hinweise auf Risiken übersehen, das veränderte Essverhalten, nicht mehr sitzende Zahnprothese, zu weit gewordene Kleidung u. a.
- Assessmentinstrumente werden für alle Kunden eingesetzt, aber man stützt sich nur auf die Werte (BMI, Gewicht), statt das Gesamtbild zu betrachten.
- Es wird zu wenig Ursachenforschung betrieben. Warum nimmt ein Mensch ab? Hier sollte man sich Fragen stellen wie z. B.
- Hat er Schmerzen und deshalb keinen Appetit?
- Hat er Kummer?
- Passt die Zahnprothese nicht mehr?
- Ist das Umfeld zu hektisch?

- Ist der Tischnachbar der richtige (stationär)?
- Ist die Besorgung der Lebensmittel schwierig (ambulant)?
- Traut sich der Kunde nicht, Hilfe anzunehmen?
- Hat der Kunde keine finanziellen Möglichkeiten, sich helfen zu lassen (ambulant)?
- Ist das Besteck geeignet?
- Welchen Stellenwert hat Essen in der jetzigen Situation des Menschen?
- Es wird vorschnell auf substituierende Mittel zugegriffen. Stationär wird in der Küche hochkalorische Kost bestellt oder ambulant eine Trinknahrung besorgt, statt sich zunächst der Ursache zu widmen. Oder statt künstlicher Kalorienzufuhr auch zu schauen, ob herkömmliche Lebensmittel nicht besser helfen (Salzstangen, Schokolade, Kakao, Sahne, etc.)
- Oft werden auch ethische Bedenken beiseite gewischt, weil man denkt, man müsse als Pflegekraft schließlich etwas tun. Es ist ethisch nicht vertretbar, Menschen zu etwas zu zwingen. Es ist ebenso wenig vertretbar, ihrer Nahrung etwas unterzumengen. Der Wunsch des Kunden ist zu respektieren und zu dokumentieren.
- Wenn es bei den Strukturen und Prozessen hapert, ist es logisch, dass sich die Fehler in der Ergebnisqualität niederschlagen: Der Kunde nimmt ab und außer hochkalorischer Nahrung oder Drinks wurde nichts weiter ausprobiert. Einigen Pflegekräften fehlt es schlicht an Phantasie, was die Ursache sein könnte und was noch auszuprobieren sei.

13.5.5 Vorgehensweise und Dokumentation

Einschätzung der Ernährungssituation

- Fragen Sie jeden Kunden (Angehörigen) bei der Aufnahme, ob er weiß, was er wiegt, ob er in der letzten Zeit abgenommen hat und wenn ja, ob er weiß warum. Schauen Sie sich die Kleidung des Kunden an. Wem Konfektionsgröße 38 offensichtlich seit Jahren passt, hat keine Anzeichen für Mangelernährung, denn der Kunde wird sich nicht komplett neu eingekleidet haben. Wenn keine Gewichtsabnahme zu verzeichnen ist, dokumentieren Sie das als Ressource und wiederholen die Abfrage bei der nächsten Evaluation der Pflegeplanung
- Äußert der Kunde (Angehörige) abgenommen zu haben, oder erkennen Sie an seiner äußeren Erscheinung, dass eine Gewichtsabnahme erfolgt sein muss, wenden Sie das geeignete Assessment an. Stationär wird der sogenannte PEMU (Pflegerische Erfassung von Mangelernährung und deren Ursachen) Bogen empfohlen. Zunächst füllt man die erste Seite aus. Erst wenn sich daraus das Risiko einer Mangelernährung ergibt, finden die weiteren Seiten Anwendung. Für die ambulante Pflege empfehlen die Experten den Bogen MUST (Malnutrition Universal Screening Tool), der lediglich eine DIN A 4 Seite umfasst. Ich empfehle den ambulanten Diensten jedoch gern die erste Seite des PEMU-Bogens, weil er wesentlich aussagefähiger ist.

Nahrungsaufnahme

- Wenn sich das Risiko einer Mangelernährung abzeichnet, erfassen Sie die aufgenommene Nahrung über ein Protokoll. Im häuslichen Bereich können Sie dem Kunden oder seinen Bezugspersonen empfehlen, dies zu tun.
- Mit Hilfe des Protokolls sehen Sie das das Essverhalten zu verschiedenen Tageszeiten und können ggf. darauf einwirken. D. h. passen die Essenszeiten zu den Bedürfnissen (bspw. isst ein Bewohner im Heim lieber abends warm und hat zum Mittagessen keinen Hunger)? Wann ist die beste Zeit zur Nahrungsaufnahme und wie und in welcher Form kann man möglichst viele Kalorien zu dieser Zeit aufnehmen?
- Ermitteln Sie Ursachen für ein verändertes Essverhalten und/oder ungewollte Gewichtsabnahmen.
- Planen Sie geeignete Maßnahmen, gemeinsam mit Kunden/Angehörigen. Geeignet ist alles, was bedarfsgerecht ist und den Bedürfnissen Ihres Kunden entspricht.

Pflegeplanung

- Ressourcen: Fähigkeiten des Kunden dokumentieren, z. B.: »Isst gerne Honig, trinkt gerne Kakao«, oder: »Sagt, wenn er nicht mehr essen mag«, oder: »Kann mit Besteck umgehen«, oder: »Hat nach eigenen Angaben nie mehr als 45 Kilo gewogen«, oder: »Die Tochter bringt Schokoriegel mit, die der Vater gerne isst«, oder: »Der Ehemann hilft seiner Frau beim Essen« etc.
- Probleme: z. B.
  - Ambulant: »Fr. M nimmt offensichtlich an Gewicht ab (kein Gewicht ermittelt, keine Waage), die Kleider passen nicht mehr. Verdacht, dass Fr. M. nicht mehr regelmäßig isst, weil sie nicht mehr kocht und allein ist.«
  - Stationär: »Fr. U. kann beim Essen nicht gut sitzen bleiben, wird von anderen Bewohnern reglementiert. Das macht sie nervös und sie weiß dann nicht mehr, was sie mit dem Essen machen soll«
- Ziele: z. B. »hält das aktuelle Gewicht von 42–43 Kilo«, »Meldet sich wenn sie etwas möchte«
- Maßnahmen: z. B.
  - Ambulant: Bei jedem Hausbesuch daran erinnern, dass Essen/Trinken auf dem Küchentisch steht. Oder Frühstück bereiten: ein halbes Brötchen mit Honig, die andere Hälfte mit Marmelade oder Nutella bestreichen.
  - Stationär: Essen im Gehen ermöglichen, als Zwischenmahlzeit immer wieder Schokoriegel oder Sahnequark anbieten. Spätmahlzeit gg 21: 30 Uhr anbieten und dabei bleiben, bis der Pflegebedürftige angefangen hat zu essen.

Durchführung

- Bei Aufnahme ins Pflegeheim sollte ein Ernährungsprotokoll geführt werden, sodass man in Erfahrung bringen kann, was, wann und wie viel der neue Bewohner gewöhnlich isst. Wenn man diese Erkenntnis hat, überträgt man die gesammelten Daten als Ressource in die Pflegeplanung. Oft genügen hier drei bis fünf Tage, danach kennt man in aller Regel die Essensgewohnheiten.

- Ansonsten alle geplanten Maßnahmen nachweislich durchführen, dokumentieren.

Evaluation

- Es erfolgt eine erneute fachliche Beurteilung der Ernährungssituation und des Risikos für Mangelernährung bei jeder Veränderung der Situation sowie spätestens nach drei Monaten.
- Beurteilung des Bedarf und der Bedürfnisse des Kunden. Wenn jemand gern Nutella isst, bedeutet das nicht, dass er es 365 Tage im Jahr zu jedem Frühstück mag.
- Beurteilung der Maßnahmen und Ziele. Es wird beurteilt, ob die Maßnahmen zum gewünschten Ergebnis geführt haben, oder ob die Maßnahmen zur Erreichung der Ziele umgestellt und angepasst werden müssen.
- Zudem muss ergründet werden, ob die Ursachen der Mangelernährung nun bekannt sind und gegengesteuert werden konnte, oder ob man etwas Neues ausprobieren muss, um die individuellen Probleme des Kunden zu erkennen. Dies kann mittels Fallbesprechung im Team eruiert werden. Wo möglich immer Kunden, Angehörige, Ärzte und andere Beteiligte einbinden.

13.6 Expertenstandard Pflege von Menschen mit chronischen Wunden

Die drei Ebenen, Struktur-, Prozess-, Ergebnisqualität kennen die meisten Einrichtungen (ambulant, teil- oder vollstationär), aber sie setzen diese Schritte nicht nachvollziehbar um.

13.6.1 Strukturqualität

An die Pflegefachkraft werden folgende Anforderungen gestellt:
- Sie verfügt über das Wissen zu chronischen Wunden.
- Sie verfügt über die Kompetenz, die Einschränkungen des Kunden durch die chronische Wunde und sein Selbstmanagement zu erkennen.
- Sie verfügt über aktuelles Wissen wundbedingter Einschränkungen und die entsprechenden, geeigneten Maßnahmen dazu.
- Sie verfügt über die Steuerungs- und Koordinationskompetenz rund um den Kunden mit chronischer Wunde.
- Sie kann Kunden/Angehörigen informieren und beraten.

13.6.2 Prozessqualität

An die Pflegefachkraft werden folgende Anforderungen gestellt:
- Sie erfasst zu Beginn der Pflege eines Kunden mit chronischer Wunde die wund- und therapiebedingten Einschränkungen sowie Möglichkeiten des gesundheitsbezogenen Selbstmanagements.
- Sie holt eine medizinische Diagnose ein.
- Für das wundspezifische Assessment zieht sie, insbesondere zur Ersteinschätzung und Dokumentation der Wunde, pflegerische Fachexperten (z. B. Wundmanager) hinzu.
- Sie plant unter Einbeziehung der beteiligten Berufsgruppen gemeinsam mit Kunden/Angehörigen Maßnahmen zu folgenden Bereichen:
  - wund- und therapiebedingte Beeinträchtigungen
  - wundspezifische Erfordernisse
  - Grunderkrankung und Rezidivprophylaxe
  - Vermeidung weiterer Schäden
  - Umsetzen medizinischer Verordnungen
- Sie gewährleistet eine hygienische und fachgerechte Wundversorgung sowie eine kontinuierliche Umsetzung des Maßnahmenplans.
- Sie schult zu Wundursachen und fördert die Fähigkeiten der Kunden/Angehörigen zur Wundversorgung sowie zum Umgang mit wund- und therapiebedingten Einschränkungen.
- Sie beurteilt unter Beteiligung eines pflegerischen Fachexperten in individuell festzulegenden Abständen innerhalb eines Zeitraums von ein bis zwei Wochen die lokale Wundsituation (Wiederholung des wundspezifischen Assessments).
- Sie überprüft spätestens alle vier Wochen die Wirksamkeit der gesamten Maßnahmen und nimmt in Absprache mit allen an der Versorgung Beteiligten gegebenenfalls Änderungen daran vor.

13.6.3 Ergebnisqualität

Wenn die Struktur- und Prozessqualität so ausgeführt werden, ergibt sich aus Sicht der Experten folgendes Ergebnis:
- Die Dokumentation enthält differenzierte Aussagen zu den Punkten:
- Mobilitäts- und andere Einschränkungen, Schmerzen, Wundgeruch, Exsudat, Ernährungsstatus, psychische Verfassung
- Kenntnisse der Kunden/Angehörigen über Ursachen und Heilung der Wunde sowie Selbstmanagementkompetenzen
- Spezifische medizinische Wunddiagnose, Rezidivzahl, Wunddauer, -lokalisation, -größe, -rand, -umgebung, -grund und Entzündungszeichen.
- Ein individueller, alltagsorientierter Maßnahmenplan, der die Selbstmanagementkompetenzen des Kunden berücksichtigt, liegt vor.

- Die koordinierten und aufeinander abgestimmten Maßnahmen sind sach- und fachgerecht umgesetzt.
- Ihre Durchführung und Wirkung sind fortlaufend dokumentiert.
- Die Kunden/Angehörigen kennen die Ursache der Wunde sowie die Bedeutung der vereinbarten Maßnahmen und sind über weitere Unterstützungsmöglichkeiten informiert.
- Ihr gesundheitsbezogenes Selbstmanagement ist entsprechend ihrer individuellen Möglichkeiten gefördert.
- Anzeichen für eine Verbesserung der Wundsituation oder der durch die Wunde hervorgerufenen Beeinträchtigungen der Lebensqualität liegen vor.
- Änderungen im Maßnahmenplan sind dokumentiert.

13.6.4 Die häufigsten Fehler im Umgang mit dem Expertenstandard Pflege von Menschen mit chronischen Wunden

13.6.4.1 Strukturqualität

- Die Pflegefachkräfte sind nicht oder nur unzureichend in der Thematik »chronische Wunde« geschult; ihr Wissen entspricht nicht dem heutigen Stand. Sie wissen nicht, dass sich der Expertenstandard ausschließlich mit chronischen Wunden befasst, nicht mit sonstigen, kurzfristigen Wunden wie Risswunde, Operationswunde, Fisteln. Chronisch wird eine Wunde genannt, wenn diese innerhalb von vier bis zwölf Wochen nach Wundentstehung unter fachgerechter Therapie keine Heilungstendenzen zeigt. Der Expertenstandard fokussiert Dekubitus, Diabetisches Fußsyndrom und gefäßbedingtes Ulcus cruris
- Die Pflegekräfte kennen zu wenige wundbedingte Einschränkungen und sehen die Wunde selbst als Problem an, statt zu beachten, was den Kunden mit chronischer Wunde beeinträchtigt, z. B.:
  - körperliche Beeinträchtigungen (z. B. Schmerzen)
  - Einschränkungen der Selbstständigkeit sowie Beeinträchtigungen des sozialen Lebens
  - mangelnde Bewegungsfähigkeit
  - Belastungen, die durch Wundgeruch und -exsudat hervorgerufen werden
  - Betroffene fühlen sich in erster Linie als »Wunde« und nicht als Mensch behandelt

13.6.4.2 Prozessqualität

- Statt das Selbstmanagement und die pflegerischen Probleme wie die Einschränkungen zu erfassen, werden allein die Wunde und deren Aussehen fokussiert.
- Medizinische Diagnosen werden nicht differenziert eingeholt, z. B. Ulcus cruris: Hier wird oft nicht zwischen einem venös oder arteriell bedingten Ulcus unterschieden. Die Aktivität des Kunden hängt aber im Wesentlichen davon ab. Bei venösem Ulcus sollte Bewegung gefördert werden, bei arteriellem ist eher Ruhe geboten und

die Beine dürfen nicht hochgelegt werden. Die Diagnose ist zwar Sache des Arztes, aber die Pflegekräfte können auch nachfragen.

- Es werden oft zu spät Wundexperten hinzugeholt. Und dann geht es meist nur um die Produkte zur Behandlung, statt auch um präventive Maßnahmen, Ursachenbekämpfung, Stärkung des Selbstmanagements des Kunden etc.
- Die Beurteilung der Wunde erfolgt zwar regelmäßig, teils mehrfach pro Woche. Aber die Systematik fehlt. Einer schreibt etwas zum Wundrand, der nächste zum Wundgrund, der dritte denkt an beides. So sind Verläufe nicht immer ersichtlich.
- Die Wirkung, die Evaluation der Wunde sowie der wundbedingten Einschränkungen und Prävention werden nicht alle vier Wochen auf den Prüfstand gestellt. Evaluationen finden kaum statt. Die meisten Pflegekräfte glauben, mit der Wundbeschreibung alles getan zu haben. Dem ist nicht so. Nach vier Wochen spätestens, so schreiben die Experten, erfolgt eine Evaluation. D. h., man zieht eine Fazit, z.B: »Die Wunde hat sich in den vergangenen 4 Wochen unter der Behandlung mit Alginat wie folgt verändert: Wundrand nicht mehr gerötet, Wundgröße von 3x4 auf 2,5 x2,5 reduziert. Granulationsphase ist eingetreten. Der Kunde versucht so oft als möglich zu laufen und legt die Beine tagsüber hoch, wenn er vorm Fernseher sitzt. Der Wundtherapeut kommt nun nur noch 14-tägig zur Beurteilung und Therapieempfehlung. Dr. Schmitt ist in Kenntnis gesetzt, kommt 1x Monat zur Visite.«
- Wenn es bei den Strukturen und Prozessen hapert, ist es logisch, dass sich die Fehler in der Ergebnisqualität niederschlagen: Der Kunde leidet, erfährt zu wenig Unterstützung, erleidet Folgeschäden, die Angehörigen sind nicht über die Schmerzeinschätzung, die Nebenwirkungen oder nicht-medikamentöse Maßnahmen informiert, die ergriffenen Maßnahmen sind ungeeignet usw.

13.6.5 Vorgehensweise und Dokumentation

Das richtige Vorgehen in der Pflegedokumentation könnte wie folgt aussehen:

Wundanamnese
- Erhebung der chronischen Wunde mit Entstehungsort sowie den Eckpunkten zur chronischen Wunde:
  - Art der Wunde (Ulcus cruris venös/arteriell, Dekubitus, Gangrän)
  - Lokalisation (Ort der Wunde)
  - Größe (Lange x Breite, Tiefe nur wenn entsprechende Messinstrumente vorliegen)
  - Stadium (z. B. Dekubitus nach Sailer)
  - Umgebung (z. B. gerötet, abgegrenzt)
  - Rand (z. B. erhaben, gerötet)
  - Exsudat (z. B. serös, blutig, gelblich)
  - Zustand (z. B. aufgeweicht, Tunnelbildung, Taschenbildung)

- – Nekrose (ja oder nein)
- – Geruch (ja oder nein)
- Wundbedingte Probleme erheben
  - – Wie wirkt sich die Wunde auf den Kunden und sein Leben aus? Z. B. Gangbild, Bewegungsmuster, Hilfebedarf, Ängste etc.

Geeignete Maßnahmen planen

- Die Wundversorgung wird vom Arzt geplant.
- Die wundbedingten Probleme können Pflegeprobleme sein, deretwegen man entsprechende Maßnahmen einleiten kann oder sich zumindest beraten sollte.

Pflegeplanung

- Ressourcen: Fähigkeiten des Kunden dokumentieren, z. B.: »Meldet sich bei Schmerz«, oder: »Achtet darauf, das Bein mittags hochzulegen«, oder: »Kann sich im Rollstuhl noch fortbewegen«, oder: »Weiß, dass er eiweißreiche Nahrung aufnehmen soll«, oder: »Sitzt im Rollstuhl auf einem Gelkissen, etc.
- Probleme: Nicht die Wunde ist das Problem, sondern was der Kunde wegen der Wunde erleidet bzw. was ihn beeinflusst, z. B.: »Fr. L kann ihre Lage im Bett nicht mehr selbst verändern, dadurch Dekubitusgefahr auf allen Liegeflächen, an der rechten Ferse hat sie nach KH-Aufenthalt eine Nekrose« oder: »Durch das Ulcus am linken Unterschenkel ist sie in ihrer Bewegungsfreiheit eingeschränkt, schafft es nicht mehr, sich selbstständig in ihrem Zimmer zu bewegen, hat Schmerzen beim Laufen«.
- Ziele: z. B. »Sitzt nicht länger als 2 Stunden auf ihrem Rollstuhl.« »Legt ihr Bein mind. 1,5–2 Std. am Mittag hoch.«
- Maßnahmen: z. B. Ferse freilagern im Bett. Nachts alle 2,5-3 Stunden umlagern. Linkes Bein im Sitzen hochlegen. Eiweißreiche Nahrung anbieten.

Durchführung

- Die verordnete Wundversorgung wird entsprechend umgesetzt.
- Die geplanten Maßnahmen der Pflegeplanung werden durchgeführt.
- Der Kunde/Angehörige wird beraten.

Evaluation

- Es erfolgt eine fachliche Beurteilung des Wundverlaufs unter der aktuellen Verordnung, wenn die Wunde stagniert oder sich sogar verschlechtert (in Größe o. ä.), dann wird die Evaluation dem Arzt vorgelegt, sodass er eine neue Grundlage zur Verordnung hat.
- Beurteilung der wundbedingten Probleme
- Beurteilung der Maßnahmen und Ziele. Es wird beurteilt, ob die Maßnahmen zum gewünschten Ergebnis geführt haben, oder die Maßnahmen zur Erreichung der Ziele umgestellt und angepasst werden müssen.

14 DIN EN ISO 9001:2015

Die Norm wird alle sieben Jahre überarbeitet und somit ist die DIN EN ISO 9001 aus dem Jahr 2008 im Jahre 2014 aktualisiert worden. Die letztendliche Verabschiedung der Norm stand aber bei Redaktionsschluss dieses Buches noch aus. Hier finden Sie die Überschriften und den Vergleich zur aktuellen Norm. Nach aktuellem Stand ist Ende 2015 mit der Veröffentlichung der neuen Norm zu rechnen.

Die Entwurfsversion ISO/DIS 9001:2015 hat zehn Abschnitte und einen neuen Aufbau. Wobei man sagen muss, dass der ehemalige 8. Abschnitt einfach in drei aufgeteilt wurde. Somit sind es nicht wirklich zwei Abschnitte mehr, sie wurden nur getrennt aufgenommen.

Tabelle 32: Vergleich zwischen Iso 9001:2008 und 2015

ISO 9001:2008	ISO/DIS 9001:2015	
1. Anwendungsbereich	1.	Anwendungsbereich
2. Normative Verweise	2.	Normative Verweise
3. Begriffe	3.	Begriffe
4. Qualitätsmanagementsystem	4. 4.1 4.2 4.3 4.4	Kontext der Organisation Verstehen der Organisation und ihres Kontextes Verstehen der Erfordernisse und Erwartungen interessierter Parteien Festlegen des Anwendungsbereichs des Qualitätsmanagementsystems Qualitätsmanagementsystem und dessen Prozesse
5. Verantwortung der Leitung	5. 5.1 5.1.1 5.1.2 5.2 5.3	Führung Führung und Verpflichtung Führung und Verpflichtung für das Qualitätsmanagementsystem Kundenorientierung Qualitätspolitik Rollen, Verantwortlichkeiten und Befugnisse in der Organisation
6. Planung	6. 6.1 6.2 6.3	Management von Ressourcen Maßnahmen zum Umgang mit Risiken und Chancen Qualitätsziele und Planung zur deren Erreichung Planung von Änderungen
7. Produktrealisierung	7. 7.1 7.1.1 7.1.2 7.1.3 7.1.4 7.1.5 7.1.6	Unterstützung Ressourcen Allgemeines Personen Infrastruktur Umgebung zur Durchführung von Prozessen Ressourcen zur Überwachung und Messung Wissen der Organisation

ISO 9001:2008	ISO/DIS 9001:2015
	7.2 Kompetenz 7.3 Bewusstsein 7.4 Kommunikation 7.5 Dokumentierte Information 7.5.1 Allgemeines 7.5.2 Erstellen und Aktualisieren 7.5.3 Lenkung dokumentierter Information
8. Messung, Analyse und Verbesserung	8. Betrieb 8.1 Betriebliche Planung und Steuerung 8.2 Bestimmen von Anforderungen an Produkte und Dienstleistungen 8.2.1 Kommunikation mit den Kunden 8.2.2 Bestimmen von Anforderungen in Bezug auf Produkte und Dienstleistungen 8.2.3 Überprüfung von Anforderungen in Bezug auf Produkte und Dienstleistungen 8.3 Entwicklung von Produkten und Dienstleistungen 8.4 Kontrolle von extern bereitgestellten Produkten und Dienstleistungen 8.5 Produktion und Dienstleistungserbringung 8.6 Freigabe von Produkten und Dienstleistungen 8.7 Steuerung nichtkonformer Prozessergebnisse, Produkte und Dienstleistungen
	9. Leistungsbewertung 9.1 Überwachung, Messung, Analyse und Bewertung 9.1.1 Allgemeines 9.1.2 Kundenzufriedenheit 9.1.3 Analyse und Beurteilung 9.2 Internes Audit 9.3 Managementbewertung
	10. Verbesserung 10.1 Allgemeines 10.2 Nichtkonformität und Korrekturmaßnahmen 10.3 Fortlaufende Verbesserung

14.1   Definition

Die Normenreihe bezieht sich mehr auf Prozesse (Tätigkeitsabläufe). So erhalten Checklisten und Arbeitsanweisungen eine wesentliche Bedeutung und bestärken die Aussage, dass die Qualität zunächst einmal definiert und von Seiten der Leitung durchgesetzt werden muss. Im Mittelpunkt steht der Kunde (Mitarbeiter und Zulieferer sind ebenfalls Kunden), seine Zufriedenheit ist ein Garant für den betrieblichen Erfolg. Die Revision der DIN EN ISO 9001 soll u. a. dazu beitragen, dass die Anforderungen besser verstanden werden und damit leichter umsetzbar sind.

Im Folgenden ein Auszug mit Kurzdarstellung der Kapitel der DIN EN ISO 9000:2008. Der Originaltext ist bei jeder TÜV-Stelle erhältlich oder kann über www.tuv.com bestellt werden.

14.2   Normkapitel 4 »Qualitätsmanagementsystem«

14.2.1   Allgemeine Forderungen

Hier wird verdeutlicht, dass das gesamte Qualitätsmanagement den Normenforderungen entsprechen muss. Dies wird unter anderem deutlich anhand des Vermerkes, dass die Organisation (das Unternehmen) ein funktionierendes System etablieren muss. Gefordert werden die Identifikation, die Beschreibung, das Ineinandergreifen und die Verbesserung der einzelnen Prozesse. Wesentlich für das Funktionieren eines Systems ist dabei das Zusammenspiel dieser Prozesse. Zum leichteren Verständnis sind in Tabelle 33 einige sogenannte Kernprozesse, Führungsprozesse und unterstützende Prozesse, die in einer Altenhilfeeinrichtung anfallen, aufgezählt.

Prozesse

Kernprozesse sind solche, die der Erfüllung der direkten Dienstleistung zugeordnet werden: quasi das »Produkt«, das verkauft werden soll.

Unterstützende Prozesse sind solche, die dem Kernprozess dienen oder ohne die eine Dienstleistungserbringung nicht möglich wäre. Es sollten jedoch nur solche unterstützenden Prozesse beschrieben werden, die qualitätsrelevant sind. Prozesse also, die in irgendeiner Form das Ergebnis der Pflege (den Kernprozess) beeinflussen können.

Führungsprozesse liegen, wie der Name schon sagt, in den Händen einer Leitung. Diese initiiert, setzt in Gang, überprüft oder überwacht bestimmte Prozesse, die für die Organisation notwendig sind. Diese Prozesse müssen einen bestimmten Zweck verfolgen. Sie müssen wirtschaftlich notwendig (sinnvoll) sein, der Zielerreichung oder dem Qualitätsmanagementsystem dienen.

14.2.1.1   Dokumentationsanforderungen in der Norm

Allgemeines
Die Dokumentation ist ein Vorgabedokument. Diese Vorgabedokumente müssen vorliegen für:
- die Qualitätspolitik und -ziele
- das Qualitätshandbuch
- die sechs geforderten Verfahrensbeschreibungen (siehe unten)
- alles, was die Organisation zur Sicherung, wirksamen Planung, Durchführung und Lenkung von Prozessen benötigt
- geforderte Aufzeichnungen (siehe unten)

Tabelle 33: Prozesse in einer Altenhilfeeinrichtung

Kernprozesse	Unterstützende Prozesse	Führungsprozesse
Grundpflege	Medikamentenbestellung	Ablaufplanung
Behandlungspflege	Pflegevisite	Interne Kommunikation
Soziale Betreuung	Nahrungszubereitung	Personalentwicklung
	Pflegedokumentation	Arbeitsorganisation
	Einarbeitung	Dienstplangestaltung

Die sechs Verfahrensanweisungen

1. Lenkung der Dokumente (s. Kap. 4.2.2)
2. Lenkung der Qualitätsaufzeichnungen (s. Kap. 4.2.3)
3. Interne Audits (s. Kap. 4.6.2.2)
4. Lenkung fehlerhafter Produkte (s. Kap. 4.6.3)
5. Korrekturmaßnahmen (s. Kap. 4.6.5.2)
6. Vorbeugungsmaßnahmen (s. Kap. 4.6.5.3)

Die geforderten Aufzeichnungen

Sie sind zu führen im Zusammenhang mit:

- Qualitätsmanagementbewertung
- Schulungen
- Ergebnissen von Schulungen
- Ergebnissen von Prüfungen
- Verifizierung
- Validierung
- Entwicklungsvorgaben
- Entwicklungsergebnissen
- Produktänderungen
- Lieferantenentwicklung
- Lieferantenbewertung
- Prozessvalidierung
- Kennzeichnung
- Rückverfolgbarkeit
- vom Kunden gestellten Produkten
- Prüfmitteln
- Internen Audits
- Umgang mit Fehlern
- Vorgehen mit fehlerhaften Produkten
- Korrekturmaßnahmen
- Vorbeugemaßnahmen

14.2.1.2 Qualitätsmanagement-Handbuch

Die neue Norm verlangt einen reduzierten Dokumentationsaufwand. Das Qualitäts-handbuch muss im Prinzip die sechs Verfahrensanweisungen enthalten und auf einige Prozesse hinweisen. Eine mögliche Gliederung könnte auch die Gliederung der Norm entsprechend sein, d. h. gemäß der Kapitel der Norm. Letztendlich ist der Organisation/dem Unternehmen die Gliederung aber völlig frei gestellt. Eine Gliederung nach Norm wird am Ende dieses Kapitels vorgestellt.

14.2.2 Lenkung von Dokumenten

Unter der Lenkung eines Dokumentes versteht man, dass Dokumente
- genehmigt werden müssen;
- zu aktualisieren und erneut zu genehmigen sind;
- bei Änderungen zu kennzeichnen sind;
- nur in gültiger Form veröffentlicht sein dürfen;
- lesbar und erkennbar sein müssen;
- einer Herkunft zuzuordnen sein müssen;
- nicht in überholter Fassung verbreitet werden.

14.2.3 Lenkung von Qualitätsaufzeichnungen

Was für die Dokumente gilt, gilt im Wesentlichen auch für die Aufzeichnungen. Auch sie müssen lesbar, leicht erkennbar, wieder auffindbar und gekennzeichnet sein sowie geschützt werden.

Hier noch einmal zur Unterscheidung: Ein Dokument ist eine Vorgabe. Das kann eine Arbeitsanweisung sein, ein Standard, eine Verfahrensanweisung, eine Dienstanweisung und anderes mehr. Eine Aufzeichnung ist – wie der Name schon sagt – ein Festhalten, Fixieren von z. B. erbrachten Leistungen etc.

14.3 Normkapitel 5 »Führung«

14.3.1 Verpflichtung der Leitung

»Der Fisch stinkt vom Kopfe her«, so sagt man landläufig. Die neue Norm verdeutlicht, dass der Leitung eine besondere Bedeutung beigemessen wird. Von oben müssen die Signale kommen, die Weichen gestellt und die Ressourcen ermöglicht werden. Nur so kann ein funktionierendes System etabliert werden.

Die neue Norm macht deutlich, dass die Qualität bei der Leitung beginnt, nicht beim einzelnen Mitarbeiter, so wie auch das Marketing nicht in der Marketingabteilung gemacht wird.

Die Qualitätspolitik ist somit eine übergeordnete Beschreibung dessen, was das Unternehmen, die Organisation, unter dem Begriff Qualität versteht. Zusätzlich müssen hier auch Qualitätsziele formuliert werden, die aus der Qualitätspolitik abgeleitet werden und eine Gesamtzielstellung für das Unternehmen bedeuten.

Die Leitung verpflichtet sich dieser Politik und diesen Zielen. Sie stellt die Ressourcen für die Erreichung sicher. Somit kann sich eine Leitung auch nicht von diesen Aufgaben befreien, indem sie einen Qualitätsbeauftragten einbindet, zumal in der neuen Norm keine Rede mehr von einem Qualitätsbeauftragten ist, sondern nur von »geeigneten Personen«. Die Qualität und ihr Management sind Chefsache.

14.3.2 Kundenorientierung

Zur Kundenorientierung gehört nicht nur die Ermittlung der Kundenwünsche, sondern auch die Beachtung der künftigen Entwicklung des Kunden und seiner Wünsche. Als Kunden werden hier nicht nur Patienten/Bewohner/Klienten gesehen, sondern auch Kostenträger, Therapeuten, Ärzte und andere kooperierende Dienstleister. Es gibt zudem den Begriff der internen Kunden, dies sind beispielsweise die Mitarbeiter einer Einrichtung.

Die Ermittlung der Kundenanforderung, -zufriedenheit und -wünsche ist ein Hauptkriterium zur Erfüllung der neuen Norm. Hierzu dienen beispielsweise Fragebögen, Informationsveranstaltungen, Treffen, Sprechstunden, Beschwerdemanagement etc.

14.3.3 Qualitätspolitik

Die Qualitätspolitik ist, wie bereits oben beschrieben, klare Sache der obersten Leitung. Hier könnte z. B. das Unternehmensleitbild herangezogen werden. Welche Richtung gibt die oberste Leitung vor? Wohin soll die Reise gehen? Mit welchen Mitteln will sie die Unternehmensziele erreichen? Welcher Philosophie fühlt man sich verpflichtet?

14.3.4 Planung

14.3.4.1 Qualitätsziele

Die Leitung muss hier sicherstellen, dass neben den Unternehmenszielen auch die Qualitätsziele der einzelnen Abteilungen/Funktionsbereiche festgeschrieben werden. Die Ziele müssen, wie in einer guten Pflegeplanung auch, messbar, realistisch und realisierbar sein und mit denen des Unternehmens im Einklang stehen. Hierzu dienen Ziel- und Fördergespräche, insbesondere mit führenden Mitarbeitern oder ganzen Abteilungen.

Die Ziele müssen so gesteckt sein, dass sie dem Unternehmen – in seinem Anspruch der ständigen Verbesserung – und dem System zuträglich sind. Sie müssen messbar formuliert werden, denn die Zielerreichung wird überprüft.

14.3.4.2 Planung des Qualitätsmanagementsystems

Die oberste Leitung muss sicherstellen, dass das Qualitätsmanagementsystem im Unternehmen etabliert und aufrechterhalten wird. Dabei ist zu beachten, dass die Ressourcenbereitstellung, Ziel- und Zeitplanung dem Qualitätsmanagementsystem (QM-System) und der Unternehmensphilosophie gerecht werden und die Ziele auch erreicht werden können. Hierzu können Ablaufplanungen, Notfallpläne, Personalentwicklung, Projektplanung und -entwicklung u. a. m. gehören.

14.3.5 Verantwortung, Befugnis, Kommunikation

14.3.5.1 Verantwortung und Befugnis

Die Verantwortung und die Befugnisse müssen klar geregelt sein. Hierzu gehören insbesondere das Organigramm und die Funktionsbeschreibungen.

Ein Organigramm bildet die firmeninterne Organisation hierarchisch ab. Es lassen sich die Berichtswege innerhalb einer Einrichtung oder auch Funktionen darstellen. So muss die Darstellung in sich schlüssig sein und die Verästelungen müssen eingehalten werden, sowohl vertikal als auch horizontal. Wer, horizontal dargestellt, auf einer Ebene steht, ist gleichberechtigt; wer, vertikal dargestellt, über einem anderen steht, ist gegenüber diesem innerhalb des Direktionsrechtes auch weisungsbefugt.

Ebenso gehören zu diesem Punkt die Funktions-, Arbeitsplatz- und Stellenbeschreibungen für alle Funktionen und Bereiche eines Unternehmens sowie die Dienst- und Einsatzplanung von Mitarbeitern. Wie sind welche Aufgaben verteilt? Welcher Gruppe/Person sind sie zugeordnet? Wer delegiert an wen oder weist per Direktionsrecht an?

14.3.5.2 Interne Kommunikation

Hier muss ein System verankert und festgeschrieben werden, wie die internen Kommunikationswege ablaufen, wie Informationen ausgetauscht werden und wie das qm-System wirksam wird. Dazu können gehören: Leitungs-, Team- und Dienstbesprechungen, Sprechzeiten bestimmter Bereiche, Mitarbeiter, Benutzung eines Reitersystems an der Dokumentationsmappe, internes Mailingsystem, Rundschreiben, Aushänge, Meldewesen etc.

14.3.6   Managementbewertung

14.3.6.1 Allgemeines

Die oberste Leitung muss das qm-System in regelmäßigen Abständen bewerten. Diese Bewertung muss Möglichkeiten der Verbesserung und einen Änderungsbedarf der Qualitätspolitik und der Qualitätsziele ermöglichen.

14.3.6.2 Eingaben für die Bewertung

Die Eingaben für die Bewertung müssen mindestens folgende Informationen enthalten:

- Ergebnisse von Audits
- Rückmeldung von Kunden
- Prozessleistung und Produktkonformität
- Status von Vorbeuge- und Korrekturmaßnahmen
- Folgemaßnahmen aus der letzten Managementbewertung
- Änderungen, die sich möglicherweise auf das qm-System auswirken könnten
- Verbesserungsmöglichkeiten
- Für Betriebe im Gesundheitswesen fallen hierunter:
- Begehungs- und Auditberichte
- Rückmeldung von Bewohnern/Patienten/Klienten
- Berichte von externen Begehungen wie Heimaufsicht, MDK oder freiwilligen Zertifizierungen, externen Beratern
- Kennzahlenvergleich/Benchmarking
- Gesetzliche und/oder behördliche Änderungen von Anforderungen

14.3.6.3 Ergebnisse der Bewertung

Die Ergebnisse der Bewertung müssen aufzeigen, welches Verbesserungspotenzial vorhanden, wie wirksam das qm-System ist und welche Ressourcen noch bzw. weiterhin einzusetzen sind. Selbstverständlich sind die Ergebnisse auch zu protokollieren.

14.4 Normkapitel 6 »Management der Ressourcen«

14.4.1 Bereitstellung der Ressourcen

Das Unternehmen muss rechtzeitig alle Mittel und Ressourcen bereitstellen, die das qm-System etablieren, sichern und verbessern, um damit nicht zuletzt auch die Kundenzufriedenheit zu erreichen.

14.4.2 Personal

14.4.2.1 Allgemeines

Das Personal, das im Bereich des qm-Systems tätig wird, muss geschult werden und entsprechende Verantwortung übertragen bekommen. Das betrifft nicht nur die Leitungsmitarbeiter, sondern alle Mitarbeiter der Einrichtung, die mittelbar oder unmittelbar mit der Leistungserbringung zu tun haben. Auf den Bereich Altenhilfe übertragen gilt das für alle Mitarbeiter der Pflege, Hauswirtschaft, Küche, Betreuung, Sozialarbeit.

14.4.2.2 Fähigkeit, Bewusstsein, Schulung

Das Unternehmen muss aus dem oben genannten Grund zunächst ermitteln, welche Fähigkeiten die Mitarbeiter zum Zeitpunkt X haben. Danach wird der Bedarf an Schulung generell eruiert und der spezielle Bedarf für die jeweilige Berufsgruppe ermittelt. Dann muss das Unternehmen Schulungen anbieten, die Wirksamkeit dieser Schulungen überprüfen und die Teilnahme dokumentieren. Zudem muss sichergestellt werden, dass sich jeder Mitarbeiter des Unternehmens der Bedeutung seiner Funktion und Stellung im qm-System bewusst ist.

Dazu können zählen:

- Festlegung einer Mindestqualifikation für bestimmte Arbeitsbereiche
- Nachweise über Qualifikationen, auch Urkunden und Zertifikate
- Personalgespräche
- Interne und externe Schulungen
- Fragebogen nach Schulungsmaßnahmen
- Multiplikatoreneinsatz (der Mitarbeiter, der zur Schulung war, stellt die Inhalte in einem Team nochmals vor)
- Mitarbeiterbewertungsbogen
- Schulungsbewertungsbogen
- Protokolle von Besprechungen/Unterweisungen
- Schulungspläne
- etc.

14.4.3   Infrastruktur/Einrichtung

Das Unternehmen muss die benötigten Einrichtungen und Infrastrukturen ermitteln, die notwendig sind, um die Dienstleistung ordnungsgemäß und kundenorientiert zu erbringen. Zu den benötigen Einrichtungsgegenständen gehört jegliche Ausstattung im Unternehmen. Bei zugelassenen Einrichtungen der Altenpflege stehen die Mindestanforderungen häufig auch im Rahmenvertrag auf Landesebene oder dem speziellen Versorgungsvertrag der Einrichtung.

Zur sächlichen Ausstattung gehören:
* Räumlichkeiten, z. B. entsprechend dem Heimgesetz/der Heimmindestbauverordnung
* Sächliche Ausstattung wie Hilfsmittel (Rollstühle, Toilettenstühle, Matratzen etc.), aber auch Messmittel wie Blutdruckmessgeräte, Thermometer, Waage etc.
* Kommunikationsmittel (Telefon, Notruf, Dokumentationssystem etc.)
* Sicherungsmaßnahmen wie Desinfektionsgeräte (Sterilisator, Spüler etc.)

So ist die sächliche Ausstattung für ambulante Dienste weitgehend im Versorgungsvertrag nach §132a SGB V geregelt. Für Heime ist die Ausstattung teilweise wenig präzise geregelt, meist mit dem Satz: »Das Heim hat geeignete Hilfsmittel in ausreichender Zahl vorzuhalten.« Hier bietet die Richtlinie über die Verordnungsfähigkeit von Hilfsmitteln einen – wenn auch wenig befriedigenden – Anhaltspunkt.

14.4.4   Arbeitsumgebung

Zur Arbeitsumgebung gehören alle physischen und menschlichen Faktoren, die zur Erreichung der Dienstleistung vonnöten sind. Hierzu gehören also alle Maßnahmen, die es dem Mitarbeiter ermöglichen, eine sachgerechte und kundenorientierte Dienstleistung zu erbringen.

Dazu gehören:
* Gesundheitsschutz
* Arbeitssicherheitsaspekte und -maßnahmen
* Arbeitserleichterungen (z. B. Hebevorrichtungen)
* Personalräume
* Fördermaßnahmen
* Mitarbeiterbefragung
* Im Pflegebereich sind es zum Beispiel folgende Materialien:
* Dienstzimmer (mit Sitzgelegenheit)
* Schreibtisch
* Arbeitsplatz (EDV)

- Kommunikationsanlagen (Pieper, Telefon, Handy etc.)
- Fäkalienspülraum (modern und geruchsneutral)
- Sichtschutz
- Hebelifter
- Transportgerätschaften
- Hol- und Bringedienste

Neben den physischen Dingen gehört aber auch der menschliche Aspekt zur Arbeitsumgebung, und dieser Aspekt hat sehr viel mit Stimmungen und Befindlichkeiten zu tun. Wie z. B. das Arbeitsklima, die »Corporate Identity«, die Mitarbeiterführung, das Vorschlagswesen, Mitarbeitergespräche etc.

14.5   Normkapitel 7 »Produktrealisierung«

14.5.1   Planung der Produktrealisierung

Hier muss festgelegt werden, wie das Unternehmen vorgeht, um nachvollziehbare Qualitätsziele umzusetzen, Dienstleistungsprozesse zu planen und einzuführen, Dokumente zu erstellen und die erforderlichen Mittel einzusetzen.

Dazu gehören im Pflegebereich unter anderem das Leitbild, Zielvereinbarungen und auch das Pflegekonzept, das verdeutlicht, wie die konkrete Arbeit geplant ist. Ebenfalls dazu gehören Konzepte wie Beschäftigungskonzept, Konzept zur Pflege von demenziell Erkrankten, Hemiplegiker, Klienten im Wachkoma etc.

14.5.2   Kundenbezogene Prozesse

14.5.2.1   Ermittlung der Anforderungen an die Dienstleistung

Das Unternehmen muss ermitteln, welche Anforderungen der Kunde an die Dienstleistung hat, was er erwartet, was er erwarten kann, weil es gesetzlich und/oder behördlich geregelt ist. Das bedeutet, dass das Unternehmen vorausgesetzte und festgelegte Anforderungen erfüllen muss.

In kaum einem anderen Dienstleistungsbereich ist so viel geregelt und festgeschrieben wie in dem Bereich der Pflege. Die Anforderungen sind formuliert durch z. B.:

- Sozialgesetzbücher (BSHG, SGB XI und SGB V)
- Grundgesetz (Würde des Menschen, Briefgeheimnis, Unverletzlichkeit der Wohnung etc.)

- Kostenträger (Krankenkasse/Pflegekasse, Sozialamt)
- Aufsichtsbehörden (MDK, Heimaufsicht, Gesundheitsamt, Gewerbeaufsicht)
- behandelnde und beteiligte Ärzte/Therapeuten

Vorausgesetzte und auch ausgesprochene Erwartungen sind (z.B. im Vertrag mit dem Kunden, Befragungsergebnisse, Beschwerde- oder Besprechungsergebnisse): z.B. Begrüßung, Anklopfen, Schutz des Eigentums, Freundlichkeit, Pünktlichkeit, Zuverlässigkeit, Respekt etc.

14.5.2.2 Bewertung der Anforderungen an die Dienstleistung

Die Anforderungen eines Kunden, direkte (»Ich möchte gern …«) oder indirekte (gesetzlich oder behördlich) müssen eruiert und geprüft werden. Es muss sichergestellt sein, dass das Unternehmen die Anforderungen erfüllen kann und zwar noch vor der Abgabe eines Angebotes. Die Machbarkeit ist zu prüfen.

Im Gesundheitswesen können Forderungen ermittelt werden z.B. durch:
- Aufnahmegespräche/Erstgespräche
- Erstuntersuchung/ärztliches Attest
- Kostenübernahmeklärung mit Kostenträger/Zahler
- vorhandene Qualifikation der Mitarbeiter
- Gesetzgebung, behördliche Anforderungen

14.5.2.3 Kommunikation mit dem Kunden

Das Unternehmen muss Regelungen zur Kommunikation mit dem Kunden treffen. Dazu gehören im Gesundheitswesen u.a.:
- Informationen über die eigene Dienstleistung (Broschüren, Prospekte, Selbstdarstellung)
- Informationen über andere Dienstleistungspartner (Essen auf Rädern, Therapeuten, Kurzzeitpflege, Tages- und Nachtpflege, Fußpflege, Ärzte etc.)
- Informationen über Finanzierungsmöglichkeiten (durch Kostenträger wie Kassen oder Sozialamt)
- Informationen über soziale Leistungen (Pflegegeld, Sachleistungen, Hilfsmittel, Pflegehilfsmittel, Umbaumaßnahmen, soziale Sicherung von Pflegepersonen etc.)
- Bearbeitung von Anfragen (Anmeldungen etc.)
- Aufnahmeprozedere (inkl. dazugehöriger Infoblätter, Checklisten etc.)
- Informationsgespräche, -abende und -veranstaltungen
- Betreuungs- und Behandlungsmaßnahmen
- Reklamationen/Beschwerden

14.5.3 Entwicklung

14.5.3.1 Entwicklungsplanung

Die Entwicklung neuer Projekte, Dienstleistungen etc. muss geplant werden. Dies umfasst:

- Phasen der Entwicklung,
- Bewertung für jedes Stadium und
- Verantwortung und Befugnisse der Beteiligten.

Im Gesundheitsbereich denkt man nicht gleich an mögliche Entwicklungen. Aber auch in der Pflege sind neue Bereiche, Dienstleistungsspektren etc. möglich oder im Zuge des steigenden Wettbewerbsdrucks vielleicht sogar unverzichtbar.

Die Entwicklung neuer Dienstleistung kann im Gesundheitswesen beispielsweise Folgendes bedeuten:

- Einführung neuer Betreuungsformen, z.B. Snoezelen, Dementengruppe, »Rund-um-die-Uhr-Pflege« im ambulanten Bereich, Bezugspflege, Case Management
- Einführung neuer Dienstleistungsformen, z.B. Ambulanz für Schmerztherapie, rundum beschützende Abteilung, Tages- und Nachtpflege, Kurzzeitpflege, betreutes Wohnen, Wohngemeinschaften
- Erweiterung der Dienstleistung auf weitere Sparten oder Branchen
- Nachtcafé
- Internetcafé
- Fitnessbereich
- Wellnessbereich
- Urlaub vom Heim/von Zu Hause

14.5.3.2 Entwicklungseingaben

Bezogen auf die Entwicklung zählen hierzu gesetzliche und behördliche Vorgaben, die zu eruieren und zu klären sind. Ebenso zählen dazu die Leistungsanforderung an die neue Dienstleistung, alle weiteren Informationen und Forderungen.

Das kann für bestimmte Bereiche bedeuten:

- Qualifikation von Mitarbeitern
- Zusätzliche Schulungen
- Modellprojekte
- Spezielle Ausstattung
- Kostenplanung
- Machbarkeitsstudie
- Rentabilitätsstudien
- Wirtschaftlichkeitsanalysen, sonstige Analysen

14.5.3.3 Entwicklungsergebnisse

Dies umfasst die Prüfung und Genehmigung der Ergebnisdokumente, sodass ein Abgleich mit den Vorgaben der Planung durchgeführt werden kann. Das kann in Form von Berichten, Protokollen oder Plänen geschehen.

14.5.3.4 Entwicklungsbewertung

Notwendig ist eine phasenweise Überprüfung der Entwicklung, ob diese noch dem Ursprungsplan entspricht und die Pläne auch weiter verfolgt werden können.

Auftretenden Problemen muss entsprechend begegnet werden und Folgemaßnahmen sind vorzuschlagen. Das könnte zum Beispiel bei einer neuen Dienstleistung wie einer Wohngemeinschaft bedeuten, dass ein Zwischenstand erhoben wird. Außerdem muss geprüft werden, ob die Kostenträger finanzierungsbereit sind, die Formalien und Vorschriften noch zutreffen und eingehalten werden können etc.

14.5.3.5 Entwicklungsverifizierung

Die Verifizierung ist quasi eine vorläufige Endprüfung, die den Abgleich zwischen der Entwicklungsidee und der letztendlichen Umsetzung transparent machen soll. Eine solche Verifizierung kann auch ein Pilotprojekt oder Modell sein.

14.5.3.6 Entwicklungsvalidierung

Die Entwicklungsvalidierung ist eine nochmalige Endprüfung: Sie stellt das Ergebnis fest. Die Validierung muss ergeben, dass die Dienstleistung allen gesetzten Anforderungen entspricht und künftig, auf Dauer, in gleicher Qualität und Güte wie die anderen Dienstleistungen erbracht werden kann.

14.5.3.7 Lenkung von Entwicklungsveränderungen

Wenn im Verlauf der Entwicklung Änderungen nötig werden, sei es durch auftauchende Probleme oder sonstige Gegebenheiten, so muss sichergestellt werden, wer zur Änderung befugt/autorisiert ist. Alle Änderungen der Entwicklung sind zu dokumentieren, damit sie nachvollziehbar bleiben.

14.5.4   Beschaffung

14.5.4.1 Beschaffungsprozess

Der Prozess der Beschaffung ist zu lenken, damit für das Unternehmen sichergestellt ist, dass alle beschafften Produkte den erforderlichen Anforderungen entsprechen. In welcher Art und in welchem Umfang dies geschieht, ist abhängig von der Branche und dem Dienstleistungszweig.

Im Gesundheitswesen ist die Prüfung der beschafften Inkontinenzmaterialien in einem Pflegeheim sicher als weniger umfangreich anzusehen als die Lieferung von Sterilgut oder Prothesen für das Körperinnere oder Nahrungsmittellieferungen für die Küche. Dazu gehören also auch Caterer für Küche, Hauswirtschaft und Reinigung.

Das Unternehmen muss auf jeden Fall eindeutige Verfahrensweisen festlegen, wie mit angelieferten Produkten zu verfahren ist. Dazu ist eine regelmäßige Lieferantenbewertung unabdingbar. Eine Lieferantenbewertung umfasst neben dem Preis-Leistungs-Verhältnis beispielsweise auch die Lieferbedingungen, Just-in-time-Lieferung, Mindermengenzuschlag, Rabatte, Angebotspalette, Bestandsprüfung etc.

14.5.4.2 Beschaffungsangaben
Unter Beschaffungsangaben kann man auch verstehen:
- Anforderung an das zu liefernde Produkt
- Verfahren zur Lieferung (wer, wann, wo bestellt)
- Forderungen aus dem QM-System heraus an das zu liefernde Produkt (z.B. gelistetes Hilfsmittel)
- Anforderungen an die Lieferung (z.B. bei Küchenprodukten die ununterbrochene Kühlkette; z.B. im Krankenhaus die eingehaltene Bluttransfusionsverordnung)
- Anforderungen an den Annehmenden (Wer nimmt was entgegen und wer ist berechtigt, gegenzuzeichnen?)
- Allgemeine Beschaffung wie z.B. auch Dienstkleidung, pflegerische, medizinische Produkte

14.5.4.3 Verifizierung von beschafften Produkten
Hierunter versteht man den nachvollziehbaren und transparenten Beschaffungsprozess. Es muss jederzeit nachvollziehbar sein, wer am Verfahren der Beschaffung beteiligt und wer wozu berechtigt ist. Der Beschaffungsvorgang muss festgeschrieben, effektiv und jederzeit nachvollziehbar sein. Verantwortlichkeit und Zuständigkeit müssen dokumentiert sein. Das kann durch Verfahrensanweisungen, Ablauforganisation, Piktogramme, Stellen- oder Arbeitsplatzbeschreibung oder auch Checklisten etc. geschehen.

14.5.5   Produktion und Dienstleistungserbringung

14.5.5.1 Lenkung der Produktion und Dienstleistungserbringung
Das Unternehmen muss seine Dienstleistung lenken, indem es Folgendes festlegt:
- Verfügbarkeit von Mitteln und Merkmale der Dienstleistung
- Verfügbarkeit von geeigneten Arbeitsanweisungen
- Gebrauch und Instandhaltung der erforderlichen Ausstattung
- Verfügbarkeit und Einsatzbereitschaft von Prüfmitteln

- Überwachungsmaßnahmen
- Freigabe und Lenkung der Prozesse

14.5.5.2 Validierung der Prozesse zur Produktion und Dienstleistungserbringung

Alle Prozesse der Dienstleistung, die nachfolgend weder gemessen noch überwacht werden können, müssen validiert werden. Dies trifft auch auf Dienstleistungen zu, die sich erst im Nachhinein als fehlerhaft erweisen.

Aus diesem Grund muss das Unternehmen folgende Vorkehrungen treffen:
- Festlegung von Kriterien für die Bewertung und Genehmigung der Prozesse
- Festlegung der Genehmigung von Ausrüstung und Qualifikation der Mitarbeiter
- Anwendung spezieller Methoden und Verfahren
- Aufzeichnungspflicht und erneute Validierung

14.5.5.3 Kennzeichnung und Rückverfolgbarkeit

Darunter versteht man die Rückverfolgbarkeit von Produkten und Dienstleistung. Jedes Produkt und jede erbrachte Dienstleistung muss jederzeit nachvollziehbar sein.

Im Produktionsbereich hat dies mit der Produkthaftung eines Unternehmens zu tun, im Gesundheitswesen mit der Haftung für mögliche Schäden wie z. B.:
- Unterlassene Hilfeleistung, beispielsweise bei Gesundheitsproblemen
- Billigende Inkaufnahme einer Körperverletzung, beispielsweise bei Verwendung unsteriler, abgelaufener Materialien

Diese Normenforderung bedeutet für das Gesundheitswesen insbesondere die Dokumentation der erbrachten Leistung, aber auch aller vorhergehenden Planungsschritte. Sekundär sind damit aber auch die korrekte Kennzeichnung von Materialien, die Aufzeichnungen der Verwaltung, Küche, Hauswirtschaft, Betreuung etc. gemeint.

14.5.5.4 Eigentum des Kunden

Das Unternehmen muss sorgsam mit dem Eigentum von Kunden umgehen, sofern dieses Eigentum zur Dienstleistungserbringung notwendig ist oder dabei genutzt wird.

Das Eigentum muss gekennzeichnet, verifiziert, geschützt und instand gehalten werden. Bei Verlust, Beschädigung oder anderweitig unbrauchbar gewordenem Kundeneigentum ist die entsprechende Aufzeichnung zu führen und der Kunde zu informieren. Was so selbstverständlich klingt, geht in der Praxis immer noch gern schief. Ein Beispiel hierfür ist die Verwahrung der Medikamente im Pflegeheim (Tabelle 34). Beim Verschwinden ganzer Packungen funktioniert das noch, aber wie sieht es aus, wenn man an andere Klienten mal etwas ausleiht? Hand aufs Herz: Wird es in Ihrer Einrichtung immer verfolgt und nachgehalten?

Dieser Normenpunkt meint aber nicht nur materielle Güter, sondern auch das geistige Eigentum eines Kunden. Wie wird im Gesundheitswesen mit Informationen umgegangen? Welche Informationen darf man einholen? Welche sind überflüssig, welche verletzen vielleicht sogar den Datenschutz? Wie weit darf man gehen: Wer erhält weitere Informationen, wer nicht? Darf man die Namen an die Türen schreiben oder eher nicht? Erhält die Tochter Auskunft oder nicht? Darf man dem alten Menschen seine Abführmittel aus dem Nachtkästchen nehmen oder nicht?

Tabelle 34: Normtext

Normtext Das Kundeneigentum ist:	Praxis Altenpflege
zu kennzeichnen	Die Medikamente sind zu kennzeichnen, und zwar einzeln auf jeder Packung. Tropfen, Flaschen etc. sind mit Anbruchdatum zu versehen.
zu verifizieren	Vor jeder Entnahme muss die Prüfung des richtigen Medikamentes zum richtigen Zeitpunkt usw. erfolgen. Die Medikation darf nur aus der Dokumentation heraus gerichtet werden.
zu schützen	Die Medikamente müssen geschützt, verschlossen aufbewahrt werden, der Zugriff (insbesondere Betäubungsmittel) muss geregelt werden.
instand zu halten	Das Instandhalten heißt in unserem Beispiel, dass die Medikamente entsprechend aufbewahrt werden müssen: dunkel für lichtempfindliche Medikamente, kühl für wärmeempfindliche etc., und diese korrekte Aufbewahrung schließt regelmäßige Kontrollen mit ein.
Bei Verlust ist der Kunde zu unterrichten	Kommt ein Medikament abhanden, muss dies aufgezeichnet und dem Besitzer mitgeteilt werden.

14.5.5.5 Produktkonservierung

Das Unternehmen muss gewährleisten, dass die Dienstleistung mit den Kundenanforderungen jederzeit konform geht: von der Beschaffung über die Vorbereitung bis zur Durchführung, Handhabung, Verpackung, Lagerung und Schutz. Unter der Kundenanforderung wird wieder der direkte Kunde gesehen, aber auch der indirekte, wie Kostenträger, Gesetzgeber, prüfende Instanzen und Behörden.

Im Gesundheitswesen kann es hier zum Beispiel um die Einhaltung der Transfusionsordnung im Krankenhaus gehen oder um die sachgerechte Aufbewahrung der Verbandstoffe und Medikamente gemäß § 11 HeimG, in der Küche um die Einhaltung der HACCP (Lebensmittelhygieneverordnung) und anderes mehr.

14.5.6   Lenkung von Prüfmitteln

Zur Sicherstellung der Dienstleistung müssen, soweit zutreffend, Prüfmittel eingesetzt werden, die die Konformität der Dienstleistung mit der Kundenanforderung messen. Eingesetzte Prüfmittel im Pflegeheim müssen z.B. regelmäßig überprüft werden durch:

- Justieren (auf einen Wert einstellen, z.B. die Badezimmerwaage auf Null),
- Kalibrieren (mit einem vorgegebenen Wert vergleichen/einstellen, z.B. der Blutzuckerteststreifen),
- Eichen (wie Kalibrieren, nur eben durch ein Eichamt durchgeführt),
- gegen Verstellen sichern (z.B. Wechseldruckmatratze),
- vor Beschädigung, Verschlechterung durch adäquate Lagerung schützen (z.B. nicht in die Sonne legen),
- Ergebnisse der Prüfung aufzeichnen (also Kontroll-, Wartungs- bzw. Checklisten führen).

14.6   Normkapitel 8 »Messung, Analyse und Verbesserung«

14.6.1   Allgemeines

Ein Unternehmen muss alle Überwachungs-, Messungs-, Analyse- und Verbesserungsprozesse planen und verwirklichen, die erforderlich sind, um:

- die Produktkonformität klarzumachen,
- die Konformität des qm-Systems zu verdeutlichen,
- die Wirksamkeit des qm-Systems zu verdeutlichen und es ständig zu verbessern.

Hierzu können auch statistische Methoden dienen.

14.6.2   Überwachung und Messung

14.6.2.1   Kundenzufriedenheit

Das Unternehmen muss nachweisen, dass es die Kundenanforderung erfüllt hat. Dies kann durch Kundenbefragung, Angehörigenbefragung, Meinungseinholung, Beschwerdemanagement oder auch sogenannte »Zuweiser-Fragebögen« (von einweisenden Ärzten, kooperierenden Unternehmen, Kostenträgern etc.) geschehen.

14.6.2.2   Interne Audits

Es müssen regelmäßig und geplant interne Audits durchgeführt werden, um zu ermitteln, ob das qm-System greift, ob es den Anforderungen der Norm entspricht und ob alle erforderlichen Maßnahmen wirksam durchgeführt und aufrechterhalten werden.

Die Norm schreibt nicht vor, wie oft und in welchem Umfang ein internes Audit erfolgen muss. Das Unternehmen selbst legt dies anhand seiner betriebsnotwendigen Gegebenheiten fest.

Wichtig ist jedoch, dass folgende Dinge schriftlich fixiert werden:
- Auditteam und dessen Ausbildung (Auditteam unparteiisch und objektiv)
- Auditplan (durch Auditleiter)
- Auditprogramm (welcher Bereich wird wann, nach welchen Kriterien auditiert?)
- Auditcheckliste (vorher an den auditierten Bereich weiterleiten)
- Auditbericht (geht auch an die oberste Leitung)
- Korrekturmaßnahmenprotokoll (durch die Leitung des auditierten Bereichs ohne ungerechtfertigte Verzögerung umzusetzen)

14.6.2.3 Überwachung und Messen von Prozessen
Prozesse sind beispielsweise Abläufe im Gesundheitswesen.

Dazu können gehören:
- Dienstplangestaltung
- Schichteinteilung
- Ablauf und Arbeiten, die in einer Schicht anfallen
- Bestellwesen
- Vorgehensweise bei Aufnahme, Entlassung, Versterben etc.

Dazu müssen die Prozesse vorab beschrieben und entsprechende Aufzeichnungen über die Dienstleistungserbringung stattfinden.

14.6.2.4 Überwachung und Messung der Dienstleistung
Unter diesem Punkt versteht man im Gesundheitswesen zum Beispiel das Durchführen von Visiten (Arzt-, Kunden-, Umfeld-, Mitarbeiter- und Dokumentationsvisite). Neben der Visite ist ein wesentliches Überwachungsmerkmal auch die Überprüfung oder Anleitung bei einer Tätigkeit, z. B. Verbandwechsel.

14.6.3 Lenkung fehlerhafter Produkte

Das Unternehmen muss sicherstellen, dass alle Produkte und Dienstleistungen, die den Anforderungen nicht entsprechen, gekennzeichnet und gelenkt werden, sodass ein zufälliger Einsatz/Gebrauch oder eine Fehlleistung in der Erbringung einer Dienstleistung ausgeschlossen wird. Die dazu ergriffenen Maßnahmen wie auch die Autorisierung für den Umgang mit dieser fehlerhaften Leistung müssen in einem Verfahren festgelegt werden. Das bedeutet, das Unternehmen muss:

- Maßnahmen ergreifen, um festgestellte Fehler zu beseitigen;
- Genehmigung zum weiteren Gebrauch vergeben;
- Maßnahmen ergreifen, sodass ein fehlerhaftes Produkt nicht unbeabsichtigt weiterverwendet wird oder eine nicht den Anforderungen entsprechende Dienstleistung weiter erbracht wird.

Als Beispiel soll hier eine solch profane Sache wie das Bettenmachen dienen. Der Fehler in unserem Beispiel: Das Bett ist nicht richtig gemacht und voller Falten.

Wie wird mit der Feststellung umgegangen? Was wird unternommen, um den Fehler zu beseitigen? Wie wird festgestellt, ob der Kunde das evtl. so wollte, oder ob er die Dienstleistung abgelehnt hat? Wie wird ausgeschlossen, dass der Kunde in das ungemachte Bett gehen muss?

Das ist zugegebenermaßen ein sehr einfaches Beispiel, nehmen wir aber einmal die Tatsache, dass der MDK kommt und feststellt, dass der Kunde im Bett liegt. Ein dauernd bettlägeriger Mensch ist aus pflegewissenschaftlicher Sicht eher selten und zeugt nicht gerade von aktivierender Pflege. Also ist ein Fehler in der Dienstleistungserbringung aufgetreten: Der Fehler lautet »fehlende aktivierende Pflege«.

Wie wird der Fehler beseitigt? Ist er überhaupt zu beseitigen? Wer hat das genehmigt? Wer ist dafür verantwortlich, dass der Mensch im Bett bleibt oder rauskommt? Wie ist künftig damit umzugehen, welche Maßnahmen wurden und werden ergriffen, damit der Mensch nicht automatisch immer im Bett bleibt, nur weil er vielleicht schon als Bettlägeriger von der Einrichtung übernommen wurde?

14.6.4 Datenanalyse

Ein Unternehmen hat geeignete Daten zu erheben, zu ermitteln, zu erfassen und zu analysieren, die die Eignung und Wirksamkeit des qm-Systems aufzeigen, diese bestätigen und aufzeigen, wo ständige Verbesserungen möglich werden.

Zu diesen Daten gehören insbesondere:
- Kundenzufriedenheit
- Erfüllung der Anforderungen
- Beobachtung von Trends in der Kundenwahrnehmung und der Branchenbetrachtung
- Lieferantenbewertung
- Möglichkeiten der Vorbeugung und Verbesserung

14.6.5   Verbesserung

14.6.5.1   Ständige Verbesserung

Die Organisation muss sich der ständigen Verbesserung verschreiben, d.h. die Wirksamkeit des qm-Systems ständig verbessern durch den Einsatz von:

- Qualitätspolitik
- Qualitätszielen
- Auditergebnissen
- Datenanalysen
- Korrekturmaßnahmen
- Vorbeugemaßnahmen
- Managementbewertung

14.6.5.2   Korrekturmaßnahmen

Wer nur den Fehler beseitigt, nicht aber die Ursache, wird den Fehler immer wieder machen. Ist das Essen bei der Auslieferung zu kalt und erwärmt man das Essen lediglich, so ist der Fehler momentan beseitigt, tritt aber womöglich morgen wieder auf.

Aus diesem Grund muss ein Unternehmen Maßnahmen ergreifen, die der Ursachenbeseitigung dienen, sodass ein erneutes Auftreten des Fehlers verhindert werden kann. Dazu dienen folgende Möglichkeiten:

- Fehlerbewertung
- Ermittlung der Ursache
- Beurteilung, welcher Handlungsbedarf vorliegt
- Überprüfung der Umsetzung der erforderlichen Maßnahme
- Aufzeichnung der Ergebnisse
- Bewertung der ergriffenen Maßnahme

Nehmen wir anhand der oben aufgeführten Notwendigkeit ein Beispiel aus dem ambulanten Bereich: Ein Kunde beschwert sich im Büro, dass die Schwester heute das dritte Mal zu spät kommt.

- Fehlerbewertung
  - Ermittlung der Aussage »zu spät«. Was heißt das? Was wurde vereinbart? Hat der Kunde Recht oder ist für ihn bereits eine fünfminütige Verspätung inakzeptabel?
- Ermittlung der Ursache
  - Nachfragen, warum die Pflegerin zu spät zum Patienten fährt.
  - Beurteilung, ob Handlungsbedarf vorliegt
  - Evtl. hat die Pflegerin einen zusätzlichen Patienten in der Tour oder sie fährt einen Umweg; sie beginnt zu spät oder fährt die Patienten nicht wie im Tourenplan festgelegt an. D.h. aus der Beurteilung wird sich eine Handlung ableiten lassen.

- Überprüfung und Umsetzung der ergriffenen Maßnahmen
  - Z.B. Tourenumstellung vornehmen; Kunden zurückrufen und fragen, ob das so in Ordnung geht. Oder man vereinbart künftig eine andere Zeit und auch hier wäre ein Nachfragen nach einigen Tagen vonnöten.
- Aufzeichnung der Ergebnisse
  - Notiz, Protokoll oder im Beschwerdebogen.
- Bewertung der Ergebnisse
  - Dies kann erst geschehen, wenn die Änderung oder die neue Regelung einige Tage lang erfolgte und der Kunde eine Rückmeldung gegeben hat bzw. gefragt wurde.

14.6.5.3 Vorbeugungsmaßnahmen

Wer keine oder möglichst wenig Fehler machen möchte, muss diese vor dem Entstehen erkennen und eliminieren. Die Norm fordert hier, dass Maßnahmen zur Beseitigung der Ursachen für mögliche Fehler oder Probleme ergriffen werden.

Dazu gehören:
- Ermittlung potenzieller Fehler und ihrer Ursachen
- Beurteilung des Handlungsbedarfs
- Überprüfung der Umsetzung der erforderlichen Maßnahme
- Aufzeichnung der Ergebnisse
- Bewertung der ergriffenen Maßnahme

Auch der MDK schreibt etwas Ähnliches in seiner Anleitung zur Prüfung der Qualität – unter dem Punkt »Qualitätssicherung« in der Rubrik »Standards, Richtlinien, Leitlinien«.

Bei Tätigkeiten, bei denen immer wieder Fehler auftauchen oder auftauchen könnten, sollte ein Unternehmen entsprechende Maßnahmen ergreifen. Das bedeutet: Ein Standard legt ein Verfahren oder ein Vorgehen verbindlich fest. Jeder muss nach dieser Vorgabe handeln. So lassen sich Fehler weitgehend ausschließen.

Des Weiteren dienen alle Regelungen innerhalb eines Unternehmens dazu, Fehlern vorzubeugen. Wer eine Regelung hat, wie Mitarbeiter sich krankzumelden haben, muss sich nicht darüber ärgern, dass Mitarbeiter erst nach Beginn der Dienstzeit anrufen.

Wer eine Regelung über das Auftreten, das Outfit eines Mitarbeiters hat und also festlegt, wie ein Mitarbeiter zum Dienst zu erscheinen hat, der muss sich nicht über einen Mitarbeiter mit blauen Haaren, Baseballmütze und diversen Piercings oder Brandings oder gar Tackernadeln ärgern.

14.7 Beispiel eines Handbuches nach DIN EN ISO 9001:2015 stationär

A Einleitung
  1) Geltungsbereich/mögliche Ausschlüsse
  2) Zweck
  3) Dokumente
  4) Genehmigung
  5) Lenkung
  6) Kennzeichnung
  7) Lenkung von Aufzeichnung

B Verantwortung der Leitung/des Managements
  1) Kundenorientierung
  2) Qualitätspolitik
  3) Qualitätsziele
  4) Verantwortung/Befugnisse/Stellenbeschreibung
  5) Wege der internen Kommunikation
  6) Managementbewertung

C Ressourcen
  1) Bereitstellung von Ressourcen seitens der Leitung
  2) Personelle Ressourcen
  3) Schulungen/Fertigkeiten/Fähigkeiten in Bezug auf die Mitarbeiter
  4) Infrastruktur (ermitteln, berücksichtigen)
  5) Arbeitsumgebung (ermitteln und bereitstellen)

  Umsetzung der Dienstleistung
  1) Planung
  2) Kundenanforderung
  3) Entwicklung
  4) Beschaffung/Lieferanten
  5) Dienstleistungserbringung
  6) Lenkung von Prüfmitteln (Geräte, Standards etc.)

  Messung/Analyse/Verbesserung
  1) Überwachung/Controlling der Dienstleistung/Kundenzufriedenheit
  2) Umgang mit Fehlern, Beschwerden etc.
  3) Datenanalyse (Statistik und Auswertungen)
  4) Verbesserungsmöglichkeiten/Prozesse
  5) Korrekturmaßnahmen
  6) Vorbeugemaßnahmen

15 PFLEGEDOKUMENTATION

15.1 Allgemeines

Die Dokumentation ist zunächst eine Sammlung von Daten und Fakten; sie ist Ordnung, Speicherung und Auswertung von Urkunden bzw. schriftlich fixiertem Wissen. Hier ist zwischen administrativer Dokumentation der Verwaltung, der ärztlichen Dokumentation und der pflegerischen Dokumentation zu unterscheiden (vgl. Böhme). Das Dokument ist zu behandeln wie eine Urkunde.

Neben der **Wahrheit** muss das Dokument auch Klarheit schaffen. Das bedeutet zum einen, die Eintragungen müssen eindeutig und nachvollziehbar sein. Das »nachvollziehbar« bezieht sich auf »logisch«, und das Handzeichen muss eindeutig zuzuordnen sein.

Die **Echtheit** verbietet Eintragungen mit Bleistift oder Füller. Ebenso ist die Benutzung von Tipp-Ex verboten. Echtheit heißt aber auch, dass jeder für sich selbst einträgt.

Keine Streichung heißt »keine Striche«, zum Beispiel für erbrachte Leistungen. Diese Striche sind sehr verbreitet, aber unzulässig. Auch wenn beispielsweise im ambulanten Dienst die Kassen eine Strichliste zur Abrechnung zulassen, ist diese Strichelung keineswegs als Beweis tauglich.

Lesbar bedeutet, das Geschriebene muss immer lesbar bleiben. Verschreibt man sich und möchte ein Wort im Nachhinein für ungültig erklären, so ist das nur wie folgt möglich: ~~schade~~. Keinesfalls erlaubt ist die Streichung bis zur Unkenntlichkeit: ▮▮▮▮.

15.2 Dokumentation und Urkundenfälschung

Die folgenden Auszüge sind den §§ 267, 268, 269, 270, 271 StGB (Strafgesetzbuch) entnommen.

15.2.1 § 267 Urkundenfälschung

»(1) Wer zur Täuschung im Rechtsverkehr eine unechte Urkunde herstellt, eine echte Urkunde verfälscht oder eine unechte oder verfälschte Urkunde gebraucht, wird mit Freiheitsstrafe bis zu drei Jahren oder mit Geldstrafe bestraft.
(2) Der Versuch ist strafbar.
(3) In besonders schweren Fällen ist die Strafe eine Freiheitsstrafe nicht unter einem Jahr.«

15.2.2   § 268 Fälschung technischer Aufzeichnungen

»(1) Wer zur Täuschung im Rechtsverkehr
   a. Eine unechte technische Aufzeichnung herstellt oder eine technische Aufzeichnung verfälscht oder
   b. unechte oder verfälschte technische Aufzeichnung gebraucht, wird mit Freiheitsstrafe bis zu fünf Jahren oder mit Geldstrafe bestraft.
(2) Der Versuch ist strafbar.«

15.2.3   § 269 Fälschung beweiserheblicher Daten

»(1) Wer zur Täuschung im Rechtsverkehr beweiserhebliche Daten so speichert oder verändert, dass bei ihrer Wahrnehmung eine unechte oder verfälschte Urkunde vorliegen würde, oder derart gespeicherte oder veränderte Daten gebraucht, wird mit Freiheitsstrafe bis zu fünf Jahren oder mit Geldstrafe bestraft.
(2) Der Versuch ist strafbar.«

15.2.4   § 270 Täuschung im Rechtsverkehr bei Datenverarbeitung

»Der Täuschung im Rechtsverkehr steht die fälschliche Beeinflussung einer Datenverarbeitung im Rechtsverkehr gleich.«

15.2.5   § 271 Mittelbare Falschbeurkundung

»(1) Wer bewirkt, dass Erklärungen, Verhandlungen oder Tatsachen, welche für Rechte oder Rechtsverhältnisse von Erheblichkeit sind, in öffentlichen Urkunden, Büchern, Dateien oder Registern als abgegeben oder geschehen beurkundet oder gespeichert werden, während sie überhaupt nicht oder in anderer Weise oder von einer Person in einer ihr nicht zustehenden Eigenschaft oder von einer anderen Person abgegeben oder geschehen sind, wird mit Freiheitsstrafe bis zu einem Jahr oder Geldstrafe bestraft.«

Fazit

Aus den o. g. Paragrafen ergibt sich zweifelsfrei: Die Pflegedokumentation und andere Dokumente müssen folgenden Grundsätzen entsprechen:

- Dokumentationswahrheit
- Verbot der schriftlichen Lüge
- Gebot der historisch richtigen und vollständigen Darstellung
- keine Urkundenfälschung
- keine vorsätzliche Urkundenfälschung
- Dokumentationsklarheit
- Strukturdisziplin (logisch, nachvollziehbar, lückenlos, eindeutig etc.)
- Sprachdisziplin (verständlich, aussagefähig, eindeutig usw.)
- Schreibdisziplin (lesbar, echt, keine Streichungen oder Gekritzel)

15.2.6   Wer schreibt, der bleibt

In einem Verfahren vor dem Bundesgerichtshof 1986 (VI ZR 215/84) wurde die Entstehung eines Dekubitus bei vorliegender Gefahr noch als möglich bewertet. Als Behandlungs- bzw. Pflegefehler beurteilten aber zwei Oberlandesgerichte das Vorhandensein eines Dekubitus. Zum einen das OLG Köln am 4.8.1999 (5U19/99) und zum anderen das OLG Oldenburg vom 14.10.1999 (1U 121/98). Sie stellten an die Qualität der Leistungserbringung besonders hohe Ansprüche. Nach diesen beiden Urteilen folgerten viele, insbesondere an Regress interessierte Kassen, dass ein Dekubitus ein vermeidbarer Schaden sei. »Nach pflegerischer und ärztlicher Erfahrung sei die Annahme der Vermeidbarkeit von Dekubiti fernab jeglicher medizinischer Realität.«[27]

Es empfiehlt sich also, bei jedem Risikoklienten, das sind vorwiegend bettlägerige, vorwiegend sitzende Menschen, das Dekubitusrisiko (welches Areal ist Druck ausgesetzt?) zu erheben. So kann man im Zweifel darlegen, dass man das Risiko erkannt hat. Bei Vorliegen eines Dekubitusrisikos sollte man die entsprechende Prophylaxe durchführen und erneut immer wieder dokumentieren. Das Risiko muss dann regelmäßig weiter beobachtet werden, z. B. zusammen mit einer Pflegeplanungsauswertung.

Nur wer nachweisen kann, dass er das Risiko frühzeitig erkannt, richtig eingeschätzt und auch alle infrage kommenden Maßnahmen nachweislich durchgeführt hat, kann mit Bestimmtheit sagen: »Mehr war nicht möglich, der Schaden war nicht vermeidbar.«

---

[27] Werdan (2002). Ist ein Dekubitus immer vermeidbar? In: Der Internist 2002, S. 14

15.2.7   Wozu dokumentieren?

Immer wieder stellen sich Pflegekräfte die Frage, wozu dokumentiert werden muss. Diese Frage ist angesichts der jüngsten Forderungen an ein Dokumentationssystem aus Sicht der Pflegenden durchaus verständlich. Die eine Instanz hält etwas für richtig, was eine andere Instanz für kritisch oder gar falsch hält.

> **Beachte**
>
> Ein explizites Gesetz, das die Dokumentationsform regelt oder gar Inhalte definiert, existiert nicht. Die Dokumentationspflicht ergibt sich aus allgemeinen Rechtsgrundsätzen und aus der Rechtsprechung.

Tabelle 35: Pflegedokumentation und ihre Bedingungen

Dokumentationswahrheit	Dokumentationsklarheit
Tatsachen	Eindeutig
Wahrheit	Nachvollziehbar
Echtheit	Aussagefähig
Einer Person zuordenbar	Lückenlos
	Keine Streichung
	Lesbar

Hans Böhme schreibt in seinem »Rechtshandbuch für Führungskräfte« (1999), dass die Begründung für eine Verpflichtung zur Dokumentation in mehreren Ebenen zu finden sei:

»Haftungsrecht
- Der Vertragspartner hat einen vertraglichen Anspruch auf sach- und fachkundige Arbeitsleistung.
- Oberstes Gebot ist die Sicherheit des Patienten.
- Es haftet der, der ausführt.

Vertragsrecht
- Pflegevertrag/Heimvertrag
- Eigenverantwortung
- Verantwortungsebenen in der Arbeitsteilung
- Organisationsverantwortung
- Sicherungs- und Verkehrspflicht der Einrichtung

- Qualitätssicherung
- Krankenkassenversicherungsrecht und Pflegeversicherung (Qualitätssicherung).«

Die Dokumentation der Pflegeeinrichtung muss also verschiedenen Kriterien genügen.

15.2.8   Welchen Sinn hat die Dokumentation?

Eine Dokumentation erfüllt mehrere Bedingungen:
- Gewährung der Sicherheit des Pflegebedürftigen
- Leistungstransparenz
- Information und Kommunikation interdisziplinär
- Qualitätssicherung
- Organisationshilfe
- Planungshilfe
- Arbeitsgrundlage
- Leistungsnachweis auch externer Dienste

15.2.9   Für wen wird dokumentiert?

Dokumentiert wird für:
- die eigene Sicherheit, zum Beweis der geleisteten Arbeit, aus haftungsrechtlicher Sicht,
- den Pflegebedürftigen/Angehörigen/Betreuer,
- die Kollegen als Information oder Arbeitsanweisung,
- die Einrichtung als Leistungsnachweis,
- den betriebswirtschaftlichen Erfolg, für eine korrekte Einstufung,
- den MDK zur Qualitätssicherung,
- andere Institutionen wie Heimaufsicht, Gesundheitsamt etc.,
- Kostenträger wie Pflegekasse, Sozialamt,
- den Informationsaustausch mit Ärzten, Therapeuten, Krankenhäusern etc.

Diese Vielzahl diverser Kriterien verlangt flexible Denkprozesse, und kaum jemand ist sicher, wie und was nun dokumentiert werden muss. Die folgenden Seiten sollen Aufschluss darüber geben, wie die Dokumentation zu führen ist, um so zum einen haftungsrechtlich sicherer zu sein und zum anderen den Anforderungen aus dem MDK-Konzept gerecht zu werden.

Selbst aus der MDK-Prüfanleitung lässt sich nicht ableiten, welche Dokumentationsvorgaben es gibt. So sind z. B. Biografieblätter, Assessments etc. keine Pflicht. Dennoch haben die meisten Einrichtungen in Deutschland noch immer folgende Inhalte in ihrem Dokumentationssystem:

- Stammblatt
- Anamnesebogen
- Biografieblatt
- Pflegeplanung
- Leistungsnachweis
- Verlaufsbericht
- Ärztliche Anordnung
- Bei sogenannten Risiken sind auch Risikoerhebungsbögen einzusetzen. Dazu gehören insbesondere:
- Dekubituseinschätzung (weder mit Nortonskala noch Bradenskala, sondern fachlich selbst einschätzen)
- Wundbeschreibung
- Bewegungsplan
- Bilanzierung
- Einfuhr-Ausfuhr
- Vielen Einrichtungen ist dies nicht genug, sie haben weitere Blätter selbst entwickelt oder angeschafft. Wie zum Beispiel Blätter für:
- Vitalwerte
- Beschäftigung/Therapie
- Inkontinenz
- Diabetiker
- Hygiene

Diese Blätter sind nicht verpflichtend, aber zum Teil durchaus sinnvoll und notwendig. Welche Dokumentation die beste ist, kann objektiv gesehen niemand sagen. Natürlich wird jeder Hersteller von Dokumentationssystemen seine Variante als die beste anpreisen. Ich habe in meiner Tätigkeit sehr viele, auch EDV-gestützte Dokumentationen im Einsatz gesehen und kann aus meiner Sicht nur sagen: die beste ist die Eigenproduktion, die je nach Bedarf und speziell auf die Einrichtung bezogen erstellt wurde.

EDV-Dokumentation?

Was nutzt ein Mercedes in der Garage, wenn ihn niemand fahren kann? Damit will ich zum Ausdruck bringen, dass keine Anschaffung einer neuen, noch so ausgeklügelten Dokumentation das Dokumentieren selbst verbessert. Aber ein gutes System kann den Umgang mit der Papierflut erleichtern.

Wenn die Mitarbeiter den Pflegeprozess nicht begriffen haben, wenn sie die Notwendigkeit und den Sinn der Dokumentation nicht verstehen, so werden sie mit der tollsten EDV-gestützten Pflegedokumentation nicht zurechtkommen. Die Fehler, die in der alten Pflegedokumentation gemacht werden, werden durch eine neue Dokumentationsmappe allein nicht verhindert. Ein neues System schafft da sogar eventuell neue Probleme. Und wer denkt, er könne allein durch den Einsatz von EDV Probleme in der Pflegedokumentation lösen, der wird bald feststellen, dass er mit dem Einsatz der EDV im Bereich Dokumentation plötzlich Probleme hat, die vorher nicht da waren. Damit möchte ich keinesfalls gegen eine EDV-Dokumentation sprechen. Ich persönlich halte dies für die einzig sinnvolle und strukturierte Art des Dokumentierens. Kein Mensch kame auf die Idee, dass die Gehaltsabrechnung noch mit der Schreibmaschine oder gar per Hand erstellt werden sollte. Warum soll man dann mit der Hand die Pflege dokumentieren lassen? Aber: Wer Autofahren nicht gelernt hat, kann mit einem Mercedes auch nichts anfangen.

15.2.10 Pflegediagnosen

»Diagnose« kommt aus dem Griechischen und bedeutet »Erkennung«, »das Feststellen der kennzeichnenden Merkmale eines Zustandes, eines Zusammenhangs« etc. Das Wort Diagnose ist kein exklusiver medizinischer Begriff. Die Pflegediagnosen grenzen sich von den ärztlichen Diagnosen ab, wobei es in einigen Punkten auch Überschneidungen geben kann, denken wir nur an die Pflegediagnosen »Diarrhö« oder »Dekubitus«.

Im Prinzip erstellt man Pflegediagnosen, indem man von Folgendem ausgeht: Immer dort, wo die Pflege zu eigenmächtiger Handlung befug ist, und überall dort, wo die Pflege auch handelt, liegt eine Pflegediagnose zugrunde.

Beispiel 1

Eine Pflegekraft schätzt bei einem Pflegebedürftigen das Dekubitusrisiko ein, stellt eine Gefährdung fest und führt eine Prophylaxe durch. Die »Dekubitusgefahr« ist bereits eine Pflegediagnose. Die Pflegekraft hat eigenmächtig das Risiko eingeschätzt und die folgerichtige Handlung eingeleitet. Dafür benötigt sie keinen Mediziner.

Beispiel 2

Ein weiteres Beispiel ist die Obstipation. Eine Pflegekraft stellt diese fest und handelt zunächst eigenmächtig: Sie versucht, die Flüssigkeitszufuhr zu steigern, den Pflegebedürftigen zu mehr Bewegung anzuregen und berät ihn hinsichtlich einer ballaststoffreichen Ernährung. Auch hier das gleiche Vorgehen: Eine Pflegekraft macht eine Feststellung und ist zu eigenmächtigem Handeln befugt. Sie benötigt keinen Arzt, der die Diagnose erhebt und keinen Mediziner, der die Maßnahme vorgibt.

Aber gerade das letzte Beispiel zeigt auch, dass die Pflegediagnosen, je nach Ausprägung, auch später noch in den medizinischen Bereich überwechseln können. So machen ein negatives Ergebnis oder hinzukommende Probleme doch den ärztlichen Rat nötig.

Pflegediagnosen sollen
- helfen, die Pflegeprobleme besser und vor allem in einer einheitlichen Sprache zu erfassen;
- helfen, das Selbstverständnis in der Pflege zu sensibilisieren;
- helfen, die Eigenständigkeit der Pflege gegenüber anderen Berufsgruppen zu stärken;
- einheitlich angewandt, genau wie eine medizinische Diagnose, für sich stehen können;
- nur aufgestellt werden, wenn (wie die medizinische Diagnose auch) eindeutige Anzeichen für die Bewertung vorliegen.

Eine »Pflegediagnose« wird unterschiedlich definiert:
»Eine Pflegediagnose ist die Beurteilung oder das Ergebnis einer pflegerischen Einschätzung.«[28]
»Eine klinische Beurteilung über ein Individuum, eine Familie, eine Gemeinde, die zurückzuführen ist auf einen wohlüberlegten, systematischen Prozess der Datensammlung und Datenanalyse; sie bildet die Grundlage für die Verordnung einer eindeutigen Therapie, für die die Krankenschwester verantwortlich ist.«[29]
»Eine Pflegediagnose ist eine Aussage, die ein aktuelles oder potenzielles gesundheitliches Problem beschreibt, das zu behandeln Krankenschwestern und Pfleger berechtigt und befähigt sind.«[30]

Pflegediagnosen

Eine Art der Definition hat sich nun in der Pflegelandschaft manifestiert und wird auch in Deutschland schon weitgehend flächendeckend gelehrt: »Eine Pflegediagnose stellt eine klinische Beurteilung der Reaktionen eines Individuums, einer Familie oder einer Gemeinde auf aktuelle oder potenzielle Gesundheitsprobleme oder Lebensprozesse dar.

Pflegediagnosen bilden die Grundlage für die Auswahl von pflegerischen Interventionen, um die aufgestellten Ziele und erwünschten Pflegeergebnisse zu erreichen, für welche die Pflegeperson verantwortlich ist.«*

* vgl. NANDA North Atlantic Nursing Diagnosis Association 1994

---

[28] vgl. Gebbie; Lavin 1973
[29] vgl. Shoemaker 1984
[30] vgl. Gordon 1987

Es gibt mittlerweile 107 festgeschriebene Pflegediagnosen, die in vier große Gruppen unterteilt werden können:

Gruppe 1

Aktuelle Pflegediagnosen sind auch in der Regel aktuelle Pflegeprobleme. Sie definieren eine Situation, die definiert, nachweisbar und überprüfbar ist: z.B. Diarrhö.

Gruppe 2

Risiko- oder Gefährdungspflegediagnosen definieren eine Situation, die noch nicht eingetreten ist, aber vermutlich eintreten wird oder aber ein Risiko darstellt. Dazu gehören alle Probleme, die eine Pflegekraft zur Durchführung von Prophylaxen zwingen.

Gruppe 3

Syndrompflegediagnosen fassen einige gemeinsam auftretende Pflegediagnosen und Probleme zusammen.

Gruppe 4

Wellness-Pflegediagnosen definieren, wie der Name schon sagt, die Möglichkeit der Lebensverbesserung, der Ernährungsverbesserung, der Gesunderhaltung von Körper, Seele, Geist.

Einige Beispiele von Pflegediagnosen anhand der Klassifizierung nach NANDA:
- Angst
- Aspirationsgefahr
- Dekubitusgefahr
- Diarrhö
- Erschöpfung
- Flüssigkeitsmangel
- Gewalttätigkeit
- Hautschädigung (Intertrigo, trockene Haut, Dekubitus etc.)
- Immobilität
- Infektionsgefahr
- Mangelnde Durchblutung
- Obstipation
- Schlafstörung (Durchschlaf-, Einschlafstörung)
- Schmerz
- Stuhlinkontinenz
- Sturzgefahr
- Urininkontinenz (Drang-, Stress-, funktionelle Inkontinenz)
- Verletzungsgefahr

Neben den pflegerischen Diagnosen soll die Anamnese auch die Probleme und Ressourcen des Pflegebedürftigen aufzeigen. Hier gibt es unter den Herstellerfirmen von Dokumentationssystemen verschiedene Vorgehensweisen. Einige basieren auf der Richtlinie zur Einstufung. Dies wird auch von Monika Krohwinkel favorisiert. Im Aufbau orientiert sich die Pflegeanamnese an dem Pflegemodell, an das sich die Pflegeeinrichtung anlehnt bzw. nach dem sie arbeitet.

An Virginia Henderson angelehnt ist zum Beispiel die Vorgehensweise nach den AEDL, den Aktivitäten und existenziellen Erfahrungen des Lebens, die durch Krohwinkel bekannt wurden. An das Modell von Nancy Roper angelehnt ist die Vorgehensweise nach den ATL, den Aktivitäten des täglichen Lebens, die durch Liliane Juchli bekannt wurden. Über diese beiden weitverbreiteten Varianten hinaus gibt es natürlich noch viele weitere.

15.3   Der Pflegeprozess/Pflegeplan

Abbildung 9 zeigt den Pflegeprozess, üblicherweise als Problemlösungsprozess nach Fiechter und Meier (1998).

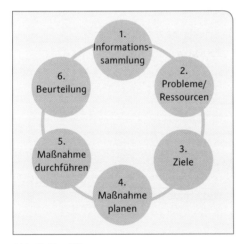

Abb. 9: Der Pflegeprozess.

Schritt 1: Die Informationssammlung
Die Informationen erhält man durch:
- Gespräche mit Angehörigen
- Äußerungen des Patienten
- Beobachtungen der Pflegekräfte
- Geplante und ungeplante Gespräche mit dem Patienten
- Berichte von Arzt und Therapeut

Im Team werden die gesammelten Kenntnisse zusammengetragen und erörtert. Auf der Basis der Informationssammlung sollen die Probleme und Ressourcen gefunden, Ziele vereinbart, Maßnahmen erst geplant und schließlich durchgeführt werden. Zum Schluss wird der Pflegeplan ausgewertet und die Ergebnisse in der Evaluation festgehalten.

Tabelle 36: Pflegemodelle im Vergleich (Reihenfolge geändert, d. Verf.)

ATL (Juchli)	AEDL (Krohwinkel)
Kommunizieren	Kommunizieren
Sich bewegen	Sich bewegen
Körpertemperatur regulieren	Vitale Funktionen des Lebens aufrechterhalten
Sich waschen und kleiden	Sich pflegen
Essen und trinken	Essen und trinken
Ausscheiden	Ausscheiden
Atmen	Sich kleiden
Wach sein und schlafen	Ruhen und schlafen
Raum und Zeit gestalten	Sich beschäftigen
Frau, Mann sein	Sich als Mann und Frau fühlen
Sich sicher fühlen und verhalten	Für eine sichere Umgebung sorgen
Sinn finden im Werden, Sein, Vergehen	Soziale Bereiche des Lebens sichern Mit existenziellen Erfahrungen des Lebens umgehen

Schritt 2: Pflegeprobleme und Ressourcen

Bei der Problemformulierung beginnen für viele Pflegekräfte im wahrsten Sinne des Wortes bereits die Probleme. Das, was wir landläufig unter einem Problem verstehen, muss noch kein Pflegeproblem sein. So ist Blindheit, Apoplex, Hemiparese, Querschnittslähmung, Bewegungseinschränkung, Bettlägerigkeit etc. kein Pflegeproblem, sondern vielmehr die Ursache vieler Pflegeprobleme.

Hinweis

Eine gute Problemformulierung ist präzise, kurz und möglichst objektiv. Eine Angabe über die Ursache kann sinnvoll sein. Eine Verknüpfung von Problem und Ursache anhand von Begriffen wie »aufgrund, infolge, durch, weil, wegen« helfen bei der Formulierung. Es ist wichtig, nicht nur das Problem an sich zu erkennen, sondern auch die zugrunde liegende Ursache. Denn davon sind wiederum die Zielformulierungen und Maßnahmen abhängig.

Beispiel: Das Problem ist, dass ein Pflegebedürftiger sich nicht selbst waschen kann. Es ist offensichtlich von maßgeblicher Bedeutung, warum sich dieser Mensch nicht waschen kann. Kann er sich nicht selbstständig waschen, weil er es vergisst, weil er keine Einsicht in die Notwendigkeit hat oder weil er dies wegen seiner schlaffen Lähmung im rechten Arm nicht kann?

Ein weiteres Beispiel: Ein Pflegebedürftiger trinkt zu wenig (nur durchschnittlich 900 ml). Ist dies ein Pflegeproblem? Sicherlich. Es fehlt aber wiederum die zugrunde liegende Ursache. Trinkt dieser Mensch zu wenig, weil er es vergisst, weil er Angst hat, dadurch zu oft zur Toilette zu müssen, weil er Angst hat, nachts raus zu müssen, weil die Getränke Geld kosten oder weil er kein Durstgefühl hat? Es gibt also eine ganze Reihe verschiedener Ursachen und diese bringen gleichzeitig verschiedene Zielvereinbarungen und verschiedene Maßnahmen mit sich.

Dieses Beispiel zeigt wohl am deutlichsten, dass das Problem nicht einfach benannt werden kann, ohne die Ursache zu erforschen. Die Ursache ist aber selten eine medizinische Diagnose. Also nicht: »Kann sich nicht waschen aufgrund von Apoplex«, sondern: »Kann sich auf rechter Seite nicht waschen, wegen schlaffer Lähmung rechter Arm.« Nicht schreiben: »Kann sich nicht waschen aufgrund von Demenz«, sondern besser: »Kann sich nicht waschen, weil er mit dem Waschlappen und anderen Alltagsutensilien nichts anfangen kann.« Damit will ich nur verdeutlichen, dass eine Pflegeplanung individuell sein muss, so wie der Mensch, der dahinter steht. Bereits bei der Problemformulierung und bei der Ursachenbeschreibung kann man das Individuum erkennen.

Wie viele Ihrer Pflegebedürftigen können sich aufgrund einer demenziellen Erkrankung nicht waschen? Sicherlich 65 bis 70 Prozent. Aber wie viele nehmen nach der Aufforderung, sich das Gesicht zu waschen, den Waschlappen in die Hand und putzen den Spiegel? Sicherlich nur wenige. Individuell zu planen heißt, sich den Pflegebedürftigen bei der Maßnahme vorzustellen, sich zu fragen, was er, wie sein Verhalten ist, wie sich das Problem äußert.

Neben Problem und Ursache müssen auch die Fähigkeiten des Menschen einbezogen werden. Jeder Mensch hat Fähigkeiten, auch wenn diese verborgen sind. So hat ein Mensch, der nicht allein essen kann, dem das Essen gereicht wird, vielleicht noch die Ressource, dass er schlucken, kauen oder seine Wünsche bezüglich des Essens äußern kann. Es gibt sogenannte »aktive« und »passive« Fähigkeiten. Die aktive ist in der Regel leicht erkennbar. Sie ist dann vorhanden, wenn ein Pflegedürftiger noch einen Teil der Maßnahme selbst übernimmt, z.B. das Gesicht wäscht oder wenn ein Pflegebedürftiger mithilft, z.B. kurze Zeit am Waschbecken stehen kann.
Die passiven Fähigkeiten sind nicht immer offensichtlich, man muss sich schon bemühen, um sie nicht zu übersehen. Dazu gehört beispielsweise, dass jemand sein Inkon-

tinenzmaterial toleriert; dazu gehört es, wenn jemand sagen kann: »Ich bin satt« oder: »Ich habe Durst«, und natürlich auch alle anderen eindeutigen Äußerungen durch Mimik, Gestik oder Sprache.

Schritt 3: Ziele

Ziele sollen sein:

- realistisch
- erreichbar
- überprüfbar
- unterteilt in Nah- und Fernziele

Ziele können eine Beschreibung sein von:

- Zustandserhaltung
- Zustandsverbesserung
- Zustandsbewältigung

Ziele können folgende Bereiche abdecken:

- Verhalten
- Zustand
- Können
- Wissen
- Befund
- Akzeptanz

Viele Pflegekräfte haben gerade bei der Zielfindung große Probleme. Es gibt Pflegekräfte, die auf Anhieb kein Ziel finden und erst länger darüber nachdenken müssen.

Tabelle 37: Beispiele und Formulierungshilfen zur Zielfindung

Explizite Ziele	Globale Ziele
Angestrebte Trinkmenge: 1400 ml	Ausreichend trinken
Isst die angebotenen Speisen	Isst ausreichend
Gewicht halten	Guter Ernährungszustand
2 kg Gewichtszunahme in 6 Wochen	Ernährungszustand verbessern
Sauberer Wundrand	Abheilung
Wäscht sich das Gesicht selbst	Selbstständigkeit fördern
Ängste mindern	Wohlbefinden
Kontakt zur Tischgemeinschaft erhalten	Wohlbefinden

Explizite Ziele	Globale Ziele
Kann beim Waschen am Waschbecken stehen	Beweglichkeit erhalten
Kann vom Bett zum Waschbecken laufen	Ressourcen erhalten
Nahziel	**Fernziel**
Angestrebte Trinkmenge: 1100 ml	Angestrebte Trinkmenge: 1400 ml
Nimmt Jogurt u. ä. Speisen oral zu sich	Kann eine Flasche Sondenkost durch orale Nahrungsaufnahme ersetzen
Gewicht halten	4 kg Gewichtszunahme in 3 Monaten
Folgt Bewegungen der Pflegekraft beim Rasieren mit der Hand	Rasiert sich bis auf die Problemstelle am Hals selbst
Kann mit Hilfe am Bettrand sitzen	Kann 2 Std. außerhalb des Bettes verbringen

Fragen führen zum Ziel

Um Ziele zu finden, muss die Frage gestellt werden: »Was kann bei dem vorliegenden Problem noch erreicht werden?«

Dabei muss man natürlich realistisch bleiben. Bei jemandem, der beispielsweise nur 900 ml trinkt, kann nicht im Ziel stehen: »Ausreichend trinken«, sondern: »1 000 ml als Nahziel und 1 300 ml als Fernziel in acht Wochen«. Bei jemandem, der bei 155 Zentimeter Körpergröße nur 38 Kilogramm wiegt, kann nicht im Ziel stehen: »Guter Ernährungszustand«, sondern vielleicht: »Gewicht halten, in vier Wochen 1,5 kg zunehmen und langfristig über 40 kg Gewicht bleiben«.

Ein weiteres Ziel ergibt sich immer aus der Ressource heraus. Hier muss man sich fragen, was erhalten oder gefördert werden soll. Wer über die Ressource verfügt, kurzfristig stehen zu können, der sollte vielleicht zum Waschen am Waschbecken stehen können oder zum Duschen unter der Dusche und langfristig vielleicht die fünf Schritte von der Toilette zum Bett mit Hilfsmittel gehen können.

Und zu guter Letzt findet sich immer ein Ziel aus dem Komplex der Maßnahmen heraus. Fragen Sie sich: »Welchen Zweck hat die Maßnahme?« – »Was hat das, was ich tue, für einen Sinn?« Auf diese Art findet sich immer ein Ziel, denn jede pflegerische Maßnahme hat auch einen Zweck, nichts in der Pflege ist ohne Sinn.

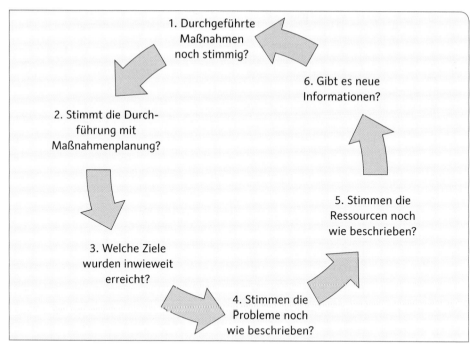

Abb. 10: Der Pflegeprozess nach Fiechter und Meier – in umgekehrter Reihenfolge.

Schritt 4: Maßnahmenplanung

Maßnahmen müssen wie folgt aufgelistet werden:

- Vollständig
- Mit Qualifikation der Pflegekraft
- Zeitpunkt und Zeitrahmen
- Frequenz
- Mit Durchführungstechniken

Was wird wie, wie oft, wann, womit, von wem gemacht? Sollten Standards, Richtlinien oder Leitlinien zu Einsatz kommen, so müssen diese hier benannt werden. Und natürlich auch die Abweichungen.

Schritt 5: Durchführung der Maßnahmen

Die Durchführung wird im Leistungsnachweis und/oder Durchführungskontrollblatt abgezeichnet. Jeder Mitarbeiter, der eine Maßnahme erbringt, muss die erbrachte Leistung eigenhändig und zeitnah abzeichnen. Abweichungen von den geplanten Maßnahmen müssen im Pflegebericht dokumentiert werden.

Schritt 6: Wirkungsbeurteilung

Die Wirkungsbeurteilung wird auch als Kontrolle, Evaluation oder Auswertung betrachtet. Die Zielkontrolle rundet den Regelkreis ab, schließt ihn aber nicht.

> **Hinweis**
>
> Die Kontrolle gibt Auskunft über die einzelnen Punkte der Pflegeplanung und deckt mögliche Fehlerquellen auf. Sie ist eine kritische Reflexion der geleisteten Arbeit und aller Planungsschritte. Eine systematische Zielüberprüfung kann daher über mögliche Fehler an verschiedenen Punkten Auskunft geben.

Der Pflegeprozess (Regelkreis) wird sozusagen von hinten aufgerollt, beginnend bei Schritt 5, der Durchführung, bis zu Schritt 1, der Informationssammlung.

Eine Auswertung muss alle Prozessschritte umfassen und somit auch alle Dokumentationsblätter. Die folgenden Fragen sind nur zu beantworten, wenn man die entsprechenden Unterlagen hinzuzieht.

- Werden die Maßnahmen weiter so durchgeführt, wie sie geplant waren? Decken sich Planung und Durchführungsnachweis? Hierzu benötigt man Durchführungs-, Leistungsnachweise, Trink-, Bewegungs-, Lagerungsprotokolle etc.
- Welche Ziele wurden erreicht, welches Ergebnis der Pflege liegt vor, was konnte dank guter Pflege erreicht werden? Hierzu muss man im Pflegebericht einige Tage/ Wochen zurückblättern und schauen, ob und was derzeit an Ergebnissen festgestellt werden kann
- Stimmen die Probleme noch so, wie sie formuliert wurden oder sind neue hinzugekommen? Auch hierzu dient der Pflegebericht, aber auch andere Blätter wie Wunddokumentation, Durchführungs-, Leistungsnachweise, Trink-, Bewegungs-, Lagerungsprotokolle
- Sind die Ressourcen noch so vorhanden, wie sie in der Planung stehen oder was hat sich geändert? Auch hier dienen alle Blätter als Information
- Gibt es neue Informationen oder Erkenntnisse? Dies liest man in erster Linie aus dem Pflegebericht oder aus den bereits genannten Protokollen.

Tabelle 38: Fehlerhafte Pflegeplanung

Problem	Ziel	Maßnahme
Schwankender RR	Stabile Werte	Täglich RR messen
Bettlägerigkeit	Selbstständigkeit fördern	Ganzwaschung im Bett
Dekubitus 2. Grades	Abheilung	VW 1 x täglich
Diabetes	Stabiler BZ	Wöchentlich BZ-Tagesprofil, Insulin nach Verordnung
Kann nicht allein trinken	Ausreichende Flüssigkeitszufuhr	zum Trinken auffordern

15.3.1 Eine Strategie

Es ist empfehlenswert, die Pflegeplanung sozusagen von hinten zu beginnen. Denn bei einigen Pflegekräften kommt es im Pflegeplan immer wieder zu Ungereimtheiten, weil Probleme aufgeführt werden, die keine Pflegeprobleme sind, sondern medizinische Diagnosen. Immer wieder werden auch unverhältnismäßige Ziele beschrieben, die unrealistisch oder sehr unklar definiert werden.

Das »Aufrollen« von hinten stellt die sechs Schritte des Pflegeprozesses etwas auf den Kopf. Das heißt nicht, dass man den Pflegeprozess umschreiben muss. Der Zugangsweg vom Ende zum Anfang ist lediglich eine Arbeitshilfe beim Schreiben der Pflegeplanung. Sicherlich werden einige von Ihnen denken, dass der Pflegeplan vor dem Tun stehen muss, dass keine Pflegekraft ohne Plan arbeitet. So verlangt es die Theorie und mitunter klappt es auch genauso.

Immer noch sind aber viel zu viele Pflegepläne nach dem Muster von Tabelle 39 gestrickt und damit vom Grundsatz her falsch:
Vielleicht ertappen Sie sich auch bei der einen oder anderen Formulierung. Aber prüfen Sie diese Pflegeplanung doch einmal anhand folgender Fragen:
- Ist der Pflegeplan individuell?
- Ist das Problem individuell und aussagefähig?
- Ist die Maßnahme individuell und kann sie als Arbeitsanweisung verstanden werden?
- Kann mit der Maßnahme das Ziel erreicht werden?
- Passt die Maßnahme zum Ziel?
- Kann die durchgeführte Maßnahme positiv auf das Problem einwirken?
- Ist das Ziel realistisch?
- Ist das Ziel erreichbar und überprüfbar?

Sie werden bei Tabelle 39 sicher nicht zu einem befriedigenden Ergebnis kommen. Aus diesem Grund empfehle ich, die Schritte anders zu wählen. Beginnen Sie bei den Maßnahmen, denn Sie wissen bereits, was Sie tun. Formulieren Sie dann Probleme und Ressourcen und zum Schluss die Ziele.

Die Auswertung könnte wie folgt aussehen. Folgt den Bewegungen der Pflegekraft nicht, greift immer wieder zum Lappen, will putzen. Kann die obere Prothese allein einsetzen. Wäscht sich je nach Tagesform das Gesicht nach Aufforderung. Ist gepflegt, genießt es auch, gepflegt zu sein. Maßnahmen bleiben bestehen.

Leider kommt der Punkt Auswertung/Evaluation, Wirkungsbeurteilung in vielen Pflegeplänen zu kurz. Einige Pflegekräfte finden keine Auswertungspunkte, möglicherweise, weil die Ziele zu global sind. Steht beispielsweise als Ziel »Ausreichend trinken«

in der Pflegeplanung, so muss man bedauerlicherweise zugeben, dass das Problem noch vorhanden ist, die Maßnahmen so bleiben können, aber leider das Ziel unerreichbar bleibt.

Hätte man die Ziele – wie gefordert – messbar gemacht oder in Nah- und Fernziele unterteilt, hätte eine bessere Auswertung erfolgen können. Ist es etwa kein Erfolg, wenn ein Pflegebedürftiger 1 000 ml Flüssigkeit zu sich nimmt? Jeder, der in der Pflege arbeitet, weiß, wie viel Mühe es kosten kann, einen Liter Flüssigkeit zuzuführen.
Mitunter fällt die Auswertung auch deshalb schwer, weil Pflegekräfte ihre Erfolge nicht transparent machen können. Ist das Ziel unter dem Punkt Waschen »Intakte Haut«, so ist auch dies keine Selbstverständlichkeit. Bei der Auswertung könnte man jeden Monat aufs Neue klar machen, dass die Pflege Erfolg hatte, weil die Haut nach wie vor intakt ist, obwohl die Umstände bisweilen ungünstig sind oder der Pflegebedürftige bereits lange bettlägerig ist.

Tabelle 39 ff. zeigt einige Beispiele und Formulierungshilfen zur Zielfindung und damit besseren Auswertung. Denn je genauer Ziele formuliert sind, desto leichter fällt eine Auswertung!

Tabelle 39: Pflegeplanung anhand der Maßnahmen

1. Maßnahmen	2. Probleme	3. Ressourcen	4. Ziele
Was wird wie, wann, wie oft, womit, von wem gemacht?	Warum macht der Pflegebedürftige die Maßnahme nicht selbst? Was ist die Ursache?	Was kann der Pflegebedürftige noch, wo hat er versteckte Fähigkeiten?	Welchen Sinn und Zweck haben die Maßnahmen? Was soll erreicht werden? Was soll vermieden werden? Welcher Zustand wird angestrebt? Was ist machbar?

Tabelle 40: Bettlägerigkeit

1. Maßnahmen	2. Probleme	3. Ressourcen	4. Ziele
Aktivierendes Waschen am Waschbecken nach Richtlinie 1GKP, eincremen mit Nivea, donnerstags Fußbad, dienstags Vollbad. Prothese immer richtig herum in die rechte Hand geben.	Kann sich nicht selbst waschen, weil sie mit dem Waschlappen sofort anfängt zu putzen. Weiß nicht mehr, wie der Waschvorgang geht. Hat öfter trockene Haut an Schienbein und Unterarm.	Bleibt beim Waschen im Badezimmer. Zieht obere Prothese allein an. Mag schöne Düfte. Spielt mit den Händen im warmen Wasser.	Gesicht nach Aufforderung selbst eincremen. Beim Waschen nicht weggehen. Den Bewegungen der Pflegekraft mit den Händen folgen Gepflegtes Äußeres.

Tabelle 41: Kann nicht allein trinken

1. Maßnahmen	2. Probleme	3. Ressourcen	4. Ziele
Ziel: Tagsüber stündlich zum Trinken auffordern. Nachts bei jedem Rundgang Getränk anbieten, wenn Bewohner wach. Trinkprotokoll führen. Nur süße Säfte, gemischt mit Wasser, anbieten. Getränke nicht im Zimmer stehen lassen.	Trinkt nur nach Aufforderung. Vergisst selbst das Trinken. Gießt herumstehende Flüssigkeit generell in die Blumen. Weiß mit dem Glas oft nichts anzufangen.	Kann nach Aufforderung das Glas zum Mund führen. Mag gerne süße und kalte Getränke. Zeigt, wenn ihr etwas nicht schmeckt durch Herausstrecken der Zunge.	Angestrebte Trinkmenge 1 600 ml in 24 Std. Spaß am Trinken wecken. Glas selbstständig nehmen. Soll angebotene Getränke annehmen.

15.3.2   Zusammenfassung

Wer eine Pflegeplanung schreibt, sollte keine Probleme erfinden. Es genügt in der Tat, lediglich die vorhandenen Probleme aufzulisten. Wer allerdings nur jene AEDL auflistet, in denen ein Problem besteht, betrachtet den Pflegebedürftigen rein defizitorientiert und muss sich den Vorwurf gefallen lassen, dass er nicht ressourcenorientiert arbeitet.

Sie müssen nicht nach einem Pflegemodell (AEDL o. a.) planen. Hierzu gibt es keine Pflicht. Unabhängig vom Modell, nach dem Sie schreiben, sollten Sie, auch wenn kein Problem vorliegt, wenigstens einen kurzen Satz zur Ressource schreiben. So machen Sie klar, dass Sie nicht nur problemorientiert arbeiten, sondern zudem noch den Menschen ganzheitlich betrachten und seine Ressourcen erkennen und würdigen. Aber es gilt dennoch, dass es kein Gesetz, keine Bestimmung und Verordnung gibt, die den Einrichtungen vorschreibt, wie die Planung zu führen ist.

Wenn es keine Pflegeprobleme gibt, muss man auch den Problemlösungsprozess nicht eröffnen.Wenn es keine Probleme gibt, gibt es folglich keine Maßnahmen, um diese Probleme zu beheben und keine Ziele, die mit diesen Maßnahmen verfolgt werden.

Schließlich stellt sich der Problemlösungsprozess doch erst dann ein, wenn es ein Problem zu lösen gibt. Schematisch dargestellt ergibt sich also das Bild, das Abbildung 11 zeigt.

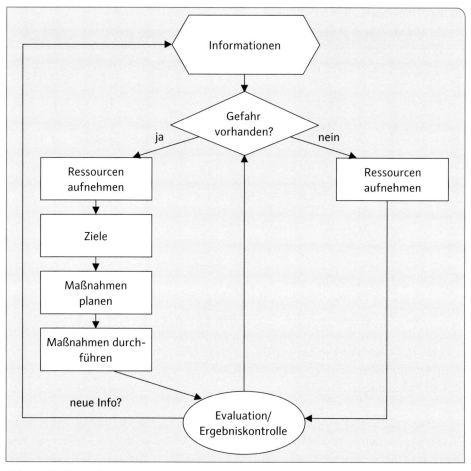

Abb. 11: Problem oder nicht?

15.4   Detaillierte Hinweise zur Pflegedokumentation

Es gibt keine Vorschrift zu den Inhalten einer Dokumentation. Es gibt nur den Hinweis, dass die Grundstruktur eines Dokumentationssystems Folgendes enthalten soll:

- Stammblatt
- Informationssammlung
- Leistungsnachweis
- Pflegeplan
- ärztliche Verordnung
- Pflegebericht

Mehr brauchen Sie nicht (vgl. Kapitel 15.5). In wie viele Dokumentationsvorlagen Sie die Informationssammlung zerteilen, ist allein Ihre Sache. Das gilt auch für die Frage, ob Sie die Pflegeplanung nach AEDL oder nach eigenen Vorgaben kreieren etc.

15.4.1 Stammblatt

Das Stammblatt enthält unter anderem versicherungsrechtliche, persönliche und finanzielle Daten. Dazu gehören:

- Angaben zur Person einschließlich Konfession
- Versicherungsdaten, Kostenübernahmeregelungen, Pflegestufe nach SGB XI
- Datum des Einzugs ins Heim oder der Pflegeübernahme durch den Pflegedienst
- medizinische Diagnosen
- Allergien, Unverträglichkeiten
- medizinische/therapeutische Versorgungssituation sowie andere an der Versorgung beteiligte Dienste
- sozialrelevante Daten wie z. B. Bezugsperson, Vollmachten, vormundschaftsgerichtliche Genehmigungen, ggf. gesetzlicher Betreuer mit Wirkungskreis, ggf. Seelsorger
- sozialrelevante Daten wie Informationen für Notfallsituationen (z. B. Adresse und Telefonnummer einer Bezugsperson)
- Aufenthalte in anderen Einrichtungen während der Pflegesituation (z. B. Krankenhaus, Rehabilitationseinrichtung)

Wie alle anderen Blätter muss auch das Stammblatt lückenlos sein und (außer der Anamnese) auch immer aktuell. Deshalb gehört dazu, dass die Diagnosen immer wieder angepasst werden, die Krankenhaustage eingetragen werden etc. Insbesondere ist wichtig, dass die Rubrik »Allergien/Unverträglichkeiten« ausgefüllt wird. Wer dieses Kästchen leer lässt, kann nachher nicht beweisen, dass er den Kunden überhaupt gefragt hat. Besser ist es, das einzutragen, was der Kunde, sein Angehöriger oder Arzt sagt, z. B.: »keine bekannt«. Und dies trägt man im Wortlaut ein, das heißt z. B. »keine bekannt laut Tochter«.

15.4.2 Pflegeanamnese

Anamnese heißt übersetzt »Vorgeschichte« und bedeutet in diesem Zusammenhang »der pflegerische Gesamtzustand vor Beginn einer Pflege«. Damit ist klar, dass eine Anamnese zu Beginn der Pflege erhoben werden muss und nicht erst Tage später. Dann wäre das Bild »vor Beginn der Pflege – Vorgeschichte« schon verzerrt.

> **Hinweis**
>
> Man stellt also den Zustand bei Aufnahme der Pflegetätigkeit fest: als sogenannten Ist-Zustand. Dieser Ist-Zustand wird nicht überarbeitet oder ergänzt. Das würde den ursprünglichen Zustand verfälschen. Die Informationssammlung für die Pflegeplanung endet natürlich nie. Diese Informationen werden aus Pflegeberichten, Protokollen, Vitalzeichen, Assessments etc. ermittelt.

In der Anamnese nimmt man die vorliegenden Fakten so auf, wie sie am Tag der Pflegeaufnahme wahrgenommen wurden. Es kann natürlich sein, dass dieser Aufnahmezustand bereits nach wenigen Tagen oder Wochen nicht mehr zutrifft. Das macht nichts. Der aktuelle Pflegezustand wird in der Pflegeplanung festgehalten.

Es bedarf allerdings keines separaten Anamnesevordrucks, wenn man die Pflegeplanung gleich zu Beginn der Pflege beginnt (siehe Kapitel 17.3 und 17.5).

Eine Anamnese kann auch nach dem zugrunde liegenden Pflegemodell erstellt werden, weil sich darauf auch die erste Pflegeplanung gründet. Die Anamnese enthält unter anderem folgende Informationen und Daten:

- Gewohnheiten, soziale Beziehungen, Kontakte, Befinden, Emotionen, Wünsche.
- Wohn- und Lebensbereich, hauswirtschaftliche Versorgung, Bezugspersonen.
- Bedürfnisse und Sorgen des Klienten.
- Grad der Selbstständigkeit bei den Aktivitäten des täglichen Lebens.
- Gedächtnis, Leistungs- und Konzentrationsfähigkeit.
- Vitalwerte und pflegerelevante Probleme in Bezug auf Herz-Kreislauf, Atmung, Stoffwechsel, Schmerzen.
- Eintragungen zu anderen an der Versorgung Beteiligten wie Ärzten oder Therapeuten.

Vergessen Sie nicht, die Anamnese ist der erste Schritt des Pflegeprozesses. Und sie ist nicht die einzige Informationssammlung. Auch Schmerzerhebung, Risikoerhebung, Trinkprotokolle der ersten Tage der Versorgung, sind Informationsblätter. Und diese Informationsblätter werden fortlaufend aktualisiert, während eine Anamnese unverfälscht und im Ursprung bleibt.

Es würde schließlich wenig Sinn machen, eine Anamnese noch einmal zu erheben. Denn die Pflegeplanung spiegelt doch den aktuellen Pflegezustand, Pflegebedarf, die Probleme und Ressourcen wider. Wieso sollte man das in der erneuten Anamnese noch einmal wiederholen.

15.4.3   Pflegeprozessplanung

Die Pflegeplanung wird in vielen Einrichtungen leider erst ca. zwei Wochen nach Übernahme der Pflege erstellt. Erst dann hat man die ausreichende Erkenntnis und kann für und mit dem Menschen, ganzheitlich betrachtet, einen Plan erstellen.

Allerdings sollte man sich für bereits feststehende Maßnahmen und Probleme sicher keine 14 Tage Zeit lassen. Ist ein Mensch schon bei der Aufnahme dekubitusgefährdet, so macht es keinen Sinn, das Problem und die erforderlichen Prophylaxen erst nach zwei Wochen zu planen, das sollte schon zeitnah geschehen. Das empfehle ich grundsätzlich für alle sofort erkennbaren Risiken. Denn wie will man im Ernstfall argumentieren, wenn man die Gefahr am ersten Tag erkennt und erst nach 14 Tagen geplanten Maßnahmen einleitet. Ich finde, dass man für die Planung einer Pflege keine zwei Wochen benötigt. Wie lange braucht man, um zu erkennen, ob jemand beim Toilettengang Hilfe benötigt? Wie lange bedarf es der Beobachtung, um festzustellen, wie jemand zur Nacht versorgt werden möchte oder welche Rituale er morgens im Bad hat? Meines Erachtens beginnt die Planung ohne Umwege über eine Anamnese – direkt am ersten Tag – und wird in den folgenden Tagen weiter gefüllt.

15.4.4   Vitalwerte

Alle gemessenen Körperzustände müssen mit Datum, Uhrzeit und Handzeichen angegeben werden. Wenn ein Wert in das Vitalwerteblatt eingetragen ist, muss das Messen dieses Körperzustandes nicht noch einmal als Leistung erfasst werden.

Beispiel

Misst ein Mitarbeiter bei einer Pflegebedürftigen den Blutdruck und trägt den ermittelten Wert ins Vitalzeichenblatt ein, dann muss er das Messen nicht in den Leistungsnachweis oder das Berichtsblatt übertragen.

Ausnahme: Wenn ein Pflegebedürftiger unplanmäßig eine Messung eines Körperzustandes benötigt, beispielsweise bei Schwindelgefühl, dann wird dieses Messen als Zeichen der Reaktion auf das Schwindelgefühl in den Bericht übertragen.

Hinweis

Die Vitalwerte sollten stets sofort zu Beginn der Pflege erhoben werden, also bereits im Anamneseblatt, nur so erhält man einen Anhaltswert.

Bei Menschen mit Herzerkrankungen oder bei Menschen, die Medikamente für die Stabilisierung des Blutdrucks brauchen, ist eine Messung in regelmäßigen Abständen durchaus empfehlenswert. Sollte ein Pflegebedürftiger einmal einen Notarzt benötigen, gilt die erste Frage natürlich den aktuellen Vitalwerten und den Vergleichswerten aus der Vergangenheit.

Bei der Ermittlung der Vitalwerte sollte dringend darauf geachtet werden, dass sie zur gleichen Zeit erhoben werden. Ein Blutdruck von 9 Uhr ist nicht mit einem von 14:30 Uhr vergleichbar. Zudem ist eine monatliche Messung wenig sinnvoll. Was will man aus einem Wert, der einmal im Monat erhoben wird, denn erkennen? Aus meiner Sicht sollte man Werte bei Menschen mit entsprechender Medikation erheben, und zwar wenigstens einmal wöchentlich oder häufiger. Monatliche Messung sind Alibimessungen für das gute Gewissen. Einen Sinn und Zweck haben solche Messungen nicht.

Das Körpergewicht sollten stationär monatlich ermittelt werden. Bei Gewichtsverlusten von 3–5 % in einem Monat, 10 % in sechs Monaten oder bei Feststellung von ungewollter Unterernährung (BMI < 19) soll von Seiten der Einrichtung interveniert werden (s. Kap. 13.5). Die Ermittlung des BMI ist dabei nicht mehr so wichtig wie in der Vergangenheit. Es geht um relevante ungewollte Gewichtsverluste und um das Gesamtbild eines Menschen. Der BMI gibt keinen Anhaltspunkt, ob ein Mensch mangelernährt ist oder nicht. Die Prüffrage wurde stationär auch deshalb geändert (vgl. Frage 12.5, Seite 112).

Ambulant ist dies genauso. Im Erhebungsbogen zur Prüfung der Qualität steht auf Seite 150, dass der BMI nicht überbewertet werden darf, sondern dass das Gesamtbild und die Gewichtsentwicklung wichtiger sind. In der Erklärung zur Prüfrage 12.1 heißt es: »Dabei sollten einzelne anthropometrische Werte, wie das Gewicht oder der BMI (Body Mass Index) in einem Screening-Verfahren nicht überbewertet werden. Im Bereich der ambulanten Pflege ist zu berücksichtigen, dass eine Gewichtskontrolle in der häuslichen Umgebung aufgrund fehlender geeigneter Personenwaagen häufig nur sehr eingeschränkt möglich ist. Den Verlaufsbefunden und der Beurteilung des Gesamtbildes kommt in diesem Zusammenhang eine größere Bedeutung zu.«

Werden Sie also nicht nervös, wenn ein Kunde unter- oder übergewichtig oder fehlernährt ist. Wichtig ist, dass Sie als Einrichtung die entsprechenden Feststellungen getroffen haben und die richtigen Maßnahmen eingeleitet bzw. als ambulanter Dienst beraten haben..

Was man bei aller Anstrengung nicht vergessen darf, ist, den Kunden und seine Individualität zu beachten. Wenn ein Kunde nicht essen oder trinken will, muss man zwar die Zusammenhänge eruieren, sein Angebot erweitern und die Betreuer/Ärzte involvieren. Aber fest steht: Der Kunde muss weder essen noch trinken, wenn er nicht möchte. Sein Wunsch ist zu respektieren und die Erkenntnisse sind zu dokumentieren.

15.4.5 Biografie

Die Biografiearbeit sollte zumindest in jeder stationären Einrichtung bereits im Konzept als Schwerpunkt einer pflegerischen Versorgung abgehandelt werden. Aber auch ambulante Dienste und Tagespflegeeinrichtungen sind mittlerweile und spätestens durch die MDK-Prüfungen zur Biografiearbeit verpflichtet. Biografiearbeit zu leisten bedeutet nicht zwangsläufig einen Biografiebogen zu nutzen. Denn die biografisch relevanten Angaben können auch direkt in die Pflegeplanung übernommen werden.

Die Biografie wird zusammen mit dem Pflegebedürftigen und, wenn möglich, auch mit dessen Bezugspersonen und Angehörigen erarbeitet. Die Inhalte können sich auf folgende Punkte beziehen:
- Gewohnheiten
- bisherige Lebensumstände
- soziale Kontakte
- frühere Berufstätigkeit
- Interessen
- (Freizeit)Beschäftigung/Alltagsgestaltung

Die Biografie wird dann mit einer Auflistung der jetzigen Fähigkeiten ergänzt und abgerundet. Die Ressourcen beziehen sich dabei nicht auf die globalen körperlichen und geistigen Fähigkeiten.

Beispiel

Eine Pflegebedürftige, die früher Bibliothekarin war, kümmert sich heute stundenweise um die Bibliothek eines Altenheimes oder beteiligt sich vielleicht gern an der Heimzeitung. Eine ältere Dame, die früher in der Landwirtschaft tätig war, hilft bei Arbeiten oder erklärt Vorgänge, die im Garten anfallen.

Aber nicht nur bei »fitten« Menschen ist die Biografie von Bedeutung. Vielmehr gerade für die demenziell Erkrankten muss auf die Biografie besonderes Augenmerk gelegt werden. Je mehr Informationen über die Gewohnheiten und den Lebenswandel eines Menschen in Erfahrung gebracht werden können, desto eher kann man in der Institution auf diesen Menschen eingehen. Viele Verhaltensmuster eines im Alter häufig veränderten Menschen können in der Biografie eine Erklärung finden. Auch der Bereich der Betreuung und Beschäftigungstherapie gewinnt enorm an Sinnhaftigkeit. Sicher ist das Malen und Basteln in einer Einrichtung auch eine willkommene Abwechslung im Tagesablauf. Aber es ersetzt oft keine der gewohnten und »sinnvollen« Tätigkeiten, die ein alter Mensch von früher kennt.

Manch älterer Mensch fühlt sich vielleicht beim Kartoffelschälen oder Straße kehren wohler als bei der Seidenmalerei. Ich möchte diese Beschäftigungsfelder nicht schmälern – aber man macht es sich zu einfach, wenn man acht Menschen lediglich zusammen in einem Raum beschäftigt, als acht verschiedene Charaktere ihren Interessen zuzuführen.

Die Biografiearbeit wird im Alltag der Altenpflege noch sehr vernachlässigt. Zwar werden Daten gesammelt, erhoben und dokumentiert, aber die Verbindung zur täglichen Pflege fehlt. Es ist nicht wirklich wichtig, welchen Beruf ein Mensch hatte, wenn diese Erkenntnis lediglich notiert und nicht in den Alltag einbezogen wird. Was liegt denn näher, als wenn bei einem Metzger (und das könnte jeden Tag aufs Neue geschehen) der Bezug der Gespräche beim Essen, beim Aufstehen, bei Kleidung, bei Gewohnheiten, zu diesem ehemaligen Beruf hergestellt wird?

Es ist vergeudete Zeit, zu dokumentieren, wo ein Mensch aufgewachsen ist, wenn man aus dieser Erkenntnis im Alltag nichts macht. Warum knüpft man nicht im alltäglichen Gespräch und bei allen Aktivitäten genau dort an? Wieso wird über den Menschen so viel in Erfahrung gebracht, wie viel Geschwister er hat(te), wo er zur Schule ging, welches seine Lieblingstiere waren etc., aber nichts davon wird im Alltag genutzt! Alle erhobenen Daten sind das Papier nicht wert, auf dem sie notiert sind, wenn man mit diesen Erkenntnissen nicht zum Wohle des Kunden arbeitet!

Wenn ein Mensch eine Verhaltensauffälligkeit zeigt, muss der Ursache auf den Grund gegangen werden, statt immer mehr Energie in das Abstellen der Verhaltensauffälligkeiten zu setzen. Läuft ein Pflegebedürftiger aus dem Haus, muss man sich fragen, was ihm fehlt und nicht den Arzt um ein neues Arzneimittel bitten. Wenn ein Pflegebedürftiger nach Maria ruft, muss man sich fragen, welche Rolle Maria in seinem Leben spielte und wie man diese Lücke stopfen kann, statt Schlafmittel zu verabreichen. Wenn ein alter Mensch sich fortwährend aus- oder anzieht, muss der Gedankengang sich um das Warum drehen. Was ist los mit der Kleidung, was ist möglicherweise unangemessen? Sieht der alte Mensch die Kleidung überhaupt als seine eigene, oder muss er Kleidung horten für den Notfall?

Sie haben sich sicher schon mal gefragt, warum jemand wenig trinkt oder isst. Aber haben Sie mit dieser Frage die individuelle Biografie verknüpft? Trinken Sie zu Hause Ihren Kaffee, Ihr Wasser und den Saft aus dem gleichen Gefäß? Wo sitzt der Pflegebedürftige gut? Wo hat er früher gesessen? Welche Rolle spielte das Essen bei ihm zu Hause? Wie war die Rollenverteilung? Welchen Status hatte der Mensch in der

Familie? War er das Nesthäkchen und musste alles »hinterhergetragen« bekommen oder war er der Familienälteste und musste immer schauen, dass alle etwas bekommen und warten, bis alle da sind?

Setzen Sie Ihre Energie zum Wohle des Pflegebedürftigen ein. Als Leitung der Pflege sind Sie ein Vorbild. Wenn Sie sich Fragen wie die oben genannten nicht stellen, werden Ihre Mitarbeiter dies auch nicht tun. Wenn Sie nach Psychopharmaka rufen, werden Ihre Mitarbeiter folgen. Wenn Sie saubere weiße Resopaltische wünschen und saubere alte Menschen, werden Ihre Mitarbeiter dies erfüllen.

Biografiearbeit ist äußerst wichtig. Sie muss jedoch nicht auf einem separaten Blatt erfolgen. Die Biografie kann sehr gut auch direkt in der Pflegeplanung gesammelt werden (siehe Kapitel 15.3 und 15.5).

Zudem geht es nicht darum alle möglichen Daten über den Kunden zu erfassen, sondern die pflegerelevanten. Das sieht auch der MDS so. In der Grundsatzstellungnahme Pflege und Betreuung von Menschen mit Demenz in stationären Einrichtungen Demenz 2009 (Seite 201 ff.) steht wörtlich: »Es geht nicht darum, möglichst alles über den Bewohner zu erfahren, sondern die pflegerelevante Informationen zu erfahren um diese einzusetzen.« Die Prüffragen wurden ebenfalls geändert. Es geht nicht um die Biografiebögen, sondern die Biografie wird bei der Pflege erfragt (ambulant S. 155 ff., Frage zur Ess- und Trinkbiografie, S. 165 Fragen zur Biografie in der Pflege von Menschen mit Demenz; stationär S. 118ff., Fragen im Umgang mit Menschen mit Demenz bei der Pflege und Betreuung).

15.4.6   Leistungsnachweis

Jeder muss das, was er geleistet hat, zeitnah und mit Handzeichen eintragen. Dabei müssen die Leistungen nicht wie bisher im Einzelnen deutlich gemacht werden. Sie können und dürfen (wie vor zehn Jahren) insgesamt in Blöcken zusammengefasst werden.

Es gibt viele verschiedene Leistungsnachweise, aber sicher nicht den allgemeingültigen und richtigen. Ein Beispiel für Zeit und Nerven sparendes Zusammenfassen von Leistungen zeigt Tabelle 42. Dies sieht im Übrigen der MDS genauso (vgl. Grundsatzstellungnahme Pflegeprozess und Dokumentation). Im Rahmen der Entbürokratisierung soll auf Leistungsnachweise in der Grundpflege künftig komplett verzichtet werden (vgl. Kapitel 15.5).

15.4.7   Berichtsblatt

Das Berichtsblatt ist eines der Blätter, mit dem die Mitarbeiter vor Ort die größten Probleme haben. Nicht dass sie nicht wüssten, was oder wie sie zu dokumentieren haben. Sie haben es lediglich verlernt. Nahezu in jeder Fortbildungsveranstaltung, nach jeder Sitzung zu diesem Thema kamen »neue« Erkenntnisse und Anforderungen in Sachen Dokumentation hinzu. Was gestern in der Fachschule gelehrt wurde, wird heute in einer Fortbildung zunichte gemacht. Was die Fortbildung heute klar macht, wird morgen durch die Erläuterungen von Vorgesetzten oder Kollegen wieder unklar.

Tabelle 42: Das Zeit sparende Zusammenfassen von Leistungen

Leistungsnachweis vorher	Handzeichen	Leistungsnachweis heute	Handzeichen
Aufstehen aus dem Bett	JK	Aufstehen aus dem Bett	JK
Hilfe beim Gehen (zum Bad)	JK	Hilfe beim Gehen (zum Bad)	
Wasser lassen	JK	Wasser lassen	
Inkontinenzmaterialwechsel	JK	Inkontinenzmaterialwechsel	
Entkleiden	JK	Entkleiden	
Ganzkörperwäsche	JK	Ganzkörperwäsche	
Eincremen/Hautpflege	JK	Eincremen/Hautpflege	
Ankleiden	JK	Ankleiden	
Zahnprothese reinigen	JK	Zahnprothese reinigen	
Rasur	JK	Rasur	
Haare kämmen	JK	Haare kämmen	
Bett machen	JK	Bett machen	
Zum Frühstückstisch begleiten	JK	Zum Frühstückstisch begleiten	
Frühstück richten	JK	Frühstück richten	
Medikamente verabreichen	BR	Medikamente verabreichen	BR

Die Anforderungen an die Berichterstattung sind einerseits im Krankenpflegegesetz verankert, andererseits aber durch die neuen Rahmenverträge mit Eintritt der Pflegeversicherung neu interpretiert worden.

Zitate zur Dokumentation aus den Rahmenverträgen nach § 75 SGB XI

Die Dokumentation muss:

- kontinuierlich,
- systematisch,
- aussagefähig,
- übersichtlich,
- zielgerichtet,
- von allen Beteiligten fortlaufend,
- nachvollziehbar,
- schriftlich,
- mit Datum, Uhrzeit und HZ oder EDV-Kürzel geführt werden.

Die Inhalte der Pflege und Betreuung sind in einer, so die Prüfung der Qualität nach den §§ 114 ff. SGB XI, geeigneten Dokumentationsmappe nachzuhalten.

Was bedeuten nun solche Begriffe wie »kontinuierlich«, »aussagefähig« und »systematisch«? Bedeutet kontinuierlich und systematisch, dass ein Pflegemitarbeiter jeden Tag, in jeder Schicht dokumentieren muss? Sicherlich nicht. Es soll vielmehr bedeuten, dass immer dann kontinuierlich und systematisch dokumentiert wird, wenn die Situation es verlangt. Eine gute Krankenbeobachtung lässt es zu, dass eine Eintragung nur jeden zweiten oder dritten Tag erfolgt, wenn sich beim Klienten keine Besonderheiten zeigen. Je höher jedoch der Versorgungsaufwand, je höher die Pflegestufe, desto wahrscheinlicher ist eine tägliche Eintragung. Was bedeutet in diesem Zusammenhang die Forderung: Die Dokumentation muss eindeutig und aussagefähig sein?

Zu vermeiden sind die Begriffe, die nicht eindeutig sind und damit Interpretationsspielraum lassen, wie z. B.:

- aggressiv
- depressiv
- desorientiert
- verwirrt
- gut/schlecht
- viel/wenig

Motto

Beschreibung von Tatsachen statt Umschreibung von Begebenheiten.

Beispiele zur Verdeutlichung

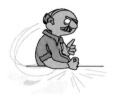

»Aggressiv« als Umschreibung einer Begebenheit

Wie verhält sich ein Mensch, wenn er aggressiv ist? Finden Sie selbst diesen Begriff eindeutig? Wissen sie sofort, was vorgefallen ist? Statt der Umschreibung: »Herr M. war heute sehr aggressiv«, sollte der genaue Hergang beschrieben werden. Zum Beispiel: »Herr M. schlug mit dem Stock nach mir«, »Herr M. hat mich angespuckt« oder: »Herr M. schrie mich an«. Diese Sätze stellen objektiv die Tatsachen dar.

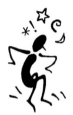

»Verwirrt« als Umschreibung einer Begebenheit

Wie ist ein Mensch, wenn er verwirrt ist? Macht er Unfug, läuft er in die falsche Richtung oder belästigt er andere? Urteilen Sie selbst:

»Frau M. ist heute sehr verwirrt.« Dieser Satz lässt keine Rückschlüsse auf den Aufwand oder den Gehalt der Aussage zu.

»Frau M. steckte ihre Zahnprothese in den Blumentopf« oder: »Frau M. fragte mich innerhalb weniger Minuten zehnmal, wie ich heiße.«

Diese Eintragungen sind sehr aussagekräftig.

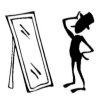

»Desorientiert« als Umschreibung einer Begebenheit

Wie und auf welche Art ist ein Mensch desorientiert? Wenn eine Begebenheit schlicht mit »desorientiert« abgetan wird, wo ist der Sinn einer solchen Eintragung? Was soll hier transparent gemacht werden? Ist eine solche Eintragung überhaupt relevant? Wenn ja, für wen?

Eine deutliche Beschreibung der Situation und der Handlung liefern Eintragungen wie zum Beispiel: »Herr L. sprach mich als Mutter an«, »Herr L. dachte, es sei mitten in der Nacht« oder: »Herr L. sagt, er müsse jetzt zur Schule«.Wer nun glaubt, Eintragungen solcher Art benötigen mehr Zeit, die natürlich nicht zur Verfügung steht, hat nur sehr bedingt Recht. Zählen Sie die Worte »Herr L. ist heute wieder stark desorientiert« und vergleichen Sie sie mit der Anzahl der Worte in den Beispielsätzen. Sie werden sehen, dass es kaum einen Unterschied gibt.

»Solche Sätze müssen einem erst einmal einfallen«, höre ich viele Seminarteilnehmer sagen. Dies ist nur bedingt richtig, denn die angeführten Beispiele spiegeln die Tatsachen wider, während die Umschreibung der Begebenheit nur einen Abriss darstellt. Die Worte »aggressiv«, »desorientiert« oder »verwirrt« sind uns nicht in die Wiege gelegt worden. Wir haben sie im Laufe unseres Berufslebens erworben und angenommen.

Einige Mitarbeiter in der Pflege sitzen über dem Dokumentationssystem und zerbrechen sich den Kopf, was sie wie schreiben sollen. Dabei müssten sie einfach die geschehenen und gehörten Tatsachen niederschreiben, so wie sie erlebt wurden. Die Krankenbeobachtung und die Wahrnehmung spielen eine zentrale Rolle.

Achten Sie bei der nächsten Übergabe oder Teambesprechung doch einmal auf die Kommunikation. Dort werden die Tatsachen in der Regel sehr klar ausgesprochen. Z.B.: »Frau M. hat versucht, mir beim Waschen in den Arm zu kneifen.« Diese Aussage einer Pflegekraft findet sich garantiert als »war aggressiv« in der Dokumentation wieder. Warum schreibt die Pflegekraft nicht das Erlebte nieder, warum wählt sie eine Fremdsprache zur Dokumentation? Niemand spricht so, wie man es in vielen Dokumentationen formuliert findet.

Wie wichtig dies sein kann, verdeutlichen die folgenden Beispiele: »Die Wunde sieht besser aus.« – »Herr Müller sieht schlecht aus.« – »Frau Meier hat wenig getrunken.« – »Fr. K. geht es nicht gut.« – »AZ schlecht.« – »Fr. M. hat schlecht/wenig gegessen.«

Keiner dieser Sätze ist aussagefähig, da die Begriffe wenig und nur bedingt eine klare Beschreibung bieten können und somit subjektiv gefärbt sind. Wer von Ihnen war nicht schon einmal in einer Situation, in der ein Kollege sagte, dass irgendetwas oder irgendjemand gut oder schlecht aussähe, während Sie selbst dieser subjektiven Aussage absolut nicht zustimmen konnten.

Würde ein Kollege bei der Übergabe nur sagen: »Herr M. sieht nicht gut aus«, würde sicherlich jemand aus der Runde nachfragen, wie und was zu beobachten war. Wenn ein Kollege bei der Übergabe schildert: »Die Wunde sieht schlecht aus«, würde sich ebenfalls niemand damit zufrieden geben. Es würde nachgefragt werden, zu Recht!

So ergibt es sich, dass bei der Übergabe häufig detailliert Auskünfte und Tatsachen weitergegeben werden, während die Dokumentation nur bedingt aussagefähig bleibt. Niemand zwingt die Mitarbeiter in der Pflege, in formvollendeter Prosa zu schreiben. Grundsätzlich ist die Grammatik ebenso wenig zu bewerten wie die Rechtschreibung – vorausgesetzt, der Sinn bleibt verständlich und die Tatsachen werden wiedergegeben. Um dem Vorwurf der wertenden Äußerung aus dem Weg zu gehen, sollte auf folgende Begriffe verzichtet werden:

- gut gelaunt
- schlecht gelaunt
- gut/schlecht drauf
- wütend
- aufbrausend
- giftig

- unmöglich
- frech
- unkooperativ
- ungezogen
- aggressiv
- komisch

Versuchen Sie auch hier, die Tatsachen zu beschreiben. Als Beispiel: Statt »gut gelaunt« kann es heißen: »Frau M. lachte heute viel«, oder: »Hat sich gefreut, mich zu sehen«, oder: »Scherzte mit mir während der Grundpflege«.

Statt »wütend, aufbrausend« oder Ähnliches kann es zum Beispiel heißen: »Herr M. war aufgebracht, weil ich heute so spät zu ihm kam«, oder: »Frau M. ist verärgert wegen ihrer Nachbarin« oder: »Frau M. hat mich angeschrien, weil …«

Statt: »Fr. K. ist unmöglich und unleidlich« sollte es besser heißen: »Ich konnte Fr. K. heute nichts recht machen.«

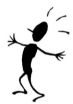 **Selbstverständlichkeiten einfach nicht eintragen**

Weitere Kategorien, die zu vermeiden sind, sind die Selbstverständlichkeiten oder regelmäßig wiederkehrende Tätigkeiten. So zum Beispiel die Aufzeichnung: »Herr M. wurde geduscht.« Wenn man davon ausgeht, dass in einem Bericht nur Besonderheiten stehen, so bedeutet dieser Eintrag, dass Herr M. sonst nicht geduscht wird oder dass es nötig war, das Duschen gerade heute durchzuführen. Wenn es so sein sollte, dass Herr M. geduscht werden musste, weil er beispielsweise eingenässt hatte, so sollte dies unbedingt als Erklärung dabeistehen.

Genauso kritisch ist die Eintragung: »Versorgt nach Plan«. Geht man hier wiederum davon aus, dass der Bericht nur besonderen Einträgen vorbehalten ist, so bedeutet dieser Eintrag, dass es heute ausnahmsweise möglich war, diesen Pflegebedürftigen nach Plan zu versorgen. Sollte ein nachfolgender Kollege diesen Eintrag nicht ebenfalls in den Bericht schreiben, so hat er diesen Pflegebedürftigen heute eben nicht nach Plan versorgt. Noch unsinniger wird dieser Eintrag, wenn gar keine Planung vorhanden ist.

Tabelle 43: Der Pflegebericht (eine Zusammenfassung)

Tatsachen beschreiben (messbar, nachvollziehbar)	Umschreibungen vermeiden, keine Überschriften für einzelne Geschehen
Veränderungen	**Wertungen** wie z. B. schlecht gelaunt, aggressiv, böse, mürrisch
Auffälligkeiten	**Nicht aussagefähige Begriffe** wie z. B. gut/schlecht, wenig/viel, unruhig, verwirrt, desorientiert, keine Besonderheit, versorgt nach Plan
Besonderheiten in Bezug auf Körper, Seele, Geist	**Nicht aussagefähige Zeichen** k. b. V., o. B., AZ, AZ;; O ¯AZ;; ÿ
Visiten	Regelmäßig wiederkehrende und **geplante Maßnahmen**
Pflegerelevante Beobachtungen	Eigene Meinung
Soziale Kontakte oder Begebenheiten	Selbst gestellte **ärztliche Diagnosen** wie z. B. Pilz, Ekzem, Thrombose, Schlaganfall
Nicht stattgefundene Maßnahmen	**Nicht pflegerelevante Beobachtungen** wie z. B.: Der Nachbar lag betrunken im Sessel.
Ungeplante Maßnahmen Wer die Wahrheit nicht kennt, darf zitieren	Arbeitsanweisung für Kollegen wie z. B. Ich wünsche, dass diese Maßnahme so und so durchgeführt wird, bitte Frau M. morgen duschen.

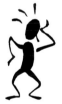

Floskeln und Verlegenheitseinträge vermeiden

Eintragungen, die eher als Verlegenheitseintrag dienen, sind gleichermaßen zu vermeiden. Was bedeutet denn: »Keine Besonderheit«, »keine Auffälligkeiten« oder: »Nichts Besonderes«? Diese Einträge kann man sich schlicht ersparen. Ein Bericht dient doch der Eintragung von Besonderheiten, Auffälligkeiten und besonderen Umständen. Andererseits wird an solchen Eintragungen klar, dass die betreffende Pflegekraft schlecht oder wenig beobachtet. Ist ein Mensch jeden Tag gleich? Gleicher Stimmung, gleicher Verfassung, gleichen Zustandes? Wohl kaum. Sogar ein Patient im Wachkoma unterliegt im Tagesverlauf gewissen Schwankungen. Hier ist gute Krankenbeobachtung gefragt.

Ein Pflegebedürftiger schläft mal gut, mal weniger gut. Er freut sich mal mehr, mal weniger. Er freut sich über bestimmte Dinge und ist verärgert über andere. Ein Pflegebedürftiger spricht mal mehr oder mal weniger. Denn ein Pflegebedürftiger ist ein Mensch wie Sie und ich. Und wollen Sie nun behaupten, Sie waren vorgestern in der exakt gleichen Verfassung und Stimmung wie gerade jetzt in diesem Moment?

15.4.8 Medizinische Verordnungen/Ärztliche Anordnungen

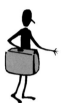 **Warten, bis der Doktor kommt.**

Alle Medikamente und Verordnungen sind schriftlich festzuhalten. Der Arzt muss jede Anordnung und Verordnung schriftlich niederlegen. Es genügt allerdings, wenn der Arzt seine Anordnung in seiner Akte notiert (vgl. M-BOÄ Musterberufsordnung der Ärzte § 10). Er ist nicht verpflichtet, in der Dokumentation der Einrichtung zu unterschreiben oder dort etwas einzutragen.

Jedes Medikament muss mit Ansetzdatum und Dosierung notiert werden. Abgesetzte Medikamente müssen sich klar von der aktuellen Medizin unterscheiden. Aber Vorsicht: Die abgesetzten Medikamente dürfen nicht einfach durchgestrichen werden, sie müssen auch im Nachhinein noch gut lesbar bleiben. Durchstreichen würde bedeuten, dass dieses Medikament nie gültig war.

Die Bedarfsmedikation ist ebenfalls einigen Bestimmungen unterworfen. So muss der Bedarf eindeutig genannt und darf nicht interpretierbar sein. Neben dem verordnenden Arzt muss das Anordnungsdatum, das Medikament, die Darreichungsform, der Bedarf (= Indikation), die Einzeldosis und die Maximaldosis für 24 Stunden genau benannt werden.

Bedarfsmedikation

Unzulässig ist beispielsweise: 2. März 2015 Dr. NN.; Novalgin bei Schmerz 20 Tr.

Der Schmerz kann vielfältig sein. Hier muss der Bedarf genauer genannt werden: Rücken-, Knie-, Tumorschmerz oder sonstige Schmerzen.

Richtig wäre: 2. März 2015 Dr. NN.; Novalgin Tr. bei Knieschmerz 20 Tr., maximal 3x 20 Tr.

Bei Psychopharmaka, Sedativa und Neuroleptika scheint diese Art der Verordnung – mit eindeutiger Indikation – nahezu unerreichbar zu sein. Meist steht bei diesen Medikamenten schlicht nur »bei Bedarf«. Wann dieser Bedarf ist, wird nicht erläutert. Diese Vorgehensweise ist auf jeden Fall unzulässig.

Wie aber bekommt man nun eine explizite Bedarfsbeschreibung für einen unruhigen Dementen? Wer legt diesen Bedarf überhaupt fest? Der Arzt? Nein, weit gefehlt. Die beteiligten Pflegekräfte sind es, die den Bedarf festlegen.

Folgender Fall dürfte so oder so ähnlich auch Ihnen bekannt sein. Im Medikamentenblatt steht: »10 ml Eunerpan bei Unruhe«. Wie kommt so ein Eintrag zustande?

Die Pflegekraft gibt dem Arzt beispielsweise die Auskunft: »Frau M. lehnt schon die dritte Nacht am Fenster und ruft um Hilfe, sie ist ganz aufgewühlt und durcheinander, sie sucht ihren vor 30 Jahren verstorbenen Mann. Wir können sie nicht beruhigen.« Der Arzt möchte der Pflegebedürftigen natürlich etwas Ruhe gönnen und verordnet ein Medikament, in dem Fall Eunerpan, zur Beruhigung. Wann entsteht nun der Bedarf? Zum Beispiel, »wenn Fr. M nachts länger als eine Stunde am Fenster steht und nach ihrem Mann ruft und sich nicht beruhigen lässt.« Viele Worte, aber die einzige Möglichkeit, korrekt zu handeln.

Dieser Fall macht deutlich, dass die Pflegekräfte dem Arzt die notwendige Information geben müssen, damit dieser ein Medikament therapeutisch einsetzen kann. Von sich aus kann ein Arzt nicht auf die Idee kommen, für dieses und jenes vorsorglich einen Bedarf festzulegen. Das wäre angesichts der unendlich vielen Variationen auch unsinnig. Im Umkehrschluss bedeutet dies, dass die Schilderung der Pflegekräfte bereits der Bedarf ist.

Hinweis

Wer im Bereich der Psychopharmaka, Neuroleptika und Sedativa als Nichtmediziner eingreift und den Bedarf quasi selbst ermittelt, handelt eigenmächtig und damit gegen geltendes Recht. Zudem ist diese Notwendigkeit auch im aktuellen Prüfkatalog des MDK enthalten (Frage 10.4, Seite 98).

15.4.9 Typische Dokumentationsprobleme

Die Zitate aus den §§ 267, 268, 269, 270, 271 StGB finden Sie in Kapitel 15.2 Zusätzlich führe ich hier noch den § 274 StGB (Strafgesetzbuch) auf.

»§ 274 Urkundenunterdrückung

(1) Mit Freiheitsstrafe bis zu fünf Jahren oder Geldstrafe wird bestraft, wer

 a) eine Urkunde oder eine technische Aufzeichnung, welche ihm überhaupt nicht oder nicht ausschließlich gehört, in der Absicht, einem anderen Nachteil zuzufügen, beschädigt oder unterdrückt,

 b) beweiserhebliche Daten (§ 202 a Abs. 2), über die er nicht oder nicht ausschließlich verfügen darf, in der Absicht, einem anderen Nachteil zuzufügen, löscht, unterdrückt, unbrauchbar macht oder verändert …

(2) Der Versuch ist strafbar.«

Zusammenfassen lässt sich dies unter den beiden Begriffen: Dokumentationswahrheit und Dokumentationsklarheit.

15.4.10 Checkliste

Datum:	Kunde:	Bemerkungen:	Aktuelle Pflegestufe:
Visiteur:		Zuständiger Mitarbeiter für Akte:	

1. Aussehen der Dokumappen	ja	nein
Mappe und Vordrucke ordentlich/sauber		
Vordrucke vollständig		
Bemerkungen und Abweichungen:		

2. Anamnese	ja	nein
Falls eine Anamnese nicht bereits in Planung integriert:		
Lückenlos		
Zeitnah erstellt, binnen 24 Std.		
Erstellungsdatum klar erkennbar		
Ist-Zustand bei Pflegeübernahme erkennbar		

Bemerkungen und Abweichungen:

_____

_____

_____

_____

3. Bericht	ja	nein
Name und Blattnummer		
Lückenlos ohne Leerzeilen		
Leserlich geschrieben, deutlich und klar		
Streichungen bis zur Unleserlichkeit vorgenommen		
Verlauf bei Veränderungen/Erkrankung/Genesung vermerkt		
Wertungen vermieden		
Bedarfsmedikation verabreicht bei Bedarfssituation		
Ärztliche Kommunikation aktiv erkennbar bei akuten Problemen		
Uhrzeit des Eintrags schlüssig und logisch		

Bemerkungen und Abweichungen oder Empfehlungen:

_____

_____

_____

_____

4. Pflegeplanung	ja	nein
Beschreibungen entsprechen der aktuellen Pflegesituation		
Probleme/Ressourcen individuell benannt		
Vorhandene Risiken individuell beschrieben		
• Dekubitusrisiko t.n.z*		
• Sturzrisiko t.n.z*		
• Kontrakturrisiko t.n.z*		
• Flüssigkeitsdefizit t.n.z*		
• Mangelernährung t.n.z*		
• Thromboserisiko t.n.z*		
• Sonst. Risiken t.n.z*		

* wenn tnz muss ein fachlicher Ausschluss erfolgen, dann auch mit ja ankreuzen.

	ja	nein
Wünsche Biografie, Rituale etc. bei Ressourcen erkennbar		
Ziele messbar/überprüfbar formuliert		
Maßnahmen individuell (was, wann, wie, womit, wie oft) vollständig		
Kontrolle/Auswertung der Pflegeplanung entsprechend der Hausvorgabe		

Bemerkungen und Abweichungen oder Empfehlungen:

_____
_____
_____
_____

5. Wunddoku		ja	nein
• Durchführung entspricht der ärztliche Verordnung	t.n.z		
• Beschreibungen der Wunde entsprechen der aktuellen Situation	t.n.z		
• Wundbeschreibung mind. wöchentlich und bei Veränderung	t.n.z		
• Weitere Probleme zur Wundbehandlung sind individuell benannt	t.n.z		
• Auswertung des Wundverlaufs nach 4 Wochen			

Bemerkungen und Abweichungen oder Empfehlungen:

_____
_____
_____
_____

6. Leistungsnachweis	ja	nein
Lückenlos abgezeichnet		
Lücken erklärt		
Handzeichen erkennbar und stimmig mit HZ Liste		
Alle abgezeichneten Pflegemaßnahmen sind in der Pflegeplanung geplant		
Für Behandlungsmaßnahmen liegt eine VO vor		

7. Sonstige Protokolle und Dokumente		ja	nein
Sturzrisikoerhebung nach Vorgabe und sinnvoll	t.n.z		
Schmerzskala ordnungsgemäß	t.n.z		
Schmerzprotokoll nachvollziehbar	t.n.z		

Dekubitusrisiko nachvollziehbar erhoben	t.n.z		
Freiheitseinschränkende Maßnahmen dokumentiert	t.n.z		
Risiko Mangelernährung nachvollziehbar erhoben	t.n.z		
Lagerungsprotokolle lückenlos oder Lücken erklärt	t.n.z		
Ernährungsprotokolle lückenlos oder Lücken erklärt	t.n.z		
Trinkprotokolle lückenlos oder Lücken erklärt	t.n.z		
Beratungsprotokoll logisch und nachvollziehbar	t.n.z		

Bemerkungen und Vereinbarungen zur Dokumentation:

_____

_____

_____

_____

Zu bearbeiten bis: _____

_____

Verantwortliche/r Mitarbeiter/in   Unterschrift Visiteur

Erledigt:

_____

Datum/Unterschrift Mitarbeiter/in   Kenntnisnahme Unterschrift Vorgesetzte(r)

15.5 Entbürokratisierung

Jahrzehnte haben wir darauf gewartet, jetzt ist es soweit: Die neue Pflegedokumentation ist da, mit der Regierung im Rücken, verschlankt und effizient. Bereits im April 2014 legte Elisabeth Beikirch als Projektverantwortliche den Abschlussbericht[31] zur sogenannten „Entbürokratisierung der Pflegedokumentation" vor.

Es gab nach der Veröffentlichung des Abschlussberichts viele Zauderer. Namhafte Dokumentationshersteller verkündeten noch Ende 2014, dass das, was die Gruppe um Elisabeth Beikirch vorgelegt habe, keine rechtliche Relevanz hätte, nicht verabschiedet und nicht genehmigt sei. Als ich auf einem Kongress in Hannover zur Entbürokratisierung sprach, fragte mich ein Vertreter des größten Dokumentationsherstellers dann

---

[31] Praktische Anwendung des Strukturmodells- Effizienzsteigerung der Pflegedokumentation in der ambulanten und stationären Langzeitpflege

auch, wie ich das denn vertreten könne, ohne dass es geltendes Recht sei oder vom MDK verabschiedet. Mancher Teilnehmer nickte zustimmend oder schaute ratlos. Meine Antwort: Erstens hat der MDK hier nichts zu entscheiden, das entscheidet der MDS anhand des Prüfkataloges. Und zweitens fragte ich den Herrn, wer denn das, was seine Firma seit Jahren produziert, verabschiedet oder genehmigt hätte! Darauf erhielten die Teilnehmer und ich keine Antwort. Mit diesem kurzen Ausflug möchte ich Folgendes klarstellen:

- Die Pflegekräfte sind verunsichert. Niemand weiß genau, wie er mit den Neuerungen umgehen soll.
- Die Pflegekräfte lassen sich von jedem Einwurf weiter verunsichern.
- Man schreit nach einer einheitlichen Regelung. Doch die braucht eigentlich niemand.
- Die Dokumentationshersteller haben das geringste Interesse an einer Verschlankung, denn dann verkaufen sie weniger. Außerdem müssen bislang entwickelte EDV-Programme nun verändert, gelöscht oder komplett neu entwickelt werden. Das kostet Geld.

Auch einige Heimaufsichtsbehörden haben schon Bedenken geäußert. Allen voran die hessische Heimaufsicht. Sie verschickte am 14. Juli 2014 an alle Einrichtungen ein klar gefasstes Schreiben, indem sie zur Zurückhaltung riet und eine neue Arbeitsgruppe ankündigte, die sich mit der Entbürokratisierung befassen wird: »Daher empfiehlt die UAG »Entbürokratisierung« den Einrichtungen und Diensten in Hessen die Umstellung auf das neue Strukturmodell solange zurückzustellen, bis konkrete Empfehlungen zur landesweiten Implementierung seitens des Bundesgesundheitsministeriums vorliegen. Die UAG »Entbürokratisierung« wird dann, in enger Abstimmung mit dem Projektbüro im BMG, einen landeseinheitlichen Umsetzungsplan für Hessen entwickeln, worüber wir Sie zeitnah informieren werden.

Mit freundlichen Grüßen

Im Auftrag

Regine Krampen

Leiterin der UAG Entbürokratisierung«

Andere Heimaufsichten schlugen andere Wege ein. In Bayern hatte man bereits 2004 ein Projekt namens »Entbürokratisierung der Pflegedokumentation« aufgelegt, aber nie weiter verfolgt. Nicht anders erging es einem Projekt aus Rheinland-Pfalz und der Musterdokumentation der AOK Hessen. Alles eingeschlafen, weil keine der Musterdokumentationen eine Ersparnis brachte. Es war im Prinzip alter Wein in neuen Schläuchen, ein wirklicher Ruck ging nie durch die Massen.

Bereits 2013 veröffentlichte die bayrische Heimaufsichtsbehörde, die heutige FQA = Fachstelle für Pflege- und Behinderteneinrichtungen, Qualitätsentwicklung und Aufsicht ihr Projekt ReduDok (Reduzierung der Dokumentation). Ein nennenswerter Erfolg blieb versagt, obwohl das Projekt als eine echte Entbürokratisierung gilt.

15.5.1 Warum gut Ding so viel Weile braucht

In der Vergangenheit trauten sich die Pflegeeinrichtungen keine neuen Wege zu. Es fehle ihnen schlicht an Mut, die vertrauten Pfade zu verlassen, es anders zu machen, als die Einrichtungen ringsherum.

Die Pflege ist zu wenig kritisch, der Dokumentationswahnsinn in Teilen auch hausgemacht. Wer angesichts der Flut an Formularen um Beschränkung bittet, bekommt zu hören:

1. »Wir möchten keinen Ärger mit dem MDK.« (Dass nicht der MDK die Regeln macht, sondern der MDS, ist vielen nicht bekannt. Sie geben den Prüfern eine Macht, die diese weder verdienen noch nutzen sollten.)

2. »Das müssen wir so tun, das ist doch Pflicht!« Aber wo steht, dass die Planung nach AEDL oder einem anderen Modell geschrieben sein muss? Wo steht, dass man für die Erhebung des Sturzrisikos und anderer Risiken ein Assessment benötigt? Weder im MDK-Prüfkatalog noch im Expertenstandard. Die Dokumentationsflut hat im Laufe der Jahre eine imposante Höhe erreicht. Nehmen wir als Beispiel die Bradenskala. Im Expertenstandard Dekubitusprophylaxe und dem MDK-Prüfkatalog tauchte die Bradenskala als eine unter verschiedenen Möglichkeiten auf. Warum hat sich keine andere durchgesetzt? Weil sie am geeignetsten erschien? Vielleicht. Möglicherweise aber auch, weil sie umfangreicher ist als die Nortonskala und somit ein DIN A 4 Blatt besser füllt. Kleine Ratestunde: Wer hat wohl Interesse daran, möglichst viel Papier zu produzieren?

3. »Unser Dokusystem lässt nichts anderes zu.« Die Dokumentationshersteller haben ein natürliches Interesse daran, etwas zu verkaufen. Wenn es ihnen gelingt, statt einer DIN A 4-Seite eine größere, eine DIN A3-Seite zu kreieren, umso besser. Gern gestalten sie Vordrucke auch so, dass man fälschlicherweise annimmt, diese müssten immer wieder neu geschrieben werden. So druckt mancher Hersteller auf die Anamnese bereits »Evaluationsdaten« auf. Das suggeriert, man müsse die Anamnese immer wieder überarbeiten, was natürlich unsinnig ist (vgl. Kapitel 15.4 2 Pflegeanamnese). Hersteller haben kein Interesse daran, die Dokumentationsvordrucke zu reduzieren!

4. »Die Auszubildenden lernen das so.« Das ist leider wahr. Es gibt kaum eine Berufsfachschule in Deutschland, die anderes lehrt als das Übliche. Man bringt den Schülern also nicht Vielfalt und Meinungsbildung bei, sondern scheinbar für alle verbindliche Regeln. Einerseits haben Schulen sicher Vorgaben über die Lehrpläne,

aber andererseits ist doch niemand gezwungen, die AEDL als das einzig Wahre und Mögliche darzustellen. Dass man in einigen Schulen die Anforderungen aus den Einrichtungen missachtet, ist schädlich für die Entwicklung der Auszubildenden. So hören sie kaum etwas von Heimaufsichtsanforderungen, Gesundheitsamt oder MDK. Und ich kenne keine Schule, die mit den Schülern mal die Prüfkriterien aufgreift und den Pflichtlehrstoff daneben legt zur Analyse. So kann keine Entwicklung stattfinden.

5. »Die können sich doch nicht einigen!« Viele Mitarbeiter und Leitungskräfte beschränken sich so an Meinungsfreiheit. Sie hören einem Referenten bei einer Fortbildung zu, nehmen dessen Gedanken auf und setzen Teile davon um. Dann kommt ein Prüfer (MDK oder Heimaufsicht) und sagt: »So geht das nicht!« Also wird die Planung erneut geändert, bis der Prüfer zufrieden ist. Das gilt so lange, bis der Nächste kommt, der anderer Meinung ist.

Verehrte Leser, leben Sie mit dieser Vielfalt an Meinungen, aber scheitern Sie nicht daran! Folgen Sie nicht jedem blind, der gerade das Sagen hat. Lassen Sie drei Prüfer des MDK auf eine Pflegeplanung schauen – Sie werden drei Meinungen hören. Fragen Sie dann noch einen Kollegen, die Schule oder einen Dozenten. Und noch mehr Meinungen kommen hinzu. Hören Sie sich jede Meinung an, das macht Sie nicht dümmer, aber hören Sie nicht auf Meinungen. Lesen Sie besser, wo etwas steht. Will die Heimaufsicht etwas, schauen Sie in das entsprechende Gesetz Ihres Bundeslandes. Will ein MDK-Prüfer etwas, schauen Sie in die Prüfanleitung. Steht das dort nicht so, bedanken Sie sich für die Anregung und denken Sie darüber nach. Beenden Sie jede Diskussion mit der Frage: »Wo steht das?« Sie haben keine Garantie dafür, dass die Person, die gerade vor Ihnen steht, auch genau Bescheid weiß. Wer weiß, wann diese Person sich zuletzt fortgebildet hat, auf welchem Wissenstand sie ist und vor allem, woher sie ihr Wissen hat?

6. »Das machen wir schon immer so und wir haben damit gute Erfahrungen gemacht.« Auch dieser Ausspruch begleitet viele, insbesondere Leitungskräfte. Doch es gilt das andere Motto: Wer stillsteht, ist morgen von gestern. Es ist ein offenes Geheimnis, dass schwache Leitungskräfte noch schwächere Mitarbeiter suchen und nur starke Leitungskräfte nach Gleichgesinnten Ausschau halten. Wer die Veränderung scheut, wird erstens nicht bestehen und zweitens mehr arbeiten müssen. Wer nicht zur Änderung bereit ist, muss viel Energie in das Abschotten stecken, ins Kleinhalten von Mitarbeitern, die nach Neuerung fragen.

Verehrte Leser, Sie können in Ihrer Einrichtung alles machen, was den gesetzlichen Anforderungen entspricht. Aber behalten Sie immer im Hinterkopf, dass sich immer etwas ändern wird und alles im steten Wandel ist. Andersherum: Wenn Sie nichts ändern, ändert sich auch nichts. Warten Sie also bitte nicht auf den Prinzen …

15.5.2   Das Entbürokratisierungsprojekt

Im Abschlussbericht unter Schirmherrschaft von Elisabeth Beikrich wurde über längere Zeit gesammelt, welche Dokumentationsvordrucke geführt werden, wie diese genutzt werden und letztlich auch, was wirklich erforderlich ist. Dabei wurden juristische Aspekte ebenso berücksichtigt wie die Anforderungen aus der Prüfanleitung des MDK und heimrechtliche Erfordernisse.

Ziel war auch, die fachliche Einschätzung zu stärken und so insgesamt den Dokumentationsaufwand auf das Notwendige zu reduzieren. Denn dass zu viel dokumentiert wird, wissen alle in der Pflege tätigen, auch der Chef des MDS: »Die heutigen Pflege-Dokumentationssysteme gehen weit darüber hinaus, was in der Pflege nötig ist und auch über das, was die Prüfinstanzen zur Prüfung von Pflegeeinrichtungen brauchen«, mahnt Dr. Peter Pick, Geschäftsführer des Medizinischen Dienstes des Spitzenverbandes Bund der Krankenkassen (MDS).«[32]

Wir haben rund 20 Jahre benötigt, den Pflegeprozess (1. Informationssammlung, 2. Probleme/Ressourcen, 3. Ziele, 4. Maßnahmen planen, 5. Durchführung, 6. Evaluation) zu einem Dokumentationsmonster aufzubauschen. In all diesen Jahren horten Einrichtungen 20 und mehr Vordrucke in einer Mappe oder führen 30-seitige Pflegeplanungen auf dem PC. Nun sollen durch die komplette Entbürokratisierung alle unnötigen Vordrucke entfallen (vgl. Tabelle 44).

Tabelle 44: Gegenüberstellung übliche und entbürokratisierte Dokumentation

In vielen Einrichtungen gängig	Entbürokratisierte Dokumentation
Stammblatt	Stammblatt
Anamnese	*
Ärztliche Verordnungen	Ärztliche Verordnungen
Ärztliche Kommunikation	**
Pflegebericht	Pflegebericht (nur bei Besonderheit)
Biografiebogen	*
Vitalwerte	Vitalwerte
Pflegeplanung nach AEDL, meist mehrere Seiten	Pflegeplanung auf einer einzigen Seite
***	Maßnahmenplan/Tagesstruktur

---

[32] 10. Forum »Pflege und Vernetzung« der contec im Januar 2014

In vielen Einrichtungen gängig	Entbürokratisierte Dokumentation
Assessment Dekubitusrisiko	*
Assessment Mangelernährung	*
Assessment Schmerzmanagement	*
Assessment Sturzrisikoerhebung	*
Assessment Kontrakturrisikoerfassung	*
Assessment Kontinenzstatus	*
Assessment Thrombose	*
Assessment Pneumonie	*
Wunddokumentation	Wunddokumentation
Nebenprotokolle wie • Trinkprotokoll • Ernährungsprotokoll • Miktionsprotokoll • Lagerungs-Bewegungsprotokoll	Nur im Bedarfsfall über kurze Zeit zur weiteren Informationssammlung, **nicht** als Nachweis

* Entfällt, weil Bestandteil der Planung
** Entfällt, weil Bestandteil des Pflegeberichts
*** Bei einigen Einrichtungen zusätzlich zur Pflegeplanung

Bereits auf den ersten Blick sind Nutzen und Vorteil bei der entbürokratisierten Pflegedokumentation zu erkennen. Viele Leitungskräfte berichten mir, dass sie noch in diesem Jahr in den Umsetzungsprozess einsteigen wollen. Jede Einrichtung hat die Möglichkeit, sich Schulungen zu dem Thema einzukaufen. Im April 2015 wurde mit Multiplikatorenschulungen begonnen. D. h. jeder Verband konnte Personen nach Berlin melden, die dann im Auftrag des Verbandes zur Entbürokratisierung schulen. Diese Personen wurden allerdings nicht hinsichtlich ihres Könnens und Wissens überprüft, sondern einfach ausgewählt und anhand eines einheitlichen Schulungswerkes geschult. Wenn Sie nun glauben, dass alle auf dem gleichen Stand sind, dann täuschen Sie sich.

Wenn man Menschen unterschiedlicher Erfahrung und unterschiedlichen Wissens anhand eines Dokumentes schult, kommt dennoch nicht das Gleiche heraus. Wir erleben also das, was wir immer erleben: Menschen haben unterschiedliche Auffassungen. Fragen Sie vier Multiplikatoren, wie Sie dieses oder jenes ausfüllen sollen, erhalten Sie verschiedene Meinungen. Was können Sie daraus lernen? Wie oben beschrieben muss das Grundmotto lauten: Hören Sie sich Meinungen an, aber hören Sie nicht auf die zuletzt geäußerte Meinung. Gerade im Prozess des Projektes zur Entbürokratisierung war es Elisabeth Beikirch wichtig, keine Musterdokumentation zu geben. Sie wollte Vielfalt, sie wollte die Einrichtungen zum Selbstdenken auffordern. Sie wollte sie ermutigen, die Dokumentation so zu führen wie es für die einzelne Einrichtung wichtig und richtig ist. So steht auf Seite 13 des Abschlussberichts: »Bewusst wurde auf die Vorlage einer Musterdokumentation verzichtet, um die Vielfalt und die individuellen fachlichen Gegebenheiten in den Einrichtungen und Pflegedienstes zu erhalten und eine möglichst hohe Identifikation mit der Pflegedokumentation ... entstehen zu lassen.«

Aber die meisten Einrichtungen kommen mit dieser Freiheit gar nicht klar. Sie wollen eindeutige Regeln und jemanden, der ihnen sagt, wie es sein soll. Und so dreht sich der Teufelskreis so lange, bis Sie als Leitung ihn unterbrechen und entscheiden, wie Sie in Zukunft vorgehen möchten.

15.5.2.1 Zusammenfassung statt AEDL

Seit vielen Jahren bin ich von den AEDL abgekommen. Zum einen waren sie mir zu starr in der Anwendung, zum anderen missfiel mir die Kategorisierung in 13 Schubladen. Zum dritten empfand ich die Reihenfolge schon immer als unlogisch. Wieso sollte man in AEDL 1 schreiben, ob jemand in der Lage ist zu sprechen und in AEDL 13 dann, über was dieser Mensch spricht. Welche Sinn hat es, in AEDL 4 die Hilfe beim Waschen zu beschrieben und drei AEDL weiter unter 7 das Ankleiden und weitere 3 AEDL später in AEDL 10, dass die geschlechtsspezifischen Wünsche (wie gleichgeschlechtliche Versorgung, Kleidungswünsche etc.) nicht vergessen werden.

Meiner Meinung nach brachten die AEDL keinen Nutzen. Was sollte das Schreiben nach AEDL bringen? Eine Erleichterung sicher nicht. In Qualitätsprüfungen gibt es seit ca. zehn Jahren keine Prüffrage mehr zu den AEDL in der Pflegeplanung, ins Heimgesetz fanden die AEDL noch nie Eingang. Nur weil alle nach AEDL schrieben, war das für mich kein Grund, es ebenso zu tun.

In der Beratung von Pflegeeinrichtungen rannte ich mit dieser Argumentation oftmals offene Türen ein. Doch die Pflegekräfte wussten nicht, was sie stattdessen tun konnten. Daher bezogen wir uns auf das, was geprüft wird (Körperpflege, Ausscheidung, Ernährung und Mobilität) und auf das, was uns wichtig ist, der Mensch. Das sind die fünf Punkte, die Basis einer Planung wurden.[33]

Elisabeth Beikirch & Co. entschieden sich ebenfalls gegen die Planung nach Pflegemodellen. Denn jedes gängige Modell bauscht den Pflegeprozess meist nur unnötig auf. In der Projektgruppe hat man sich lange Gedanken darüber gemacht, was eine vernünftige Struktur sein könnte, denn ganz ohne wird es sicher schwierig. Wenn man

---

[33] König, J. (2011). Dokumentationswahnsinn in der Pflege. Es geht auch anders. Mit fünf Bereichen alles erfassen und perfekt dokumentieren. Hannover, Schlütersche Verlagsgesellschaft.

Mitarbeitern, die bisher über 13 Punkten saßen und sich über jeden einzelnen den Kopf zerbrachen, nun gar keine Struktur geben würde, wäre das vermutlich zu gewagt. So einigte man sich in der Gruppe um Elisabeth Beikirch darauf, die Begriffe aus dem kommenden Neuen Begutachtungsassessment zu wählen:

1. Kognitive und kommunikative Fähigkeiten
2. Mobilität und Beweglichkeit
3. Krankheitsbezogene Anforderungen und Belastungen
4. Selbstversorgung
5. Leben in sozialen Beziehungen
6. Wohnen/Häuslichkeit (nur ambulant)

Dieses Vorgehen ist logisch und sinnvoll. Wieso sollte man andere Begriffe nutzen als diese, die bei der Einstufung berechnet werden? Denn das sind die, die auch geprüft werden.

Was Elisabeth Beikirch und die Projektgruppe bei dieser Entscheidung nicht wissen konnten, war, dass der Pflegebedürftigkeitsbegriff nicht wie geplant 2015 eingeführt, sondern erneut verschoben wurde. Das bedeutet, dass das neue Strukturmodell der entbürokratisierten Pflegedokumentation bis zur Einführung des Pflegebedürftigkeitsbegriffs nicht mit der Pflegeversicherung übereinstimmt.

Nun sind Sie gefragt: Entweder bringen Sie Ihren Mitarbeitern bei, dass der (richtig verstandene) Pflegeprozess nicht an Überschriften scheitert. Oder Sie nutzen bis zur Einführung des neuen Pflegebedürftigkeitsbegriffs die aktuell gültigen Begriffe:

1. Körperpflege
2. Ausscheidung
3. Ernährung
4. Mobilität

Wenn Ihnen das menschliche Moment bei dieser nüchternen Pflegeaufzählung fehlt, fügen Sie noch einen fünften Punkt ein, die »Lebensplanung« oder »der Mensch in sozialer Beziehung« oder nennen Sie weitere Punkte, die Sie wünschen. Denn eines ist klar: Vorschriften hinsichtlich des Aufbaus einer Dokumentation gibt es schon lange nicht mehr und wird es in Zukunft auch nicht mehr geben.

15.5.2.2 Die Reduktion aufs Nötigste

Neben dem Verlassen der üblichen Modellstruktur wurde in der Entbürokratisierung aber auch hinterfragt, ob die permanente und aufgebauschte Informationssammlung wirklich einen Nutzen bringt.

Warum sollte man eine Anamnese erstellen und danach die Planung? Warum sollte man die Informationen aus einer Biografie erst in ein separates Formular eintragen und danach in die Planung? Und warum benötigt eine Fachkraft ein Assessment, um zu erkennen, dass ein Pflegebedürftiger Gangunsicherheiten hat?

All das ist nicht erforderlich. Das Expertengremium um Elisabeth Beikirch entschloss sich daher, all das in ein einziges Formular einzutragen, als direkte Informationssammlung und Planung ohne Umwege.

Bei einem Neukunden beginnen Sie nun sofort mit dem Ausfüllen der sogenannten SIS, der strukturierten Informationssammlung. Sie brauchen keine separate Anamnese, keine separate Biografieerhebung, kein separates Assessment. Zudem werden die Ressourcen und sonstigen Probleme in den einzelnen Themenfelder benannt:
1. Kognitive und kommunikative Fähigkeiten
2. Mobilität und Beweglichkeit
3. Krankheitsbezogene Anforderungen und Belastungen
4. Selbstversorgung
5. Leben in sozialen Beziehungen

Das ersetzt die bisherige Pflegeplanung.

Hier die beiden Mustervordrucke der SIS für ambulant und stationär.

SIS – ambulant –
Strukturierte Informationssammlung

☐ Erstgespräch   ☐ Folgegespräch

Name der pflegebedürftigen Person | Gespräch am | Handzeichen Pflegefachkraft | pflegebedürftige Person/Angehöriger/Betreuer

Was bewegt Sie im Augenblick? Was brauchen Sie? Was können wir für Sie tun?

Themenfeld 1 – kognitive und kommunikative Fähigkeiten

Themenfeld 2 – Mobilität und Beweglichkeit

Themenfeld 3 – krankheitsbezogene Anforderungen und Belastungen

Themenfeld 4 – Selbstversorgung

Themenfeld 5 – Leben in sozialen Beziehungen

Themenfeld 6 – Haushaltsführung

Erste fachliche Einschätzung der für die Pflege und Betreuung relevanten Risiken und Phänomene | Sonstiges

	Dekubitus				Sturz				Inkontinenz				Schmerz				Ernährung							
		weitere Einschätzung notwendig		Beratung		weitere Einschätzung notwendig		Beratung		weitere Einschätzung notwendig		Beratung		weitere Einschätzung notwendig		Beratung		weitere Einschätzung notwendig		Beratung		weitere Einschätzung notwendig		Beratung
	ja	nein	ja	nein		ja	nein	ja	nein		ja	nein	ja	nein		ja	nein	ja	nein		ja	nein	ja	nein	
1. kognitive und kommunikative Fähigkeiten	☐	☐	☐	☐		☐	☐	☐	☐		☐	☐	☐	☐		☐	☐	☐	☐		☐	☐	☐	☐	
2. Mobilität und Beweglichkeit	☐	☐	☐	☐		☐	☐	☐	☐		☐	☐	☐	☐		☐	☐	☐	☐		☐	☐	☐	☐	
3. krankheitsbez. Anforderungen u. Belastungen	☐	☐	☐	☐		☐	☐	☐	☐		☐	☐	☐	☐		☐	☐	☐	☐		☐	☐	☐	☐	
4. Selbstversorgung	☐	☐	☐	☐		☐	☐	☐	☐		☐	☐	☐	☐		☐	☐	☐	☐		☐	☐	☐	☐	
5. Leben in sozialen Beziehungen	☐	☐	☐	☐		☐	☐	☐	☐		☐	☐	☐	☐		☐	☐	☐	☐		☐	☐	☐	☐	

SIS – stationär –
Strukturierte Informationssammlung

☐ Erstgespräch   ☐ Folgegespräch

Name der pflegebedürftigen Person | Gespräch am | Handzeichen Pflegefachkraft | pflegebedürftige Person/Angehöriger/Betreuer

Was bewegt Sie im Augenblick? Was brauchen Sie? Was können wir für Sie tun?

Themenfeld 1 – kognitive und kommunikative Fähigkeiten

Themenfeld 2 – Mobilität und Beweglichkeit

Themenfeld 3   krankheitsbezogene Anforderungen und Belastungen

Themenfeld 4 – Selbstversorgung

Themenfeld 5 – Leben in sozialen Beziehungen

Themenfeld 6 – Wohnen/Häuslichkeit

Erste fachliche Einschätzung der für die Pflege und Betreuung relevanten Risiken und Phänomene

	Dekubitus		weitere Ein-schätzung notwendig		Sturz		weitere Ein-schätzung notwendig		Inkontinenz		weitere Ein-schätzung notwendig		Schmerz		weitere Ein-schätzung notwendig		Ernährung		weitere Ein-schätzung notwendig		Sonstiges		weitere Ein-schätzung notwendig	
	ja	nein	ja	nein	ja	nein	ja	nein	ja	nein	ja	nein	ja	nein	ja	nein	ja	nein	ja	nein	ja	nein	ja	nein
1. kognitive und kommunikative Fähigkeiten	☐	☐	☐	☐	☐	☐	☐	☐	☐	☐	☐	☐	☐	☐	☐	☐	☐	☐	☐	☐	☐	☐	☐	☐
2. Mobilität und Beweglichkeit	☐	☐	☐	☐	☐	☐	☐	☐	☐	☐	☐	☐	☐	☐	☐	☐	☐	☐	☐	☐	☐	☐	☐	☐
3. krankheitsbezogene Anforderungen und Belastungen	☐	☐	☐	☐	☐	☐	☐	☐	☐	☐	☐	☐	☐	☐	☐	☐	☐	☐	☐	☐	☐	☐	☐	☐
4. Selbstversorgung	☐	☐	☐	☐	☐	☐	☐	☐	☐	☐	☐	☐	☐	☐	☐	☐	☐	☐	☐	☐	☐	☐	☐	☐
5. Leben in sozialen Beziehungen	☐	☐	☐	☐	☐	☐	☐	☐	☐	☐	☐	☐	☐	☐	☐	☐	☐	☐	☐	☐	☐	☐	☐	☐

15.5.2.3 Die übliche Pflegeplanung hat ausgedient

Nicht nur der Verzicht auf Anamnese und Biografie ist neu. Die übliche Pflegeplanung wird nicht mehr benötigt. Viele kennen das System der drei Spalten:

Probleme/Ressourcen	Ziele	Maßnahmen

Dieses System ist mit der SIS gestorben. Die Probleme und Ressourcen stehen auf der SIS, Ziele werden nicht mehr benötigt und die Maßnahmen stehen auf einem anderen Blatt.

Ziele gibt es in der SIS nicht mehr, denn in der Langzeitpflege haben wir nur noch selten wirkliche Ziele vor Augen, auf die wir hinarbeiten. Meist handelt es sich bei den in Planungen formulierten Zielen um sogenannte Erhaltungsziele wie »intakte Haut« oder »Wohlbefinden«. Das, so meint das Team um Elisabeth Beikirch, darf man getrost voraussetzen und muss es nicht noch einmal dokumentieren.

Die Maßnahmen zu den in der SIS formulierten Problemen und Risiken werden auf einem separaten Maßnahmeformular, der Tagesstruktur, notiert. Das kann als Fließtext oder auch als Aufzählung in kurzen knappen Worten geschehen. Wichtig ist, dass der Maßnahmeplan, Ablaufplan oder wie man diesen Vordruck nennen möchte, keine bestimmte Form haben muss. Er muss nur chronologisch den Tagesablauf in der teil- und vollstationären Pflege wiedergeben, bzw. den Auftrag beim Einsatz im ambulanten Bereich.

Tabelle 45: Beispiel für einen Ablaufplan ambulant

Wann (Zeit) ca. Angabe	Tage	Was, wie, wie oft, womit?	Wer?
ab 7:45	tägl.	• Begrüßung Herrn Hallers, Begleitung in die Küche zur Medikamenteneinnahme (nüchtern), trinkt gern Leitungswasser	Examinierte
	tägl.	• Begleitung ins Bad • Katheterbeutel (Beinbeutel) leeren, Menge dokumentieren • Herr Haller möchte dann zunächst immer Zähne putzen mit elektrischer Zahnbürste • Hilfe bei der Ganzkörperwaschung am Waschbecken • Frische Wäsche anziehen • In die Küche begleiten • Dokumentation	Examinierte Ehefrau richtet Utensilien und frische Kleidung im Bad immer hin und bereitet Frühstück vor.
	Rasur nur Di, Do, Sa	• Nassrasur und eincremen mit Nivea Creme	Pflegekraft

Wann (Zeit) ca. Angabe	Tage	Was, wie, wie oft, womit?	Wer?
19:45		• Medikamenteneinnahme, trinkt dazu gerne Leitungswasser • Herrn Haller ins Bad begleiten, Katheterbeutel (Beinbeutel) leeren, Menge dokumentieren • Nachtwäsche anziehen • Herrn Haller ins Bett helfen und im Bett zwischen die Knie ein dünnes Kissen legen, da Herr Haller die Knie zusammenpresst • Katheterbeutel (Bettbeutel an Beinbeutel) anschliessen • Rollladen bis auf drei Ritzen herunterlassen, nie ganz dunkel	Examinierte
	Freitags	• Katheterbeutel wechseln	Examinierte

Tabelle 46: Beispiel für Tagespflege

Wann (Zeit) ca. Angabe	Tage	Was, wie, wie oft, womit?	Wer?
ab 7:30	Di, Fr	• Frau Schulz wird gebracht	Tochter/Fahrdienst
	Di, Fr	• Begrüßung, Begleitung in die Wohnküche, Frau Schulz hilft bei der Vorbereitung des Frühstücks • Hilfe beim Anlegen der Kittelschürze	Pflegekraft
	Di, Fr	• Gemeinsames Frühstück • Gemeinsame Zeitungsrunde • Frühstücksrunde aufheben und Küche säubern	Pflege und Tagesgäste
9:00	Di, Fr	• Frau Schulz an ihre Tabletten erinnern (hat sie in der Handtasche)	Tochter gibt Tabletten gerichtet mit, Fachkraft überprüft Einnahme
	Di, Fr	• An Toilettengang erinnern, Frau Schulz kommt meist allein klar	Pflegekraft

	Di, Fr	• Gemeinsame Aktivitäten anbieten, die Frau Schulz mag, (vorwiegend Hauswirtschaft) z. B.
		  – Hof oder Terrasse fegen
		  – Spülmaschine ausräumen
		  – Wäsche waschen, bügeln
		  – Wäsche zusammenlegen
		  – Tische und Stühle abwischen
		  – Essen vorbereiten, Obst oder Gemüse schneiden
			Pflegekraft

Wann (Zeit) ca. Angabe	Tage	Was, wie, wie oft, womit?	Wer?
		• Aber auch 　– Ballspiele 　– Mensch- Ärgere-Dich-Nicht 　– Heimatlieder singen	
12:30	Di, Fr	• Gemeinsames Mittagessen	Pflegekraft und Tagesgäste
	Di, Fr	• Gemeinsames Aufräumen, Frau Schulz möchte immer bei allem dabei sein und helfen. Macht nie Mittagsruhe	Pflegekraft
	Di, Fr	• An Toilettengang erinnern, Frau Schulz kommt meist allein klar	Pflegekraft
	Freitag	• Kuchen oder Gebäck backen, gemeinsam mit anderen Tagesgästen	Pflegekraft und Tagesgäste
14:30	Di, Fr	• Vorbereiten der Kaffeetafel gemeinsam mit Frau Schulz	Pflegekraft
	Di, Fr	• Gemeinsamer Kaffeeklatsch mit Spielchen wie 　– Prominente raten 　– Neuester Klatsch und Tratsch 　– Ratschläge von der guten Hausfrau 　– o.ä.	Pflegekraft und Tagesgäste
		• Gemeinsames Aufräumen	Pflegekraft
16:15	Di, Fr	• An Toilettengang erinnern, Frau Schulz kommt meist allein klar	Pflegekraft
16:30	Di, Fr	• Hilfe beim Anziehen der Oberbekleidung, Frau Schulz wird abgeholt	Tochter/Fahrdienst

Tabelle 47: Beispiel einer Tagesstruktur für die vollstationäre Pflegeeinrichtung

Wann (Zeit) ca. Angabe	Tage	Was, wie, wie oft, womit?	Wer?
ab 6:30	tägl.	• Frau Vogel klingelt meist ab 6:30 Uhr • Frau Vogel begrüßen, ihre Beine im Bett waschen und Kompressionsstrümpfe anziehen • Hilfe beim Aufstehen aus dem Bett Frau Vogel bleibt gern im Nachthemd bis zum Frühstück im Ohrensessel • Medikamente und zwei Gläser Wasser auf den kleinen Tisch vor Frau Vogel hinstellen	Examinierte
Ab 8:00	tägl.	Frühstück ins Zimmer bringen, Hilfe anbieten bei mundgerechter Zubereitung	Pflegekraft
Ab 8:30	tägl.	Frau Vogel klingelt, möchte zur Toilette, aber dort allein bleiben	Pflegekraft
		Frau Vogel klingelt, erhält Hilfe beim Waschen und Ankleiden im Bad	Pflegekraft
Ab 10:00	Mo bis Sa	Teilnahme am Programm soziale Betreuung. Frau Vogel geht gern in Wissensspiele, Quiz, Bingo, Leserunden	Soziale Betreuung/§ 87b
11:30	tägl.	Frau Vogel möchte vor dem Mittagessen noch einmal zur Toilette	Pflegekraft
		• Am Dienstzimmer vorbeigehen, Frau Vogel nimmt ihre Tabletten mit • Danach begleiten in den zentralen Speiseraum	Examinierte (Tablettenausgabe)
12:30	tägl.	Frau Vogel möchte zurück auf ihr Zimmer und erhält Hilfe beim Zubettgehen zur Mittagsruhe	Pflegekraft
14:00	tägl.	Frau Vogel möchte zur Toilette und sitzt danach in ihrem Sessel	Pflegekraft
Zw 14 und 17 Uhr	tägl.	Frau Vogel gestaltet den Nachmittag nach Belieben. Erhält Besuch oder besucht ihrerseits Mitbewohner, Frau Trade oder Frau Letai	Frau Vogel
15:00	Di	Dienstags geht Frau Vogel zum Friseur Haare waschen, die Familie holt sie ab	Tochter/Enkelin
17:15	tägl.	• Frau Vogel meldet sich zur Toilette, anschließend möchte sie in den zentralen Speiseraum begleitet werden zum Abendessen	Pflegekraft

Wann (Zeit) ca. Angabe	Tage	Was, wie, wie oft, womit?	Wer?
18:00	Di bis So	Frau Vogel möchte zurück in ihr Zimmer, dort schaut sie fern oder beschäftigt sich, bis sie zu Bett möchte	Pflegekraft
	Mo	Frau Vogel möchte zur Toilette und danach baden. Nach dem Bad möchte sie immer direkt ins Bett gebracht werden	Pflegekraft
20:30	Di bis So	Frau Vogel möchte Hilfe im Bad, Toilettengang, Waschen Intimbereich. Utensilien richten für Zahnpflege Hilfe beim Zubettgehen	Pflegekraft
22:00	tägl.	Frau Vogel möchte, dass der Nachtdienst kurz reinschaut, sie möchte danach keine weiteren Routine-Kontrollgänge in der Nacht	Pflegekraft
zw. 1 und 3 Uhr	tägl.	Frau Vogel klingelt, wenn sie zur Toilette muss. Sie erhält Hilfe beim Aufstehen aus dem Bett, Toilettengang und Zubettgehen	Pflegekraft

Selbstverständlich müssen Sie nichts von all dem, was Sie hier lesen, tun. Sie können auch mischen. Behalten Sie, was Ihnen an Ihrer bisherigen Akte gefällt und tauschen Sie beispielsweise nur die Planung aus. Wenn Ihnen die Überschriften oder Themenfelder nicht gefallen, halten Sie sich bitte nicht daran fest. Nutzen Sie Überschriften, die Ihnen und Ihren Mitarbeitern zu Gute kommen.

Betrachten Sie 2015 als das Jahr des wohl größten Wendepunktes in der Geschichte der Pflegedokumentation. Sie sind nun völlig frei in Ihrer Entscheidung, was, wann oder wie Sie umstellen. Haben Sie den Mut, die bisherigen Pfade zu verlassen. Wie sagt doch Kurt Haberstich: »**Wer nicht auf der Strecke bleiben will, muss hin und wieder vom Weg abkommen.**«

16 QUALITÄT

16.1 Ebenen der Qualität

Qualität wurde schon vielfach definiert, deshalb hier einige Begriffserläuterungen:
- »Qualität ist die Gesamtheit von Merkmalen einer Einheit bezüglich ihrer Eignung, festgelegte und vorausgesetzte Erfordernisse zu erfüllen« (DIN ISO 8402).
- »Pflegequalität ist der Grad an Übereinstimmung zwischen den anerkannten Zielen der Berufsgruppe und dem erreichten Erfolg in der Pflege« (Schiemann 1990).
- »Die Qualität ist der Umfang des Erfolges, der unter optimalen Verhältnissen und vertretbaren Kosten tatsächlich zu erreichen ist« (Donabedian 1968).
- »Für Qualität ist das Verhältnis von Preis und Leistung (Nutzen) bzw. von Aufwand und Ergebnis von entscheidender Bedeutung. Dies ist der sogenannte wertebezogene Ansatz« (Klie 1995).

16.2 Aussagen zur Qualität

- Qualität ist klientenorientiert.
- Qualität ist, wenn der Kunde wiederkommt, nicht das Produkt.
- Qualität ist, wenn alles funktioniert.
- Qualität ist, was der Kunde will.
- Qualität muss messbar sein.
- Qualität ist ein Wettbewerbsvorteil.
- Qualität durchdringt das ganze Unternehmen.
- Qualität braucht einen organisatorischen Rahmen.
- Qualität braucht motivierte Mitarbeiter.
- Qualität bedeutet null Abweichung/null Fehler.
- »Qualität ist das Anständige« (Theodor Heuss).
- Qualität ist ein Ergebnis von Vision, Planung und harter Arbeit« (MDK Rheinland-Pfalz).
- »Qualität ist das erste und das wichtigste« (Ishikawa).

Zusätzlich sagte Ishikawa (der Vater des Qualitätszirkels)· »Man kann Mitarbeiter nicht zwingen, 10 Prozent mehr zu arbeiten, aber man kann sie dazu motivieren, 20 Prozent besser zu arbeiten.«

16.3   Definierte Ebenen der Qualität

Nach Donabedian werden drei Ebenen der Qualität unterschieden:
1. Strukturqualität
2. Prozessqualität
3. Ergebnisqualität

Bereits die erste MDK-Anleitung zur Prüfung der Qualität nach § 80 SGB XI vom Oktober 2000, als auch die nun gültige MDK-Anleitung zur Prüfung der Qualität nach den §§ 112 und 114 SGB XI enthalten die Definitionen der Ebenen der Qualität nach Donabedian, unterteilt in Struktur-, Prozess- und Ergebnisqualität.

16.3.1   Strukturqualität

- Die Personalausstattung nach Anzahl, Ausbildung und Zusatzqualifikation.
- Den Aus-, Fort- und Weiterbildungsstand der Beschäftigten, insbesondere im Bereich der gerontopsychiatrischen Betreuung.
- Die versorgten Pflegebedürftigen, gegliedert nach Name, Vorname, Geburtsdatum, Geschlecht, Pflegestufe, Dauer der Pflege durch die Pflegeeinrichtung und pflegerische Diagnosen.
- Die Maßnahmen der internen und externen Qualitätssicherung, einschließlich des Umgangs mit Beschwerden.
- Die innerbetriebliche Vorgaben zur Betriebsorganisation und zum Betriebsablauf, insbesondere zur Zuordnung von Verantwortungsbereichen.
- Das Pflegeleitbild und das Pflegekonzept der zugelassenen Pflegeeinrichtung.
- Die Vorhaltung eines geeigneten Pflegedokumentationssystems.
- Die sächliche und technische Ausstattung.
- Die räumlichen Voraussetzungen, insbesondere Lage, Zahl und Belegung von Wohnräumen.
- Die Einbindung in einrichtungsübergreifende Versorgungs- und Altenhilfestrukturen.
- Die vertraglichen Vereinbarungen mit den Pflegebedürftigen.
- Das Beratungs- und Informationsangebot für den Pflegebedürftigen und seine Angehörigen.

16.3.2   Prozessqualität

- Die Ausrichtung der Pflege und Betreuung am Pflegeleitbild und -konzept.
- Die sachgemäße Führung der Pflegedokumentation.

- Die kontinuierliche und systematische Umsetzung und Überprüfung der sich aus der Pflegeplanung und -dokumentation ergebenden Maßnahmen.
- Die Einhaltung der innerbetrieblichen Vorgaben zum Betriebsablauf, zur Betriebsorganisation und zum Pflegemanagement.
- Die Einarbeitung, Anleitung und fachliche Begleitung der Mitarbeiter in ihrem jeweiligen Tätigkeitsfeld.
- Die innerbetriebliche Kommunikation.
- Die Zusammenarbeit mit anderen Leistungserbringern.
- Der Personaleinsatz anhand von Dienst- und Einsatzplänen.
- Die Beteiligung von Angehörigen, ehrenamtlich Tätigen und freiwilligen Helfern.
- Der Umgang mit pflegerisch bedeutsamen Diagnosen wie beispielsweise Dekubitus oder Inkontinenz.
- Der sachgerechte Einsatz von Arbeits- und Hilfsmitteln.
- Die Einhaltung und Beachtung der hygienischen Anforderungen bei der Leistungserbringung.
- Die Arzneimittelversorgung.

16.3.3   Ergebnisqualität

- Der pflegerische und gesundheitliche Zustand der Pflegebedürftigen.
- Die Ernährung und Flüssigkeitsversorgung der Pflegebedürftigen.
- Die Aktivierung und Mobilisierung von Pflegebedürftigen, insbesondere bei Pflegebedürftigen mit Inkontinenz oder Dekubitus.
- Die Betreuung und Versorgung von Pflegebedürftigen mit eingeschränkter Alltagskompetenz.
- Die Übereinstimmung der Pflegeergebnisse mit den Pflegezielen.
- Die Berücksichtigung individueller Bedürfnisse der Pflegebedürftigen.
- Die Einhaltung vertraglicher Vereinbarungen und organisatorischer Absprachen mit den Pflegebedürftigen.

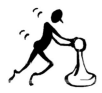

Qualität lässt sich nicht erzwingen.

Es gibt zweifellos eine Vielzahl von Möglichkeiten der Regelungen rund um die Qualität. Im Folgenden finden Sie einen kleinen Auszug möglicher Maßnahmen im Rahmen der Qualitätsbeschreibung, -entwicklung und -verbesserung, wobei die Reihenfolge keine Rangliste oder Prioritätenliste darstellt.

Qualitätszirkel
- interdisziplinär
- in einem Bereich
- Arbeitsgruppen

Mentorenschulung/Auditorschulung
- Beauftragte für
- Qualität
- Wundmanagement
- Experten (z. B. MS, demenzielle Erkrankungen, Hemiplegie etc.)
- Hygiene

Informationen und Veranstaltungen
- Kunden
- Angehörige
- Interessenten
- »Tag der offenen Tür«
- Beiträge zu verschiedenen Themen

Fortbildungen
- intern
- extern

Fachliteratur

Beurteilung
- Mitarbeiter
- Vorgesetzte

Befragung
- Kunden
- Mitarbeiter
- Lieferanten

Handbuch
- Station
- Pflege
- Qualität/Qualitätsmanagement
- MDK

Null-Fehler-Prinzip
- Vorbild sein
- Fehler als Chance
- Fehlersammellisten
- Histogramme
- Regelkarten
- Paretodiagramm
- Korrelationsdiagramm

Einarbeitung
- Neueinsteiger
- Wiedereinsteiger
- Fachkräfte
- Nichtfachkräfte
- Zivildienstleistende
- Ehrenamtliche

Konzepte
- Schwerpunktpflege
- Soziales
- Betreuung/Beschäftigung
- Einarbeitung
- Einzug neuer Bewohner
- Aufnahme neuer Kunden

**Stellenbeschreibung
(alle Funktionen und Fachbereiche)**
- Organigramm
- Delegationsschema/Verantwortungs-schema
- Kleidung
- Image
- Hygiene
- Sicherheit

Ablaufplanung
- für bestimmte Arbeiten
- Bestellwesen (Verordnungen, Hilfsmittel, Kosmetik, Medikamente etc.)
- Übergabe

- Unfall (Kunde/MA)
- Tod eines Kunden
- Reklamation

Krisen- oder Notfallschema
- Geschenke
- Nichtantreffen eines Klienten
- Fixierungen
- Wegläufer
- Umgang mit Medikation
- Umgang mit Dienstfahrzeug
- Sturz
- Erste Hilfe

Checklisten
- Auto (Tanken/Wartung)
- Urlaubsantrag
- Krankmeldung
- Schlüsselsorgfalt
- Anmeldung Fort- und Weiterbildung
- Gebührenordnung
- Kooperationspartner
- Umgang Dienstplan/Freizeitplan
- Einstufungsmanagement
- Technische Geräte
- Umgang mit Arzneimitteln
- Abfallentsorgung

Standards
- Behandlungspflege
- Organisation
- Hygiene

Richtlinien
- Grundpflege
- Heimeinzug (stationär)
- Erstgespräch (ambulant)

Leitlinien
- Leitbild
- Sterbebegleitung
- Umgang mit Menschen, die Verhaltensauffälligkeiten zeigen

Dienstanweisungen
- Arbeitsunfähigkeitsbescheinigung
- Arbeitsausfall
- Freiheitsentziehende Maßnahmen
- Dienstkleidung
- Essensausgabe
- Fuhrpark
- Rauchverbote
- Visiten
- Dokumentation
- Pflege
- Umfeld

16.4 Standards und Richtlinien

Man unterscheidet zwischen Standards, Richt- und Leitlinien. Definitionen über die verschiedenen Bereiche gibt es dutzendfach. Hier einige Beispiele:

Definition 1

- Universelle Standards sind gesetzliche Vorgaben, z. B. BGB (Bürgerliches Gesetz-buch), ethische Grundsätze, z. B. Religionsfreiheit.
- Richtlinienstandards geben einen gewissen Rahmen als Anhaltspunkt, z. B. die Einstufungskriterien.
- Allgemeine Handlungsstandards sind handlungsweisende Standards, z. B. Stan-dards der Hygiene und Behandlungspflege.
- Spezielle Handlungsstandards sind individuelle, auf ein Individuum abgestimmte Standards.

Definition 2

»Standards sind allgemeingültige und akzeptierte Normen, die den Aufgabenbereich und die Qualität der Pflege definieren« (vgl. Barth 1999).

Definition 3

In der MDK-Anleitung zur Prüfung der Qualität nach § 114 SGB XI wird wie folgt unterschieden:
- Standards definieren Ansprüche an die Leistungserbringung, die für alle Beteilig-ten transparent und verbindlich sind.
- Richtlinien sind konkrete Handlungsanweisungen, die eine pflegerische Handlung kleinschrittig beschreiben.
- Leitlinien ermöglichen eine allgemeine Aussage oder Regelung auf übergeordne-ter Ebene.

16.5   Rund um den Bewohner

16.5.1   Erstgespräch mit Interessenten

	Dat./Hdz. Notizen
Name des Interessenten: _____	
Gespräch geführt mit: ☐ Bew. ☐ Ang. ☐ Sonstige ☐ PDL	
Möglichkeit zur ehrenamtlichen Tätigkeit erläutert	
Hausführung ☐ Gemeinschaftsräume ☐ Bewohnerzimmer ☐ ggf. Beratung, welche Möbel mitgebracht werden können	

Organisatorische Absprachen
- ☐ ggf. Termin für Hausbesuch, Besuch im Krankenhaus festlegen
- ☐ ggf. Probewohnen des Bew. vereinbaren
- ☐ Gestaltung des Zimmers
- ☐ ggf. Möblierung besprechen
- ☐ Termin für Einzug festlegen

Informationsmaterial und Formulare
- ☐ Hausbroschüre
- ☐ Formulare
- ☐ Fragebögen

Noch zu erledigen:

16.5.2   Erstgespräch mit Angehörigen bzw. zukünftigem Bewohner

	Dat./Hdz. Notizen
Name des Interessenten: _____	
Gespräch geführt mit: ☐ Bew. ☐ Ang. ☐ Sonstige ☐ PDL	
Unternehmen (ggf. Anzahl u. regionale Verteilung) vorstellen	
Einrichtung vorstellen: ☐ Anzahl der Wohnbereiche ☐ Anzahl der Bewohner, Qualifikation der Mitarbeiter (PFK, PH, KPH, ZDL, Prakt., ABM, ehrenamtliche MA) ☐ Leitungsstruktur (WBL, PDL) ☐ Weitere Dienste (Bewohner-Service, Sozialdienst, BT, Hausmeister) ☐ Zuständigkeiten ☐ Heimbeirat	
Pflege am individuellen Bedarf orientiert, aktivierende Pflege statt Überversorgung, Wünsche des Bew. sind maßgebend Nicht geleistet werden kann: _____ Auf Widerspruch zwischen den Ansprüchen der Bew. und den Möglichkeiten der Einrichtung (»Was ist machbar?«) hinweisen	
Ärztliche Betreuung: ☐ freie Arztwahl ☐ Kooperation mit Hausärzten erforderlich (s. Orig.-Standard)	
Angebote Beschäftigung	
Beratungsangebot Sozialdienst	
Service (Sonstiges)	
Feste, kulturelle Veranstaltungen, Fahrten	
Religiöse Betreuung	
Einbeziehung von Angehörigen, Angehörigenabend, Besuche	

Keine festen Zeiten	
Finanzen: ☐ Kosten Heimplatz ☐ Anteil Pflegekasse ☐ Selbstkostenanteil und Nebenkosten ☐ ggf. Kostenübernahme durch Sozialhilfeträger	
Pflegestufe: ☐ MDK-Begutachtung: Antrag, Pflegestufe und Empfehlung Heimaufnahme ☐ Höherstufung ☐ Widerspruch ☐ Kosten	
Noch zu erledigen:	

16.5.3   Checkliste für die Aufnahme von Bewohnern (1)

Name des Bewohners: _____

Erstkontakt am _____ mit ☐ Bew.   ☐ Ang. _____ durch _____

1. Im Vorfeld der Aufnahme	Wer?	✔
Informationsmaterial (Satz) aushändigen	BS/PDL	
Gespräch mit Interessenten führen (zukünft. Bewohner/in/Angehörige)	BS/PDL	
Ärztliches Gutachten	BS	
Antrag auf Heimaufnahme	BS	
Pflegestufe, Empfehlung Heimaufnahme (MDK)	BS	
Kostenübernahme klären	BS/SD	
Aufnahmebogen	BS/SD	
Ggf. Hausbesuch/Besuch des zukünftigen Bew. (auch im Krankenhaus durch PDL/WBL/Bezugspflegekraft)	PDL/WBL	
Aufnahmekriterien prüfen: Kann Bew. aufgenommen werden? »Passt« Bew. in die Einrichtung? Gibt es besonderen Pflegeaufwand? Weglauftendenz? Suizidalität? etc.; kann erforderliche Versorgung sichergestellt werden?	PDL/WBL	
Festlegung des Bew.-Zimmers/des WB	PDL/WBL	
Auf Wunsch Besuch des zukünftigen Bew. in der Einrichtung/Probewohnen	PDL/WBL	
Termin für Einzug festlegen: Tageszeit entsprechend Wünschen des Bew./der Angehörigen und Erfordernissen der Einrichtung	PDL/WBL	

Mitarbeiter über Einzugstermin informieren:

• PDL	BS
• BS	BS
• WBL	BS
• Pflegekräfte auf WB	BS
• Sozialdienst	BS
• ggf. weitere Mitarbeiter	BS
Ggf. Zimmer renovieren	Hausm.
Möblierung mit Bew./Ang. klären: Welche Ausstattung durch Einrichtung? Was bringt Bew. mit?	PDL/WBL
Möblierung hausintern entsprechend Absprache organisieren	Hausm.
Telefonanschluss gewünscht? Anmeldung?	Ang./SD
Fernsehanschluss gewünscht? Anmeldung?	Ang./SD
Zimmer vor Einzug reinigen	HWL
Bezugspflegekraft benennen: Möglichst Aufnahme und kontinuierliche Begleitung des Bew. in den ersten Tagen sicherstellen	WBL
Pflegeüberleitung: Ggf. Informationen und Pflegeplanung über Bew. von anderer Institution einholen	WBL/BPK
Hausarzt festlegen, über Aufnahmetermin informieren, Besuchstermin festlegen	WBL
Hilfsmittel besorgen: Was ist erforderlich?	WBL/BPK
Lebensnotwendige Medikamente beim Einzug vorhanden?	WBL

Abkürzungen
Ang. = Angehörige   BS = Bewohner-Service   PDL = Pflegedienstleitung
Bew. = Bewohner/in   BT = Beschäftigungstherapie   SD = Sozialdienst
BPK = Bezugspflegekraft   HWL = Hauswirtschaftsleitung   WBL = Wohnbereichsleitung

16.5.4 Checkliste für die Aufnahme von Bewohnern (2)

2. Tag des Einzugs:	Wer?	✔
Zimmer freundlich gestalten: Türschild anbringen, Getränk, Blumen, Willkommensgruß	WBL/BPK	
Mitarbeiter sind informiert (Übergabe): Pflegekräfte, WBL, PDL	WBL	
Bew. empfangen, Begleitung ins Zimmer organisieren	BS/BPK/WBL	
Bew. informieren entsprechend Allgemeinzustand und Aufnahmefähigkeit:		
• Klingel	BPK/WBL	
• Essen: Zeiten, Ort	BPK/WBL	

• Speiseraum	BPK/WBL
• Zimmernachbarn vorstellen	BPK/WBL
• Toilette zeigen	BPK/WBL
• Einzelne Mitarbeiter vorstellen	BPK/WBL
Essen bestellen	BPK/WBL
Essenkarte schreiben	BPK/WBL
Ggf. Angehörigen Getränk etc. anbieten	BPK/WBL
Ggf. Bew. im Zimmer essen lassen	BPK/WBL
Am Aufnahmetag: Juristisch relevante Daten erheben und dokumentieren (Pflegeanamnese, ggf. Bericht): Hautzustand? Wunden? Ernährung? Exsikkose? Fehlstellungen der Extremitäten? ggf. Fotodokumentation	BPK
Innerhalb von 24 Stunden: Vitalwerte messen: Puls, RR, Gewicht	
Ggf. zusätzlich Temperatur, Größe, Blutzucker	BPK
Ggf. Personalausweis und Chipkarte zur Aufbewahrung entgegennehmen	BPK/WBL
Medikamentenverordnung mit Hausarzt absprechen, ggf. Hausbesuch organisieren, ggf. Medikamente besorgen	BPK/WBL
Mitgebrachte Hilfsmittel erfassen	BPK
Mitgebrachte Wertgegenstände erfassen, ggf. in Verwahrung nehmen	BPK
Ggf. Antrag auf Kostenübernahme beim Sozialamt stellen	BS
3. Eingewöhnungsphase	
Innerhalb von 24 Stunden: Weitere körperbezogene Daten erheben und dokumentieren (Pflegeanamnese)	BPK
Innerhalb von zwei Wochen: Pflegeplanung erstellen, Pflegemaßnahmen festlegen	BPK
Innerhalb von vier Wochen: Psychosoziale Daten erheben und dokumentieren (Biografie)	BPK
Weitere Mitarbeiter bekannt machen	BPK, Pflege
Weitere Bewohner bekannt machen	BPK, Pflege
Nach Bedarf und Wunsch in tagesstrukturierende Maßnahmen eingliedern	BPK, SD, BT
Zimmer persönlich gestalten	BPK, Ang.
Essenkarte an individuelle Gewohnheiten und Vorlieben anpassen	BPK
Fehlende Wäsche besorgen	BPK, Ang.
Fehlende Einrichtungsgegenstände, Bilder und persönliche Gegenstände besorgen	BPK, Ang.
Fehlende Hilfsmittel besorgen	BPK, WBL
Fallbesprechung durchführen	BPK, WBL

16.5.5 Checkliste Organisatorische Aufgaben nach dem Tod von Bewohnern

Frau/Herr _____ am _____ verstorben

WB: _____

Was ist zu tun?	Wer?	Erl./HZ
Kurzfristig: Arzt benachrichtigen, Zeitpunkt und ggf. Anweisungen notieren	Pflege	
Dokumentieren, wann und wie der Bewohner vorgefunden wurde	Pflege	
Hat der Arzt den Tod festgestellt: Angehörige/Betreuer/Pflege ggf. Mitbewohner informieren, sofern sie nicht beim Todeszeitpunkt anwesend waren, Zeitpunkt ggf. entsprechend vorheriger Absprache wählen	Pflege	
Totenschein ausstellen lassen	Arzt	
Beachten: Beim Totenschein auf richtige Zuordnung der Formulare achten (Erdbestattung, Feuerbestattung)	Arzt/Pflege	
Bei unklarer Todesursache: Keine Veränderungen an dem Verstorbenen vornehmen, polizeiliche Untersuchung abwarten	Pflege	
Bestattungsinstitut informieren wegen Abholung des Verstorbenen, Termin vereinbaren; Abholung ist erst nach Ausstellung des Totenscheins möglich. Beachten: Wenn Festlegung über Bestattungsunternehmen nicht erfolgen kann, kann ein beliebiges Bestattungsinstitut mit der Abholung und Aufbewahrung des Verstorbenen beauftragt werden, weitere Abklärung erfolgt später durch Ang. etc.	Angeh./ gesetzl. Betr./ Pflege/Bew.	
Persönliche Unterlagen des Verstorbenen weitergeben an Angehörige oder Bestattungsinstitut: Chipkarte Krankenkasse, Personalausweis	Pflege	
Über Todesfall informieren	Pflege	
• Küche		
• PDL		
• Bewohnerservice		
• Sozialdienst/BT		
• Weitere Mitarbeiter in der Einrichtung		
Nachlassprotokoll erstellen	Pflege (2 MA)	
• bei gesetzlicher Betreuung und/oder Nachlassbetreuung		
• bei Verstorbenen ohne Angehörige		
• in sonstigen Fällen entsprechend hausinterner Regelung		
Pflegedokumentation	Pflege	
• ggf. Abschlussbericht erstellen		
• sämtliche Unterlagen des Verstorbenen an vorgesehener Stelle ablegen		

Bewohner und Mitarbeiter über Todesfall informieren	Pflege/Bew.	
• ggf. über Heimzeitung		
• ggf. über Aushang der Todesanzeige		
Beileidsbekundung • ggf. Beileidskarte an Angehörige des Verstorbenen	Pflege	

16.6   Einzelne Qualitätssicherungsmaßnahmen

16.6.1   Erstgespräch mit Angehörigen bzw. zukünftigem Bewohner

Das Gespräch erfolgt durch den Bewohner-Service bzw. die PDL.

Aufnahme neuer Bewohner
Ziele
- Der Einzug von neuen Bewohnern erfolgt gut vorbereitet und geplant.
- Neuen Bewohnern wird das Einleben in der Einrichtung erleichtert.
- Angehörige werden einbezogen.
- Der Ist-Zustand der neuen Bewohner wird erfasst – als Grundlage für eine individuelle Pflegeplanung und zur juristischen Absicherung.

Verfahren
Der Einzug in eine Pflegeeinrichtung stellt für jeden Bewohner eine massive Veränderung des bisherigen Lebens dar. Bei der Aufnahme von Bewohnern stehen neben einer guten organisatorischen Vorbereitung das Verständnis für – insbesondere aus dem Umzug resultierende – Unsicherheit und Verwirrung sowie das Vermitteln von Geborgenheit und Wohlbefinden im Vordergrund. Verantwortlich für die Aufnahme ist neben der PDL, WBL und zentralen Diensten insbesondere die jeweilige Dienst habende Pflegefachkraft. Checklisten für Erstgespräch und Aufnahme erleichtern die Organisation des Aufnahmevorgangs.

Im Vorfeld der Aufnahme
- Im Vorfeld der Aufnahme stehen die angemessene Darstellung der Einrichtung und die gegenseitige Information im Vordergrund. Dazu gehören folgende Aufgaben:
- Erstkontakt zum zukünftigen Bewohner bzw. den Angehörigen. Je nach Möglichkeit erfolgt ein Erstbesuch in der Häuslichkeit des Pflegebedürftigen.
- Aushändigung von Informationsmaterial, mündliche Information.
- Sammlung von notwendigen Unterlagen und Informationen unter Einbeziehung der Angehörigen und Bezugspersonen.
- Klärung der Pflegestufe und der Kostenübernahme.

- Ggf. Durchführung eines Hausbesuchs bzw. Ermöglichung des Probewohnens in der Einrichtung.
- Organisatorische Vorbereitung des Einzugs.

Tag des Einzugs
- Der Tag des Einzugs ist für den neuen Bewohner sehr aufregend. Es muss darauf geachtet werden, ihm wissend, freundlich und fürsorglich zu begegnen. Dazu gehören folgende Aufgaben:
- Begrüßung, Begleitung auf den Wohnbereich und ins Zimmer.
- Informationen entsprechend dem Allgemeinzustand und der Aufnahmefähigkeit: einzelne Bewohner/innen und Mitarbeiter/innen bekannt machen, Umgebung zeigen.
- Organisatorische Aufgaben.
- Datensammlung: Juristisch relevante Informationen erheben, mitgebrachte Hilfsmittel und Wertgegenstände erfassen.

Eingewöhnungsphase
Die Eingewöhnung des neuen Bewohners erfolgt stufenweise und abgestimmt auf seine individuelle Situation, Wünsche und Bedürfnisse. In der Eingewöhnungsphase steht die Gestaltung einer Geborgenheit und Wohlbefinden vermittelnden Atmosphäre im Vordergrund. Die Phase kann sich abhängig vom Bewohner unterschiedlich lange gestalten. Dazu gehören folgende Aufgaben:
- Weitere Informationen über Personen und Umfeld, entsprechend dem Allgemeinzustand und der Aufnahmefähigkeit.
- Vervollständigung der Datensammlung.
- Erstellung der Pflegeplanung, Festlegung der Pflegemaßnahmen.
- Gestaltung des Umfelds entsprechend den Wünschen und Bedürfnissen des Bewohners.
- Durchführung von Fallbesprechungen.
- Verantwortlich: Bewohner-Service, PDL, Sozialdienst, WBL, Pflegekräfte

Anlagen
- Checkliste für die Aufnahme von Bewohnern (siehe Kapitel 18.5.3)
- Erstgespräch mit Angehörigen bzw. zukünftigen Bewohnern durch PDL/Bewohner-Service

16.6.2   Pflegevisite

Die Pflegevisite ist für viele das interne Qualitätssicherungsinstrument überhaupt. Auch ich sehe dieses Instrument als sehr wichtig an. Aber verpflichtend ist die Visite nicht mehr. Die Fragen zur Pflegevisite als Routineaufgaben sind aus den MDK-Prüfanleitungen mittlerweile herausgefallen. Es gibt also keine Vorschrift mehr, wie, wer, wann und wie oft Pflegevisiten durchzuführen sind.

Man muss aber die Prüffragen zur Fachaufsicht und zur Überprüfung der Nichtfachkräfte souverän beantworten können:

- Frage 4.3 ambulant: »Ist die fachliche Anleitung und Überprüfung grundpflegerischer Tätigkeiten von Pflegehilfskräften durch Pflegefachkräfte nachvollziehbar gewährleistet?
  Erläuterung zur Prüffrage 4.3: Die Frage ist mit »ja« zu beantworten, wenn die fachliche Anleitung und Überprüfung der Grundpflege anhand von praktischen Anleitungen oder mitarbeiterbezogene Pflegevisiten o. ä. dokumentiert ist.«
  Diese Erläuterung macht deutlich, dass nur die Nichtfachkräfte in ihrer Tätigkeit überprüft werden müssen und dass es neben der Pflegevisite auch andere Möglichkeiten gibt. Etwa eine Anleitung, die Einarbeitung, das Begleiten beim Kundenbesuch in bestimmten Situationen, wie dem sogenannten »Anpflegen« neuer Kunden.
- Frage 4.3 stationär: »Ist die fachliche Anleitung und Überprüfung grundpflegerischer Tätigkeiten von ungelernten Mitarbeitern ohne pflegerische Ausbildung durch Pflegefachkräfte nachvollziehbar gewährleistet?
  Erläuterung: Die Frage ist mit »Ja« zu beantworten, wenn die fachliche Anleitung und Überprüfung der Grundpflege anhand von praktischen Anleitungen oder mitarbeiterbezogene Pflegevisiten o. ä. dokumentiert sind. Dies gilt für Mitarbeiter mit einer Qualifikation unterhalb einer einjährigen Ausbildung als Altenpflegehelfer/Krankenpflegehelfer.«

Auch hier wird deutlich, dass andere Maßnahmen außerhalb der Visite genügen, und ein Vorgehen – wie ambulant beschrieben – ausreicht.

Dennoch schaden die Pflegevisiten sicher nicht, wenn man die Qualität und nicht nur den MDK im Blick hat.

Ziele

- Regelmäßige Pflegevisiten stellen ein Instrument der internen Qualitätssicherung in den Senioreneinrichtungen dar. Sie dienen insbesondere der Umsetzung folgender Qualitätsanforderungen:
- Im Rahmen von Pflegevisiten findet eine Erfassung des aktuellen Pflegezustandes der Bewohner/innen und eine Überprüfung der Pflegemaßnahmen im Rahmen des Pflegeprozesses statt.
- Pflegevisiten fördern die Kommunikation zwischen Bewohner/innen und Pflegenden und stellen die Einbeziehung von Bewohner/innen und Angehörigen in den Pflegeprozess sicher.
- Pflegevisiten fördern den fachlichen Austausch zwischen Pflegenden und PDL/WBL bzw. Qualitätsmanagement/Praxisanleitung.

- Ergebnisse von Pflegevisiten können die Grundlage für Fallbesprechungen bilden.
- Pflegevisiten stellen ein Instrument zur Wahrnehmung der Fachaufsicht durch PDL/WBL dar.

Mögliches Ergebnis einer Visite

- Umstellung von Pflegemaßnahmen
- Beschaffung von Pflegehilfsmitteln
- Feststellung des aktuellen Pflegebedarfs
- Veränderung der Pflegestufe
- Ggf. Hinzuziehung von »Spezialisten« (z.B. Krankengymnasten, Ernährungsberater, Stomatherapeuten)
- Ggf. Weiterleitung von Informationen an den Arzt
- Bestätigung der geleisteten Arbeit – mit dem gewünschten Ergebnis

Verfahren

- Durchführung von internen und externen Pflegevisiten
- Interne Pflegevisiten werden von PDL, WBL oder Beauftragten auf dem eigenen oder einem anderen Wohnbereich durchgeführt. WBL und Beauftragte führen Pflegevisiten in Absprache und ggf. gemeinsam mit PDL durch.
- Externe Pflegevisiten werden von Qualitätsbeauftragten und/oder Praxisanleiter/in oder Beauftragten durchgeführt.
- Bei den Pflegevisiten demonstrieren Mitarbeiter/innen des Wohnbereichs ihre Pflegetätigkeit und stehen für Fragen und Diskussion zur Verfügung. Oder der Visiteur sucht den Pflegebedürftigen nach der pflegerischen Versorgung auf.

Häufigkeit und Dauer

a) Interne Pflegevisiten
  - PDL: auf jedem Wohnbereich/in jeder Tour einmal jährlich
  - WBL oder Tourverantwortliche oder deren Delegierte mindestens einmal im Quartal
  - Dauer: maximal 30 Minuten
b) Externe Pflegevisiten z.B. durch Berater oder kollegiale Begehung
  - mindestens einmal jährlich, bei Bedarf häufiger, Dauer: maximal eine Stunde

Zielgruppe

Bei der Pflegevisite werden Kunden in unterschiedlichen Pflegestufen und mit unterschiedlichen pflegerischen und psychosozialen Bedürfnissen stichprobenartig aufgesucht.

Kunden, deren Versorgung für die Pflegekräfte mit »Problemen« verbunden ist, finden besondere Berücksichtigung. Sogenannte Risiken müssen dabei besonders beachtet werden.

Hier eine Art Rang- bzw. Reihenfolge bei der Auswahl von Kunden zur Visite:
- Kunden mit Wunden jeglicher Art
- Kunden, die nach Tagen aus dem Krankenhaus zurückkehren
- Kunden, die zu wenig trinken
- Kunden, die untergewichtig sind
- Kunden in Stufe 3+ (= Härtefall)
- Kunden in Stufe 3
- Kunden, die immobil sind (vorwiegend bettlägerig) da sie viele Risiken haben
- Kunden mit aufwändiger Versorgung, ob Grund- oder Behandlungspflege

Dokumentation und Auswertung der Pflegevisite

Die Dokumentation der Visite erfolgt ausschließlich auf dem (beigefügten) Formular. Sollte das Papier im Ausnahmefall nicht ausreichen, so kann die Rückseite oder ein zweites Blatt benutzt werden. Die Auswertung der Pflegevisite erfolgt gemeinsam im Team, möglichst im Anschluss an die Visite oder bei der nächsten Mittagsübergabe. Positive Ergebnisse werden gelobt. Defizite werden klar benannt und die für eine Abhilfe erforderlichen Maßnahmen, die Zuständigkeit und der Zeitrahmen festgelegt. Eine Überprüfung bei festgestellten Defiziten wird festgelegt und erfolgt innerhalb eines Monats.

16.6.2.1 Formular Pflegevisite (stationär)

Pflegevisitenprotokoll

p p b
pflege prozess beratung

Datum:	Bewohner:	Wohnbereich/Gruppe:	Aktuelle Pflegestufe:

Visiteur:

1. Umfeld/Zimmer/Hilfsmittel	ja	nein
• individuelle wohnliche Gestaltung		
• Pflegeutensilien vorhanden/beschriftet (bei Mehrbettzimmer)		
• Hilfsmittel (ausreichend/angemessen)		
• Sauberkeit/Ordnung (nach Wille des Bewohners)		
– Zimmer		
– Nachtschrank		
– Kleiderschrank		

	ja	nein*
– Bett		
– Badezimmer		
– Hilfsmittel/Pflegeutensilien		

Bemerkungen und Abweichungen:

_____

_____

2. Begutachtung des Bewohners	ja	nein*
• Wirkt gepflegt (Gesamteindruck)		
• Mundschleimhaut/Zähne/Lippen gepflegt		
• Haare gewaschen		
• Bart gepflegt		
• Haut/Hautfalten gepflegt		
• Nägel sauber u. gekürzt		
• Kleidung		

* Wenn »nein« bitte begründen:

_____

_____

Pflegestufe
Entspricht die aktuelle Pflegestufe dem derzeitigen Pflegebedarf ☐ ja ☐ nein

Antrag gestellt am: _____ ☐ Antrag ist zu stellen

3. Zufriedenheit des Bewohners

• Pflegerische Versorgung:

• Freundlichkeit der Mitarbeiter:

• Reaktionszeit auf die Klingel:

• Betreuung- und Beschäftigung

• Essen (Auswahl/Zeiten/Flüssigkeitsangebot):

• Sauberkeit/Ordnung:

• Sonstiges und Wünsche:

Befragung nicht möglich weil:
☐ möchte keine Aussagen treffen ☐ ist nicht in der Lage dazu ☐ ist mit Fragen überfordert

4. Risikobereiche	ja	nein
• Ernährungszustand: BMI < 19 ist biografisch erklärt		
• Gewichtsverlust (5 % in den letzten 3 Monaten, 10 % im Halbjahr)		
• Sturzrisiko		
• Freiheitsentziehende Maßnahmen		
• Wunde/Dekubitus		
• Schmerzen und/oder Schmerzbehandlung		
• Infektionskrankheiten, welche:		
• Geschlossenes Inkomaterial oder Dauerkatheter		
• Kontrakturen an großen Gelenken		
• Sonstiges:		

Bei zutreffendem Risiko bitte Bemerkungen zu Abweichungen oder Empfehlungen:

_____

_____

5. Pflegedokumentation/Pflegeprozess	ja	nein
• Anamnese binnen 24 Std. erstellt		
• Medikamente/ärztliche VO korrekt und aktuell		
• Pflegeplanung: Entspricht der aktuellen Pflegesituation		
– Probleme/Ressourcen **individuell** benannt		
– Vorhandene Risiken (siehe Punkt 4.!) **individuell** beschrieben		
– Wünsche Biografie, Rituale, etc. bei Ressourcen erkennbar		
– Ziele messbar/überprüfbar formuliert		
– Maßnahmen **individuell** (was, wann, wie, womit, wie oft)		
– Kontrolle/Auswertung der Pflegeplanung entsprechend der Hausvorgabe		
• Leistungsnachweis: vollständig/zeitnah abgezeichnet		
• Pflegebericht: mind 1 Eintrag pro Woche zum Befinden des Bewohners		
– Ärztliche Kommunikation aktiv erkennbar bei Problemen		
– Verlauf bei Veränderungen nachvollziehbar		

– Veränderungen bis zum Abschluss beschrieben		
– Wertungen vermieden und persönliche Meinung		
• Lagerungsprotokolle ordnungsgemäß*		
• Ernährungsprotokolle ordnungsgemäß*		
• Trinkprotokolle ordnungsgemäß*		
• Sturzprotokoll ordnungsgemäß		
• Schmerzskala ordnungsgemäß*		

* wenn nicht zutreffend bitte n.z. bei »ja«

Bemerkungen und Vereinbarungen zur Dokumentation:

_____

_____

_____

Zu bearbeiten bis: _____

_____

Verantwortlicher Mitarbeiter/inUnterschrift Visiteur

Erledigt:

_____   _____

Datum/Unterschrift Mitarbeiter/inKenntnisnahme Unterschrift Vorgesetzte(r)

16.6.2.2 Checkliste zur Pflegevisite (Umgebungsbereich)

Datum   Visiteur _____

Pflegebedürftiger   Pflegestufe _____

1. Umfeld

ordentlich/sauber   ☐ ja ☐ nein

☐ nicht in Ordnung. Liegt aber nicht im Einflussbereich des Dienstes:

_____

☐ Folgendes muss verbessert werden:

_____

Pflegeutensilien ausreichend vorhanden   ☐ ja ☐ nein

Folgende Dinge fehlten zur Pflege:

☐ _____

☐ _____

vorhandene Hilfsmittel ausreichend	☐ ja ☐ nein

wenn nein, Hilfsmittel zu empfehlen: _____

vorhandene Hilfsmittel sauber	☐ ja ☐ nein
vorhandene Hilfsmittel funktionstüchtig	☐ ja ☐ nein

Bemerkungen:

_____

_____

2. Pflegebedürftiger

wirkt gepflegt	☐ ja ☐ nein
Haare gewaschen	☐ ja ☐ nein
Bart gepflegt	☐ ja ☐ nein
saubere Kleidung	☐ ja ☐ nein
Kleidung ist intakt	☐ ja ☐ nein

☐ ungepflegtes Äußeres

Begründung:

_____

_____

_____

_____

Ist die Pflegestufe dem pflegerischen Aufwand angemessen?	☐ ja ☐ nein

2.1 Hautdefekte vorhanden ☐ ja ☐ nein (weiter mit Frage 2.2)

☐ Dekubitus/Ulcus

Wunde gemeldet: ☐ ja ☐ nein

Ort: _____

seit: _____

Wo entstanden? _____

Größe: _____

Aussehen: _____

Foto angefertigt ☐ ja ☐ nein

Wundbeschreibung korrekt ☐ ja ☐ nein

Verlauf erkennbar ☐ ja ☐ nein

☐ Wundsein/gerötete Haut

Ort: _____

seit: _____

Wann festgestellt: _____

Verlauf beschrieben	☐ ja	☐ nein
Besserung in Sicht	☐ ja	☐ nein
adäquate Maßnahmen ergriffen	☐ ja	☐ nein

Maßnahmen wurden undifferenziert durchgeführt: _____

_____

2.2 Liegen freiheitsbeschränkende Maßnahmen vor?   ☐ ja ☐ nein (weiter mit Frage 3)

Genehmigung vom Amtsgericht vorhanden	☐ ja	☐ nein
Antrag beim Amtsgericht gestellt	☐ ja	☐ nein
Einwilligung des Pflegebedürftigen vorhanden	☐ ja	☐ nein
Pflegeperson führt Maßnahme selbst durch	☐ ja	☐ nein

Folgende Maßnahme ist einzuleiten: _____

Ist die freiheitseinschränkende Maßnahme korrekt dokumentiert	☐ ja	☐ nein

Folgende Maßnahme ist einzuleiten: _____

_____

3. Fragen an den Pflegebedürftigen oder Angehörigen

Wie zufrieden sind Sie mit der Pflege (z. B. Pflegekräfte, Einsatzzeit, Einsatzdauer)?

Was gefällt Ihnen nicht?

Was gefällt Ihnen gut?

Was können wir besser machen?

4. Richtlinien und Standards

Falls eine Verrichtung visitiert wurde, sind Richtlinien, Standards entsprechend
ordnungsgemäß eingehalten worden?   ☐ ja   ☐ nein

Wenn nein, was wurde beanstandet?

_____

Weitere Bemerkungen oder Anmerkungen:

_____

Datum/Unterschrift des Visiteurs

_____

Kontrollvisite notwendig	☐ ja ☐ nein
Kontrolltermin angesetzt am: _____	
Kontrolle erledigt am: _____	
Kontrollvisite notwendig	☐ ja ☐ nein

16.6.2.3 Formular Pflegevisite (ambulant)

Datum	Visiteur _____
Klient	Pflegestufe _____

1. Umfeld

ordentlich/sauber	☐ ja ☐ nein
wenn nein, liegt dies im Einflussbereich des Pflegedienstes?	☐ ja ☐ nein
Pflegeutensilien ausreichend vorhanden	☐ ja ☐ nein
Folgende Dinge fehlten zur Pflege: _____	
Vorhandene Hilfsmittel ausreichend	☐ ja ☐ nein
Wenn nein, Hilfsmittel zu empfehlen: _____	
weitere Bemerkungen: _____ _____	

2. Leistungen

Welche Leistungen sind vereinbart? _____ _____	
Deckt sich die Vereinbarung mit dem Leistungsnachweis?	☐ ja ☐ nein
weitere Bemerkungen: _____ _____	
Welche Behandlungspflegen werden durchgeführt? _____ _____	

Liegt für alle Behandlungsmaßnahmen ein aktueller Verordnungsschein vor?
☐ ja   ☐ nein, weitere Bemerkungen: _____
_____

3. Klient

wirkt gepflegt	☐ ja ☐ nein
Haare/Bart gewaschen/gepflegt	☐ ja ☐ nein

saubere intakte Kleidung	☐ ja ☐ nein

wenn ungepflegtes Äußeres, liegt dies im Einflussbereich?	☐ ja ☐ nein

weil Begründung: _____

_____

Ist die Pflegestufe dem pflegerischen Aufwand angemessen?	☐ ja ☐ nein

Begründung: _____

_____

4. körperliche Verfassung

4.1 Dekubitus/Ulcus/Rötung	☐ ja ☐ nein (weiter mit Frage 4.2)

Wunde an PDL (Büro) gemeldet:	☐ ja ☐ nein

Aussehen/Kurzbeschreibung: _____

Wundbeschreibung korrekt	☐ ja ☐ nein
adäquate Maßnahmen ergriffen	☐ ja ☐ nein

Bemerkungen: _____

4.2 Ernährung/Flüssigkeit

Ernährungsdefizit/Gewichtsverlust	☐ ja ☐ nein
Erforderliche Maßnahmen ergriffen und dokumentiert	☐ ja ☐ nein
Flüssigkeitsdefizit erkennbar	☐ ja ☐ nein
Erforderliche Maßnahmen ergriffen und dokumentiert	☐ ja ☐ nein

Bemerkungen: _____

4.3 Risiken

Dekubitusgefahr vorhanden?	Wenn ja: in Planung übertragen	☐ ja ☐ nein
Kontrakturgefahr vorhanden?	Wenn ja: in Planung übertragen	☐ ja ☐ nein
Sturzgefahr vorhanden?	Wenn ja: in Planung übertragen	☐ ja ☐ nein
Chronische Schmerzen?	Wenn ja: in Planung übertragen	☐ ja ☐ nein
Ansteckende Krankheit? (z. B. MRSA)	Wenn ja: Info PDL/Arzt	☐ ja ☐ nein

5. Pflegedokumentation/Pflegeprozess (nur falls keine separate Dokuvisite genutzt wird)

Anamnese binnen 24 Std. erstellt	☐ ja ☐ nein
Medikamente/ärztliche VO korrekt und aktuell	☐ ja ☐ nein

Pflegeplanung: Entspricht der aktuellen Pflegesituation	☐ ja ☐ nein
Probleme/Ressourcen **individuell** benannt	☐ ja ☐ nein
Vorhandene Risiken (siehe Punkt 4.!) **individuell** beschrieben	☐ ja ☐ nein
Wünsche Biografie, Rituale, etc. bei Ressourcen erkennbar	☐ ja ☐ nein
Kontrolle/Auswertung der Pflegeplanung entsprechend der Hausvorgabe	☐ ja ☐ nein
Leistungsnachweis: vollständig/zeitnah abgezeichnet	☐ ja ☐ nein
Pflegebericht: mind 1 Eintrag pro Woche zum Befinden des Kunden	☐ ja ☐ nein
Ärztliche Kommunikation aktiv erkennbar bei Problemen	☐ ja ☐ nein
Verlauf bei Veränderungen nachvollziehbar	☐ ja ☐ nein
Veränderungen bis zum Abschluss beschrieben	☐ ja ☐ nein
Wertungen vermieden und persönliche Meinung	☐ ja ☐ nein
Sturzrisikoerhebung ordnungsgemäß	☐ ja ☐ nein
Schmerzskala ordnungsgemäß*	☐ ja ☐ nein

* auch wenn nicht zutreffend bitte n.z. bei »ja«

Bemerkungen und Vereinbarungen zur Doku und Visite:

_____

_____

_____

6. Liegen freiheitseinschränkende Maßnahmen vor?   ☐ ja ☐ nein (weiter mit Frage 6)

Genehmigung oder Antrag Amtsgericht	☐ ja ☐ nein
Einwilligung des Klienten vorhanden	☐ ja ☐ nein
Pflegeperson führt Maßnahme selbst durch	☐ ja ☐ nein
Ist die Maßnahme korrekt dokumentiert?	☐ ja ☐ nein

7. Mitarbeiter bei Tätigkeit visitiert

Welche Tätigkeit wurde visitert?	
Hygieneanforderungen eingehalten? (Kleidung, Umfeld, Hilfsmittel, Behandlungspflege etc.)	☐ ja ☐ nein
Arbeitssicherheit eingehalten (Rücken, Spritzen etc.)	☐ ja ☐ nein
Individuelle Wünsche des Klienten beachtet	☐ ja ☐ nein
Räumlichkeit und Umfeld sauber hinterlassen	☐ ja ☐ nein

Ablaufplan bekannt und berücksichtigt?	☐ ja ☐ nein
Was fiel auf, was könnte der Mitarbeiter besser machen?	☐ ja ☐ nein

8. Fragen an den Klienten oder Angehörigen

Falls eine Tätigkeit visitiert wurde, sind vorhandene Richtlinien oder Standards entsprechend ordnungsgemäß eingehalten worden? ☐ ja ☐ nein

Wenn nein, was wurde beanstandet?

_____

Weitere Bemerkungen oder Anmerkungen: (ggf. Rückseite nutzen)

_____

_____

_____

_____

Datum/Unterschrift des Visiteurs

_____

Kontrollvisite notwendig	☐ ja ☐ nein

Zu bearbeiten bis: _____ -

_____

Verantwortlicher Mitarbeiter/inUnterschrift Visiteur

Erledigt:

_____

Datum/Unterschrift Mitarbeiter/inKenntnisnahme Unterschrift Vorgesetzte(r)

16.6.3 Beschwerdemanagement

Sie kennen die Situation aus eigener Erfahrung: Sie möchten sich über eine schlechte Dienstleistung oder ein mangelhaftes Produkt beschweren und haben das Gefühl, man hört ihnen nicht zu, man nimmt Sie nicht ernst, oder man hält Sie hin. Eine solche Situation ist nicht nur unbefriedigend, sondern ärgerlich.

Umgang mit Beschwerden

»Die ›sieben Todsünden‹ beim Umgang mit Beschwerden
1. Schuld auf andere schieben
2. Verteidigen, was beanstandet wird
3. Beschwerde bagatellisieren
4. Überlegenheit demonstrieren
5. Beschwerdeführer unterbrechen, ins Wort fallen, ›darf ich auch mal was sagen?‹
6. Erledigung der Beschwerde-Bearbeitung hinausschieben
7. Sich persönlich angegriffen fühlen«

Gerade im Altenhilfebereich werden Beschwerden häufig nicht als solche vom Beschwerdenehmer bezeichnet, abgetan, heruntergespielt oder gar verleugnet. Die eingehende Unmutsäußerung oder Kritik eines Kunden, Angehörigen oder auch Mitarbeiters wird dann oftmals als »Nörgeln« bezeichnet und wenig ernst genommen. Wobei das »Nichternstnehmen« der schlimmste aller Fehler ist. Wie hoch die Hemmschwelle von Seiten der Betreiber ist, erfahre ich in Prüf- oder Beratungssituationen, wenn mir die Leitung verkündet: »Bei uns gibt es keine Beschwerden«.

Ein Gegenüber kann noch so erregt und aufgebracht sein – wenn er ernst genommen wird, wenn er Verständnis für seine Reaktion fühlt, dann ist die ganze Sache oft weniger dramatisch. Deshalb rate ich, eine Beschwerde immer mit Ernst aufzunehmen und zu bearbeiten. Dem sogenannten »Dauernörgler« kann man zu gegebener Zeit seine immer gleich gelagerten Probleme, die er zum zehnten Mal vorgebracht hat, per Beschwerdeprotokoll auch mal unter die Nase halten.

Eine Beschwerde sollte wie ein Fehler im System behandelt werden. Denn eine Beschwerde kann nicht von vornherein als ungerechtfertigt abgetan werden, solange man nicht alle Details kennt und Eventualitäten berücksichtigt hat. So wie man einen Fehler als Chance nehmen sollte, sich zu verbessern, so ist die Beschwerde die Chance, den Kunden doch noch zufrieden zu stellen.

Eine Beschwerde ist in der Regel ein Selbstzweck. Sie wird nicht abgegeben, um dem Gegenüber zu schaden. Der Beschwerdegeber möchte einen Ausgleich, ein anderes Angebot bzw. die Beseitigung des Missstandes/der Schlechtleistung erreichen. Persönliche Beleidigungen oder Drohungen, die als Beschwerde getarnt werden, sind keine und damit auch kein Fall für das Beschwerdemanagement.

Beschwerden gehen schriftlich oder mündlich ein oder werden über Dritte als Unzufriedenheitsäußerungen vorgetragen. Auch die Art des Eingangs ist unterschiedlich: telefonisch, persönlich, über Dritte, per Post, anonym oder offiziell.

Der Erhebungsbogen zur Qualitätsprüfung, ebenso wie die Anleitung zur Prüfung der Qualität nach § 114 SGB XI verlangen eindeutig nach einer gezielten und systematischen Beschwerdeerfassung und Bearbeitung. »Ein offener Umgang mit Beschwerden von Bewohnern, Angehörigen und Mitarbeitern ermöglicht es der Einrichtung, sich eigener Schwachstellen bewusst zu werden und Qualitätsverbesserungen zu erreichen. Sinnvoll ist ein schriftlich festgelegtes Beschwerdeverfahren (z. B. nach DIN ISO 9001). Ein Beschwerdemanagement ist ein unverzichtbarer Bestandteil eines einrichtungsinternen Qualitätsmanagements.«[34]

Die Bearbeitung einer Beschwerde dient somit zur:
- Wiederherstellung der Kundenzufriedenheit
- optimalen Versorgung der Kunden
- Senkung der Beschwerdequote
- Kostensenkung
- Imageverbesserung

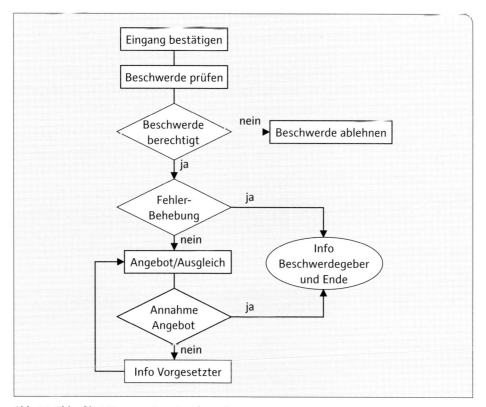

Abb. 12: Ablauf bei Eingang einer Beschwerde.

---

[34] Punkt 6.14 Anleitung zur Prüfung der Qualität stationär S. 41 und Punkt 6.12 ambulant, Seite 33

Bevor ein Beschwerdemanagement etabliert werden kann, muss eine Vorarbeit erfolgen:

1. Schulung der Mitarbeiter im Umgang mit Beschwerden.
2. Verfahrensanweisung oder Konzept zur Annahme und Bearbeitung von Beschwerden (Beschwerdeannahme: Wer ist zuständig, wie sind die Wege, Reaktionszeit und Angebote?)
3. Beschwerdeauswertung innerhalb von Besprechungen.
4. Beschwerdecontrolling: jährliche oder halbjährliche Statistik. (Wie gehen Beschwerden ein, wie sind sie verteilt, gelagert, gibt es Häufungen, wie wurde die Zufriedenheit wieder hergestellt?)
5. Beschwerdemanagement abgerundet heißt: Was kann künftig getan werden, um Beschwerden gleicher Art zu verhindern?

Das Beschwerdemanagement könnte in stationären Einrichtungen künftig eine weitaus größere Bedeutung haben als bisher. Der § 5 im HeimG sieht vor, dass der Bewohner bei Schlechtleistung eine entsprechende Entgeltkürzung vornehmen kann (siehe auch Kapitel 5 im ersten Teil des Buches).

Das konnte man zwar innerhalb des Zivilrechtes schon immer, doch welcher Bewohner, Angehörige oder Beirat wusste schon darum? Jetzt steht es nicht nur in einem Paragrafen, sondern der Bewohner wird über seine Rechte besser belehrt, auch im Rahmen des Verbraucherschutzgesetzes. Die Einrichtung muss den Heimbewohner sogar über sein Beschwerderecht und die dazugehörigen Stellen im Heimvertrag unterrichten.

16.6.3.1 Aktionsplan

Beschwerdegeber:		
Datum:		Uhrzeit:
Beschwerdenehmer:		
Funktion:		
Beschwerde eingegangen		
☐ telefonisch	☐ schriftlich	☐ mündlich
☐ persönlich	☐ über dritte Person:	
Anlass der Beschwerde:		
Rückmeldung erfolgt innerhalb der nächsten beiden Werktage.		
Rückmeldung erfolgte am:		
☐ telefonisch	☐ schriftlich	☐ mündlich

durch:		
eingeleitete Maßnahmen:		

_____
_____

Fehler behoben	☐ ja	☐ nein
Wenn nein, warum nicht:		

_____
_____

Abschließendes Ergebnis, evtl. Angebot:	_____

_____
_____

Vorgesetzte/r wurde informiert	☐ ja, am:	☐ nein
Wiedervorlage nötig	☐ ja, am:	☐ nein

16.6.4 Bereichs- und Bezugspflege (stationär)

Ziele

- Kontinuität in der Bewohnerversorgung sicherstellen.
- Beziehung zu den Bewohnern intensivieren.
- Zufriedenheit von Bewohnern und Mitarbeiter/innen erhöhen.

Bereichspflege

Unter Bereichspflege wird die schichtbezogene Zuordnung von Mitarbeiter/innen (MA) zu einer Gruppe von mehreren Bewohnern verstanden. Die Zuordnung orientiert sich in der Regel an den räumlichen Bedingungen und erfolgt im Rahmen der schichtbezogenen Einsatzplanung.

Beispiel

MA A ist während einer Schicht für die Bewohner der Zimmer 1 bis 6 zuständig, MA B für Bewohner der Zimmer 7 bis 12.

Rahmenbedingungen für die Bereichspflege

Bei der Dienst- und Einsatzplanung werden die Mitarbeiter/innen bereichsbezogen eingeteilt. Die Pflege und Versorgung der Bewohner erfolgt ganzheitlich durch die dem Bereich zugeordneten Pflegekräfte. Funktionspflege wird lediglich im Zusammenhang mit besonderen Aufgaben durchgeführt (z. B. Durchführung von i. m.-Injektionen durch Pflegefachkräfte). Die Einteilung der Mitarbeiter/innen zu den Bereichen wird im Dienstplan kenntlich gemacht.

Bezugspflege

Unter Bezugspflege wird eine übergreifende, von der Schichteinteilung unabhängige Zuordnung von Mitarbeiter/innen zu Bewohnern verstanden. Diese Zuordnung ist über einen längeren Zeitraum gültig und unabhängig von der aktuellen Einsatzplanung. Nach Möglichkeit wird die Bezugszuordnung bei der Einsatzplanung (Bereichspflege) berücksichtigt.

Rahmenbedingungen für die Zuordnung der Bezugspflegekräfte

- Alle Bewohner werden ihren Bezugspflegekräften fest zugeordnet, die Zuordnung wird dokumentiert.
- Bereits bestehende und funktionierende Zuordnung sowie Sympathie werden nach Möglichkeit berücksichtigt.
- Wenn eine Bezugspflegekraft zugeordnet wird, werden eine klare Vertretungsregelung und ggf. Unterstützungsmöglichkeiten (z. B. für Pflegehelfer) festgelegt.
- Wenn ein Bezugspflegeteam aus zwei oder drei Mitarbeiter/innen gebildet wird, gehört mindestens eine Pflegefachkraft zum Team; die Aufgaben innerhalb des Bezugspflegeteams werden klar zugeteilt.
- Rotation innerhalb der Bezugspflege ist in Ausnahmefällen möglich (bei dauerhafter Antipathie, Überforderung des Mitarbeiters etc.).

Aufgaben der Bezugspflegekraft

- Persönlicher Ansprechpartner (Vertrauensperson) für Bewohner, unabhängig von Einsatzplanung,
- Aufnahme des Bewohners,
- Erhebung der biografischen Daten,
- Verantwortung für Pflegedokumentation/Pflegeplanung,
- Ansprechpartner für Angehörige, gesetzliche Betreuung etc.,
- Gestaltung des räumlichen Milieus im Bewohnerzimmer,
- Zuständigkeit für Wäsche, persönliche Gegenstände des Bewohners,
- Organisation von Fallbesprechungen über den Bewohner,
- Organisation, ggf. Durchführung von Pflegevisiten bei dem Bewohner,
- Vorbereitung von Arztvisiten bei dem Bewohner,
- Vorbereitung von MDK-Begutachtungen bei dem Bewohner,
- Weitergabe von Informationen über den Bewohner an WBL, MA, weitere.

Kombination von Bereichspflege und Bezugspflege

In vielen Senioreneinrichtungen wird eine Kombination von Bereichs- und Bezugspflege durchgeführt. Durch die Bereichspflege wird die Kontinuität in der Pflege und Versorgung während der aktuellen Arbeitsschicht und nach Möglichkeit über mehrere

Tage sichergestellt. Durch die Bezugspflege wird eine längerfristige Verantwortungszuordnung festgelegt. Idealerweise wird bei der Bereichseinteilung die Bezugszuordnung berücksichtigt.

Einführung der Bereichspflege

Die Bereichszuordnung wird im Rahmen der Dienst- und Einsatzplangestaltung sichergestellt. Verantwortlich dafür ist die WBL.

Einführung der Bezugspflege

Die Bezugspflege wird stufenweise eingeführt, beginnend mit der Verantwortung für Pflegedokumentation/Pflegeplanung. Anschließend sind weitere Aufgabenbereiche festzulegen. Verantwortlich: Pflegekräfte, WBL.

16.6.5 Besprechungen

16.6.5.1 Dienst- und Teambesprechungen

Tabelle 48: Verfahren für Pflegeteams

Häufigkeit	regelmäßig einmal monatlich
Dauer	durchschnittlich 45 Minuten bis maximal 1,5 Stunden
Termin	fester Wochentag ist festzulegen und im Dienstplan zu markieren
Teilnehmer	• alle Pflegekräfte, die im Dienst sind • Pflegekräfte, die dienstfrei haben, können freiwillig teilnehmen • Pflegekräfte, die im Urlaub sind, sollten nur in Ausnahmefällen teilnehmen • Pflegekräfte, die teilzeitbeschäftigt sind, sollten mind. einmal monatlich an Dienstbesprechung teilnehmen
Inhalte	• Fallbesprechungen von Klienten • Organisatorisches • Ergebniskontrolle der letzten Vereinbarungen/Besprechungen • sonstige Themen (Konflikte etc.)
Gesprächsleitung	• Leitungskraft oder andere Mitarbeiter (nach Absprache) • Tagesordnung festlegen und abarbeiten • Protokollant benennen
Protokoll	• bei jeder Besprechung • Teilnehmer namentlich aufführen • Ergebnissicherung (wer macht was bis wann?) • Lese- und Gegenzeichnungspflicht für alle Mitarbeiter, die nicht teilnehmen konnten • Kenntnisnahme durch PDL
Rahmenbedingungen	• ruhiger Raum, Sitzplatz für jeden • »Klingeldienst« festlegen, evtl. auf anderem Wohnbereich Kollegen abrufen • Arbeitsatmosphäre (Besprechungen sind keine zusätzliche Pause)

Tabelle 49: Formular »Fallbesprechung« (zur Protokollierung von Fallbesprechungen)

Klient/in _____	Datum _____

Welche Probleme gibt es derzeit? Was liegt an Besonderheiten vor? Welche Feststellung kann getroffen werden in Bezug auf den Klienten oder sein Umfeld?

Was soll erreicht werden? Was ist das erklärte Ziel?

Welche Maßnahmen werden von wem eingeleitet, was soll getan werden?

Bis wann: _____

Teilnehmer/innen an der Besprechung:

Kontrolltermin am:

Ergebnis:

16.6.6   Fortbildung

Fortbildungsmaßnahmen sind zentraler Bestandteil der Personal- und Qualitätsentwicklung innerhalb einer Unternehmensgruppe. Da im pflegerischen Bereich zurzeit viele Wissensinhalte innerhalb weniger Jahre veralten, kommt diesem Bereich eine besondere Bedeutung zu. Neben der pflegerischen Fachkompetenz müssen die Mitarbeiter/innen insbesondere über soziale und persönliche Kompetenzen verfügen, um den Anforderungen der Altenpflege auf Dauer gerecht zu werden.

Die Mitarbeiter/innen sind im Sinne des lebenslangen Lernens angehalten, interne und externe Bildungsmaßnahmen wahrzunehmen. Die internen Bildungsmaßnahmen werden als sogenannte Inhouse-Schulungen oder durch die Bildungsakademie etc. angeboten.

Besonderer Wert muss auf den Theorie-Praxis-Transfer und die Evaluation der Fortbildungserfolge gelegt werden. Selbstpflegemaßnahmen wie Supervision, Stressbewältigung, Rückenschule etc. unterstützen die Mitarbeiter/innen in der Bewältigung der Arbeitsanforderungen. Die Teilnahme von Mitarbeiter/innen an berufsbegleitenden Weiterbildungen wird entsprechend den einrichtungsbezogenen Bedürfnissen unterstützt.

Die zentrale Verantwortung für Fort- und Weiterbildung liegt bspw. bei der Beauftragten für Personalentwicklung eines Unternehmens, die einrichtungsbezogene Zuständigkeit bei der Pflegedienstleitung bzw. Heimleitung.

Es gibt Pflichtschulungen für Mitarbeiter in der Pflege. Dazu gehören:

Jährlich: Erste Hilfe-Maßnahmen

Alle zwei Jahre: Belehrung zum Infektionsschutzgesetz

Belehrungen zum Brandschutz, Aufzügen etc. (in stationären Einrichtungen)

Sinnvoll sind auch Fahrsicherheitstrainings für Mitarbeiter, die mit Dienstfahrzeugen unterwegs sind.

Für pflegepraktische Themen gibt es in aller Regel keine Vorschriften. Zumindest findet sich hierzu kein Hinweis in der MDK-Anleitung zur Prüfung der Qualität. Dennoch macht es Sinn, die Mitarbeiter zu bestimmten Themen immer wieder jährlich zu schulen, z. B.:

- Umgang mit Menschen mit Demenz
- Arzneimittellehre
- Schulungen zur Führung der Pflegedokumentation
- Schulungen zur Einführung und Umsetzung der nationalen Expertenstandards des DNQP

Tabelle 50: Fortbildungsplan und Übersicht

Mit-arbeiter	Januar	Februar	März	April	Mai	Juni	Juli	August	September	Oktober	November	Dezember
Fr. Müller	20. PP			3. Hyg				4. Dem		18. Medi	10. Doku	
Fr. Meier				3. Hyg		12. Heb		4. Dem			10. Doku	
Hr Schmidt	20. PP			3. Hyg				4. Dem		18. Medi	10. Doku	
Fr. Schulz				3. Hyg		12. Heb		4. Dem			10. Doku	

Legende
PP: Pflegeplanung
Hyg: Hygiene/Lebensmittel
Dem: Umgang mit Menschen mit Demenz
Heb: Heben und Tragen
Medi: Umgang mit Medikamenten
Exp. D: Expertenstandard Dekubiuts
Exp. S: Expertenstandard Sturzprophylaxe
Exp. W: Expertenstandard chron. Wunde
Exp. M: Expertenstandard Mangelernährung
Doku: richtiges Dokumentieren im Pflegebericht

16.6.7 Einarbeitung von Mitarbeitern

Nachfolgend finden Sie eine Checkliste und Ideen rund um die Einarbeitung neuer Mitarbeiter. Abzufragen sind in der Regel zunächst die Daten eines neuen Mitarbeiters.

Tabelle 51: Checkliste zur Einstellung neuer Mitarbeiter

1. Personendaten	
Name:	
Anschrift:	
Telefon:	
Geburtsort:	Geburtsdatum:
Personal-Nr.:	Karten-Nr.:
Namenskürzel:	
Arbeitsverhältnis:	☐ befristet ☐ unbefristet
Beginn:	Ende:
Position/beschäftigt als:	
Im Bereich:	
2. Versicherungen	
Kranken	
Unfall	
Leben	
Zusatz	
3. Firmenwagen	☐ ja ☐ nein
ab:	Modell:
4. EDV-Ausstattung und Zugriffsrechte:	
_____	
5. Arbeitskleidung	
Stck. T-Shirt	Farbe: _____ Größe: _____
Stck. Sweater	Farbe: _____ Größe: _____
Stck. Kittel	Farbe: _____ Größe: _____
Stck. Hosen	Farbe: _____ Größe: _____

6. **Spind** ☐ nein ☐ ja	☐ Schlüssel-Nr.
7. Aushändigung schriftl. Material	
Fachliteratur	☐ ja ☐ nein
Konzeption	☐ ja ☐ nein
8. Einweisung am Arbeitsplatz	
Einweisung erfolgt durch:	am:
9. Einarbeitungskonzept angelegt:	☐ ja ☐ nein
Erarbeitung begonnen durch:	am:
Checkliste ausgefüllt am:	von:

16.6.7.1   Einarbeitungskonzept

Die verschiedenen Aufgaben, Informationen etc. werden anhand einer Checkliste abgearbeitet.

- Information zu Unternehmen, Einrichtung, Wohnbereich
- Personen
- Organisation
- Räumlichkeiten
- Dienstleister des Unternehmens
- Grundpflege
- Behandlungspflege, Diagnostik und ärztliche Versorgung
- Psychosoziale Betreuung
- Pflegedokumentation
- Hygiene, Entsorgung
- Schutzmaßnahmen, Notfall- und Krisenmanagement
- Hilfsmittel, medizinische Geräte
- ggf. Leitungsaufgaben

Die Verantwortung für das Führen der Checkliste liegt beim Anleiter. Nach Abarbeiten der Checkliste wird diese vom Anleiter und vom neuen MA abgezeichnet.

Einarbeitungsplan und Checkliste werden aufbewahrt
Die Ablage von ausgefülltem Einarbeitungsplan und abgearbeiteter Checkliste erfolgt unter Verschluss bei der Leitung.
Verantwortlich: Wohnbereichsleitung

Ein beispielhaftes Einarbeitungskonzept

Ziele

- Neue Mitarbeiter/innen (MA) werden stufenweise und systematisch in ihre Aufgabe eingewiesen. Planloses Vorgehen und Überforderung werden vermieden. Neue MA erwerben die Kenntnisse und erhalten die Unterstützung, die sie für die Ausübung ihrer Tätigkeit benötigen.
- Im Rahmen der Probezeit wird die Eignung der neuen MA für die Tätigkeit von MA selbst, Anleiter, WBL, PDL und Team beurteilt, um über die Festanstellung zu entscheiden.
- Neue MA werden in der Einarbeitungsphase vom Anleiter sowie von allen Kollegen unterstützt.

Verfahren

Anleiter

- Die Einarbeitung erfolgt durch jeweils festgelegten Anleiter bzw. Stellvertreter.
- Diese werden von Leitung/Team benannt,
- haben mindestens Qualifikation als Pflegefachkraft,
- organisieren die Einarbeitung in Abstimmung mit der Leitung und neuem MA; das umfasst die Begleitung in den Phasen der Einarbeitung, die Organisation der Auswertungsgespräche und das Abarbeiten der Checkliste,
- stehen für Fragen zur Verfügung und unterstützen bei Problemen,
- sollten in den ersten sechs Wochen überwiegend im selben Dienst arbeiten.
- Phasen der Einarbeitung und Auswertungsgespräche
- Die Einarbeitung erfolgt in Phasen, die unterschiedliche Schwerpunkte haben.
- Vor der Einstellung: (nach Möglichkeit) Hospitation

1. Tag:	MA empfangen, wichtige Erstinformationen und positiven ersten Eindruck vermitteln.
1. Woche:	MA in erster Bewohnergruppe auf Wohnbereich einarbeiten, weitere allgemeine Informationen geben.
2.–6. Woche:	MA in weitere Bewohnergruppen des Wohnbereichs und weitere Aufgaben einarbeiten.
7.–12. Woche:	Vertiefung der Kenntnisse, zunehmend selbstständigeres Arbeiten.

Zum Abschluss jeder Phase findet ein Auswertungsgespräch zur gegenseitigen Rückmeldung statt.

16.6.7.2 Einarbeitungsplan für neue Mitarbeiter (stationär)

Mitarbeiter/in (MA) tätig als _____

Anleitung durch stellv. Anl. durch _____

WBL Wohnbereich _____

Hospitation

☐ Hospitation hat stattgefunden am _____

☐ Hospitation hat nicht stattgefunden, weil: _____

Erster Arbeitstag am:

Schwerpunkte sind:

- MA empfangen
- Wichtige Erstinformationen geben
- Positiven ersten Eindruck des neuen Arbeitsplatzes vermitteln

Einzelaspekte

- Der neue MA
- wird bei Dienstbeginn freundlich und »wissend« empfangen;
- lernt anwesende MA und WBL des Wohnbereichs kennen;
- lernt Bewohner der in der ersten Woche zu betreuenden Bewohnergruppe kennen;
- nimmt an pflegerischer Versorgung dieser Bewohner teil;
- lernt wichtige Räumlichkeiten innerhalb und außerhalb des Wohnbereichs kennen;
- wird über wichtige Notfall- und Krisenregeln informiert;
- wird über wichtige organisatorische Regelungen informiert (Dienstplan, Schichtsystem, Zeitmeldesystem, Übergabezeiten, Krankmeldung, Handzeichen);
- erhält allgemeine Informationen zu Unternehmen, Einrichtung, Wohnbereich.
- Gemeinsam mit dem neuen MA werden die Dienste der folgenden Tage geklärt.

Reflexion am Ende des 1. Tages

☐ durchgeführt von MA (Hdz. _____) und Anleiter (Hdz. _____)

Ergebnis: _____

_____

_____

Erste Woche von _____ bis _____

Schwerpunkte

- MA in erster Bewohnergruppe auf Wohnbereich einarbeiten
- Weitere allgemeine Informationen geben

Einzelaspekte

- Der neue MA
- vertieft Kenntnisse und Aktivitäten,

wird in pflegerische Versorgung der ersten Bewohnergruppe des Wohnbereichs eingearbeitet. Der neue MA lernt kennen

- den Arbeitsablauf auf Wohnbereich,
- weitere Bewohner des WB,
- WBL anderer Wohnbereiche, weitere MA der Einrichtung,
- weitere Räumlichkeiten innerhalb und außerhalb des Wohnbereichs,
- Pflegedokumentation.

Auswertungsgespräch am Ende der 1. Woche
MA, Anleiter und direkte/r Vorgesetzte/r
☐ durchgeführt von MA (Hdz. _____) und Anleiter (Hdz. _____)
Ergebnis: _____
_____
_____

2.–6. Woche von _____ **bis** _____

Schwerpunkte
- MA in weitere Bewohnergruppen auf dem Wohnbereich einarbeiten.
- MA in weitere Aufgaben einarbeiten.

Einzelaspekte
Der neue MA
- vertieft Kenntnisse und Aktivitäten der 1. Woche,
- wird in die pflegerische und psychosoziale Versorgung sämtlicher Bewohner des WB eingearbeitet,
- arbeitet gemeinsam mit Anleiter u. anderen MA Checkliste ab,
- erhält Schnuppermöglichkeit in anderen Arbeitsbereichen der Einrichtung.

Auswertungsgespräch am Ende der 12. Woche
☐ durchgeführt von MA (Hdz. _____), Anleiter (Hdz. _____), WBL (Hdz. _____)
Ergebnis: _____
_____
_____

7.–12. Woche von _____ **bis** _____
Schwerpunkte
- Vertiefung der Kenntnisse
- Zunehmend selbstständiges Arbeiten
- Noch offene Punkte der Checkliste abarbeiten

Auswertungsgespräch am Ende der 12. Woche
MA, Anleiter, WBL, PDL und Team
☐ durchgeführt von MA (Hdz. _____), Anleiter (Hdz. _____), WBL (Hdz. _____)
Ergebnis: _____
_____
_____

Auswertungsgespräch zum Ende der Probezeit (spätestens 20. Woche)
☐ durchgeführt von MA (Hdz. _____), Anleiter (Hdz. _____), WBL (Hdz. _____)
Ergebnis: _____
_____
_____

16.6.7.3 Checkliste zur Einarbeitung neuer Mitarbeiter (stationär)

Fr./Hr. _____

tätig als _____ auf WB _____ 1. Arbeitstag am _____

Checkliste abgeschlossen am _____ MA (Hdz. _____), Anleiter (Hdz. _____)

1.	Information zur Einrichtung, WB	Erläutert	Info-Material
	Einarbeitungskonzept, Checkliste		
	Information zu Einrichtung, Wohnbereich		
	Unternehmensleitbild		
	Einrichtungs-Broschüre		
	Pflegeleitbild		
	Pflegemodell, -konzept		
	Pflegesystem		
	ggf. Einrichtungskonzept		
	ggf. Wohnbereichskonzept		
	Fortbildungsangebote, Seminarplan		
	Gemeinsame Grundsätze der Qualitätssicherung		
2.	**Personen**	Vorgestellt	Qualif., Aufg.
2.1	**Personen auf dem Wohnbereich**		
	Anleiter		
	stellv. Anleiter		
	WBL		
	stellv. WBL		
	weitere MA		
	Bewohner des Wohnbereichs, 1. Gruppe (inkl. Diagnosen, Besonderheiten der Versorgung etc.)		
	weitere Bew.		
2.2	**Personen außerhalb des Wohnbereichs**		
	PDL		
	stellv. PDL		
	WBL anderer Wohnbereiche		
	ML		
	MA Verwaltung/Bewohnerservice		
	MA Sozialdienst		
	MA Beschäftigungsangebote		
	HWL		

			Erläutert	Evtl. zum Abzeichnen
		MA Hauswirtschaft		
		MA Reinigungsdienst		
		MA Wäscherei		
		Hausmeister		
		Betriebsarzt		
		ggf. Betriebsrat		
		ggf. ehrenamtl. u. weitere MA		
2.3	**Externe Personen**			
		Angehörige		
		Betreuer (u. Aufgabenkreise)		
		Hausärzte		
		Fachärzte		
		• Chirurgie		
		• Haut		
		• Neurologie		
		• Psychiatrie		
		• Urologie		
		Therapeuten		
		• Krankengymnast		
		• Beschäftigungstherapeut		
		• Ernährungsschwester		
		• Fußpflege		
		Frisör		
		Apotheke		
3.	**Organisation**		Erläutert	Evtl. zum Abzeichnen
3.1	**Informationssysteme**			
		Rundschreiben		
		Dienstanweisungen		
		Info-Buch		
		Pin-Wände, Aushänge		
		Besprechungen		
		Dienstübergaben		
		Schweigepflicht		

	Handzeichenliste		
	Belegungsplan		
	Patientenrufanlage		
	Türklingel, Sprechanlage, Nachtschaltung		
	Schlüsselordnung		
	Notrufklingel im Aufzug		
	Telefonanlage (intern, extern, vermitteln, Nachtschaltung)		
	Fachbücher		
	Fachzeitschriften		
3.2	**Arbeitszeit**		
	Schichtzeiten, Übergabezeiten		
	Pausenregelungen		
	Dienstplan, Einsatzplan		
	Dienstplanänderung		
	Urlaubsplan		
	Zeiterfassung, Stempeluhr		
	Zeitmeldung		
	Krankmeldung		
	Zuschläge		
3.3	**Arbeitsorganisation**		
	Einarbeitungskonzept		
	Arbeitsablauf in den verschiedenen Schichten		
	Schichtführung		
	Schnittstellen Pflege-HW		
	Organisationsstandards		
	Stellenbeschreibung		
	Beauftragte		
3.4	**Zentrale**		
	Personalabteilung		
	Einkauf		
	Buchhaltung		
	Bauabteilung		
	EDV		

	Controlling		
	Geschäftsleitung		
	Arbeitssicherheit		
3.5	**Unterlagen Bewohner**		
	Personalausweis		
	Chipkarte Krankenkasse		
	Befreiung Zuzahlung		
	Schwerbehindertenausweis		
	Schrittmacherausweis		
	Diabetikerausweis		
	Marcumarausweis		
	Allergiepass		
	Impfpass		
	Telebusberechtigung		
3.6	**Bestellwesen**		
	in der Einrichtung		
	Inkontinenzmaterial		
	Pflegemittel, Desinfektion		
	Reinigungsmittel		
	Lebensmittel		
	Getränke		
	Rezepte		
3.7	**Externe Dienstleister**	Erläutert	Evtl. zum Abzeichnen
	Krankenhauseinweisung/Entlassung aus dem KH		
4.	**Räumlichkeiten**		
4.1	**Räumlichkeiten auf dem Wohnbereich**		
	Dienstzimmer		
	ggf. Aufenthaltsraum für MA		
	Toilette für MA		
	Bewohnerzimmer		
	Aufenthaltsraum für Bewohner		
	ggf. Küche		
	Pflegebad		

	Fäkalienspüle, Schmutzraum		
	Wäscheraum		
	Hilfsmittelraum		
	Lager für Pflegemittel etc.		
4.2	**Räumlichkeiten außerhalb des Wohnbereichs**		
	Pausenraum		
	Umkleideraum, Schrank (Schlüssel aushändigen)		
	Stempeluhr		
	Aufzüge		
	Treppenhäuser/Fluchtwege		
	Speisesaal		
	Isolierzimmer		
	Küche		
	Verwaltung		
	Sozialdienst		
	Raum Hausmeister		
	Wäscherei		
	Müllraum		
	Zentrallager		
	andere Wohnbereiche, Dienstzimmer		
5.	**Dienstleister**	Erläutert	
5.1	**Speisen- und Getränkeversorgung**		
	Bestellung		
	Zentralküche		
	Verteilerküche		
		Erläutert	
	Getränkeversorgung		
	Speisenversorgung		
5.2	**Wäscheversorgung**		
	Zentralwäscherei		
	Wäscherei in der Einrichtung		
	Liefertage		
	Wäschekennzeichnung		

		Erläutert	Abzeichnen
	Flachwäsche		
	Bewohnerwäsche		
	Reinigung		
	Ausbessern der Bew.-Wäsche		
5.3	**Hausreinigung**		
5.4	**Hausmeister**		
6.	**Grundpflege**	Erläutert	Abzeichnen
6.1	**Körperpflege**		
	Körperpflege im Bett		
	Körperpflege am Waschbecken		
	Teilwaschung		
	Zahnpflege, Mundpflege		
	Rasur		
	Duschen		
	Baden		
	Nagelpflege		
	Augenpflege		
	Ohrenpflege		
6.2	**Inkontinenzversorgung**		
	Inkontinenzmaterial		
	Pläne, Karten		
	Toilettentraining		
6.3	**Ernährung**		
	Essen mundgerecht zubereiten		
	Essen reichen		
	Trinkmanagement		
	Trinklisten		
	Verabreichung Sondenkost		
	Trinknahrung		
	Wärmewagen		
	Essenkarten		
	Tablettsystem		
	Essenplan		

	Diäten, Kostformen			
	Essenausgabe			
6.4	**Mobilität, Prophylaxen**			
	Mobilität			
	• Lagewechsel, Lagerung			
	• Lagerungspläne			
	• Ankleiden, Auskleiden			
	• Transfer			
	• Nutzung Hilfsmittel			
	Prophylaxen			
	• Dekubitusprophylaxe			
	• Kontrakturenprophylaxe			
	• Thromboseprophylaxe			
	• Mundpflege			
	• Windeldermatitisprophylaxe			
7.	**Psychosoziale Betreuung**			
	ggf. Einrichtungskonzept			
7.1	**Angebote für Bewohner**			
	Beschäftigungsangebote			
	• 10-Minuten-Aktivierung			
	• Mahlzeiten			
	• spez. Angebote für Demente			
	• Musikangebote			
	• Senioreneurythmie			
	Ausflüge			
	Begleitdienst			
	Umgang mit Dementen			
	Beauftragte für Demente			
7.2	**Angebote für Angehörige**			
	Angehörigensprechstunde			
	Angehörigengruppe			

8.	Pflegedokumentation	Erläutert	Abzeichnen
	Formulare		
	Pflegemaßnahmen, Ziffernsystem		
	Zusatzformulare		
	Legende		
	Reitersystem		
	Ablage		
	Checkliste MDK		
9.	Hygiene, Entsorgung	Erläutert	durchgeführt und Aufs.
9.1	Hygiene		
	Hygieneordnung		
	Desinfektionsplan		
	persönliche Hygiene		
	• Händehygiene		
	• Dienstkleidung		
	Desinfektionsmittel		
	• Schleimhaut		
	• Fläche		
	• Instrumente		
	Sterilisation		
	Schutzmaßnahmen		
	• Schutzkittel		
	• Mundschutz		
	• Haarschutz		
	Isolation von Bewohnern		
	Beauftragte für Hygiene		
9.2	Entsorgung		
	Grüner Punkt		
	Glas		
	Papier		
	Restmüll		
	Kanülen		
	Medikamente		

	Ausscheidungen		
	Essen		
	Wäsche		
10.	**Schutzmaßnahmen, Notfall- u. Krisenmanagement**	Erläutert	
10.1	**Arbeits- und Brandschutz**		
	Betriebsärztliche Untersuchungen		
	Brandschutz		
	Arbeitsschutzbestimmungen		
	• Rückenschonendes Arbeiten		
	• sicheres Schuhwerk		
	• Schmuck		
	Berufsgenossenschaft		
	Arbeitsschutzbeauftragter		
10.2	**Gesetzliche Betreuung**	Erläutert	verstanden
	Gesetzl. Betreuung, Aufgabenkreise, Beantragung		
	Freiheitsentziehende Maßnahmen		
	• sedierende Medikamente		
	• Bettgitter		
	• Fixierung		
	• Tür verschließen		
	• richterliche Genehmigung		
	Umgang mit Post		
	Umgang mit Geld, pers. Eigentum		
10.3	**Sterben, Tod eines Bewohners**		
	Begleitung sterbender Bewohner		
	Versorgung verstorbener Bewohner		
	Unvorhergesehener Tod		
	Benachrichtigung der Angehörigen		
	Benachrichtigung des Arztes		
	Bestattungsinstitut		
	Aufbahrung		
	Information der Verwaltung		

10.4	Notfall, Krisen		
	Notruf bei Rufanlage		
	Notfallkoffer		
	Feuermelder, Feuerwehr		
	Feuerlöscher		
	Notarzt		
	Polizei		
	Krankentransport		
	Haupthahn Wasser		
	Hauptsicherung Elektro		
	Rufbereitschaft Haushandwerker		
	Fluchtwege		
	Krankenhauseinweisung		
	Bewohner ist verschwunden		
11.	Hilfsmittel, medizinische Geräte	Erläutert	verstanden
	Medizingeräte-Betreiber-VO		
	Beauftr. für Wundmanagement		
11.1	Hilfsmittel		
	Pflegebett		
	Bettgitter, Bettgitterpolster		
	Bettgalgen		
	Bettleiter		
	Rollstuhl		
	Toilettenstuhl		
	Duschstuhl, Duschhocker		
	Hydraulische Wannen u. Lifter		
	Bewohnerlifter		
	Lagerungskissen weich		
	Lagerungskissen fixierend		
	Lagerungskeile		
	Schaumstoff zum Abpolstern		
	Antidekubitusmatratze		

- Wechseldruck großzellig
- Wechseldruck kleinzellig
- Schaumstoff Würfel
- Schaumstoff superweich
- Wasserbett

11.2   Medizinische Geräte

Blutdruckgerät

Blutzuckergerät

Pulsuhr

Fieberthermometer

Sauerstoffgerät

Absauggerät

Infusionsständer

PEG-Pumpe

Katheter-Set

Behandlungspflege immer einzeln mit HZ quittieren!

	Spezielle Behandlungspflege mit Unterscheidung von Fachkräften und Nichtfachkräften	Erläutert/ demonstriert	Pflegefachkraft	KPH	Nichtfachkräfte	Maßnahme selbstständig durchgeführt
B.1	**Behandlungspflege**					
	Medikamente			– –	– –	
	stellen			– –	– –	
	verteilen				– –	
	Einnahme überwachen					
	bestellen					
	Augentropfen, Ohrentropfen					
	Lagerung von Medikamenten			– –	– –	
	Umgang mit BTM			– –	– –	
	Umgang mit Restmaterial					
	Injektionen					
	s. c.				– –	
	i. m.			– –	– –	

Spezielle Behandlungs-pflege mit Unterschei-dung von Fachkräften und Nichtfachkräften	Erläutert/ demonst-riert	Pflege-fachkraft	KPH	Nicht-fach-kräfte	Maß-nahme selbst-ständig durch-geführt
Infusionen s. c.				– –	
Verbandswechsel					
einfach					
aufwändig			– –	– –	
Dekubitusversorgung bis 2. Grad unter Fachaufsicht				– –*	
Dekubitusversorgung generell				– –	
PEG-Verbandswechsel **ohne** Entzündung					
PEG-Verbandswechsel generell				– –	
Einreibung					
Wärmflasche					
Antithrombosestrümpfe an-/ausziehen					
Beine wickeln				– –	
B.2 **Krankenbeobachtung**					
RR					
Puls					
Blutzucker					
Temperatur					
Gewicht					
Hautbeobachtung					
B.3 **Ärztliche Unterstützung**					
Teilnahme Visite				– –	
Kooperation mit Hausärzten					
Rezepte, Verordnungen					
Dokumentation der ärztl. Anordnung					
Arztberichte erörtern				– –	
Ärztl. Anordnung per Tel./ Fax				– –	

* – – bedeutet, dass diese Tätigkeiten nicht an Pflegekräfte ohne entsprechende Ausbildung über-tragen werden können.

Die oben genannte Auflistung ist von der Autorin erstellt und entspricht der allgemeinen Delegationsfähigkeit nach geltender Rechtsprechung, aber damit nicht immer den Wünschen mancher MDK-Stellen oder Pflegekassen (z. B. Hessen).

16.6.7.4 Einarbeitungskonzept neue Mitarbeiter (ambulant)
Ziele:
- Sicherstellung der Grund- und Spezialkenntnisse zu Abläufen
- Transparenz für Mitarbeiter
- Übersicht über die Fähigkeiten und Fertigkeiten des neuen Mitarbeiters
- Gemeinsam abgestimmte Betreuung der Kunden
- Sicherstellung der Pflegequalität

Einarbeitungsmappe mit folgenden Formularen und Informationen:
- Regelung für Beschwerden
- Regelung für Geschenke
- Pflegeleitbild/Pflegekonzept
- Stellenbeschreibung
- Stadt- Umgebungspläne
- Erreichbarkeit, wichtige Telefonnummern
- Dokumentationssystem
- _____
- _____

1. Tag Datum: _____
Mitarbeiter: _____
Anleiter: _____
Kunde: _____
- Begrüßung durch PDL
- Vorstellung der Verwaltung
- Dienstzeiten/Einsatzplan
- Teambesprechungen, wann, wie, wo, Teilnahme Pflicht
- Hygienevorschriften
- Standards (Notfallmanagement, Medikamente, Expertenstandards etc.)
- Verfahrensanweisung Dienstfahrzeug
- Schweigepflichterklärung
- Arbeitsvertrag
- Vorstellung des Teams und des Kunden und seiner Erkrankung

Bemerkungen zum ersten Tag:
_____
_____
_____

16.6.7.5　Checkliste zur Einarbeitung neuer Mitarbeiter (ambulant)

1. Einarbeitungsphase (erster Tag) am: _____

2. Einarbeitungsphase (erstes Quartal) von – bis : _____

Mitarbeiter (MA): _____　Anleiter (A): _____

Bitte immer mit Hdz bestätigen! * Nicht Zutreffendes bitte entwerten!

1.	Information zur Einrichtung	Info gegeben Hdz. A	Info erhalten Hdz. MA
	Pflegekonzept ausgehändigt		
	Handzeichenliste		
	Schlüsselordnung		
2.	**Personen**		
2.1	**Personen innerhalb der Einrichtung**		
	Pflegedienstleitung		
	Stellv. Pflegedienstleitung		
	Verwaltung		
	Anleiter		
	Mitarbeiter im Team		
	Kunden		
2.2	**Externe Personen**		
	Hausärzte/Fachärzte		
	Therapeuten		
	Fußpflege		
	Friseur		
3.	**Vorstellung der Häuslichkeit beim Kunden**		
	Umkleidemöglichkeit		
	Pausenmöglichkeit		
	Lagermöglichkeit		
4.	**Organisation**		
4.1	**Arbeitsorganisation allgemein**		
	Dienstplan		

Tourenplan/Einsatzplanung			
Krank-/Gesundmeldeverfahren			
Umgang mit Beschwerden			
Anforderung zu Reparaturen			
4.2	**Informationssystem**		
Wichtige Rufnummern (Apotheke, Notarzt, Krankenhaustransport etc.)			
Notfallplan			
Notfallstandards			
Fachliteratur			
Qualitätshandbuch			
Fortbildung			
4.3	**Arbeitsschutz**		
Betriebsarzt (Untersuchungen)			
Standort Erste-Hilfe-Kasten			
Verbandbuch, Bagatellverletzungen			
Verfahren bei Arbeitsunfall			
Gefahrstoffe/Biostoffe/Infektionsschutz			
Persönliche Schutzausrüstung			
Sicheres Schuhwerk			
Dienstkleidung			
Schmuck			
Haare			
5.0	**Umgang mit medizinisch-technischen Geräten/Hilfsmitteln**		
Absauggerät			
Lifter			
Therapiestuhl			
Sauerstoffoxymat			
Sauerstoffflasche			

	PEG Pumpe		
	Port und Pumpe		
	Umgang mit Gehhilfen		
6.	**Dokumentation**		
	Stammblatt		
	Pflegebericht		
	Leistungsnachweis		
	Vitalwerte		
	Pflegeplanung		
	Ärztliche Verordnungen		
	Biografie		
7.	**Einweisung in Grund- Behandlungspflege**		
7.1	**Körperpflege und dazugehörige Prophylaxen** • Intertrigo • Dekubitus • Pneumonie • Thrombose • Kontraktur		
7.2	**Ausscheidung** • Obstipations-prophylaxe • Nutzung von Hilfsmittel (Toilettenstuhl, Steckbecken, Urinflasche) • Katheterbeutel leeren		
	Digitales Ausräumen nach äVO		
7.3	**Ernährung und Umgang** • Mangelernährung • Unterernährung • PEG • Schluckbeschwerden • Soor-Parotitisprophylaxe		
7.4	**Mobilität und** Sturzprophylaxe Umgang mit Hilfsmittel Umgang Freiheitseinschränkende Maßnahmen		
7.5	**Behandlungspflege**		
	Absaugen		
	Trachealkanülenwechsel		
	Verbandswechsel/Platinenwechsel Trachea		

Verbandswechsel Wunde aseptisch		
Verbandswechsel septisch		
Verbandswechsel sonstige		
Verbandswechsel PEG/Suprapubischer Katheter		
Injektion s.c		
Injektion i.m.		
s.c Infusion		
Katheter legen Mann/Frau transuretral		
Blutzuckermessung		
Blutdruckmessung		
Medikamente stellen/verabreichen oral/Sonde		
Umgang mit BTM		
Augentropfen, Augensalben, Ohrentropfen		
Verabreichen von Klistier/Mikrokliss		
Antithrombosestrümpfe an-/ausziehen		
Beine wickeln zur Kompression		

Einarbeitung abgeschlossen: _____

Gespräch zum Ende der Einarbeitung mit der PDL
(Besondere Hinweise für den Mitarbeiter, Verbesserungspotenzial etc.)

_____

_____

_____

_____

Datum und Unterschrift PDL

_____

Datum Unterschrift neuer Mitarbeiter

16.6.8 Krisenmanagement

Unter Krisen werden im Folgenden verschiedene Ereignisse verstanden, so z.B. freiheitsentziehende Maßnahmen, Stürze, Dekubitusgefahr, Gefahr der Austrocknung oder Hygieneaspekte.

16.6.8.1   Freiheitsentziehende Maßnahmen

Ziele
- Sicherheit für Pflegebedürftigen und Dritte.
- Der Pflegebedürftige erleidet durch die freiheitsentziehenden Maßnahmen keine zusätzlichen Schädigungen.

Rechtliche Rahmenbedingungen
Freiheitsentziehende Maßnahmen greifen in die Grundrechte des Menschen ein und dürfen nur unter eng gefassten Umständen vorgenommen werden. Der gesetzliche Rahmen wird bestimmt durch Art. 2 Grundgesetz (Allgemeines Persönlichkeitsrecht), Art. 104 Grundgesetz (Rechtsgarantien bei Freiheitsentzug) und § 1906 Bürgerliches Gesetzbuch (Freiheitsentziehung). Freiheitsentziehende Maßnahmen können notwendig werden bei:
- massiver Selbstgefährdung des Pflegebedürftigen (z.B. bei Unruhe- oder Verwirrtheitszuständen),
- zur Sicherstellung von pflegerischen Maßnahmen (z.B. Ruhigstellung des Arms bei Infusionstherapie),
- Fremdgefährdung durch den Pflegebedürftigen.

Freiheitsentziehende Maßnahmen dürfen nur vorgenommen werden, wenn sie zur Vermeidung von erheblicher Gefahr erforderlich erscheinen, ohne dass weniger einschneidende Maßnahmen ausreichen. Voraussetzung für die Durchführung von freiheitsentziehenden Maßnahmen im Zusammenhang mit Selbstgefährdung ist die gerichtliche Genehmigung durch das zuständige Amtsgericht.

Freiheitsentziehende Maßnahmen
- Hochstellen des Bettgitters
- Fixierung mit Bauchgurt
- Fixierung mit Arm- und Beingurt
- Fixierung mit Gurt/Therapiebrett etc. am Rollstuhl/Stuhl
- Verschließen von Zimmer- oder Haustür
- Einsatz von sedierenden Medikamenten mit der alleinigen Zielsetzung, den Patienten ruhig zu stellen.
- Anbringen von Trickschlössern an Türen
- Anziehen von Ganzkörperstramplern, um den Pflegebedürftigen davon abzuhalten, sich selbst an seinen Genitalien zu fassen
- Indexierungsschleifen an der Eingangstür, die automatisch Alarm schlagen, wenn ein Bewohner mit Chip im Schuh oder Kleidung das Haus verlassen möchte

Nicht jede Pflegekraft sieht den Strampler als Freiheiteinschränkung. Schließlich soll der Pflegebedürftige nicht die ganze Nacht Gelegenheit bekommen, an sich und mit seinen Ausscheidungen zu hantieren. Grundsätzlich ist aber zu sagen, dass jeder

Mensch das Recht hat, an sich herumzuspielen. Und nur um die Wäsche zu schützen, wird eine Freiheitseinschränkung sicher nicht rechtmäßig.

Auch der Chip im Schuh, den der Bewohner gar nicht bemerkt, scheint manchen Pflegekräften nicht dramatisch. Zum einen soll der Bewohner nicht unbemerkt auf die Straße laufen können und außerdem merkt er diesen Chip und die Überwachung ja nicht. Aber auch ein solcher elektronischer Chip ist genehmigungspflichtig. So sah es auch das Landesgericht (LG) Ulm, mit Beschluss vom 25.6. 2008 (Az.: 3 T 54/08) Die Anbringung eines Funkchips in Form eines Armbandes am Handgelenk einer Bewohnerin ist im Zusammenhang mit dem Zurückhalten der Bewohnerin beim Verlassen des Heimes gemäß § 1906 Abs. 4 BGB genehmigungsbedürftig.

Von freiheitsentziehenden Maßnahmen wird gesprochen, wenn die Maßnahmen regelmäßig und/oder längerfristig durchgeführt werden. Freiheitsentziehende Maßnahmen liegen nicht vor, wenn der Pflegebedürftige der Maßnahme zustimmt bzw. wenn die Maßnahme den Betroffenen nicht am Verlassen des Aufenthaltsortes hindert (z. B. Bettgitter bei bettlägeriger Bewohnerin, die nicht ohne Hilfe das Bett verlassen kann und lediglich am Herausfallen gehindert werden soll) bzw. jederzeit auf Wunsch des Betroffenen beendet wird.

Das Justizministerium hat in den vergangenen Jahren eine Broschüre zum Betreuungsrecht herausgebracht und diese nahezu jährlich aktualisiert. In dieser Broschüre heißt es beispielsweise auf Seite 20: »Eine Freiheitsentziehung ist nicht anzunehmen, wenn der Betreute auch ohne die Maßnahme gar nicht in der Lage wäre, sich fortzubewegen oder wenn die Maßnahme ihn nicht an der willentlichen Fortbewegung hindert (Beispiel: Zum Schutz vor dem Herausfallen aus dem Bett wird ein Gurt angebracht, den der Betreute aber – falls er das will – öffnen kann). Eine rechtswidrige Freiheitsentziehung liegt auch nicht vor, wenn der Betreute mit der Maßnahme einverstanden ist und er die entsprechende Einwilligungsfähigkeit besitzt.«

Anwendung von freiheitsentziehenden Maßnahmen aus juristischer Sicht

Pflegebedürftiger ist einwilligungsfähig und stimmt der Maßnahme zu: Die Maßnahme kann ohne richterliche Genehmigung durchgeführt werden. Die Zustimmung kann ggf. dokumentiert werden. Die Zustimmung kann durch den Pflegebedürftigen jederzeit widerrufen werden, in diesem Fall ist die Maßnahme umgehend zu beenden.

Die Maßnahme hindert den Pflegebedürftigen nicht am Verlassen des Aufenthaltsortes, z. B. weil er das Bett nicht aus eigener Kraft verlassen kann (und das Bettgitter lediglich vor dem Herausfallen schützt) oder auf Wunsch des Betroffenen jederzeit entfernt wird: Die Maßnahme kann ohne richterliche Genehmigung durchgeführt werden.

Pflegebedürftiger hat eine gesetzliche Betreuung mit den Aufgabenbereichen »Aufenthalt« bzw. »Medizinische Versorgung« und (a) oder (b) treffen nicht zu: Zustimmung des Betreuers wird eingeholt. Der Betreuer fordert ein fachärztliches Gutachten an, das die Notwendigkeit der freiheitsentziehenden Maßnahme begründet und beantragt die richterliche Genehmigung der Maßnahme.

Pflegebedürftiger hat keine gesetzliche Betreuung mit den Aufgabenbereichen »Aufenthalt« bzw. »Medizinische Versorgung« und (a) oder (b) treffen nicht zu: Einrichtung fordert ein fachärztliches Gutachten an und beantragt die richterliche Genehmigung.

Pflegeprobleme und Gefährdungen im Zusammenhang mit Fixierung

- Dekubitus
- Kontrakturen
- Pneumonie
- Thrombose
- Läsion durch Scheuern der Gurte
- Ödeme und Druckstellen durch zu enge Gurte
- Gefährdung durch unzureichende Fixierung
- Verstärkung von Angst und Unruhe
- Psychische Veränderungen

Notwendige Pflegemaßnahmen vor und während der Fixierung

- Bewohner wird die Notwendigkeit der Maßnahme erklärt.
- Fixierung polstern, wenn erforderlich.
- Für weiche Sitz- bzw. Liegefläche sorgen.
- Bewohner möglichst nicht allein lassen bzw. regelmäßig beobachten.

Information und Dokumentation

- Über die Durchführung von freiheitsentziehenden Maßnahmen sollten neben Arzt, gesetzlichem Betreuer und Richter auch die Angehörigen frühzeitig informiert werden.
- Einmalige bzw. vorübergehende freiheitsentziehende Maßnahmen werden im Bericht dokumentiert, mit Angaben zu Art und Dauer sowie Information an Arzt, Angehörigen und gesetzlichen Betreuer.
- Regelmäßige freiheitsentziehende Maßnahmen, speziell Fixierungen, werden nach Abklärung der o. g. Vorgaben als Pflegemaßnahmen festgelegt und die laufende Durchführung im Durchführungsnachweis dokumentiert.
- Richterliche Genehmigungen werden im Stammblatt dokumentiert, Kopie der Genehmigung wird in der Bewohnerakte (Ablage) verwahrt.
- Die mündliche Zustimmung des Pflegebedürftigen kann im Bericht dokumentiert werden.

16.6.8.2 Sturz von Bewohnern

Ziele

- Vermeidung von Folgeschäden nach Stürzen von Bewohner/innen.
- Vermeidung zukünftiger Stürze.

Verfahren

1. Medizinische und pflegerische Versorgung nach einem Sturz

(1) Wenn ein Bewohner (Bew.) gestürzt ist, wird nach Durchführung der Erste-Hilfe-Maßnahmen (Lagerung, Kreislaufüberwachung, ggf. Wundversorgung, Beruhigung etc.) in der Regel der Hausarzt/Notarzt angerufen, um mit ihm das weitere Vorgehen abzuklären, oder es wird sofort eine Krankenhauseinweisung veranlasst. Dieses Vorgehen ist das sicherste Verfahren – sowohl aus medizinisch-pflegerischer als auch aus juristischer Sicht. Die PDL entscheidet, ob in der Einrichtung ein Vorgehen entsprechend (2) infrage kommt.

(2) Bei »Bagatellstürzen« kann ein Verzicht auf die sofortige Hinzuziehung des Arztes ggf. dann infrage kommen, wenn

- Bew. keine sichtbaren Verletzungen hat,
- Bew. keine Schmerzen äußert,
- Bew. keine Schonhaltung oder akut auftretende Bewegungseinschränkungen zeigt,
- sich auch keine sonstigen Hinweise auf Verletzungen ergeben.

Zwingend erforderlich ist in diesen Fällen eine entsprechende Überprüfung durch eine Pflegefachkraft. Weiterhin erfolgen die Dokumentation des Befundes (vgl. 2.) sowie ein Hinweis auf den Sturz im Formular »Arzt/Visite«, um den Arzt beim nächsten Besuch über den Sturz in Kenntnis zu setzen. Arzt-Reiter ziehen.

Die zuständigen Pflegefachkräfte in den Folgediensten (bis 48 Stunden nach dem Sturz) nehmen ebenfalls eine Einschätzung des Zustandes der/s Bewohners/in vor und dokumentieren diese. Bei negativen Veränderungen des Zustandes bzw. Hinweisen auf Schädigungen ist sofort entsprechend (1) zu verfahren.

2. Dokumentation von Stürzen

Jeder Sturz eines Bew. muss in der Bewohnerakte dokumentiert werden. Als Checkliste zur Dokumentation von Stürzen im Pflegebericht eignet sich folgendes Schema:

- Checkliste für die Dokumentation von Stürzen
- Was ist passiert?
- Wo ist es passiert?
- Wie ist Bew. gefallen bzw. wie wurde Bew. vorgefunden?
- Wann ist es passiert bzw. wann wurde Bew. vorgefunden?
- Warum ist es passiert?

Alternativ kann auch mithilfe des Sturzereignisprotokolls gearbeitet werden. In diesem Fall erfolgt ein entsprechender Verweis im Bericht.

3. Vermeidung von Stürzen

Möglichst im Vorfeld, spätestens jedoch nach einem Sturz sollten vorbeugende Maßnahmen zur Sturzvermeidung ergriffen werden. Dazu bietet sich das Ausfüllen eines Sturzereignisprotokolls an (vgl. Tabelle 52), in dem die auslösenden Faktoren erfasst werden. Die entsprechenden prophylaktischen Maßnahmen sind daraus abzuleiten und ggf. in die Pflegeplanung aufzunehmen.

Tabelle 52: Sturz- und Ereignisprotokoll

1.	Name: Wohnbereich: Pflegestufe:
2.	Datum: Uhrzeit:
3.	Der Bewohner hat üblicherweise folgenden Hilfebedarf: ☐ benötigt Hilfe beim Stehen ☐ benötigt Hilfe beim Gehen ☐ läuft mit Gehbock/Deltarad allein ☐ läuft mit Gehbock/Deltarad mit Hilfe ☐ fährt mit dem Rollstuhl allein umher ☐ muss mit dem Rollstuhl gefahren werden ☐ Sonstiges: _____
4.	Bewohner hat eine fixierende Maßnahme folgender Art: _____ ☐ Bettgitter ☐ Bauchgurt ☐ Bettgurt Die Fixierungsmaßnahme ist richterlich genehmigt bis: _____ ☐ ja ☐ nein Die Fixierungsmaßnahme ist beantragt seit: _____ ☐ ja ☐ nein Die Fixierungsmaßnahme wird vom Bewohner gewünscht seit: _____ ☐ ja ☐ nein
5.	Weitere wichtige Informationen: Hatte der Bewohner die Möglichkeit, an eine Klingel zu kommen? ☐ ja ☐ nein Hat er nach dem Ereignis geklingelt? ☐ ja ☐ nein Wann und wo wurde vor dem Ereignis zuletzt nach dem Bewohner gesehen? _____ _____ _____ _____ _____ Wo befanden sich die diensthabenden Mitarbeiter zum Zeitpunkt des Ereignisses? _____ _____ _____ _____ _____

Falls das Ereignis in der Nacht geschah, wann wird
in der Regel ein Kontrollgang bei dem Bewohner durchgeführt? Um: _____
Die Beleuchtung am Ort des Ereignisses war:
☐ ausreichend ☐ gut ☐ schlecht
Der Bewohner trug zum Zeitpunkt des Geschehens festes Schuhwerk:
☐ ja ☐ nein, Folgendes: _____

6. Hergang des Ereignisses
Das Ereignis geschah an folgendem Ort
☐ im Zimmer des Bewohners ☐ in der Nasszelle des Zimmers
☐ im Flur ☐ im Speiseraum
☐ im Aufenthaltsraum ☐ Sonstiges
☐ außerhalb des Hauses
Bewohner am Boden sitzend/liegend (unzutreffendes Streichen) vorgefunden,
in der Nähe von folgendem Möbelstück:

Kann der Bewohner Angaben zum Hergang machen?

☐ nein ☐ ja, folgende Angaben: _____
_____

Können Zeugen den Hergang beschreiben?

☐ nein ☐ ja, folgende Angaben: _____
_____

7. Verletzungen
Bewohner äußert Schmerzen?
☐ nein ☐ ja, folgende Angaben: _____
sichtbare Verletzungen:
☐ nein ☐ ja, folgende: _____
Arzt verständigt?
☐ ja ☐ nein, weil: _____
Einweisung ins Krankenhaus
☐ ja ☐ nein
Angehörige/Betreuer unterrichtet
☐ ja, um: ☐ nein, weil: _____

_____
Unterschrift Mitarbeiter Qualifikation

16.6.8.3 Bewohner ist nicht auffindbar

16.6.8.4 Klient öffnet die Tür nicht (im ambulanten Bereich)

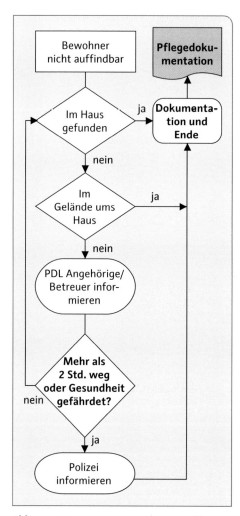

Abb. 13: Krisenmanagement bei Unauffindbarkeit des Bewohners.

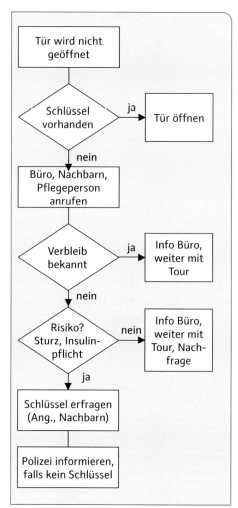

Abb. 14: Klient öffnet die Tür nicht.

16.7   Beurteilung

Im Folgenden geht es um drei Arten der Beurteilung: zum einen um eine ausführliche Mitarbeiterbeurteilung, die ein umfassendes und aufschlussreiches Ergebnis zulässt, und zum anderen um eine Vorgesetztenbeurteilung, die sich leider in der Pflegelandschaft noch nicht durchgesetzt hat und als letztes um eine Einrichtungsbewertung mit Wünschen an den Arbeitgeber. Beurteilungen sind aus meiner Sicht unabdingbare Instrumente der Führung und Entwicklung von Mitarbeitern, Leitungskräften und dem Betrieb.

Beurteilen

Eine andere Person beurteilen, heißt, diesen Menschen und seine Kompetenzen aus der eigenen Sicht einzuschätzen. Dazu muss man sich bemühen, die Leistungsfähigkeit neutral zu bewerten, ohne subjektive Empfindungen oder Missempfindungen mit einfließen zu lassen.

Die Beurteilung ist leider ein immer noch seltenes Instrument, das aber in einer Personalpolitik niemals fehlen darf. Viele Mitarbeiter werden nie beurteilt, erhalten aber irgendwann ein fertiges Zeugnis.

Wie viele Vorgesetze lassen sich im Pflegebereich beurteilen? Wer als Mitarbeiter das erste Mal einen Vorgesetzten beurteilen soll, muss eine Hemmschwelle überwinden. Er muss die Angst davor ablegen, dass ihm aus dieser Beurteilung Sanktionen erwachsen könnten. Aus diesem Grund sollte die Vorgesetztenbeurteilung immer anonym ermöglicht werden und zu 100 Prozent nur aus Ankreuzfragen und -antworten bestehen. Der Vorgesetzte wiederum muss seine Beurteilung auswerten und Schlüsse daraus ziehen, die aber nicht in die Richtung von »Wer hat das wohl geschrieben?« gehen.

Aus Mitarbeiterbeurteilungen lassen sich Fördergespräche entwickeln und es ist sogar möglich, die Entlohnung entsprechend der Beurteilung vorzunehmen. Immer noch werden die meisten Mitarbeiter in der Pflege nach Tarif bezahlt. Das ist in meinen Augen nicht erstrebenswert. Denn: Wer nach Tarif bezahlt, der bezahlt gute Mitarbeiter zu schlecht und schlechte Mitarbeiter zu gut. Warum soll ein junger Mitarbeiter, Anfang 20 und ledig, weniger verdienen als eine verheiratete Mitarbeiterin mit Mitte 40? Wer möchte nicht gern für gute Leistungen auch leistungsgerecht vergütet werden, statt immer nur aus dem Einheitstopf bezahlt und damit auch über einen Kamm geschoren zu werden?

16.7.1   Mitarbeiterbeurteilung

Für Mitarbeiter(in): _____	Pers.-Nr.: _____
ist im Monat _____	eine Leistungsbeurteilung durchzuführen.
Qualifikation _____	eingestellt als: _____
Beurteilungszeitraum:	
☐ 6 Monate ☐ 12 Monate	☐ Andere _____
Beurteilungsgrund:	
☐ Beendigung der Probezeit	☐ jährliche Routine
☐ Wechsel des Vorgesetzten	☐ Wechsel des Tätigkeitsfeldes
☐ Bewährungsaufstieg	☐ Zwischenzeugniserstellung
☐ Andere _____	

VORGESETZTER DES BEURTEILENDEN:	Ich habe die Beurteilung mit dem Beurteilenden besprochen.
	Unterschrift _____
	Datum _____
BEURTEILENDER:	Das Beurteilungsverfahren wurde ordnungsgemäß durchgeführt.
	Unterschrift _____
	Datum _____
MITARBEITER/MITARBEITERIN:	Die Leistungsbeurteilung wurde mit mir besprochen.
	Mit der Gesamtbewertung bin ich:
	☐ einverstanden
	☐ nicht einverstanden
	Bemerkungen: _____
	_____
	Unterschrift _____
	Datum _____

Die folgenden Seiten sind im Ankreuzverfahren zu nutzen.

Fachliche Fähigkeiten

Technische Fähigkeiten

- Verfügt über einige der erforderlichen technischen Fähigkeiten, muss sich aber noch zusätzliche erarbeiten. Bedarf der Anleitung.
- Verfügt über die erforderlichen grundlegenden technischen Fähigkeiten zur effizienten Erfüllung der gestellten Aufgaben.
- Verfügt über außergewöhnliche technische Fähigkeiten, die ständig hervorragende Leistungen bewirken. Wird von Kunden und Vorgesetzten als Fachmann geschätzt.
- Verfügt nicht über die grundlegenden technischen Fähigkeiten, die zur Erfüllung dieser Aufgabe benötigt werden.

- Hat gute technische Kenntnisse, die fast immer sehr gute Ergebnisse bei den unterschiedlichsten Aufgabenstellungen hervorbringen.

Richtlinien und Verfahrensweisen
- Ist mit den Richtlinien und Verfahrensweisen der Einrichtung nicht vertraut. Bedarf ständiger Anleitung.
- Kennt die Richtlinien und Verfahrensweisen der Einrichtung. Benötigt nur in Ausnahmesituationen Anleitung.
- Ist mit den Richtlinien und Verfahrensweisen der Einrichtung generell vertraut. Bedarf teilweise der Anleitung.
- Ist mit den Richtlinien und Verfahrensweisen der Einrichtung außergewöhnlich gut vertraut. Ergreift die notwendigen Maßnahmen immer rasch und selbstständig.
- Kennt die Richtlinien und Verfahrensweisen der Einrichtung genau und leitet die erforderlichen Maßnahmen ein.

Schriftliche und mündliche Kommunikation/Präsentation
- Hat die Fähigkeit, in mündlicher und schriftlicher Form, zur sachlichen und präzisen Darstellung bzw. Instruktion anderer.
- Stellt Sachverhalte sowohl in mündlicher als auch in schriftlicher Form häufig gut dar.
- Guter mündlicher Ausdruck; hat aber teilweise Schwierigkeiten, Gedanken schriftlich darzulegen (oder umgekehrt).
- Hat außergewöhnliche Fähigkeiten, in mündlicher und schriftlicher Form, zur sehr guten sachlichen und präzisen Darstellung bzw. Instruktion anderer.
- Hat Schwierigkeiten, sich verständlich zu machen. Oder auch: wird oft missverstanden.

Dokumentation
- Stets vollständig, korrekt und übersichtlich.
- Im Allgemeinen vollständig und/oder zu subjektiv und/oder nicht immer korrekt.
- Durchaus vollständig, aber nicht immer aussagefähig.
- Unvollständige, unkorrekte und/oder unübersichtliche Dokumentation.
- Strukturiert, übersichtlich, korrekt und inhaltlich vollständig.

Fort- und Weiterbildungsbereitschaft
- Große Eigeninitiative, nimmt regelmäßig an allen wichtigen Fort- und Weiterbildungen teil und gibt die gesammelten Informationen an Kollegen weiter.
- Muss teilweise zur Fortbildung aufgefordert werden, zeigt nicht immer angemessene Eigeninitiative.
- Ist in hohem Maße an Fortbildung interessiert.
- Durchaus lernbereit, nimmt an Veranstaltungen teil.

- Keine Eigeninitiative, kaum Umsetzungsbereitschaft des neu erworbenen Wissens bzw. nimmt ungern Neuerungen an.

Organisationsvermögen
- Plant klar und weit im Voraus, ohne unflexibel zu sein. Hat hervorragendes Organisationstalent und kann sich gut mit neuen Situationen arrangieren.
- Mangelnde Planungs- und Organisationsfähigkeit, kann sich nur schwer auf neue Situationen einstellen.
- Planung und Durchführung sind ordentlich, stellt sich im Allgemeinen gut auf wechselnde/neue Situationen ein.
- Verfügt über ein gutes Planungs- und Organisationsvermögen, ist neuen Situationen durchaus gewachsen.
- Plant auch schon mal kurzfristig, bemüht sich, den Situationen gerecht zu werden.

Anleiter- und/oder Mentorenfähigkeit
- Ist als Anleiter eher nicht zu empfehlen oder möchte nicht als Anleiter fungieren.
- Ist bereit, Anleitung zu übernehmen und versucht, sich auf den Anlernling einzustellen.
- Leitet fachgerecht an.
- Anleitung erfolgt gewissenhaft, behutsam und Erfolg versprechend.
- Ist dynamisch, zeigt Initiative und fachliche Kompetenz, erreicht dadurch sehr gute Ergebnisse.

Allgemeine Fähigkeiten
- Verantwortungsbewusstsein/Zuverlässigkeit/Selbstständigkeit
- Beginnt häufig Aufgaben selbstständig. Arbeitet zuverlässig. Benötigt nur selten Kontrolle.
- Beginnt Aufgaben selbstständig. Arbeitet eigenverantwortlich und sehr zuverlässig. Benötigt keine unmittelbare Aufsicht.
- Benötigt gewöhnlich zu Beginn einer Aufgabe Anleitungen. Arbeitet meist zuverlässig. Muss teilweise kontrolliert werden.
- Muss zu Beginn einer Aufgabe angeleitet werden, da unerfahren bzw. unzuverlässig. Permanente Kontrolle dringend notwendig.
- Arbeitet immer außergewöhnlich selbstständig und äußerst zuverlässig. Übernimmt auch Aufträge, die über den eigentlichen Verantwortungsbereich hinausgehen.

Flexibilität
- Hat teilweise Schwierigkeiten, verschiedene Aufgaben gleichzeitig zu erledigen. Übernimmt nur vereinzelt neue Aufgaben.
- Stellt sich sehr schnell auf neue und unterschiedliche Situationen ein. Setzt die richtigen Prioritäten. Die Produktivität bleibt dabei außerordentlich hoch.
- Geht auf neue Situationen/Aufgaben ein. Büßt dabei die Produktivität nicht ein.

- Ist sehr flexibel. Bewältigt gleichzeitig unterschiedliche Aufgaben. Wahrt dabei die Produktivität und verliert nicht den Überblick.
- Ist nicht in der Lage, verschiedene Aufgaben gleichzeitig zu erledigen. Hält sich stets an Bekanntem fest. Nicht immer bereit, Neues zu übernehmen.

Anpassungsfähigkeit
- Widersetzt sich notwendigen Veränderungen oder begreift deren Sinn nicht.
- Erkennt notwendige Anpassungen und ist bei deren Umsetzung außergewöhnlich geschickt. Zeigt dabei immer Sinn für die Dringlichkeit.
- Akzeptiert erforderliche Veränderungen und führt die notwendigen Anpassungsmaßnahmen rasch durch.
- Akzeptiert Veränderungen, bedarf aber der Anleitung und/oder Erläuterung.
- Akzeptiert erforderliche Veränderungen und führt häufig die notwendigen Anpassungsmaßnahmen in angemessener Zeit durch.

Verhalten
Kooperationspartner
- Vorbildliche, effektive Zusammenarbeit.
- Ist immer um gute Zusammenarbeit bemüht.
- Ergebnisorientierte Zusammenarbeit.
- Nicht immer angemessene Zusammenarbeit. Oder: stellt eigene Interessen in den Vordergrund. Oder: ist wenig kooperativ.
- Produktive und gute Zusammenarbeit mit allen angrenzenden Bereichen.

Vorgesetzte
- Ist zu emotional. Oder: erschwert die Zusammenarbeit. Oder: wehrt sich gegen Neuerung.
- Nimmt Kritik an und zeigt sachliches Verhalten, ist aufgeschlossen.
- Zeigt sachliches Verhalten und kann Kritik vertragen.
- Im Allgemeinen sachlich. Oder: äußert Meinung gegenüber Vorgesetzten nicht. Oder: übt zu unsachlich Kritik.
- Vertritt die eigene Meinung auch gegenüber dem Vorgesetzten, bleibt dabei sachlich und ist um einen guten Konsens bemüht, bleibt kritikfähig.

Kollegen
- Beeinflusst die Arbeitsgruppe durchaus positiv, kann Kollegen motivieren, nimmt die Kollegen an.
- Trägt durch gute Teamarbeit wesentlich zum Erfolg bei.
- Ist um eine gute Zusammenarbeit stets bemüht, ist allgemein umgänglich.
- Ist zur Zusammenarbeit mit Kollegen durchaus bereit, ordnet sich im Team ein.
- Ist redselig oder behindert die reibungslose Zusammenarbeit. Oder: ist im Team nicht gern gesehen.

Kunden

- Im gewählten Umgangston nicht immer glücklich. Oder: wenig einfühlsam. Oder: wenig hilfsbereit. Oder: launisch.
- Guter, taktvoller Umgangston. Oder: ist bei den Kunden beliebt/geschätzt.
- Durchaus hilfsbereit. Oder: angemessener Umgangston.
- Geht mit Nähe und Distanz hervorragend um. Oder: kommt auch mit »schwierigen« Kunden gut zurecht.
- Hat seine Vorzugsklientel. Oder: ist nur bestimmten Menschen gegenüber hilfsbereit und/oder stilsicher.

Persönlichkeit

Berufliches Auftreten

- Äußere Erscheinung und berufliches Auftreten entsprechen nicht den Anforderungen der Aufgaben/Stellung.
- Erscheinungsbild und Auftreten sind angemessen.
- Erscheinungsbild und Auftreten sind angemessen und vermitteln ein professionelles Image.
- Äußere Erscheinung und berufliches Auftreten entsprechen im Allgemeinen den Anforderungen der Aufgaben/Stellung. Gelegentlich muss an die Verbesserung des Erscheinungsbildes erinnert werden.
- Erscheinungsbild und Auftreten sind stets tadellos und beispielhaft und vermitteln ein sehr professionelles Image.

Äußeres Erscheinungsbild/Hygiene

- Die Hygienevorschriften sind bekannt und werden eingehalten. Das Erscheinungsbild ist sauber und korrekt.
- Korrektes gepflegtes Erscheinungsbild. Die Hygienemaßnahmen sind bekannt und werden eingehalten.
- Das Erscheinungsbild entspricht nicht immer den Anforderungen, z. B.: Kleidung, Schmuck, Make-up etc. Oder: Die Hygienevorschriften werden nicht als wichtig erachtet/nicht eingehalten.
- Hygienevorschriften werden nicht konsequent eingehalten. Das Erscheinungsbild entspricht nicht immer den Anforderungen, Verbesserungsvorschläge der Vorgesetzten schaffen Abhilfe.
- Das stets korrekte Erscheinungsbild ist vorbildlich. Die Hygienevorschriften sind bestens bekannt, werden umgesetzt und gefördert.

Belastbarkeit

- Erbringt auch bei starker Arbeitsbelastung ständig außerordentlich hohe Leistungen.
- Belastbarkeit ist nicht immer gegeben. Leistungsvermögen lässt bei Belastungen ab und zu nach.

- Arbeitet auch bei starker Arbeitsbelastung häufig ohne Leistungseinbußen.
- Erbringt selbst bei starker Arbeitsbelastung fast ständig gute Leistungen.
- Ist nicht belastbar. Schaltet bei Druck ab oder die Ergebnisse leiden unter fehlender Belastbarkeit.

Verantwortungsbereitschaft
- Übernimmt Verantwortung, auch über den eigenen Bereich hinaus, auch für Fehlverhalten, weiß die Tragweite durchaus einzuschätzen.
- Übernimmt ungern Verantwortung. Oder: übernimmt leichtfertig Verantwortung.
- Übernimmt Verantwortung und erkennt die Konsequenzen und Notwendigkeiten.
- Ist zur Übernahme von Verantwortung durchaus bereit und trägt Entscheidungen mit.
- Übernimmt im Bedarfs- und Notfall die Verantwortung und trägt in der Regel die Entscheidung mit.

Selbstständigkeit
- Arbeitet häufig nur auf Anweisung, sieht die Arbeit nicht.
- Arbeitet vollkommen selbstständig und erkennt die Tragweite der Entscheidung im Voraus, kann abwägen.
- Arbeitet selbstständig und führt Aufgaben eigenständig durch.
- Arbeitet mit großer Selbstständigkeit.
- Arbeitet im Allgemeinen selbstständig und benötigt kaum Unterstützung.

Produktivität und Sorgfalt
- Erzielt die geforderten Ergebnisse. Mitunter werden Details übersehen oder sind nicht durchdacht. Termine werden meist eingehalten.
- Ergebnisse genügen den Anforderungen nicht. Details sind nicht durchdacht oder wurden vergessen. Termine werden oft nicht eingehalten.
- Liefert akzeptable Ergebnisse. Arbeitet sorgfältig und durchdacht und hält Termine ein.
- Übertrifft alle Erwartungen. Liefert ständig eine Vielzahl hervorragender Ergebnisse. Arbeitet außerordentlich sorgfältig und selbstständig. Hält Termine immer ein.
- Liefert fast ständig qualitativ hochwertige Ergebnisse. Arbeitet sehr sorgfältig, selbstständig und hält die gesetzten Termine ein.

Teamwork
- Ist nicht fähig, mit anderen problemlos zusammenzuarbeiten.
- Arbeitet häufig effizient mit anderen zusammen.
- Arbeitet im Allgemeinen nicht sehr effizient mit anderen zusammen.
- Arbeitet ständig außergewöhnlich effizient mit anderen zusammen. Tritt sogar in schwierigen Situationen als Vermittler auf und wirkt ausgleichend.
- Arbeitet fast ständig sehr effizient mit anderen zusammen. Leistet jede Anstrengung, um mit anderen gesetzte Ziele zu erreichen.

Kreativität

- Ist im Allgemeinen einfallsreich. Ideen sind jedoch teilweise nicht praktikabel oder voll durchdacht.
- Entwickelt häufig gute Ideen, die meist voll durchdacht sind.
- Ist unerfahren oder unfähig bei der Entwicklung neuer, einfallsreicher Lösungen.
- Entwickelt fast ständig sehr gute Ideen. Stellt gut durchdachte Lösungen vor.
- Außergewöhnliche Begabung, ständig neue Ideen zu entwickeln und einfallsreiche, gut durchdachte Lösungen zu finden.

Abschließende allgemeine Bewertung

- Besitzt für das jetzige Aufgabengebiet erforderliche Grundkenntnisse. Entwickelt sich in zufrieden stellender Weise.
- Erreicht die meisten der vorgegebenen Ziele. Zeigt im Allgemeinen die für das Aufgabengebiet erforderlichen Fertigkeiten und Fähigkeiten. Verfügt über Kenntnisse und praktische Erfahrungen in den wesentlichen Bereichen des gesamten Aufgabengebietes.
- Erreicht alle vorgegebenen Ziele. Zeigt die für das Aufgabengebiet erforderlichen Fertigkeiten und Fähigkeiten. Verfügt über Kenntnisse des Gesamtaufgabengebietes und hat Erfahrung in den meisten Bereichen.
- Erreicht alle vorgegebenen Ziele und übertrifft die meisten. Zeigt die für das Aufgabengebiet erforderlichen Fertigkeiten und Fähigkeiten und setzt diese regelmäßig effektiv ein. Verfügt über Kenntnisse des Gesamtaufgabengebietes und hat Erfahrung in allen Bereichen.
- Übertrifft alle vorgegebenen Ziele/Erwartungen. Zeigt die für das Aufgabengebiet erforderlichen Fertigkeiten und Fähigkeiten und setzt diese regelmäßig sehr effektiv ein. Verfügt über sehr gute Kenntnisse im Gesamtaufgabengebiet und hat Erfahrung in allen Bereichen. Kann Ziele und Prioritäten festlegen und darüber hinausgehen. Verfügt über Fertigkeiten und Fähigkeiten, die weit über den Erfordernissen der Tätigkeit liegen. Verfügt über überragende Kenntnisse im Gesamtaufgabengebiet und hat große Erfahrung in allen Bereichen.

Entwicklungspläne

(Von Bewerter und Mitarbeiter gemeinsam auszufüllen)
Stärken des Mitarbeiters – Welche Elemente trugen maßgebend zum Erfolg des Mitarbeiters bei?

_____

_____

Auf welchen Gebieten muss sich der Mitarbeiter vor allem verbessern?

_____

_____

Maßnahmen, die von Seiten des Mitarbeiters bzw. des Vorgesetzten ergriffen werden sollten, um die Leistung des Mitarbeiters in seiner gegenwärtigen Position zu verbessern.

_____

_____

Berufs-/Karriereziele

_____

_____

Weitere Anmerkungen

_____

_____

Tabelle 53: Bewertungsschema

Fachliche Fähigkeiten	Flexibilität	Erscheinungsbild
a. 4 Punkte	a. 4 Punkte	a. 8 Punkte
b. 6 Punkte	b. 10 Punkte	b. 6 Punkte
c. 10 Punkte	c. 6 Punkte	c. 4 Punkte
d. 2 Punkte	d. 8 Punkte	d. 2 Punkte
e. 8 Punkte	e. 2 Punkte	e. 10 Punkte

Richtlinien Verfahrensanweisung	Anpassungsfähigkeit	Belastbarkeit
a. 2 Punkte	a. 2 Punkte	a. 10 Punkte
b. 6 Punkte	b. 10 Punkte	b. 4 Punkte
c. 4 Punkte	c. 8 Punkte	c. 6 Punkte
d. 10 Punkte	d. 4 Punkte	d. 8 Punkte
e. 8 Punkte	e. 6 Punkte	e. 2 Punkte

Schriftl. u. mündl. Kommun.	Verhalten gegenüber Kooperationspartnern	Verantwortungsbereitschaft
a. 8 Punkte	a. 10 Punkte	a. 10 Punkte
b. 6 Punkte	b. 6 Punkte	b. 2 Punkte
c. 4 Punkte	c. 4 Punkte	c. 8 Punkte
d. 10 Punkte	d. 2 Punkte	d. 6 Punkte
e. 2 Punkte	e. 8 Punkte	e. 4 Punkte
Dokumentation	**Verhalten gegenüber Vorgesetzten**	**Selbstständigkeit**
a. 8 Punkte	a. 2 Punkte	a. 2 Punkte
b. 4 Punkte	b. 8 Punkte	b. 10 Punkte
c. 6 Punkte	c. 6 Punkte	c. 6 Punkte
d. 2 Punkte	d. 4 Punkte	d. 8 Punkte
e. 10 Punkte	e. 10 Punkte	e. 4 Punkte
Fort- und Weiterbildung	**Verhalten gegenüber Kollegen**	**Produktivität und Sorgfalt**
a. 10 Punkte	a. 10 Punkte	a. 4 Punkte
b. 4 Punkte	b. 8 Punkte	b. 2 Punkte
c. 8 Punkte	c. 6 Punkte	c. 6 Punkte
d. 6 Punkte	d. 4 Punkte	d. 10 Punkte
e. 2 Punkte	e. 2 Punkte	e. 8 Punkte
Organisationsvermögen	**Verhalten gegenüber Kunden**	**Teamwork**
a. 10 Punkte	a. 2 Punkte	a. 2 Punkte
b. 2 Punkte	b. 8 Punkte	b. 6 Punkte
c. 6 Punkte	c. 6 Punkte	c. 4 Punkte
d. 8 Punkte	d. 10 Punkte	d. 10 Punkte
e. 4 Punkte	e. 4 Punkte	e. 8 Punkte
Anleiter/Mentor	**Berufliches Auftreten**	**Kreativität**
a. 2 Punkte	a. 2 Punkte	a. 4 Punkte
b. 4 Punkte	b. 6 Punkte	b. 6 Punkte
c. 6 Punkte	c. 8 Punkte	c. 2 Punkte
d. 8 Punkte	d. 4 Punkte	d. 8 Punkte
e. 10 Punkte	e. 10 Punkte	e. 10 Punkte
Verantwortungsbewusstsein		
a. 6 Punkte		
b. 8 Punkte		
c. 4 Punkte		
d. 2 Punkte		
e. 10 Punkte		

Zusammenfassende Bewertung

220–169 Punkte

Sehr guter Mitarbeiter, eine Stütze der Einrichtung und Entwicklung zur Leitungsfunktion, unbedingt zu fördern.

168–115 Punkte

Stütze der Einrichtung, förderungsfähig, aber auch ohne Leitungsverantwortung ein guter Mitarbeiter.

114–79 Punkte
Durchaus ein tragbarer Mitarbeiter mit gewissen Qualitäten. Muss gefördert werden und es müssen unbedingt Ziele vereinbart werden, damit der Mitarbeiter nicht in dem einen oder anderen Bereich in seinen Schwächen bleibt.

Unter 78 Punkten
Es sollte darüber nachgedacht werden, ob eine Zusammenarbeit die Ziele der Einrichtung nicht eher behindern als fördern und ob ein solcher Mitarbeiter ins Team passt oder den Anforderungen auf Dauer gewachsen ist.

16.7.2   Vorgesetztenbeurteilung

(Anonym) Es sind jeweils mehrere Kreuze möglich.

Belastbarkeit

☐ normales Durchhaltevermögen	☐ stark belastbar
☐ gleichbleibend stark	☐ leicht ermüdbar
☐ Beeinträchtigung der Arbeit durch persönliche Probleme	

Charakter

☐ ehrlich	☐ offen	☐ selbstkritisch
☐ uneigennützig	☐ taktvoll	☐ gründlich
☐ empfindlich	☐ gewissenhaft	☐ diszipliniert
☐ ordnungsliebend	☐ tolerant	☐ pünktlich
☐ launisch	☐ oberflächlich	☐ geschwätzig
☐ unzuverlässig	☐ schwermütig	☐ herrschsüchtig
☐ lässt sich gehen		

Arbeitsbereitschaft und Pflichtgefühl

☐ interessiert	☐ eifrig	☐ pflichtbewusst
☐ gewissenhaft	☐ zielstrebig	☐ voller Hingabe
☐ gleichgültig	☐ schwankend	☐ wankelmütig
☐ arbeitsfreudig	☐ unzuverlässig	☐ schlampig
☐ bequem	☐ wenig Initiative	☐ faul

Auffassungsgabe

☐ begreift sofort	☐ Blick für das Wesentliche
☐ begreift schnell	☐ erfasst auch schwierige Zusammenhänge
☐ aufgeweckt	☐ begreift sehr schnell
☐ langsam	☐ schwerfällig im Begreifen
☐ begriffsstutzig	☐ hält an alten Dingen fest
☐ lehnt Neuerungen lieber ab	

Urteilsvermögen

☐ bestimmt

☐ sicher

☐ klar

☐ logisch

☐ kritisch

☐ treffsicher

☐ objektiv

☐ abwägend

☐ schlecht überlegt

☐ Fehlentscheidungen sind nicht selten

☐ verwirrbar

☐ leicht aus dem Konzept zu bringen

☐ unsicher, unklar

☐ wankelmütig in der Entscheidung

☐ unüberlegt

☐ unselbstständig

Entschlusskraft und Selbstständigkeit

☐ entschlussfreudig

☐ treffsicher

☐ stark gehemmt

☐ schwankend

☐ entscheidungsfreudig

☐ hat eigene Ideen

☐ eigenwillig

☐ stur

☐ braucht Führung

☐ unselbstständig

Umgang mit Mitarbeitern

☐ höflich

☐ geschickt

☐ wendig

☐ sicheres Auftreten

☐ sachlich

☐ freundlich

☐ umgänglich

☐ gesellig

☐ vertrauenswürdig

☐ beliebt

☐ geschätzt

☐ eigenwillig

☐ schwerfällig

☐ unfreundlich

☐ zu direkt

☐ unehrlich

☐ verschlossen

☐ taktlos

☐ reizbar

☐ unbeliebt

☐ unbeholfen

Fachliche Kenntnisse

☐ vielseitiges Wissen

☐ beherrscht vieles

☐ zuverlässige Kenntnisse

☐ guter Theoretiker

☐ reiner Praktiker

☐ bringt Theorie und Praxis gut in Einklang

☐ lückenhafte theoretische Kenntnisse

☐ schlechte Umsetzung der Theorie in die Praxis

☐ kann »vorbeten«, aber nichts vormachen

☐ einseitiges Wissen

☐ oberflächliches Wissen

Wenn ich meine Vorgesetzte sprechen möchte

☐ finde ich ein offenes Ohr

☐ werde ich oft zurückgewiesen

☐ muss ich mehrmals bitten

☐ merke ich das Bemühen

☐ muss ich hinterherlaufen

☐ bekomme ich die benötigte Zeit

☐ habe ich das Gefühl, lästig zu sein

Meine Vorgesetzte fördert mich aktiv

☐ noch nie darüber gesprochen

☐ ich werde gut gefördert

☐ ich soll mehr als ich kann

☐ ich erhalte Perspektiven

☐ zu Fortbildungen werde ich aktiv aufgefordert

☐ Fortbildung wird eher kleingeschrieben

☐ ich werde nicht gefördert, aus Angst, dass ich mehr wissen könnte als der Chef

Eignung als Vorgesetzte

☐ sehr gut ☐ befriedigend ☐ mangelhaft

☐ gut ☐ ausreichend ☐ ungenügend

Bemerkungen (in Druckschrift oder mit Schreibmaschine) (auf freiwilliger Basis):

_____

_____

_____

_____

_____

16.7.3 Einrichtungsbeurteilung

Verehrte Mitarbeiter,

Ihr Arbeitgeber ist weiterhin auf dem Weg, sich als ein modernes Dienstleistungsunternehmen zu präsentieren. Gemeinsam mit Ihren Leitungen sind wir dabei, Verbesserungen zu finden. Deshalb würden wir auch Sie als Mitarbeiter bitten, den nachfolgenden Fragebogen zu bearbeiten und uns so in der Entwicklung zu helfen. Sie sollten die Fragen ehrlich und offen beantworten und können dies völlig freiwillig und anonym tun.

Wir sammeln alle Informationen aus den abgegebenen Fragebogen und werten diese aus. Die Einrichtungsleitungen erhalten bis Ende ... die Auswertungen und Sie können sich dann ein Bild darüber machen, wie die Gesamtheit der Mitarbeiter in den einzelnen Fragen gewertet hat. Wir fragen in diesem nachfolgenden Bogen absichtlich nicht nach der finanziellen Seite, sondern nach den Faktoren außerhalb des Geldes, die Ihren Berufsalltag ausmachen.

Bitte werfen Sie den Fragebogen bis ... in die vorgesehene Box. Danke

Fragen

Ich bin: ☐ Fachkraft ☐ Nichtfachkraft

Altersgruppe ☐ bis 25 Jahre ☐ bis 35 Jahre ☐ bis 45 Jahre ☐ über 45 Jahre

Was ist Ihnen wichtig in Bezug auf Ihre Weiterentwicklung und Karriere?

Mehr/andere Fortbildungen, nämlich _____

Bessere Aufstiegschancen, ich möchte gerne _____ werden

Die Unternehmenskultur/das Unternehmen gefällt mir:

☐ sehr gut   ☐ gar nicht   ☐ überwiegend gut   ☐ überwiegend nicht

Besonders weil: _____

Der Standort der Einrichtung ist mit entscheidend dafür, dass ich hier arbeite:

☐ ja   ☐ ein wenig   ☐ Standort egal

Ich mag die tägliche Verantwortung die ich habe, bzw. ich kann damit umgehen

☐ sehr gut   ☐ meistens ja   ☐ oft nicht   ☐ überwiegend nicht

Ich liebe die tägliche Spontanietät und die Herausforderung

☐ ja, deshalb bin ich hier   ☐ meistens ja   ☐ oft nicht   ☐ überwiegend nicht

Ich kann/darf selbstständig arbeiten

☐ ja   ☐ meistens ja   ☐ oft nicht   ☐ überwiegend nicht

Ich mag das selbstständige Arbeiten

☐ ja, deshalb bin ich hier   ☐ meistens ja   ☐ oft nicht   ☐ überwiegend nicht

Die Arbeits-/Schichtzeiten sind mir

☐ zu lang   ☐ zu früh   ☐ zu spät

☐ Sonstiges _____

Die Arbeitszeiten sollten flexibler sein, kürzere/längere Dienste und verschieden lange Früh-Spät-Nachtdienste

☐ nein, Kollegen sollten alle gleich langen Dienste machen, damit wir zusammen anfangen/aufhören

☐ ja unbedingt   ☐ etwas flexibler wäre gut   ☐ _____

Die folgenden Beauftragten/Spezialisten sollte es auf jeden Fall geben:

☐ Hygienefachkraft/beauftragte(r)   ☐ im Haus auf   ☐ jedem Wohnbereich

☐ Dokumentationsbeauftragte(r)   ☐ im Haus auf   ☐ jedem Wohnbereich

☐ Demenzspezialist(in)   ☐ im Haus auf   ☐ jedem Wohnbereich

☐ Behandlungspflegespezialist(in)   ☐ im Haus auf   ☐ jedem Wohnbereich

☐ Ernährungsspezialist(in)   ☐ im Haus auf   ☐ jedem Wohnbereich

☐ Einstufungsmanager   ☐ im Haus auf   ☐ jedem Wohnbereich

☐ Wäschebeauftragter   ☐ im Haus auf   ☐ jedem Wohnbereich

☐ »Hausdame«   ☐ im Haus auf   ☐ jedem Wohnbereich

☐ Sturzbeauftragte(r)　　　☐ im Haus auf　☐ jedem Wohnbereich

☐ Dekubitusberater　　　　☐ im Haus auf　☐ jedem Wohnbereich

☐ Wundberater ☐ im Haus auf　　☐ jedem Wohnbereich

☐ _____　☐ im Haus auf　☐ jedem Wohnbereich

☐ eher nichts davon, denn jeder muss und soll alles machen

Diese oben genannten Spezialisten sollten mehr Geld bekommen für Ihr Tun erhalten

☐ ja　　　　　☐ nein

Ich erwarte von meiner Leitung in erster Linie (bitte Zahlen eintragen von 1 nicht wichtig bis 10 höchste Priorität!)

☐ Lob　　　　　☐ Anerkennung　　　☐ Respekt
☐ Offenheit　　　☐ Gewissenhaftigkeit　☐ Sicherheit
☐ Fachkenntnis　　☐ ein offenes Ohr　　☐ Spontanität

☐ _____

Das nervt mich bei meiner Arbeit am meisten (bitte Zahlen eintragen von 1 nicht so wichtig bis 10 sehr wichtig)

☐ aushelfen/einspringen　☐ nervige Angehörige　　☐ schwierige Kunden
☐ Wäsche verteilen　　　☐ »satt,sauber,trocken Pflege　☐ Essen verteilen
☐ aufräumen　　　　　☐ Dokumentation　　　☐ Arztvisiten
☐ Müll wegbringen　　　☐ _____

☐ _____

An meiner Arbeit gefällt mir sehr gut

☐ Pflegen von schwerstpflegebedürftigen Bewohnern

☐ Umgang mit »fitteren« Bewohnern

☐ Abwechslung zwischen fitten und weniger fitten

☐ Umgang mit Angehörigen

☐ Arztkontakte

☐ Behandlungspflege

☐ unser Team

☐ die Führung durch die Hausleitung

☐ die Führung durch PDL

☐ Spezialisierung

Ich wünsche mir

☐ mehr Spezialisierung

☐ flexiblere Arbeitszeiten

☐ abwechslungsreichere Arbeit

☐ möglichst immer die gleiche Arbeit

☐ Teil eines Teams zu sein, das Neues in der Pflege probiert/neue Wege geht

☐ Kinderbetreuung

☐ Fitnessangebote

☐ mehr Fortbildung

☐ _____

☐ _____

Vielen Dank für Ihre Mitarbeit!

16.8 Zeugnis

16.8.1 Ansprüche auf Erteilung eines Zeugnisses

Nach Beendigung eines Arbeitsverhältnisses hat jeder ausgeschiedene Mitarbeiter das Recht auf ein schriftliches Zeugnis. Dieses Recht ergibt sich aus dem Bürgerlichen Gesetzbuch, §630 BGB: »Bei der Beendigung eines dauernden Dienstverhältnisses kann der Verpflichtete von dem anderen Teile ein schriftliches Zeugnis über das Dienstverhältnis und dessen Dauer fordern. Das Zeugnis ist auf Verlangen auf die Leistung und die Führung im Dienste zu erstrecken« (§630 BGB).

Der Arbeitnehmer entscheidet

Der Arbeitnehmer entscheidet, ob er ein einfaches Zeugnis oder ein qualifiziertes Zeugnis erhalten möchte.

Gemäß §113 GeWO (Gewerbeordnung), darf bei Minderjährigen der gesetzliche Vertreter das Zeugnis einfordern. In einem solchen Zeugnis dürfen keinerlei Merkmale und unersichtliche Ausdrücke verwendet werden.

16.8.2 Zeugnisarten

Es gibt unterschiedliche Zeugnisarten, die je nach Dauer des Arbeitsverhältnisses und der Stellung im Betrieb ausgestellt oder verlangt werden. Man unterscheidet allgemein zwischen dem einfachen und qualifizierten Zeugnis, einem Zwischenzeugnis und Endzeugnis sowie einer Arbeitsbescheinigung. Diese Bescheinigung ist im Prinzip kein Zeugnis und meist nur für das Arbeitsamt zu erstellen.

16.8.2.1 Das einfache Zeugnis

Das einfache Zeugnis zeigt die Art und die Dauer einer Beschäftigung auf. So werden lediglich die persönlichen Daten des Arbeitnehmers, die Dauer und der Einsatz der Beschäftigung schriftlich nachgewiesen. Anschrift und Geburtsdatum des Arbeitnehmers dürfen jedoch nur mit dessen Einverständnis aufgenommen werden.

Bei der Auflistung der Beschäftigungsart muss der Zeugnisgeber jedoch sehr genau sein. Ein Dritter muss die Formulierung und Benennung verstehen können. Hat ein Mitarbeiter gar noch Sonderaufgaben oder -arbeiten entrichtet, so müssen diese ebenfalls detailgetreu aufgelistet werden.

16.8.2.2 Das qualifizierte Zeugnis

Ein qualifiziertes Zeugnis verweist neben den oben genannten Daten auch auf die Erfüllung der gestellten Aufgaben, das Engagement, die Leistung und Möglichkeiten im Betrieb. Bei Leitungskräften ist auch die Führungskompetenz zu nennen.

Der Arbeitnehmer kann entscheiden, ob er ein einfaches oder qualifiziertes Zeugnis haben möchte. Er kann, nachdem er ein qualifiziertes verlangt hat, kein einfaches Zeugnis mehr verlangen Der Arbeitnehmer kann gegen die Wortwahl im qualifizierten Zeugnis vorgehen, wenn dies seiner Meinung nach zu schlecht wertet oder nicht wohlwollend ist. Aber er hat keinen Anspruch auf eine bestimmte Formulierung darin.

Das Zeugnis muss natürlich wahrheitsgemäß erstellt werden. Es dürfen deshalb nur Tatsachen, keine Behauptungen oder Negativbewertungen verwendet werden.

16.8.2.3 Verjährung und Ausscheidungsgrund

Der Ausscheidungsgrund muss von Seiten des Arbeitgebers immer dann benannt werden, wenn der Arbeitnehmer dies wünscht. Von sich aus kann der Arbeitgeber den Grund auflisten, muss ihn aber weglassen, wenn der Arbeitnehmer dies wünscht. Auch und besonders dann, wenn man sich gerichtlich getrennt hat.

Die Verjährungsfrist für die Zeugniserteilungspflicht endet erst nach 30 Jahren. Dies ist nach BGB § 195 die allgemeine Verjährungsfrist. Diese Frist kann jedoch nur theoretisch eingefordert werden. Wie will ein Arbeitnehmer nach 30 Jahren noch qualifiziert beurteilt werden? Seine Vorgesetzten sind evtl. nicht mehr in dem Betrieb und damit auch nicht mehr ermittelbar. Selbst wenn sie noch zu ermitteln wären, werden sie wohl kaum genaue Kenntnisse über diesen einen Mitarbeiter haben. Zudem erlischt die Zeugnispflicht automatisch dann, wenn der Arbeitgeber keine wahrheitsgetreuen Angaben mehr über den Arbeitnehmer tätigen kann.

Sofern die Personalunterlagen jedoch noch vorhanden sind, kann auch nach dieser langen Zeit zumindest ein einfaches Zeugnis erteilt werden.

16.8.2.4 Inhalte
- Überschrift
- Einleitung (persönliche Daten)
- Tätigkeitsbeschreibung
- Leistungsbeurteilung
- Führungsleistung (falls Leitungsaufgabe)
- Persönliches (soziales) Verhalten
- Schlussformulierung
- Ort, Datum und Ersteller inkl. seiner Rechtsstellung

Beispiel für ein gutes Zeugnis

Firma (Adresse)   Datum

Zeugnis

Herr ..., geboren am ..., trat am ... in unsere Dienste. Er war zunächst in der Geschäftsstelle ... als Praktikant, später als Inspektor eingesetzt.

Vom ... bis zum ... war Herr ... als Schulungsreferent in der Abteilung Außendienstschulung unserer Hauptverwaltung tätig.

Zuvor absolvierte Herr ... ein intensives Ausbildungsprogramm, wie Teilnahme an externen Ausbildungsmaßnahmen der Deutschen Trainerakademie und der Deutschen Verkaufsleiter-schule, Hospitation in Hauptverwaltung/Vertriebsbereichen und bei Seminaren, die von Trainern durchgeführt wurden.

Herrn ... oblag die Konzeption und Durchführung des Präsentations- und Ausbildungskonzeptes für den Verkauf mit einem computerunterstützten Beratungssystem im Versicherungsverkauf für den gesamten Außendienst des Unternehmens. Er führte die Aus- und Weiterbildungsmaßnahmen selbstständig durch und erfüllte die fachlichen und theoretischen Voraussetzungen für diese Tätigkeit. Ebenso verfügte Herr ... über mündliche und schriftliche Ausdrucksfähigkeit.

> Wir bestätigen gern, dass Herr ... die ihm übertragenen Aufgaben mit Engagement und Initiative zu unserer vollsten Zufriedenheit erledigt hat. Sein persönliches Verhalten gegenüber Vorgesetzten und Mitarbeitern war stets einwandfrei.
>
> Herr ... verlässt uns auf eigenen Wunsch, um sich anderen beruflichen Aufgaben zuzuwenden. Wir danken für seine Mitarbeit und wünschen ihm für die Zukunft alles Gute.

(Vgl. www.kienbaum.de 2002.)

16.8.2.5 Zeugniscodierung

Aussage	Bewertung
bemühte sich, den Anforderungen gerecht zu werden	hat es leider nicht geschafft
hatte Verständnis für die Arbeit	hat kaum etwas geleistet
zeigte Interesse für die Einrichtung	hat nichts geleistet
setzte sich im Rahmen seiner Möglichkeiten ein	hat getan, was er konnte
zeigte sich den Belastungen gewachsen	kommt mit Belastung kaum (ausreichend) zurecht
mit den Leistungen waren wir insgesamt zufrieden	im Einzelnen nicht zufriedenstellend
hatte Gelegenheit sich das notwendige Wissen anzueignen	hat die Gelegenheit nicht wahrgenommen
hat den Erwartungen entsprochen	zeigte durchgehend schlechte Leistung
war ein Vorbild durch Pünktlichkeit	sonst keine weitere positive Eigenschaft
hat alle Aufgaben ordnungsgemäß erledigt	Bürokrat ohne Eigeninitiative
verstand es, seine Interessen im Betrieb durchzusetzen	unangenehmer MA, nur für seine Interessen eingestanden
das Verhalten zu den Mitarbeitern war einwandfrei	zu Vorgesetzten nicht
war ein toleranter und umgänglicher Kollege	nur bei Kollegen geschätzt
ist mit seinen Vorgesetzten gut zurechtgekommen	Mitläufer ohne eigene Persönlichkeit (Radfahrer)
war bei auftretenden Problemen immer kompromissbereit	war besonders weich und nachgiebig
sein Wissen machte ihn stets zu einem gesuchten Gesprächspartner	geschwätzig, führte zu viele (private) Gespräche

Aussage	Bewertung
war seinen Mitarbeitern jederzeit ein verständnisvoller Vorgesetzter	kein Durchsetzungsvermögen, ließ sich auf der Nase herumtanzen
für die Belange der Belegschaft bewies er stets Einfühlungsvermögen	pflegte Kontakte innerhalb des Betriebes (meist sexuell)
trug durch seine Persönlichkeit zur Verbesserung des Betriebsklimas bei	trank Alkohol und ermutigte andere dazu
für seine Mitarbeit bedanken wir uns	nein danke, lieber nicht mit diesem Mitarbeiter
wir wünschen für den weiteren Berufsweg viel Erfolg	den Erfolg hatte er bisher nicht
wir wünschen für den weiteren Lebensweg viel Glück und Gesundheit	ironisch gemeint, vermutlich viele Krankheitstage

(Vgl. Weidlich 1999).

16.9 Dienstplan

Der Dienstplan ist ein Dokument und als solches muss er behandelt werden. Das bedeutet, es gelten die gleichen Regeln wie beispielsweise für die Pflegedokumentation (siehe Überschrift Dokumentation und Urkundenfälschung).

Gemäß MDK-Anleitung zur Prüfung der Qualität nach § 114 muss ein Dienstplan Folgendes erfüllen: »Dienstpläne haben Dokumentencharakter und sind mit dokumentenechtem Stift zu führen. Aus ihnen müssen alle Eintragungen zweifelsfrei nachvollziehbar sein. Überschreibungen, Überklebungen und Retuschierungen dürfen nicht vorgenommen werden.«

Ein Dienstplan soll gemäß MDK zur Prüfung Punkt 4.4. folgende Aussagen enthalten über:
»a. dokumentenecht (z. B. kein Bleistift, keine Überschreibungen, kein Tipp-Ex, keine unleserlichen Streichungen)
b. Soll-, Ist- und Ausfallzeiten
c. Zeitpunkt der Gültigkeit und Einsatzort
d. vollständige Namen (Vor- und Zunamen)
e. Qualifikation
f. Umfang des Beschäftigungsverhältnisses (Wochen- oder Monatsarbeitszeit)
g. Legende für Dienst- und Arbeitszeiten
h. Datum
i. Unterschrift der verantwortlichen Person
j. Übergabezeiten und Zeiten für Teambesprechungen«

Als Beitrag zum Betriebsfrieden und zur Steigerung der Mitarbeiterzufriedenheit empfiehlt es sich, die Wünsche der Mitarbeiter/innen im Vorfeld zu erfragen. Dabei muss klar sein, dass diese Wünsche, wenn möglich, berücksichtigt werden, aber aus betrieblichen Gründen auch abgelehnt werden können. Die Wünsche können in einem sogenannten Wunschbuch erfasst werden.

Dienstplanlegende

KS	=	Krankenschwester
KP	=	Krankenpfleger
AP	=	Altenpfleger/-in
APS	=	Altenpflegeschüler/-in
/	=	Frei
D	=	Regelarbeit Dienst
F	=	7.00 Uhr bis 14.00 Uhr inkl. 30 Minuten Pause (Pausenkorridor zwischen 9.00 und 11.00 Uhr)
S	=	13.30 Uhr bis 21.00 Uhr inkl. 30 Minuten Pause (Pausenkorridor zwischen 16.00 und 19.00 Uhr)
N	=	20.45 Uhr bis 7.15 Uhr inkl. 30 Minuten Pause (Pausenkorridor zwischen 1.00 und 4.00 Uhr)
AT	=	Arbeitstage
T	=	Teambesprechung
FB	=	Fortbildung
SU	=	Sonderurlaub
A	=	Ausbildung
TU	=	Tarifurlaub

Bei der Dienstplangestaltung sind einige Dinge zu berücksichtigen. Im Folgenden eine Auswahl.

16.9.1 Begriffe

16.9.1.1 Arbeitszeit

Arbeitszeit ist gemäß Arbeitszeitgesetz die Zeit zwischen Beginn und Ende der Arbeit ohne die Ruhezeiten und Pausen.

Die Arbeitszeit darf laut § 3 Arbeitszeitgesetz den Rahmen von acht Stunden pro Tag nicht überschreiten. Sie kann auf zehn Stunden verlängert werden, wenn innerhalb von sechs Monaten oder innerhalb von 24 Wochen im Durchschnitt die acht Stunden nicht überschritten werden.

16.9.1.2 Ruhepausen

Die Arbeit muss regelmäßig durch vorgeschriebene Ruhepausen unterbrochen werden (§ 4 Arbeitszeitgesetz). Bei einer Arbeit von mehr als sechs bis zu neun Stunden beträgt der Anspruch auf Pause 30 Minuten. Diese Zeit kann auf zweimal 15 Minuten aufgeteilt werden.

Bei einer Arbeit von mehr als neun Stunden beträgt der Anspruch auf Pause 45 Minuten. Diese Zeit kann ebenfalls aufgeteilt werden. Niemand darf länger als sechs Stunden ohne Pause beschäftigt werden.

16.9.1.3 Ruhezeit

Zwischen Beendigung eines Arbeitstages und Beginn des nächsten Arbeitstages muss ein Zeitraum von mindestens elf Stunden Ruhezeit eingehalten werden. Ausnahme bilden hier unter anderem die Berufe im Gesundheitswesen. Die Ruhezeit darf in solchen Einrichtungen auch nur zehn Stunden betragen.

16.9.1.4 Überstunden/Mehrarbeit

Gemäß Betriebsverfassungsgesetz ist die Anordnung von Überstunden nur im Rahmen des Direktionsrechtes möglich. Das heißt: Nur ein Vorgesetzter ist berechtigt, Überstunden anzuberaumen. Die übliche Praxis in der Altenpflege ist jedoch, dass Mitarbeiter mal hier, mal da länger bleiben und sich somit »Bummel«-Überstunden anhäufen. Zudem ist es im Rahmen des Direktionsrecht natürlich möglich, dass Überstunden so abgebaut werden können wie sie anfallen. Kein Mitarbeiter hat Anspruch auf ganze Tage frei, wenn er die angefallenen Überstunden zusammengespart hat.

Es liegt in der Hand des jeweiligen Vorgesetzten, die klare Spielregel einzuhalten. Das heißt: Nicht angeordnete Überstunden werden nicht berechnet. Überstunden sind alle Stunden, die über die übliche Wochenarbeitszeit (in der Pflege sind dies 38,5 Stunden) hinausgehen und nicht innerhalb der laufenden Woche abgebaut werden können. Alles andere fällt unter den Begriff der Mehrarbeit und muss nicht zwingend separat vergütet werden, während Überstunden in der Regel zusätzlich zum Freizeitausgleich vergütet werden müssen.

16.9.1.5 Arbeitsunfähigkeit

Die Arbeitsunfähigkeit ist dem Vorgesetzen unverzüglich nach Wahrnehmung zu melden. Unverzüglich nach Wahrnehmung kann also nicht erst nach Dienstbeginn sein. Der Mitarbeiter wäre sonst unerlaubt dem Dienst ferngeblieben.

Es ist nicht Sache des Arbeitgebers oder seines Vertreters, sich über den Status der Krankheit zu erkundigen. Die voraussichtliche Dauer ist jeweils bei Beginn, Veränderung und Ende vom Arbeitnehmer anzuzeigen. Der Mitarbeiter hat die Pflicht, sich bei Verlängerung rechtzeitig vor Beginn der weiteren Arbeitsunfähigkeit beim Dienstherrn zu melden, ebenso wie die Genesung mitzuteilen ist.

Geplante Krankheiten (z.B. OP, Kur etc.) sind mit dem Dienstherrn abzusprechen, inwieweit diese Erkrankung die betrieblichen oder dienstlichen Belange beeinflusst. In diesem Fall wäre eine Verschiebung einer geplanten Krankheit möglich und rechtens. Normal sind drei Tage, aber in Einzelfällen kann jedoch der Arbeitgeber ab dem ersten Tag eine ärztliche Bescheinigung verlangen.

16.9.1.6 Sonn- und Feiertage

Gemäß § 15 Arbeitszeitgesetz sind 15 Sonntage im Jahr freizugeben. Vorsicht also bei Mitarbeitern, die geringfügig bei Ihnen beschäftigt sind und in einem anderen Betrieb möglicherweise gerade mal auf ihre 15 Sonntage kommen. Der Zweitbetrieb muss auf die Einhaltung achten!

Mitarbeiter, die an einem Sonntag beschäftigt werden, benötigen innerhalb der nächsten 14 Tage einen Ersatzruhetag. Das heißt aber nicht, dass sie den nächsten Sonntag freihaben müssen.

Ein Samstag ist ein Werktag, daher gibt es keine gesetzliche Regelung, warum am Samstag nicht gearbeitet werden sollte. Ausnahmen bieten immer die Tarifverträge, aber an die ist nicht jeder Betrieb gebunden.

16.9.2 Urlaub

Der Urlaubsanspruch beträgt laut Bundesurlaubsgesetz 24 Werktage bei einer 6-Tage-Woche. Die Staffelung wäre somit:

5,5-Tage-Woche	=	22 Werktage
5-Tage-Woche	=	20 Werktage
4,5-Tage-Woche	=	18 Werktage
4-Tage-Woche	=	16 Werktage
3,5-Tage-Woche	=	14 Werktage
3-Tage-Woche	=	12 Werktage
2,5-Tage-Woche	=	10 Werktage
2-Tage-Woche	=	8 Werktage
1,5-Tage-Woche	=	6 Werktage
1-Tage-Woche	=	4 Werktage

In den Tarifverträgen war der Urlaubsanspruch zusätzlich noch abhängig vom Alter des Arbeitnehmers. Das ist nach europäischem Recht nun nicht mehr möglich, alle müssen innerhalb eines Betriebs unabhängig von Alter und Geschlecht den gleichen Urlaub haben.

Bei der Vergabe des Urlaubes muss man berücksichtigen, dass aus betrieblichen Gründen natürlich nicht alle Mitarbeiter wie gewünscht Urlaub nehmen können. Insbesondere in den Sommermonaten kommt es deshalb immer wieder zu Unstimmigkeiten. Anbei eine Rangliste, die nach allgemeiner Rechtsprechung regelt, wer als erster Urlaub haben muss/darf.

1. Alleinerziehende mit schulpflichtigem Kind (a)
2. Verheiratete mit schulpflichtigem Kind (a)
3. Arbeitnehmer, dessen Ehepartner von Betriebsurlaub abhängig ist
4. Arbeitnehmer, dessen Lebenspartner (gemeinsame Wohnung) von Betriebsurlaub abhängig ist
5. Arbeitnehmer, dessen Wunsch im vorangegangenen Urlaubsjahr im Betrieb nicht berücksichtigt werden konnte
6. Mitarbeiter mit langjähriger Betriebszugehörigkeit

(a) = hierzu zählen auch Hort, Kindergarten etc.

16.9.3 Dienstplanformular (Auszug)

Dienstplan			Einrichtung					Verantwortlicher					
für die Zeit vom ...... bis								Erstellungsdatum					

Name, Qualifikation, Beschäft.-umfang	Übertrag		1	2	3	4	5	6	7	Feiertag 8	9	10	11	12
												TB		
KS Lisa Schmitt 38,5 Std./Woche	(+/- Std.) 24 Urlaub 24	Rahmen	D	D	D	D	D	X	X	D	D	D	D	D
		Plan	F2	F2	F2	F2	F2	X	X	F2	F2	F2	F2	F2
		Änderung							F4			F2TB		
		Ist												
AP Katharina Meier 30 Std Wo	(+/- Std.) 8 Urlaub 15	Rahmen	D	D	D	D	D	D	D	D	D	D	x1/A	x2
		Plan	F1	F1	F1	F1	F1	F1	F1	F1	F1	F1	X	X
		Änderung										F1TB		
		Ist												
KP Berhand Land 30 Std Wo	(+/- Std.) 4 Urlaub 21	Rahmen	D	D	D	D	D	x8	x1	x2	x3	x4	D	D
		Plan	S	S	S	S	S	X	X	X	X	X	F	S
		Änderung	X						F4	F4		TB		
		Ist												
KP Horst Beier 30 Std Wo	(+/- Std.) 7 Urlaub 19	Rahmen	x1	x2	x3	D	D	D	D	D	D	D	D	x4
		Plan	X	X	X	F3	F3	S	S	S	S	S	S	x
		Urlaub	S									B		
		Ist												

Es wäre für jede Pflegedienstleitung wichtig, alle Urlaubsansprüche der Mitarbeiter zu ermitteln. Hat man beispielsweise16 Mitarbeiter und alle haben 30 Tage Urlaub, sind das 480 Urlaubstage pro Jahr. Legt man pro Mitarbeiter 250 Arbeitstage zugrunde, müssen also jeden Tag im Jahr mindestens 2 Mitarbeiter gleichzeitig im Urlaub sein, um Urlaube nicht ins nächste Jahr mitzunehmen. Es gibt also keine »Urlaubszeit«, es müssen in dem Beispiel jeden Arbeitstag zwei Mitarbeiter im Urlaub sein, um Staus zu vermeiden.

13	14	15	16	17	18	19	20	21	22	23	24	25	26	27	28	29	30	31	Soll	IST	plus
											Fobi										minus
D	D	D	D	D	D	D	x3/A	x4	D	D	D	D	D	D	D	D	D	D			
F4	F4	F2	F2	F2	F2	F2	X	X	F2	F2	F2	F2	F2	F4	F4	F2	F2	F2	168	170	26
											F2W							X			
x3	x4	D	D	D	D	D	D	D	D	D	D	x5	x6	x7	x8	D	D	D			
X	X	F1	F1	F1	F1	F1	F1	F1	F1	F1	F1	X	X	X	X	F1	F1	F1	160	170	18
											F1W										
D	D	D	D	D	D	D	x5	x6	x7	x8	x9	D	D	D	D	D	D	D			
S	S	S	S	S	S	S	X	X	X	X	X	S	S	S	S	S	S	S	154	164	14
											W										
x5	x6	D	D	D	D	D	D	D	D	D	D	D	x7	x8	x1	D	D	D			
x	x	F3	F3	F3	F3	F3	S	S	S	S	S	X	X	X	F3	F3	F3	F3			
		x									SW										

			1	2	3	4	5	6	7	8	9	10	11	12
AP Jutta Blass 25 Std Wo	(+/- Std.) 21 Urlaub 9	Rahmen	D	x1	D	x2	D	x3	x4	D	x5	D	x6	D
		Plan	F1	x	F1	X	F1	X	X	F1	X	F1	X	F1
		Änderung		F1		F1						F1TB		
		Ist												
AP Gabi Trimp 25 Std Wo	(+/- Std.) 12 Urlaub 11	Rahmen	D	D	D	x7	D	D	D	D	x8	D	x9	D
		Plan	F1	X	F1	X	F1	F1	10	F1	X	F1	X	F1
		Änderung	K	x	K	x	K	K	K	K	X	F1TB		
		Ist												
Assistent Petra Schulz 30 Std Wo		Rahmen	D	D	D	D	X1	x2	x3	D	D	D	x4	D
		Plan	F1	F1	F1	F1	X	X	X	F1	F1	F1	X	F1
		Änderung					F1	F4				F1TB		
		Ist												
Assistenz Klara Bauer 30 Std Wo		Rahmen												
		Plan												
		Änderung												
		Ist												
Assistenz Pia Meier 20 Std Wo		Rahmen												
		Plan												
		Änderung												
		Ist												

F1	6:45–13:45 inkl. 30 Min. Pause
F2	7:15–13:45 inkl. 30 Min. Pause
F4	8:00–11:00 ohne Pause
B	Bürodienst 8:00–15:00 Uhr
S	13:30 – 20:45 Uhr inkl. 30 Min. Pause
S2	17:00–20:00 Uhr ohne Pause
K	Fehlzeit durch Krankheit
KK	Kind erkrankt
TB	Teambesprechung
Kur	Kur
U	Urlaub
x	frei für Mehrarbeit
xx	Frei für Feiertagsarbeit
W	Fortbildung

D	D	D	x7	D	x8	D	x1	x2	D	x3	D	x4	D	D	D	D	x5	D			
F1	F1	F1	X	F1	X	F1	X	X	F1	X	F1	X	F1	F1	F1	F1	X	F1			
		F3						U	X	U		X	U	U	U	U	X	U			
x1	x2	D	x3	D	x4	D	D	D	D	x5	D	x6	D	x7	x8	D	x1	D			
X	X	F1	X	F1	X	F1	F1	F1	F1	X	F1	X	F1	X	X	F1	X	F1			
		F1									F1W										
D	D	D	D	D	D	x5	x6	x7	D	D	D	x8	D	D	D	D	D	D			
F1	F1	F1	F1	F1	F1	X	X	X	F1	F1	F1	X									
											F1W										

KS	Krankenschwester/Pfleger
AP	Altenpfleger/in
Sch	Schüler
Prak	Praktikant
Assis	Pflegeassistent

Auf diesem Dienstplanbeispiel sehen Sie, dass ein freier Tag mit »x« und in der Regel mit einer Nummer versehen ist. Also »x1« oder »x5« usw. Diese Nummerierung hat folgende Bedeutung:

Das Frei eines Mitarbeiters wird priorisiert. D.h., wenn an einem Wochenende vier Mitarbeiter frei haben, wird entschieden, wer als erstes, als zweites, drittes oder viertes angerufen wird, sobald ein Kollege ausfällt. Denn es sind sonst immer die gleichen, die angerufen werden, und immer die gleichen, die nicht können. Und letztlich muss man feststellen, dass dieses Vorgehen nicht kollegial ist. Das Priorisieren von Frei bedeutet, dass jeder mal an der Reihe ist, als erster angerufen zu werden und dass jeder mal den Luxus hat, in der Liste ganz hinten zu stehen. So gibt es eine ausgleichende Gerechtigkeit. Zudem kann ich Ihnen versichern, dass eine Art Gruppendruck entsteht: Wenn ein Kollege die Nummer 2 hat und angerufen wird, wird er fragen: »Wer hat die 1 und was ist mit dem?« Wenn Kollege 1 nicht kommt, nicht erreichbar ist etc., wird es Druck geben, bzw. man regelt direkt, dass der Kollege mit der »1«, der nicht erreichbar war, die nächste anfallende »1« von einem anderen Kollegen übernimmt.

Sicher werden einige von Ihnen denken, das klingt wie »Rufbereitschaft«. Mag sein. Aber wie ist es denn bisher? Wenn ein Kollege ausfällt, telefoniert sich irgendjemand die Finger wund und wird zum Bettler, in der Hoffnung, jemand kann einspringen. Die Mitarbeiter haben einen großen Vorteil von klaren Regeln zum Einspringen. Wenn man frei hat, möchte man dies auch so sicher wie möglich haben, und das geht nur, wenn das Einspringen geregelt wird. Unterbreiten Sie Ihren Mitarbeitern diesen Vorschlag. Wenn diese dann extra Geld oder ähnliches für die vermeintliche Rufbereitschaft möchten, können Sie immer noch alles so lassen, wie es ist.

Wenn Sie Dienstpläne erstellen, sollten Sie jeweils die fixen und variablen Daten berücksichtigen:

Fixe Vorgabe	Variable Eingaben
Qualifikation (z.B. 1 Exam. pro Schicht)	Zusammensetzung Mitarbeiter
Mindestbesetzung an Wochentagen/ Wochenenden	Einzelne Dienste (Beginn/Ende)
Urlaub	Tagesbesetzung
Team-Dienstbesprechung	Fehlzeiten
Fortbildungen	Visiten/Fallbesprechungen
Feiertage	Freizeitwünsche
Sollzeit	Istzeit

17 PERSONALBEDARF

17.1 Ambulante Situation

Der ambulante Dienst hat Einzelaufträge bei seinen Kunden. So gibt es im Allgemeinen nur Kunden, die Leistungen entsprechend eines vorgegebenen Kriterienkataloges (i.d.R. Versorgungsvertrag nach §72 SGB XI und Vertrag nach §132 SGB V) einkaufen. Der eine Kunde benötigt lediglich eine Insulinspritze, der nächste aber eine große Morgentoilette und Frühstückszubereitung. Da hinter jedem eingekauften Modul des Kunden ein Geldbetrag steckt, kann die Pflegedienstleitung leicht ausrechnen, wie viel Zeit ein Mitarbeiter maximal vor Ort verbrauchen darf. So stellt sich eine Tour zusammen, die inklusive einer Fahrtzeit von Kunde zu Kunde den individuellen Tagesbedarf an Personal ergibt. Hierzu gibt es auch schon diverse EDV-gestützte Tourenplaner, aber jede Pflegedienstleitung wird bestätigen, dass kein automatisch erstellter Tourenplan ohne Nacharbeiten in die Umsetzung geht. Dazu sind die Kunden und auch die Mitarbeiter zu individuell und speziell.

Der Tourenplan soll am Ende des Tages nicht nur die Mitarbeiterkosten, sondern auch die Sachkosten, die Verwaltung und die Leitung finanzieren.

Die aus dem Geldbetrag errechnete Zeit auf dem Tourenplan muss für den Mitarbeiter aber unbedingt die Obergrenze darstellen.

Beispiel

Das Modul Kleine Toilette kostet 16 Euro, das bedeutet eine maximale Zeit vor Ort von 23 Minuten. Die meisten Mitarbeiter denken aber, dies sei die Zeit, die sie vor Ort verbringen müssen. Oder sie denken, die 23 Minuten seien der mittlere Wert und es wäre nicht tragisch, mal fünf Minuten mehr oder weniger zu benötigen. Natürlich hat jeder ambulante Dienst seine eigenen Zahlen, denn das Modul Kleine Toilette kostet in Wiesbaden einen anderen Betrag als in Saarbrücken oder Magdeburg.

Es gibt einige feste Rechengrößen, die sich unabhängig von der Finanzierung ergeben und die eingehalten werden sollen, wenn der ambulante Dienst weiter existieren will: Der Anteil der PDL an den gesamten Kosten im Betrieb sollte kleiner als 10 % sein, d.h. die PDL muss mitarbeiten, bis dieser Betrag erreicht ist. Beispiel: Die monatlichen Gesamtkosten im Betrieb betragen 22.000 Euro, die PDL verdient monatlich 2.900 Euro. Zuzüglich Sozialabgaben wären das monatliche Kosten von über 3.500 Euro. Die Kosten für die PDL würden in diesem Falle 15 % betragen. Die PDL muss also noch 5 % aufarbeiten; mit anderen Worten, sie muss noch 1.100 Euro (5 % von 22.000 Euro) Leistungen beim Kunden erbringen.

Die Fahrtzeit der Mitarbeiter sollte 15 % der Gesamtzeit in jeder Tour nicht überschreiten. Das bedeutet: Ist die gesamte Tour von 6:00 bis 12:00 Uhr, also sechs Stunden, so sollten davon nicht mehr als 54 Minuten auf die reine Fahrtzeit entfallen. Je höher die Fahrtzeit, desto niedriger ist das Entgelt für die Pflegezeit und umso höher der Kostenanteil.

Die entstehenden Gesamtkosten im Betrieb sollen weniger als 28 % vom Umsatz sein. Und von den Sachkosten wiederum sollen nicht mehr als 40 % auf die Fahrzeuge entfallen.

Personalkosten wären bei unter 55 % optimal und die PDL soll nicht mehr als 15 % von den Personalkosten ausmachen, während die gesamten Verwaltungskosten nicht mehr als 4 % der Personalkosten ausmachen dürfen.

Die Mitarbeiter sollen nicht mehr als 10 % ihrer Arbeitszeit für Organisationszeit aufwenden.

17.2   Stationäre Situation

Stationär gibt es keine Einzelmodule, die ein Kunde einkauft, sondern die Intensität der Pflege ist aus der jeweiligen Pflegestufe abzuleiten. Das bedeutet keinesfalls, dass man den Pflegebedarf, der sich aus der Pflegestufe ergibt, heranziehen kann, um Personal zu berechnen. Also nicht die Mindestminuten aus dem § 15 SGB XI:

- Stufe 1 mehr als 45 Minuten
- Stufe 2 mindestens 120 Minuten
- Stufe 3 mindestens 240 Minuten

Diese Art der Rechnung verbietet sich aus mehreren Gründen.

Weil dies bereits in den Begutachtungs-Richtlinien (BRi) auf Seite 111 unter Punkt 3 zu lesen ist: »Die Zeitkorridore enthalten keine Vorgaben für die personelle Besetzung von ambulanten, teil- oder vollstationären Pflegeeinrichtungen und lassen keine Rückschlüsse hierauf zu. Sie haben Bedeutung nur für die Feststellung der Leistungsvoraussetzungen der Pflegeversicherung. Die personelle Besetzung von Einrichtungen betrifft demgegenüber die Leistungserbringung.«

Die Minuten aus der BRi sind auf die Hilfe von Laienpflegern ausgelegt. Das bedeutet, Laienpfleger sind vermutlich schneller fertig, da sie weder aktivierend pflegen noch die umfassende Krankenbeobachtung gelernt haben.

Des Weiteren ist zu beachten, dass der Pflegebedarf eines Pflegebedürftigen noch lange nicht bedeutet, dass er diese Hilfe auch annehmen muss.

Bei der Einstufung werden nur die Bereiche der Grundpflege berücksichtigt, also Körperpflege, Ernährung und Mobilität. Nicht berechnet werden die allgemeine Betreuungsleistung, die administrativen Tätigkeiten, die Behandlungspflege u. a. m.

Wie geht man also stationär vor, um seinen Personalbedarf zu ermitteln? Es gibt in aller Regel entweder Versorgungsverträge oder vereinzelt Leistungsqualitätsvereinbarungen (LQV), in denen ein Pflegeschlüssel vereinbart wurde. Das bedeutet, je nach Anzahl von Bewohnern in einer Pflegestufe ist das Personal vorzuhalten. Als Beispiel:
- Pflegestufe 0: für 8,7 Bewohner 1 Mitarbeiter
- Pflegestufe 1: für 4,3 Bewohner 1 Mitarbeiter
- Pflegestufe 2: für 2,9 Bewohner 1 Mitarbeiter
- Pflegestufe 3: für 1,9 Bewohner 1 Mitarbeiter

Einfache Rechnung: Wer 10 Bewohner der Stufe 0 hat sowie je 10 in der Stufe 1, 2 und 3, hat für diese 40 Bewohner insgesamt 12,19 Mitarbeiter zur Verfügung. Die Berechnung wäre für die einzelnen Stufen:
- Bewohner Pflegestufe 0: 1,15 Mitarbeiter
- Bewohner Pflegestufe 1: 2,33 Mitarbeiter
- Bewohner Pflegestufe 2: 3,45 Mitarbeiter
- Bewohner Pflegestufe 3: 5,26 Mitarbeiter

Tabelle 54: Berechnungen

	Pflegeminuten nach Stufen (ohne Nachtwachen)	Anwesenheitstage/Bewohner	abrechenbare Abwesenheitstage/Bewohner	Anzahl Bewohner	Personalschlüssel Bewohner je Mitarbeiter (i. d. R. entsprechend der LQVVereinbarung der Einrichtung)	Durchschnittliche Pflegeminuten gesamt (mit Nachtwachen, PDL usw. Veranstaltungen, Jahresfeste)	Abzug Veranstaltungen Jahresfeste	Abzug Pflegedienstleitung (normaler und sonstige nicht pflegende aber der Pflege zugerechneten Personen)	Abzug Nachtwachen	Pflegeminuten nach Stufen (normaler Tagesbedarf ohne Nachtwachen, PDL usw. Veranstaltungen, Jahresfeste)
Stufe (frei belegbar)	1	0	0,00		12	20,78	2	0,62	3,00	15,15
Stufe 0	5 000	100	13,97		4,47	55,78	2	1,68	8,06	44,04
Stufe 1	3 000	110	8,52		3,13	79,66	2	2,39	11,52	63,75
Stufe 2	3 500	200	10,14		2,23	111,80	2	3,36	16,16	90,28
Stufe 3	6 000	300	17,26		1,65	151,11	2	4,54	21,84	122,72
Stufe 3a	5 000	200	14,25		1,3	191,79	2	5,76	27,73	156,30
Stufe (frei belegb.)	500	40	1,48		1	249,32	2	7,49	36,04	203,79
Anzahl Bewohner Gesamt	23 001	65,62	2,45	126,06						102,05

Alle hier angegebenen Werte beziehen sich auf den Jahresdurchschnitt.

Diese 12,19 Planstellen sind eine Mischkalkulation, denn es verstirbt mal ein Bewohner der Stufe 2 und es kommt ein Bewohner mit Stufe 1 nach. Oder es sind Bewohner im Krankenhaus oder ein Bewohner wechselt in eine andere Pflegestufe.

Im Prinzip muss die Leitung jeden Monat aufs Neue das ihr zu Verfügung stehende Kontingent an Personal mit der Bewohnerklientel abgleichen und die Karten neu mischen. Allerdings geht das in vielen Fällen nicht so einfach, da die Mitarbeiter nicht so flexibel eingesetzt werden (können), wie es die Situation erforderlich machen würde.

Wenn zwei Bewohner versterben, müsste sofort personell reagiert werden, doch das geht nicht. Ebenso wenig gelingt es, die Situation sofort anzupassen, wenn Bewohner ins Krankenhaus kommen oder einer höheren Pflegestufe zugeordnet werden. Die Pflegedienstleitung muss sich also über ihren Pflegestufenmix nicht nur immer auf dem aktuellen Stand halten; sie muss auch in der Lage sein, die Einstufungspraxis im Hause vernünftig zu managen, zu lenken und die Entwicklung grob vorauszusagen.

So ist das Einstufungsmanagement ein wichtiges Instrument zur Personalbedarfsermittlung und sichert den betriebswirtschaftlichen Erfolg. Die Pflegedienstleitung muss das Einstufungsmanagement selbst in die Hand nehmen, die Erfahrung mit der Einstufung in den vergangenen Monaten mit der aktuellen Situation im Hause vergleichen und daraus Schlüsse für die Zukunft ziehen (siehe Kapitel 10.2). Thorsten Hardegen stellte in seiner ALSO Akademie 2005 in Heidelberg ein eigenes Modell hierzu vor (siehe Tabelle 55).

Dass die Pflegeschlüssel in Deutschland sehr unterschiedlich sind, ist zwar klar, aber wenn man die Zahlen nebeneinanderstellt, ist es schon verwunderlich, warum man im bestbesetzten Bundesland Baden-Württemberg ebenso über Zeitnot klagt wie im schlecht besetzten Mecklenburg-Vorpommern.

Tabelle 55: Übersicht über Personalschlüssel in Deutschland[35]

Bundesland	Durschnitts-Personalschlüssel über alle Stufen	Mitarbeiter für 100 Plätze (bei landesdurch-schnittlicher Aus-lastung)	Minuten Pflege/Bew./Tag im Schnitt	Abweichung in %
Baden-Württem-berg	2,38	41,5	109	+ 13,63
Nordrhein-West-falen	2,59	39,8	105	+8,93
Rheinland-Pfalz	2,52	39,3	103	+7,8
Hessen	2,59	39,1	103	+7,25
Bayern	2,63	38,8	102	+6,28
Saarland	2,79	37,5	99	+2,66
Hamburg	2,79	37,4	98	+2,54
Berlin	1,96	36,7	97	+0,61

---

[35] Care Konkret Heft 46 vom 18.11.2011

Bundesland	Durschnitts-Personalschlüssel über alle Stufen	Mitarbeiter für 100 Plätze (bei landesdurch-schnittlicher Aus-lastung)	Minuten Pflege/Bew./Tag im Schnitt	Abweichung in %
Mittelwert Deutschland	2,64	38,8	96	0
Thüringen	2,83	35,3	93	−3,19
Sachsen-Anhalt	2,93	35,1	92	−3,74
Brandenburg	3,0	35,1	92	−3,83
Niedersachsen	2,93	35	92	−4,14
Sachsen	2,93	35	92	−4,22
Schleswig Holstein	2,87	34,3	90	−6,09
Mecklenburg-Vorpommern	3,15	31,7	83	−13,12

In Baden-Württemberg hat man also 26 Minuten pro Tag für jeden Bewohner mehr zur Verfügung als in Mecklenburg-Vorpommern. Dennoch kann ich nicht behaupten, dass die beste Pflege in Baden-Württemberg geschieht oder dass die Pflegekräfte in Mecklenburg sich weniger Zeit für die Bewohner nehmen. Es hängt wohl vielmehr von der Haltung und Arbeitsorganisation ab als von der Anzahl der Köpfe.

17.3   PLAISIR©

Neben den vertraglich geregelten Erfordernissen, z. B. dem Pflegeschlüssel, gibt es verschiedene Instrumente zur Ermittlung der erforderlichen Pflege. Das wohl bekannteste Instrument ist Plaisir©. Die Abkürzung steht für **PLA**nification **I**nformatisée des **S**oins **I**nfirmiers **R**equis en milieux des soins prolongés. Übersetzt werden kann dies mit »Informations-/EDV-gestützte Planung der erforderlichen Pflege«.

Es gab in der Vergangenheit verschiedenste Projekte, unterstützt durch Verbände, Kommunen und Länder, die dieses Verfahren eingesetzt haben. Das Ergebnis war immer gleich: Es ergab sich ein deutlich höherer Personalbedarf. Gleichzeitig wurde aber deutlich, dass dieser Bedarf nicht auf Dauer finanziert werden konnte. Aus Sicht der Kostenträger ist es natürlich nicht nachvollziehbar, wie ein Haus A mit dem üblichen Pflegeschlüssel die erforderliche Leistung erbringt, während Haus B bis zu 40 % mehr Personalbedarf angibt, nachdem mit PLAISIR© der deutlich höhere Bedarf ermittelt wurde. Wobei hier nicht böser Wille oder fehlende Bereitschaft bei den Kostenträgern anzunehmen ist. Es fehlen schlicht die Mittel. Das gilt für die defizitäre Pflegeversicherung, aber auch für die klammen Städte und Kommunen, die Sozialhilfeträger. Auch Pilotprojekte und Fördermaßnahmen konnten und können nicht auf Dauer Gelder zuschießen, um den Mehrbedarf zu decken.

Bekannte Projekte wurden unter anderem gefördert durch das Ministerium für Arbeit, Soziales, Gesundheit und Verbraucherschutz des Landes Schleswig-Holstein, das Ergebnis wurde am 4. September 2002 unter dem Titel »Ergebnisse und Perspektiven der Anwendung des Verfahrens PLAISIR©. Die Anwendung des Verfahrens PLAISIR© in Schleswig-Holstein« veröffentlicht.

Ziele dieses Projektes:
- »Bewilligung des erforderlichen Personals für die Wohnbereiche sowie der Pflegeteams im Verhältnis zu den Bedürfnissen der Pflegebedürftigen.
- Rechtfertigung des Pflegebudgets der Einrichtung und der Anforderung von zusätzlichem Personal.
- Hervorhebung der größer werdenden ›Pflegeschwere‹ der Pflegebedürftigen.
- Identifizierung von nicht effizienten und nicht effektiven Pflegepraktiken durch Vergleich der Pflegepläne und des Pflegeaufwandes der Wohnbereiche und der Einrichtungen (Benchmark).
- Identifizierung von unannehmbaren Pflegepraktiken in Bezug auf die Qualitätssicherung.«

Es wurde festgestellt, dass PLAISIR© durchaus geeignet ist, den individuellen Pflege- und Betreuungsaufwand umfassend und exakt zu messen und insbesondere durch die bewohnerbezogenen Auswertungen, die auch den Kostenträgern zur Verfügung gestellt wurden, die notwendigen Grundlagen für die abzuschließenden Leistungs- und Qualitätsvereinbarungen sowie die Pflegesatzvereinbarungen zu liefern. Auch wurde in dem Bericht verdeutlicht, dass »eine ressourcen- und biografieorientierte Pflegeplanung, eine gerechte Personalbedarfsbemessung und ein verbessertes Qualitätsmanagement« positive Nebeneffekte waren.

Die Kritik an dem PLAISIR©-Verfahren wurde, wie in der Vergangenheit bereits durch andere Projekte, bestätigt:
- Nicht ausreichende Transparenz der für die einzelnen Pflegeaktionen hinterlegten Zeitwerte und deren Verrechnung.
- Offene Fragen hinsichtlich Überschneidungen/Abgrenzungen der Bereiche Pflege und Hauswirtschaft (letztere wurde im Allgemeinen nicht berechnet).
- Mehrkosten durch den Einsatz von PLAISIR©.
- In vielen Fällen Aufstockung des Personals und in der Folge eine Erhöhung der Pflegesätze.

Das Kieler Modell ergab, dass der Pflegeschlüssel nach PLAISIR© durchschnittlich auf »1 : 2,08« angehoben werden muss. Der bisherige Korridor für Pflegeschlüssel in Schleswig-Holstein liegt bei »1 : 3,4« im Mittelwert. Das ist eine Steigerung von 1,32 und bedeutet: Wo bisher im Schnitt eine Planstelle auf 3,4 Bewohner berechnet wurde, werden nun 2,08 als Bedarf ermittelt. Bei 100 Bewohnern im Haus sind das 18,67 Planstellen mehr als bisher. Dadurch würden rund 650.000 Euro Mehrkosten anfallen.

Was zunächst so positiv klingt, die Aufstockung des Personals, ist letztendlich ein Bumerang. Wenn mehr Personal eingestellt wird, steigen die Kosten. Diese Kosten werden über die Pflegesätze umgelegt und an den Bewohner weitergegeben. Die Folge davon sind steigende Heimkosten. Die Heimkosten scheinen aber bereits derzeit kaum noch finanzierbar. Wenn der Heimplatz für Pflegestufe 3 derzeit im Schnitt 3.000 Euro kostet und die Pflegekasse 1.432 Euro monatlich übernimmt, bleiben für den Bewohner noch 1.568 Euro Eigenanteil. Dieser Eigenanteil würde steigen, wenn man mehr Personal möchte. Denn der Pauschbetrag der Pflegekasse bleibt derzeit noch fix, d.h. mehr als 1.432 Euro wird der Bewohner in Stufe 3 nicht erhalten, ganz egal, wie hoch das Heimentgelt ist.

17.4   Das »Kieler Modell« im Einzelnen

Dem Wortlaut der Veröffentlichung des Ministeriums Schleswig-Holstein ist zu entnehmen:

»1. Grundlage der Ermittlung der erforderlichen Pflegezeit sind die überarbeiteten Richtlinien und Leistungsbeschreibungen sowie die Eckpunkte und Leitlinien, die im Rahmen der Modellerprobung im Kreis Segeberg definiert wurden.

2. Die erforderlichen Pflegezeiten pro Bewohner und Tag werden auf der Basis der deutschen Richtlinien und Leistungsbeschreibungen für die nachfolgenden Leistungsbereiche ermittelt und über den individuellen Pflegeleistungsplan ausgewiesen:
a. Atmung
b. Essen und Trinken
c. Ausscheidung
d. Körperpflege
e. Mobilisierung
f. Kommunikation
g. Medikamentengabe
h. Intravenöse Therapie
i. Behandlungen
j. Diagnostische Maßnahmen

3. Die erforderliche Pflegezeit nach Ziffer 2 Buchstabe f wird bei unveränderter Übernahme der Leistungen für den Bereich der Kommunikation um 5 Minuten pro Tag und Bewohner gekürzt.

4. Die erforderliche Pflegezeit (DIP) wird durch Addition der Zeitwerte nach Maßgabe der Ziffern 1 bis 3 ermittelt.

5. Zur Erbringung der erforderlichen Pflegeleistungen werden der direkten Pflegezeit (DIP) 10 Prozent, aber mindestens 5 Minuten pro Tag und Bewohner, des ermittelten Zeitwertes (DIP) zugerechnet. Dies ergibt die täglich bereitzustellende Pflegezeit in Nettopflegeminuten bzw. Nettopflegestunden pro Bewohner und Tag (GPS) in Form tatsächlicher Anwesenheitsstunden.

6. Bei der Ermittlung der erforderlichen Vollzeitstellen (Bruttoarbeitsstunden bzw. Soll-Stellen) wird neben der nach Ziffer 5 ermittelten täglich bereitzustellenden Pflegezeit GPS (Nettoarbeitszeit) die Höhe der Fehlzeiten auf der Grundlage einer regionalen Auswertung der Abwesenheiten und Fehlzeiten ermittelt und von den Vertretern der Selbstverwaltung über die Medianebene dieser Werte für alle Einrichtungen verbindlich vereinbart. Dies ergibt die Bruttoarbeitszeit einer Vollzeitkraft.

7. Das Verhältnis von Netto- zu Bruttoarbeitszeit wird mit dem Faktor »r« ausgedrückt. Durch Multiplikation der ermittelten Nettoarbeitsstunden (GPS) mit diesem Faktor werden die erforderlichen Bruttopflegestunden (BPS) bestimmt.

8. PLAISIR© bestimmt ausschließlich die Zahl der Vollzeitstellen für eine fachgerechte Pflege und die von diesen mindestens zu erbringenden Leistungen. Es trifft keine Aussagen zu den Kosten und der Qualifikation der Pflegekräfte.

9. Das bio-psychosoziale Profil und der Pflegeleistungsplan sind der Pflegedokumentation des Bewohners beizufügen und über die eingesetzte Pflegeplanung fortzuschreiben. Veränderungen zum letzten aktuellen Pflegeplan müssen nachvollziehbar dokumentiert und Änderungen gegenüber diesem entsprechend begründet werden.«

Aber auch andere Einrichtungen haben sich anhand des PLAISIR©-Verfahrens an die Personalbedarfsberechnung gemacht. Dazu gehört der Deutsche Evangelische Verband für Altenarbeit und ambulante pflegerische Dienste e. V. Veröffentlicht wurde der Bericht unter dem Fachverband des Diakonischen Werkes der EKD unter dem Titel »Erforderlicher Pflegezeit- und Personalbedarf in stationären Pflegeeinrichtungen – ein Positionspapier zum Verfahren PLAISIR©«, beschlossen vom DEVAP-Vorstand am 27. September 2001.

In diesem Bericht wird in der Auswertung der Pilotanwendungen von einem Personal-
mehrbedarf in Höhe von ca. 40 % gesprochen, d. h. zur Erbringung der nach PLAISIR©
erforderlichen Pflege wäre ein etwa 40 % höherer Bedarf an Mitarbeitern notwendig.
Wer will diese Mehrkosten bezahlen?

Tatsache ist, dass die meisten Einrichtungen bis zur nächsten Vergütungsverhandlung
durch einen vereinbarten Personalschlüssel gebunden sind. Die Vergütungsverhandlungen sind zäh, Mehrkosten kaum durchzubringen und Steigerungen in zweistelliger
Prozentzahl undenkbar. Zudem ist eine deutliche Entgeltsteigerung auch in einzelnen
Einrichtungen nicht gewünscht. Gerade in strukturschwachen Gebieten ist die Zahl
der Erwerbslosen hoch. Man kann und möchte die Pflegebedürftigen zu Hause pflegen. Das wiederum bedeutet, dass Pflegeplätze unbelegt bleiben. Was nutzt der Einrichtung ein hoher Pflegesatz, wenn der Platz nicht belegt wird, weil das Heimentgelt
zu hoch ist?

Rückzahlung von Weiterbildungen und Kosten

Der Arbeitgeber hat ein Interesse an Fort- und Weiterbildung, ebenso wie die Mitarbeiter selbst. Der Arbeitgeber zahlt ggf. Anteile und stellt den Mitarbeiter komplett oder teilweise frei. Dafür möchte der Arbeitgeber eine vertragliche Regelung
über die Bindung an sein Unternehmen treffen. Dafür gibt es eine Richtwerttabelle*.

Weiterbildungsdauer in tatsächlicher Zeit, nicht die Zeit zwischen Blöcken!	Bindungsdauer
Bis zu 1 Monat	Bis 6 Monate
Bis zu 2 Monaten	Bis 12 Monate
3 bis 4 Monate	Bis 24 Monate
6 bis 12 Monate	Bis 36 Monate
24 und mehr Monate	Max. 60 Monate

*   Vgl. Care Konkret 39/2014

18 · SCHLUSSWORT

Sie haben dieses Buch gelesen, wenigstens in Auszügen. Einiges wussten Sie, anderes konnte ich Ihnen etwas näher bringen. Auf eine Sache bin ich aber nicht eingegangen: dass all Ihr Streben Ihren Kunden gelten sollte. »Selbstverständlich«, denken Sie? Ich sehe in meiner täglichen Arbeit hier noch kein Selbstverständnis. Ich erlebe, dass immer wieder Energien freigesetzt werden, um den Pflegebedürftigen zu ändern. Der ambulante Dienst, der zunächst als Gast ins Haus kommt, macht sich bald breit. Sowohl mit seinen Utensilien, die einen exponierten Platz bekommen, als auch mit seinen gut gemeinten Ratschlägen, weil man es schließlich besser weiß.

Schlimmer erlebe ich es aber in stationären Einrichtungen. Dort muss der Pflegebedürftige hinter allen anderen zurückstehen. Die Tochter soll zufrieden sein mit der Pflege. Der Arzt soll zufrieden sein mit der Medikamentengabe, der Kollege soll zufrieden sein mit der Leistung des vorangegangenen Dienstes. Die Küche soll zufrieden sein und das Geschirr pünktlich zurückerhalten. Der MDK soll zufrieden seine Arbeit machen können und keinen Grund für Beanstandungen finden. Die Heimaufsicht soll wohlwollend durch die Einrichtung gehen können und zufrieden sein. Der Chef soll zufrieden sein, indem niemand sich beschwert. Was ist aber mit dem Bewohner? Er sollte im Mittelpunkt all unseres Strebens stehen, aber er tut es nicht.

Wenn ein Pflegebedürftiger mittags noch nicht gewaschen ist, meckert ein Kollege, dass der Spätdienst das Waschen übernehmen soll, weil er doch schon genug zu tun hat. Bevor man sich das Gemecker anhört, wird man das nächste Mal den Bewohner waschen, ob er will oder nicht.
Wenn ein Pflegebedürftiger seine Medikamente nicht nehmen möchte, zeigt der Arzt seinen Unmut und die Mitarbeiter versuchen eher, den Pflegebedürftigen zu überzeugen oder mischen ihm die Tabletten unter den Brei, anstatt dem Arzt zu sagen, dass der Kunde das Recht hat, seine Medikamente zu verweigern.
Wenn der Kunde nicht trinken möchte, ist es einfacher, eine Infusion zu legen, als mit den Außenstehenden zu diskutieren, wie würdig das ist.
Wenn der Bewohner mit dem gleichen Hemd wie gestern unrasiert im Sessel sitzt, wird die Tochter natürlich ungehalten fragen: »Wieso ist das so? Schließlich zahle ich viel Geld!« Und die Mitarbeiter gehen auch hier den einfacheren Weg und überzeugen, ja, überrumpeln den Pflegebedürftigen, damit die Tochter nicht wieder meckert. Anstatt der Tochter zu sagen: »Ja, ihr Vater ist unrasiert und trägt noch das Hemd von gestern. Wir haben heute Morgen dies und jenes probiert, leider ohne Erfolg. Sie kennen Ihren Vater, wenn der nicht will, ist nichts zu machen. Aber nun sind Sie da, ich gehe mit Ihnen, vielleicht schaffen wir es ja jetzt, schließlich haben Sie als Tochter einen anderen Zugang.«

Wenn der Bewohner viel ruft, ist es vielleicht sogar der Chef selber, der den Mitarbeitern sagt: »Schauen Sie mal, was Sie machen können, damit der nicht mehr so laut ist! Wir haben schon Beschwerden!« Und der Mitarbeiter wird ggf. den Arzt um Psychopharmaka bitten, statt der Leitung das eigene Leitbild vor Augen zu halten und zu sagen: »Der Mensch steht bei uns im Mittelpunkt« und um das zu leben, müssen wir uns um ihn bemühen. Es dauert eben länger, herauszufinden, was dem Bewohner fehlt und warum er ruft oder nach wem, als ihm eine Pille einzuwerfen.

Und ist ein Mensch in unseren Augen zu dünn, so muss er zunehmen. Angeblich will der MDK das so. Anstatt zu fragen: »Wo steht es, dass man das Recht auf Selbstbestimmung derart mit Füßen treten kann?«

Und möchte jemand eher zurückgezogen allein in seinem Zimmer bleiben, sehen wir die Gefahr der Vereinsamung und reden auf ihn ein wie auf ein krankes Pferd: »Doch! Man muss zur Gruppe gehen!«

Ich könnte noch viele weitere traurige Beispiele des Alltags nennen. Aber ich bin sicher, dass Sie gleiches kennen. Wir, Sie als Chef der Pflege, müssen uns zu Anwälten der Pflegebedürftigen machen und diese uns anvertrauten Menschen vor dem »Wohlwollen« anderer schützen.
Es lohnt sich für alle Beteiligten. Wir investieren in unsere Zukunft. Denn was wir heute fordern oder dulden, wird uns in wenigen Jahren einholen. Dann sollten wir im Mittelpunkt stehen. Wir ernten, was wir säen!

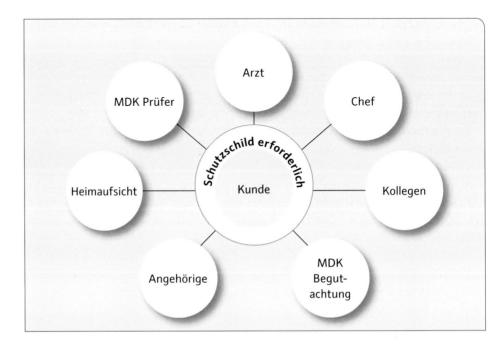

LITERATUR

Arzneimittelgesetz, zuletzt geändert durch Artikel 3 des Gesetzes vom 17. Dezember 2014

4. Pflege-Qualitätsbericht des MDS nach § 114a Abs. 6 SGB XI

Deutsches Netzwerk für Qualitätsentwicklung in der Pflege (Hrsg.): Expertenstandard Dekubitusprophylaxe in der Pflege. 1. Aktualisierung 2010

Deutsches Netzwerk für Qualitätsentwicklung in der Pflege (Hrsg.): Expertenstandard Schmerzmanagement in der Pflege bei akuten Schmerzen in der Pflege. 1. Aktualisierung 2011

Arets, J.; Obex, F.; Vaessen, J.; Wagner, F. (1999): Professionelle Pflege. Theoretische und praktische Grundlagen. Huber Verlag, Bern, 3. Aufl.

Barth, M. (1999): Qualitätsentwicklung und -sicherung in der Altenpflege. Urban und Fischer Verlag, München

Bartmans, P. C. M.; Geng, V. 2000): Qualität nach Maß. Huber Verlag, Bern

BGB Bürgerliches Gesetzbuch (2001): Beck Texte. dtv, München 49. Aufl.

Berghoff, I. (1999): Förderpflege mit Dementen. Ullstein Medical, München

Blonski, H. (1998): Qualitätsmanagement in der Altenpflege. Brigitte Kunz Verlag, Hagen

Böhme (1999): Rechtshandbuch für Führungskräfte. Weka Verlag, Kissing

Budnik, B. (1999): Pflegeplanung leicht gemacht. Urban und Fischer Verlag, München

Bundesministerium für Gesundheit (2001): Pressemitteilung. Berlin

Bundesministerium für Gesundheit und Soziale Sicherung (2005): Die Finanzentwicklung der sozialen Pflegeversicherung Ist-Ergebnisse ohne Rechnungsabgrenzung. Berlin

Doni, C.; Gresch, U. (1997): Pflegehandbuch. Diakonie Verlag, Reutlingen

Evangelischer Verband für Altenarbeit und ambulante pflegerische Dienste e.V. (2001): Erforderlicher Pflegezeit- und Personalbedarf in stationären Pflegeeinrichtungen – ein Positionspapier zum Verfahren PLAISIR©. Beschlossen vom DEVAP-Vorstand am 27.09.2001

Fiechter, V.; Meier, M. (1998): Pflegeplanung. Recom Verlag, Basel

Giebing, H.; Francois-Kettner, H.; Roos, M.; Marr, H. (1999): Pflegerische Qualitätssicherung. Huber Verlag, Bern

Gebbie, K. M.; Lavin, M. A. (1975): Classification of nursing diagnosis. Proceedings of the first national conference. The CV Mosby Co., St. Louis

Gustav Werner Stiftung zum Bruderhaus (1998): Qualitätsmanagementhandbuch. Diakonie Verlag, Reutlingen

Huber, G. (1998): Das Arbeitszeugnis in Recht und Praxis. Haufe Verlag, Freiburg

Hessisches Landesamt für Versorgung und Soziales und die Hessischen Ämter für Versorgung und Soziales (Hrsg.) (1998): Arbeitshilfe zur Konzeptionsentwicklung in stationären Einrichtungen der Alten- und Behindertenhilfe. Frankfurt/Main

Jaffe, M. S.; Skidmore-Roth, L. (2000): Pflegeassessment, Pflegediagnosen und Pflegeintervention. Huber Verlag, Bern

Kassenärztliche Vereinigung Rheinhessen: Anfragen von Krankenkassen, MDK, Behörden und anderen. Rechtsgrundlagen, Vordrucke, Vergütungen, Steuern.

Kämmer, K.; Schröder, B. (2008): Pflegemanagement in der Altenhilfeeinrichtung. Schlütersche Verlag, Hannover

Klie, T. (1998): Pflegeversicherung. Vincentz Verlag, Hannover

König, J. (2014): MDK – Mit dem Gutachter eine Sprache sprechen. Schlütersche Verlag, Hannover, 8. Aufl.

König, J. (2010): 100 Fehler bei der Einstufung von Pflegebedürftigen. Brigitte Kunz Verlag, Hannover 3. Aufl..

König, J. (2008): 100 Fehler bei Stürzen im Heim. Brigitte Kunz Verlag, Hannover, 2. Aufl.

König, J. (2010): 100 Fehler bei der MDK-Prüfung. Brigitte Kunz Verlag, Hannover, 3. Aufl.

König, J. (2014): Dokumentationswahnsinn in der Pflege – es geht auch anders: Mit fünf Bereichen alles erfassen und perfekt dokumentieren. Schlütersche Verlagsgesellschaft, Hannover, 2. Aufl.

Krohwinkel, M.: In: Einheitsbrei oder àlacarte. Diakoniewerk Michaelshoven, Köln o. J.

Krohwinkel, M.: In: Osterbrink, J. (Hrsg.): Erster internationaler Pflegetheorienkongress Nürnberg. Huber Verlag, Bern 1997/1998

MDS (Hrsg.): Grundsatzstellungnahme Pflegeprozess und Dokumentation. April 2005.

Messer, B. (2008): Tägliche Pflegeplanung in der stationären Altenhilfe. Schlütersche Verlag, Hannover, 3. Aufl.

Ministerium für Arbeit, Soziales, Gesundheit und Verbraucherschutz des Landes Schleswig-Holstein: Ergebnisse und Perspektiven der Anwendung des Verfahrens PLAISIR©. Die Anwendung des Verfahrens PLAISIR© in Schleswig-Holstein. September 2002

Reimer, W.; Fueller, F. (1998): Der Pflegeprozess. Universitätsverlag Ulm

Weiß, P. (2000): Praktische Qualitätsarbeit in Krankenhäusern. Springer Verlag, Wien

Zawada, U.; Kellnhausen, E. (1996): Pflegeplanung und Dokumentation. Ursula Zawada Fachverlag, Düsseldorf

Richtlinien des GKV-Spitzenverbandes zur Begutachtung von
Pflegebedürftigkeit nach dem XI. Buch des Sozialgesetzbuches von April 2013.

Grundlagen der Qualitätsprüfungen nach den §§ 114 ff SGB XI in der stationären Pflege vom 17.1.2014.

Grundlagen der Qualitätsprüfungen nach den §§ 114 ff SGB XI in der ambulanten Pflege vom 17.1.2014.

MDK-Anleitung zur Prüfung der Qualität nach den §§ 114 ff. SGB XI in der stationären Pflege – 27. August 2009 – 1

Vereinbarung nach § 115 Abs. 1a Satz 6 SGB XI über die Kriterien der Veröffentlichung sowie die Bewertungssystematik der Qualitätsprüfungen der Medizinischen Dienste der Krankenversicherung sowie gleichwertiger Prüfergebnisse in der stationären Pflege – Pflege-Transparenzvereinbarung stationär (PTVS) – vom 17. Dezember 2008

Richtlinien des GKV-Spitzenverbandes über die Prüfung der in Pflegeeinrichtungen erbrachten Leistungen und deren Qualität nach § 114 SGB XI (Qualitätsprüfungs-Richtlinien – QPR) vom 11. Juni 2009 in der Fassung vom 30. Juni 2009

Bundesdatenschutzgesetz vom 21.08.2002, Fundstelle: BGBlatt unter der Homepage von www.juris.de

Gesetz über den Verkehr mit Arzneimitteln – Arzneimittelgesetz, zuletzt geändert durch Artikel 3 des Gesetzes vom 17. Dezember 2014 – Fundstelle: BGBl. I 1976, 2445, 2448.

Gesetz zur Verhütung und Bekämpfung von Infektionskrankheiten beim Menschen (Infektionsschutzgesetz – IfSG), das zuletzt durch Artikel 2 Absatz 36 u. Artikel 4 Absatz 21 des Gesetzes vom 7. August 2013 (BGBl. I S. 3154) geändert worden ist.

Medizinproduktegesetz in der Fassung der Bekanntmachung vom 7. August 2002 (BGBl. I S. 3146), das zuletzt durch Artikel 16 des Gesetzes vom 21. Juli 2014 (BGBl. I S. 1133) geändert worden ist.

Richtlinien des Bundesausschusses der Ärzte und Krankenkassen über die Verordnung von »häuslicher Krankenpflege« nach § 92 Abs. 1 Satz 2 Nr. 6 und Abs. 7 SGB V in der Fassung vom 16. Februar 2000, veröffentlicht im Bundesanzeiger 2000, Nr. 91 S. 8 878, in Kraft getreten am 14. Mai 2000 zuletzt geändert am 17. Januar 2008/10. April 2008, veröffentlicht im Bundesanzeiger 2008, Nr. 84 S. 2028, 2029 und 2030, in Kraft getreten am 11. Juni 2008

Richtlinien der Spitzenverbände der Pflegekassen über die Prüfung der in Pflegeeinrichtungen erbrachten Leistungen und deren Qualität (Qualitätsprüfungs-Richtlinien – QPR) vom 10. November 2005, gültig ab 1.1.2006.

Verordnung über das Errichten, Betreiben und Anwenden von Medizinprodukten (Medizinprodukte-Betreiberverordnung – MPBetreibV) in der Fassung vom 21. August 2002 (BGBl. I S. 3396).

Gesetz zur Regelung von Verträgen über Wohnraum mit Pflege- oder Betreuungsleistungen (Wohn- und Betreuungsvertragsgesetz – WBVG) v. 29.07.2009 BGBl. I S. 2319; Geltung ab 01.10.2009. Leistungen für Versicherte mit erheblichem allgemeinem Betreuungsbedarf und Weiterentwicklung der Versorgungsstrukturen

REGISTER